O CÂNCER DIANTE DA PSICOLOGIA: UMA VISÃO INTERDISCIPLINAR

Valdemar Augusto Angerami
Karla Cristina Gaspar

O CÂNCER DIANTE DA PSICOLOGIA: UMA VISÃO INTERDISCIPLINAR

Valdemar Augusto Angerami
Karla Cristina Gaspar

Pearson
Casa do Psicólogo®

1ª Edição	*2016*
Responsabilidade editorial	*Ana Carolina Neves*
Coordenação editorial	*Brunna Pinheiro Cardoso*
Assistência editorial	*Karoline Cussolim*
	Elisabete Moura Rocha
Preparação	*Juliana Caldas*
Revisão	*Laura Moraes*
Capa e projeto gráfico	*Bonifácio Estúdio*
Diagramação eletrônica	*Bonifácio Estúdio*

Dados Internacionais de Catalogação na Publicação (CIP)
Angélica Ilacqua CRB-8/7057

Angerami, Valdemar A.
O câncer diante da psicologia: uma visão interdisciplinar / Valdemar Augusto Angerami e Karla Cristina Gaspar. –- São Paulo : Casa do Psicólogo, 2016.
568 p.
Bibliografia
ISBN 978-85-8040-697-9
1. Câncer - aspectos psicológicos 2. Câncer – tratamentos 3. Câncer - pacientes. I. Título II. Gaspar, Karla Cristina

16-0798 CDD 155.916

Índices para catálogo sistemático:
1. Câncer - aspectos psicológicos

Impresso no Brasil
Printed in Brazil

As opiniões expressas neste livro, bem como seu conteúdo, são de responsabilidade de seus autores, não necessariamente correspondendo ao ponto de vista da editora. Reservados todos os direitos de publicação em língua portuguesa à

Pearson

Casapsi Livraria e Editora Ltda.
Av. Francisco Matarazzo, 1.500 – Cj. 51 Ed. New York –
Barra Funda – São Paulo/SP – CEP 05001-100 – Tel.: (11) 3672-1240
www.pearsonclinical.com.br

APRESENTAÇÃO

VALDEMAR AUGUSTO ANGERAMI

OURO PRETO

Primeira Lua depois da Lua Cheia de Março –
a Páscoa com sua esperança de renovação e um mundo melhor.
Valdemar Augusto Angerami

Estamos no outono, e como a maioria das noites em Ouro Preto faz frio. A florada de outono nos contemplou ao longo do dia com as quaresmeiras esplendorosamente floridas, tanto as roxas, brancas quanto as amarelas. A lua cheia contempla as montanhas e a cidade de modo único, simplesmente indescritível. São cerca de 22h30, da sexta-feira santa, quando a procissão do Senhor Morto se inicia. A lua emoldura o contorno das montanhas que abraçam a cidade. Serão quilômetros de caminhada avançando madrugada adentro pelas ladeiras íngremes de Ouro Preto. Milhares de fiéis se arrastando em cânticos e orações muito tristes em louvor ao sacrifício daquele que para esses fiéis é considerado o Filho de Deus, o próprio Deus, Jesus Cristo.

As ladeiras preservam o calçamento colonial com pedras que parecem ter sido esculpidas uma a uma para se acoplarem e formarem as ruas por onde transitam veículos, pessoas e animais. Ruas estreitas que não comportam os veículos modernos, e que mostram insistentemente que pertencem a outra época. Época em que os veículos eram apenas e tão somente aqueles conduzidos por cavalos.

Ouro Preto preserva os pelourinhos onde os escravos eram brutalmente açoitados. Locais em que a crueldade humana exibia uma de suas facetas mais perversas, tanto pela escravatura em si, como pelo açoite descomunal.

Hoje temos a ilusão de que não existe mais a escravatura, e certamente não existe em termos formais e legais como no passado. Mas a exploração sofrida ainda nos dias de hoje pela população negra é indício de que essa pecha está longe de ser findada. População negra, na maioria das vezes atiradas às raias da miséria e que sofre ainda nos dias de hoje toda a brutalidade de sua exclusão social.

A procissão caminha concisa em suas orações trazendo a aura mística e religiosa a todos que direta ou indiretamente dela participam. Choram pela morte daquele que consideram Deus. Esse mesmo Deus que é clamado nos momentos de dor e desespero nos leitos hospitalares. Deus figura presente quando a morte clama seu momento! E verdadeiramente buscado para que a vida se prolongue, para que a morte seja inclusive extirpada da condição humana. Mas na procissão os fiéis clamam por perdão e dádivas de luz para que possam prosseguir em suas vidas a despeito de tantos sofrimentos exibidos pela vida. O Senhor Morto é venerado ao mesmo tempo em que se lamenta um final tão trágico para alguém que veio a esse mundo apenas e tão somente com propósitos de paz e amor.

A maneira como Deus é buscado nos sofrimentos que tem como cenário a realidade hospitalar praticamente fazem desse ambiente um local de reflexão e busca mística e religiosa. Prova disso é a presença de inúmeros religiosos das mais diferentes religiões que estão a levar aos doentes a presença e o consolo desse Deus misericordioso e acolhedor. E ainda que a razão não possa contemplar como esse mesmo Deus, que tem o dom de curar, permitiu que esse doente chegasse a esse estágio de sofrimento. O que temos, então, é uma busca desvairada desse Ser superior que poderá estancar o sofrimento e afastar a própria morte.

Cada pedra trilhada pela procissão range a dor do sofrimento de todos que por ela passaram. Mostra sinais da história de Ouro Preto conservada em seus inúmeros detalhamentos. Na última ala da procissão comparece a Banda Municipal de Ouro Preto entoando músicas que evocam luto e sofrimento. A música é solene, mas ouvida apenas em seu entorno. As alas iniciais não ouvem essa música e apenas entoam os cânticos e orações dos diversos guias presentes à procissão. Deus está morto, não pela reflexão filosófica trazida por Nietzsche e Sartre, sim porque os fiéis o comemoram nessa procissão definida de modo pleno de Procissão do Senhor Morto. A proteção pedida é a mesma clamada no leito de morte dos hospitais.

E poderíamos até mesmo dizer que, diante de tantos pacientes que em seu desespero de dor e sofrimento, e diante da falta de resposta divina, Deus está realmente morto. E foi venerado na Procissão do Senhor Morto. Mas ele ressuscitou na Páscoa, dirão os fiéis. Também em Ouro Preto temos a Procissão da Páscoa que comemora essa ressurreição. Ele ressuscitou em Ouro Preto, mas provavelmente diante de tanto desespero e dor exibidos nos hospitais Ele ainda não teve condições de se fazer presente na realidade hospitalar. Deus não pode estar nos hospitais nem tampouco ao lado dos que sofrem, pois esses clamam incessantemente por Ele e não obtêm qualquer resposta.

O câncer não permite digressões filosóficas sobre o seu constitutivo que não seja a própria sobrevivência do paciente, e mesmo a superação a partir dos tratamentos e recursos buscados no afã da busca pela cura. Deus pode ser buscado, intensamente clamado nos hospitais, mas o que parece prevalecer sempre são a predominância do câncer e seus tentáculos de sofrimento e dor. Se o desamparo é a ausência de Deus, o desespero é não esperar por Ele.

A lua continua contemplativa no firmamento. Brilha e sua luz traz aquele resquício de mistério e encantamento envolto em sua aura de fascínio. Somos a procissão iluminada pela lua e também somos as montanhas com os seus contornos destacados pelo luamento. A vida que graceja pelos montes e pradarias de Ouro Preto, e a vida que se esvai nos corredores hospitalares. A ilusão da cura, e a decepção com sua derrocada diante do câncer.

O absurdo do mundo é absoluto por sua constante possibilidade diante do desconhecido, e o câncer, exaustivamente, está a provar esse fato. Assim, tudo é gratuito, a vida humana não tem sentindo algum, e para superar este caráter contingente da existência, o homem inventa Deus. Cabe exclusivamente ao homem dar um sentido à sua vida.

Deus está morto, e a Procissão do Senhor Morto é sua cerimônia mortuária, mas existe a ressurreição. Ela existe, no entanto, apenas e tão somente para os que têm essa fé inquebrantável nos mistérios religiosos do cristianismo.

Caminhar pelas ladeiras de Ouro Preto sentindo o olorar dos craveiros na madrugada é sorver a própria magia do Mestre Aleijadinho transitando por essas mesmas ladeiras. É saber da vida que se renova e se perpetua na história, fenece nos hospitais. Padece diante do câncer e se dilacera em tormentas de angústia e desespero.

SERRA DA CANTAREIRA

O pássaro na janela anuncia, é Outono!
Uma brisa suave na noite fria, é Outono!
Outono, novamente Outono. Mais um maravilhoso Outono!
Valdemar Augusto Angerami

Outono! O sol rompeu a neblina trazida pela madrugada fria. Aos poucos a névoa foi dissipada para que o céu mais azul dessa vida pudesse ser contemplado sob os raios do sol. A florada de outono está esplendorosa. Da minha janela de trabalho observo as árvores do nosso canto, e vejo ao longe as paineiras com suas flores rosadas exibindo sua majestade em toda a imponência de sua dimensão. As quaresmeiras também estão muito floridas, e as de flores amarelas são as que mais se destacam em meio à mata fechada da nossa floresta. Observo em uma das paredes da minha casa um quadro trazido de Ouro Preto e que retrata a casa em que viveu Aleijadinho. E tudo então se imbrica em uma mesma realidade, em um mesmo sonho.

E novamente nesse ambiente mítico eis que estou a escrever a apresentação de um novo livro. Livro compartilhado com diversos outros autores que se transformam em companheiros dessa empreitada de criação de livros. E também parceiros na dimensão da responsabilidade que é a de se tornar referência teórica de tantos acadêmicos e profissionais que se orientam a partir de nossas publicações. A consciência dessa responsabilidade de ser referência para tantos estudiosos angustia de modo contundente. E certamente pensar sobre isso traz um grande desconforto, pois afinal aceitar o fato dessa condição é difícil, diria mesmo que é algo insólito. Afinal, embora estejamos produzindo obras para se tornar referência de estudiosos, continuamos em nossa busca incessante de aprimoramento pessoal e intelectual. Buscamos referências teóricas e filosóficas para o nosso trabalho ao mesmo tempo em que produzimos obras que também serão referências para tantas pessoas. É uma equação difícil de resolver por sua própria indivisibilidade.

Não esmorecemos, apesar do passar dos anos, e do tanto de livros já publicados, de nossos sonhos de uma sociedade mais justa e fraterna: em que a realidade hospitalar seja algo de acolhimento verdadeiro não apenas àqueles que possuem condições financeiras, mas também para aqueles que se encontram desvalidos e quedados inertes frente às vicissitudes do caminho. Realidade em que os hospitais não sejam mais apenas mero depósitos de dejetos humanos que padecem à míngua sem ter quem os defenda dessa situação.

Sonhadores! Mas empunhamos da palavra e de outras ações para lutar pela construção de uma sociedade em que a desigualdade social não seja tão bruta e tão desumana. Uma sociedade em que a dignidade humana não seja afrontada simplesmente pela condição financeira de seus cidadãos. Uma realidade em que não existam pessoas em situação de rua, e nem tampouco hospitais que sequer tenham condições mínimas de prestação de atendimento aos seus usuários.

O sofrimento nos escancara o tanto que nossa realidade é frágil e totalmente desprotegida das intempéries da vida. Somos seres em busca de significados e do indelével. De algo que possa nos tocar a alma e nos tornar imortais. Deuses que vençam o câncer ou qualquer outra ameaça à nossa vida e aos nossos constitutivos de realização.

Os fiéis oram pedindo proteção a Deus, mas desejam verdadeiramente proteção inatingível para as mazelas apresentadas pela condição humana. O desamparo humano é algo intangível, um detalhe a fazer da própria existência um mistério sequer tangenciado pela razão. A luta contra o câncer mostra que apesar de todos os avanços e conquistas empreitados pela medicina, o que se tem é algo na quase totalidade das vezes simplesmente desolador. Mas alguns tipos de câncer já exibem possibilidades de cura, dirão alguns. Sim, isso é verdadeiro, mas diante de toda a destrutividade exibida pelo câncer esses números sempre estarão aquém da qualquer balizamento que se queira efetivar. E esse livro é um detalhe dos tantos enfrentamentos enfeixados contra sua destrutividade. Trabalhos são mostrados em que a batalha diária no acolhimento ao paciente e seus familiares se mostram como esperança diante do desalento trazido pela doença.

Não esmorecemos, nem na luta contra o câncer nem tampouco diante de possíveis críticas aos nossos trabalhos e postulados. A vida sempre está a nos ensinar que mais importante do que a própria constatação de elogios, críticas e acertos desse trabalho é saber que tudo se justificará se apenas uma única pessoa for beneficiada pelos nossos escritos. Se apenas um paciente tiver alívio em seu calvário de dor e sofrimento a partir de nossas propostas teóricas e filosóficas, certamente tudo se tornará grandioso. E possíveis elogios e criticas serão apenas meros adornos a moldurar as páginas desse livro.

Estamos no outono, e isso por si é lindo!

Serra da Cantareira, em uma manhã azul de outono.

PREFÁCIO

KARLA CRISTINA GASPAR

O câncer diante da psicologia: uma visão interdisciplinar reúne conhecimentos pragmáticos e também poéticos na abordagem do câncer. Assim como nosso primeiro livro em 2013, *Psicologia e Câncer,* ambos são lançados em um período de comemoração de quase uma década da organização e implantação do serviço de Psicologia Hospitalar Aplicada a Oncologia no Ambulatório de Oncologia Clínica do Hospital de Clínicas da Universidade Estadual de Campinas.

Há nos alicerces desta obra elementos da Psicologia Hospitalar e Oncologia Clínica que na intersecção dos saberes resultam em um corpo de conhecimento bastante refinado: a interdisciplinaridade. O desafio de reunir profissionais médicos oncologistas e psiquiatras, nutricionistas, assistentes sociais, enfermeiros, odontólogos, farmacêuticos, fonoaudiólogos e psicólogos se faz necessário para a ampliação da compreensão das vertentes ligadas ao diagnóstico, tratamentos, recidivas e o pós-tratamento do câncer. Assim como as pessoas envolvidas nessa trama: pacientes, familiares e equipe de profissionais.

Agradeço à todos os colegas participantes que contribuíram por meio de seus capítulos para a organização desse livro, que não medindo esforços, foram capazes de atingir o sentido de unidade desta obra.

Agradecimento especiais ao Prof. Dr. José Barreto Carvalheira, chefe da disciplina Oncologia Clínica da Faculdade de Ciências Médicas –UNICAMP e à Profa. Dra. Carmen Silvia Passos Lima pela busca da atuação interdisciplinar. Aos ex e atuais aprimorandos(as), fontes inesgotáveis de inspiração e motivação para o *meu aprimoramento* pessoal e profissional.

Aos pacientes e familiares que nos provocam dia-a-dia na busca do conhecimento para minimização de suas dores, sejam elas físicas e/ou psíquicas.

Ao leitor, espero que tenhamos conseguido imprimir junto das palavras nas páginas seguintes a vivacidade de nossa atuação! E, portanto, desejo que seja essa obra uma companhia viva para você!

SUMÁRIO

PARTE 4: CÂNCER E O IMPACTO EMOCIONAL NOS FAMILIARES: INTERVENÇÕES PSICOLÓGICAS

PARTE 5: CANCER DE MAMA E A INTERVENÇÃO GRUPAL

PARTE 6 : A INTERDISCIPLINARIDADE NO TRATAMENTO DE PACIENTES ONCOLÓGICOS

PARTE 1:
CÂNCER: DEFINIÇÃO, TRATAMENTO, DOR ONCOLÓGICA E POLÍTICAS PÚBLICAS

CAPÍTULO 1
O CORPO CÂNCER

VALDEMAR AUGUSTO ANGERAMI

Para Alexsandra,
sua luta é nossa lição de vida e amor...

INTRODUÇÃO

Decidi não morrer enquanto estivesse viva
A vida nos convida a experienciar o novo a cada dia.
Não me limitei a ver somente o que estava diante dos meus olhos.
Quando o que era já não podia ser mais, o transformei em algo novo. [1]
Alexsandra Amaral

Em trabalho anterior (Angerami; Gaspar, 2013) refletimos sobre a dualidade que se estabelece no paciente entre a consciência de seu corpo já adoecido pelo câncer e a condição de saúde ainda presente em seu imaginário. Desde então, temos desenvolvido novas reflexões abordando a questão dessa cisão entre o estado de definhamento provocado pela doença e a imagem corpórea saudável preservada pelo paciente. A possibilidade de novas empreitadas em sua vida encontra na morte seu maior antagonismo, mas mesmo o fim de seus sonhos e ilusões não é barreira que a discórdia entre o imaginário e a realidade consiga superar. Um dos aspectos mais desoladores envolvido no sofrimento gerado pelo câncer é justamente aquele em que o paciente assiste ao seu definhamento lentamente sem qualquer ação que possa obstruí-lo.

O paciente conserva em seu imaginário o corpo sem o câncer, ao mesmo tempo em que assiste ao seu próprio definhamento sem trégua. Este trabalho visa dar continuidade ao anterior (Angerami; Gaspar, 2013) e também avançar nessa reflexão sobre os novos paradigmas para o enfrentamento do câncer na atualidade. Apesar disso, trata-se de um estudo incompleto na medida em que não há como abarcar todas as questões que envolvem o desespero das pessoas acometidas pelo câncer. Paciente, familiares, amigos, profissionais da saúde e quem mais se quiser citar, a temática do câncer sempre nos deixa envolta em uma aura de insegurança simplesmente indefinível.

1 Esse texto foi escrito diante da possibilidade de um diagnóstico de câncer de mama de Alexsandra Amaral, a quem agradecemos pela gentileza de cessão desse texto para o nosso capítulo.

Enfeixamos uma discussão sobre o câncer na qual tangenciamos aspectos que se complementam na realidade de vida do paciente e também na de todos os envolvidos na questão.

EM BUSCA DE COMPREENSÃO CONCEITUAL

Diante disto, o que parecia ser minha morte,
transformei em oportunidade de vida e
em mecanismo de resgate desta, que se havia perdido.
Alexsandra Amaral

A EMOÇÃO FLUÍDICA

Ao caminhar pela minha casa tenho domínio do posicionamento dos móveis, dos tapetes e dos demais apetrechos que constituem esse espaço. Não preciso de nenhum instrumento auxiliar para me locomover, nem tampouco para saber em que ambiente me encontro. Tenho familiaridade com os detalhes, e sei, inclusive, o que cada ambiente revela antes mesmo de adentrá-lo. E mesmo que mude objetos, quadros, tapetes etc., sempre terei clareza de cada uma dessas mudanças. Meu campo perceptivo abarca cada detalhe, se atualiza nesse diapasão e se transforma juntamente com a alteração dos objetos. O pensamento objetivo ignora a sensopercepção, pois não pode conceber sentimentos em seu raio de ação, nem tampouco conferir característica de unicidade a cada paciente, a cada peculiaridade de sofrimento e dor. Do mesmo modo, diante de um paciente nossa percepção estará aberta em um movimento de apreensão dos detalhes que a dor e o desespero possam abarcar. É dizer que diante de nossa condição de humanidade está alguém que também partilha dessa humanidade em seus detalhamentos pessoais, e totalmente distante das explanações e generalizações que são feitas sobre o sofrimento humano.

Um paciente vitimado pelo câncer é um drama pessoal que abate sobre a família, os amigos e o círculo social de maneira indescritível. É algo que não pode ser enquadrado nas generalizações feitas acerca da doença. Ou seja, diante de um dado paciente, todas as informações disponíveis sobre o câncer e suas intercorrências serão apenas e tão somente as provenientes do seu sofrimento pessoal. Sua dramaticidade particular será sempre algo que todas as explicações e publicações jamais poderão abarcar. E ainda que se tenha toda uma vida profissional dedicada a estudar e pesquisar dados relativos ao câncer, diante de um paciente e de seus familiares o que teremos é a condição humana a ser compreendia em seu desespero ímpar. Certamente, longe dos dados estatísticos e numéricos que envolvem os estudos sobre a doença, mas diante da dor humana cabível no olhar desesperado desse paciente e dos limites de sua finitude que também escancara a presença real da morte para todos.

Morte real, morte que se mostra presença verdadeira e, certamente, muito distante das reflexões acadêmicas e teóricas sobre a morte e o morrer. Isso significa que todo o meu arcabouço teórico deverá se transformar em meu olhar, em minha condição de humanidade capaz de abarcar a dor do mundo contida naquele paciente específico de maneira, na maioria das vezes, irreversível.

Não tenho outro meio de reconhecer o sofrimento e a dor do outro senão através de meu corpo, de minha sensibilidade e de minha percepção no acolhimento desse desespero. O sofrimento do paciente está no mundo assim como o coração está no organismo. Ele se faz presente na dramaticidade imposta pelo câncer e se torna elo indivisível nesse processo em que o acolhimento a esse paciente ocorre.

Nesse cenário, não há condições de representação tanto para o paciente como para o profissional da saúde. Ainda que se queira evocar uma situação fictícia, a de que ele verdadeiramente está prestes a ter alta em razão de uma possível cura, o paciente irá transformá-la em uma situação real, pois não tem como suportar uma adivinhação de futuro diante de seu desespero e dor. O futuro é um mero encolhimento diante de um presente sombrio e de um passado que se esvai nas brumas da lembrança. Deformo meu passado evocando-o no presente, mas se levo em conta essas deformações, elas me são indicativas de outros momentos, e no caso do paciente, principalmente, daqueles em que não havia a convivência com o câncer.

O passado específico guardado na memória do meu corpo, toda minha estrutura, só pode ser reaprendido e assumido por uma vida individual por que ela nunca o transcendeu, e porque ela o alimenta secretamente e emprega nesse alimento uma parte de suas forças, fazendo desse passado seu presente permanente, como se percebe na fase da doença que os acontecimentos do corpo tornam-se os acontecimentos da jornada diária. Citamos em trabalho anterior o processo de despersonalização sofrido pelo paciente em sua hospitalização (Angerami, 2013). Esse processo consiste desde a perda de seus hábitos e rotinas de vida antes da hospitalização, até a completa desconstrução de sua própria identidade. Ele deixa de ter um nome, passando a ser um número de leito e a patologia que o acomode. Esse quadro certamente é agravado de maneira fantástica no caso de doenças degenerativas e que levam ao definhamento corpóreo.

No hospital estamos em um cenário em que a dor do mundo está presente em uma das partes, o paciente, e o acolhimento de esperança está em outra, a do profissional da saúde. E nessa base tudo se dimensiona e se transforma. A consciência de que tanto as dores do mundo, como o acolhimento de esperança estão presentes nesse encontro faz com que, além de ímpar, ele tenha a unicidade indispensável para ser verdadeiramente humano. Humano em toda a sua concepção filosófica independentemente do balizamento teórico utilizado como instrumental de intervenção.

A presença da dor e do sofrimento tem o condão de mostrar não apenas a condição da finitude humana, mas também a fragilidade e a precariedade da vida. Uma existência tão exposta e tantas intempéries que praticamente tomamos conhecimento apenas e tão somente quando nos deparamos com esse enredo perverso e cruel da dor e do desespero humano. Desse modo, me engano sobre o paciente principalmente quando desejo vê-lo apenas sob o meu ângulo de análise, sob a minha fundamentação teórica. Ao aceitar minha condição de acolhimento em contraponto ao seu desespero aprendo a me conhecer e também a conhecê-lo. E nessa dialética estabelecemos as bases sobre as quais o sofrimento do câncer poderá ser abarcado em todo o seu dimensionamento. Talvez aqui resida a maior equação a ser desvendada no leito hospitalar, a de que o sofrimento do paciente traz em si a clareza da vida em todas as suas nuances, tanto ao mostrar o definhamento como também ao revelar que essa mesma vida já teve momentos de esplendor com o gozo pleno da saúde. E isso repercute no profissional da saúde de modo sempre estrondoso, pois além do confronto entre o definhamento presente e a saúde plena no passado, a questão da finitude que surge de repente e sem qualquer preâmbulo sempre está a nos espreitar de maneira incômoda.

DA EMOÇÃO E DO SOFRIMENTO

Merleau-Ponty (2007) assevera que quando os físicos falam de partículas que só existem durante um bilionésimo de segundo, certamente o primeiro movimento deles é pensar que elas existem no mesmo sentido que partículas diretamente observáveis, só que por um tempo mais breve. Do mesmo modo, a emoção presente no leito hospitalar diante de um paciente em seu definhamento corpóreo é algo que pode ser sentido, jamais codificado por outro balizamento que não o exaurir de uma intensa emoção. É necessário interromper essa relação sensoperceptiva como ação do puro objeto físico sobre o corpo humano e o percebido como resultado *interior* dessa ação, ou seja, toda a distinção entre o sofrimento do paciente naquilo o que ele tem de mais genuíno em sua realidade de vida não pode ser contraposto a algo conceituado como falso em algum construto teórico.

O imaginário como constitutivo maior da própria representação da doença ganha contornos de especificidades que somente ao paciente são tangíveis. Tocamos sensoriamente a realidade perceptiva do paciente, pois sua verdadeira realidade e seu particular sofrimento e desespero só a ele pertencem.

Somos acolhimento nesse momento de dor, e isso faz com que nossa presença se torne imprescindível em seu leito de morte. Toda ideação, inclusive por ser uma ideação, se faz num espaço da subjetivação, sob a garantia de minha duração que deve retornar a si para encontrar aí a ideia que pensava a um instante. E como toda ideação se sustenta nesse enfeixamento de minha duração, temos, então, que a proximidade com o paciente em seu leito mortuário precisa ir além desse constitutivo imaginário para alcançar sua realidade de desespero e dor.

A coesão total de um único *Ser* se faz na simultaneidade de todas as durações reais e possíveis formando, assim, a unidade de um conjunto de ideias e sentimentos. Não há como se posicionar diante do doente e de seu sofrimento sem se considerar que sua vida é uma totalidade que, além do definhamento presente, inclui um passado em que a vida se apresentava com outras possibilidades que não a doença. A vida se torna ideias, lembranças, reminiscências, apego ao passado, e as ideias se tornam a própria vida no sentido de uma fusão indivisível embrenhada em detalhes de sua condição presente.

O sofrimento do paciente nos é uma abstração. É real apenas para ele a dor e o desespero que vinca sua vida de maneira indissolúvel. Estou presente com meus sentimentos e sensibilidade em acolhimento pleno, o que abarca toda sua dor e desesperança, e ainda assim tangencio apenas o campo insólito da abstração. O significado de suas lágrimas, o sentido, ou a falta de sentido de sua doença, tudo se torna irreal em termos objetivos e absolutos, o que existe de realidade objetiva é apenas, e tão somente, nossa subjetividade. Ao estabelecer com o paciente um encontro subjetivo em que minha subjetivação o penetra ao mesmo tempo em que sou penetrado por ele, temos que a própria realidade se torna a efemeridade desse encontro, a preciosidade de como tais determinantes de fundem e se processam nesse acolhimento.

O que se toca nesse encontro é além do corpo, extrapola explicações e se tangencia apenas na vivência exaurida dessa plenitude de dor e sofrimento compartilhados em detalhamentos únicos de emoção. Sofremos com a dor do outro, com sua angústia e com os aspectos de sua finitude que se tornam realidade escancarada e tangível nessa formatação em que a doença determina as cores de seu emolduramento. E como a vivência de cada instante é única e irreversível, temos que cada detalhe do acolhimento junto ao paciente tem o dom de transformar não apenas sua realidade perceptiva – de si, da doença e do próprio sofrimento –, mas também da condição emocional até mesmo do profissional da saúde.

Essa vivência junto ao leito hospitalar que se transforma em mortuário pelas condições do paciente tem também o dom de alterar a realidade psíquica do profissional da saúde. Não temos como sair impunes desse trabalho de acolhimento junto ao paciente em definhamento corpóreo e diante da finitude que lhe toca a pele. Somos levados a reflexões contínuas sobre o sentido da vida, e principalmente daquilo que estamos fazendo com nossa própria vida.

É fato que todos os trabalhos da área da saúde, seja a prática da psicoterapia, sejam as atividades em unidades clínicas e hospitalares, têm a condição de transformar a vida dos profissionais da saúde envolvidos nessa atividade. No entanto, o confronto direto com a finitude lança-nos ao encontro de um turbilhão infindável de sentimentos que emergem de modo irreversível e simplesmente dividem nossas vidas em dois momentos distintos: antes e depois da atividade junto ao paciente portador de definhamento corpóreo. Basta observar, como mera citação, os profissionais da saúde que se dedicam a essa atividade ou se tornam místicos ao extremo com a religiosidade vibrando em cada poro de sua pele e de sua percepção, ou ao contrário, se tornam extremamente céticos e descrentes, e não apenas em relação a aspectos que envolvem a religiosidade e a busca pelo sagrado, mas também a tudo o que não seja a própria pulsação de sangue em suas veias.

Morte e definhamento corpóreo desafiam os resultados produzidos e obtidos nas lides acadêmicas, em que tudo é feito distante da emoção presente na vivência hospitalar. Trabalhos acadêmicos em que o odor do câncer não está presente. Como também não está presente o olhar de angústia e desesperado do paciente, nem tampouco suas lágrimas que não são estancadas por essa produção acadêmica, ao contrário, existem em sincronia absoluta apenas com a finitude e o definhamento corpóreo.

SOBRE A IRREVERSIBILIDADE E A FALA DO PACIENTE

Certamente, entender a fala do paciente e compreendê-la é acolhê-la inteiramente em toda sua sonoridade. O sentido da fala do paciente é a totalidade do que se diz a integral de todas as diferenciações da cadeia verbal, em que a articulação do que se fala com os sentimentos expressos se tornam unicidade. A palavra inunda o universo do acolhimento de modo que sua irreversibilidade se torna, para além da sua condição sonora, fragmentos desse encontro.

A irreversibilidade da fala uma vez lançada ao mundo implica que a emoção presente igualmente estará imbricada de modo indissolúvel. Merleau -Ponty (2007) assevera que as palavras dos outros me fazem falar e pensar, porque criam em mim outro diferente de mim, um afastamento em relação ao que vejo e, assim, me designam a mim próprio. Ou seja, a experiência no contato com o outro faz de mim alteridade, transformação essa que emerge e me lança em direção a alguém que se lapida nesse contato.

Sou o meu corpo em toda sua reversibilidade. E o tempo que se esvai no leito hospitalar não é o tempo que minha vida determina, e sim o imposto pela doença. Merleau-Ponty (1999) coloca que um passado e um porvir brotam quando eu me estendo em direção a eles. Para mim mesmo, eu não estou no instante atual, estou também na manhã deste dia ou na noite que virá, e meu presente, se quiser, é este instante, mas é também este dia, este ano, minha vida inteira. Se desejarmos definir o "presente" como sendo o século XXI em sua totalidade, eu que não viverei até o seu final sempre estarei nesse presente. Mas se o "presente" é o instante vivido enquanto termino a leitura dessas palavras, ao fim dessa ação elas já serão parte do nosso passado.

E o paciente que está diante de sua morte transita em sua vida em alternâncias nas quais o passado se une à projeção de um futuro em que a doença não tenha mais espaço. E isso não pode ser considerado como algum distúrbio psíquico, ao contrário, é uma maneira de tentar manter-se lúcido diante das agruras da doença. O imaginário é um dos maiores recursos disponíveis à condição humana em sua tentativa de se livrar das vicissitudes que surgem ao longo do caminho. E esse trânsito pelo passado com projeção do futuro é uma maneira de se atenuar o sofrimento, de modo que se fabule situações em que a doença não tenha mais espaço, mas também seja uma possibilidade insólita nessa vida.

Em um dos romances mais magníficos da literatura mundial, *Conto de Natal*, Charles Dickens nos mostra um comerciante rico e avarento que recebe a visita de três espíritos em uma noite próxima ao natal[2]. O primeiro o leva a para visitar os natais de seu passado, em que percorre sua infância, adolescência e o princípio da vida adulta. É feito, então, um contraponto entre seus natais no passado e a rudeza e total insensibilidade com o outro e seu sofrimento no presente. O segundo espírito representa o presente em que é mostrada a maneira como seus familiares, funcionários e pessoas próximas vivenciam o natal enquanto ele se mantém em seu isolamento praguejando contra tudo e todos. Finalmente, surge o terceiro espírito que o leva ao futuro e mostra como ele será caso mude de vida. É escancarado o tipo de vida que suas atitudes irão levá-lo, condenando-o a um futuro de muito sofrimento.

Em nossa vida não temos a possibilidade de acessar o futuro para realizar mudanças que possam modificar nosso percurso. Temos a finitude que nos mostra a necessidade de que a vida seja vivida plenamente para que o peso do arrependimento não nos leve à sucumbência. E uma das falas mais presentes nos pacientes que estão em seu definhamento corpóreo avançado é justamente a impossibilidade de retomar projetos, reatar desavenças pessoais, superar situações de mágoa do universo de vida etc. Merleau-Ponty (2007) afirma que o sensível, como a vida, é um tesouro que inspira, com ideias e percepções, aquele que é filósofo (isto é, escritor). E podemos acrescentar também aquele que está disposto a viver esse universo de trocas interpessoais em que a emoção gerada pelo mundo sensível interfere objetivamente na subjetividade.

2 Muitos atribuem a essa obra de Dickens as comemorações pela passagem do Natal. Quando de seu lançamento, esse romance fez muito sucesso, e segundo alguns estudiosos literários a partir de então o Natal passou a ser uma data festivamente comemorada.

SOBRE A MORTE

Uma coisa simples, às vezes precisamos morrer,
como em outros momentos necessitamos dormir.
Anônimo

AS RELIGIÕES E O PENSAMENTO HEIDEGGERIANO SOBRE A MORTE

As mais antigas cantilenas trazidas pelas tradições religiosas sobre a condição humana envolvem conceituações a respeito da morte. E todas, em uníssono, afirmam que a morte faz parte indissolúvel da vida, e que seus desígnios dependem da generosidade de Deus. E isso tanto para a salvação eterna como para outras benesses reservadas a quem seguiu os preceitos dessas diversas religiões. Umas afirmam que a morte é apenas passagem para outras formas de vida. Prometem o paraíso pós-morte, e até mesmo a volta a esse mesmo mundo depois de um período de latência. Alardeiam que todo sacrifício dessa vida será compensado com a felicidade ao lado de Deus. Outras, inclusive, promovem rituais de passagem para possíveis novas vidas[3].

E até mesmo nas lides da filosofia existencialista encontramos no escopo das ideias de Heidegger que o homem é um "ser para a morte". A morte seria assim parte indivisível da vida. Essa visão afirma que começamos a morrer no instante em que nascemos. E que da mesma maneira que uma criança que acabou de nascer já está morrendo, um ancião de cem anos que se encontra em seu leito mortuário também está vivendo. A ótica heideggeriana, embora escrita sob a égide da filosofia existencialista, mostra-se em harmonia com a visão trazida pelas religiões. E até mesmo o conceito de angústia evocado pela visão heideggeriana coloca o medo do desconhecido como maior temor humano. E o maior desconhecido lançado ao homem é a possibilidade cotidiana da morte. Na medida em que a morte é colocada como parte integrante da vida, o que temos, segundo essa visão, é necessariamente a busca por uma integração da morte como parte indivisível da vida. Se para Heidegger o homem é um "ser para a morte", ou seja, é alguém cuja determinação e sentido é a morte, propõe-se a aceitação desse fim como parte da busca por uma vida plena, na qual vida e morte se harmonizem indissoluvelmente.

A principal diferença entre a visão heideggeriana e as religiões é que seu ângulo de análise não contempla a vida pós-morte, nem tampouco traz o sagrado para o centro das discussões. Sua incidência de análise contempla reflexões cujo limite é a morte em si.

---

3 E por mais dantesco que possa parecer temos correntes teóricas dentro da própria psicologia que professam essas mesmas crenças e igualmente promovem esses mesmos rituais.

Bornheim apud Angerami (2006) coloca que Heidegger dá uma total transcendência ao conceito de Ser, o que o torna suspeito de pactuar com certa tradição metafísica. Ele é assim excessivamente desvinculado da historicidade, quer dizer: tudo depende apenas do Ser e este não está inserido da história. Nesse caso, o homem não teria responsabilidade em relação ao Ser. Bornheim afirma ainda não aceitar essa perspectiva em Heidegger e discorda também quando falam sobre o seu misticismo. Heidegger não fala em misticismo, mas seu pensamento tem uma abertura que o torna suspeito, na qual a questão do Ser é tratada um pouco como os místicos entendem o Deus: um Eu supremo.

O pensamento heideggeriano, tanto quanto a visão religiosa, irá propor a mesma idealização de que a plenitude do Ser será alcançada apenas em um processo de evolução contínua. E se mostra, assim, em total harmonia com o pensamento religioso ao pregar que apenas alguns atingirão a magnitude da própria vida.

Algumas correntes da psicologia, principalmente a psicologia transpessoal, sempre se voltaram para entender a questão da morte na vida humana. Corrente teórica envolta em princípios religiosos, teceu várias explanações e experimentos sobre a morte: desde vivências a partir de anestesias com a total perda de consciência, até situações em que a pessoa tem o retorno à vida após ser considerada clinicamente morta. Em suas lides também ocorreram os experimentos de alteração da consciência nas pessoas pesquisadas para a verificação da transcendência humana no encontro com o sagrado. Buscou-se um contato estreito com a morte e o sagrado visando à plenitude humana por meio desses experimentos. E, na verdade, se for para recorrer a aspectos religiosos em busca da compreensão sobre a morte, então é melhor prescindir de vez da psicologia e procurar as escrituras sagradas. Certamente os religiosos possuem reflexões bem mais pormenorizadas sobre a morte do que essas correntes da psicologia. E com a vantagem de que são verdadeiramente religiões, e não algo que se denomina ciência e que traz em seu bojo asserções místicas e religiosas.

A MORTE EM SARTRE

Sartre, outro grande arauto da filosofia existencialista, coloca que durante muito tempo foi fascinado com as ideias de Heidegger sobre a morte. Entretanto, após refletir sistematicamente sobre o tema concluiu que a morte não pode fazer parte da vida de maneira indivisível. Ele afirma ainda não existir a menor possibilidade de o homem se constituir como um "ser para a morte" como afirma Heidegger. A morte simplesmente acaba com a vida, e esta não pode, dessa maneira, fazer parte de algo que a destrói.

Sartre afirma, então, que a morte coloca fim à vida. Ela acaba com todos os sonhos e projetos de uma vida. E por isso ela não pode fazer parte da vida, uma vez que ela fulmina com a vida inapelavelmente. A morte destrói todos os lampejos que circundam a vida, por isso, quando ocorre ela é soberana. Ela lança por terra tudo aquilo que fizer parte da vida, não permitindo qualquer resquício de ação. Ou seja, poderíamos falar em "ser para a morte" para um grupo de pessoas que tenha sido condenado à morte, e que esteja aguardando o dia de sua execução. Nos dias que antecedem essas execuções, as pessoas poderiam ser definidas como "ser para a morte", pois estariam vivendo apenas à espera do momento em que ocorreria a execução. Seriam, no verdadeiro sentido do termo, "ser para a morte".

E ademais não temos consciência de nossa própria morte. Sei da morte do outro, e ainda assim por observá-la ou por sofrer diante de sua ocorrência quando atinge alguém que me é próximo. A minha morte é simplesmente inatingível, pois por mais que possa me debruçar no sentido de preparar-me para esse momento, jamais saberei o que irei sentir e experienciar quando de fato ocorrer.

NA REALIDADE HOSPITALAR

Descobri que buscar a cura plena era negar as intempéries da condição de se estar viva. Nesta dimensão física em que vivemos nada é estático ou pleno, por isso precisei aprender que viver é um movimento que exige de nós mudanças constantes e flexibilidade, pois a rigidez nos conduz à inércia.
Alexsandra Amaral

Na realidade hospitalar temos escancarado o dilema crucial da morte ceifando a vida dos pacientes sem muitas possibilidades de harmonização. O câncer não permite qualquer digressão filosófica ou asserção de que a morte faz parte da vida, e de que são partes indivisíveis de uma mesma unidade. Ao contrário, a morte acaba tanto com o câncer como com a vida. Até mesmo naqueles pacientes que professam crenças religiosas, e buscam a Deus tentando, de todas as formas, se livrar da morte, esta ao surgir se mostra igualmente soberana. A crença na vida pós-morte e os possíveis paraísos decorrentes não são compatíveis com o sofrimento trazido pela perspectiva da morte.

O sofrimento e o desespero do definhamento corpóreo trazido pelo câncer não encontram a menor guarida nessa harmonização entre a vida e a morte. É preciso repetir, a vida simplesmente deixa de existir com a morte. Atribuir-lhes harmonia e indivisibilidade é negar o fato indiscutível de que uma sucumbe diante da outra sem qualquer possibilidade de outras formas de arranjo.

O câncer muitas vezes apresenta sofrimento tão severo que a morte pode ser desejada como a única maneira de se obter algum alívio. Como o que se deseja, na realidade, é estancar o sofrimento diante da total impotência dos recursos médicos, a morte é evocada com esse intuito. Tanto o paciente como seus familiares clamam pela morte para ceifar de vez com uma vida que se mostra insuportavelmente dolorida e sem razão de ser diante de tanto dor e sofrimento.

A visão religiosa e também a heideggeriana podem apresentar digressões teóricas e filosóficas bastante interessantes sobre o imbricamento da vida com a morte. Mas seguramente essas reflexões cabem apenas e tão somente quando a morte é apenas algo distante e intangível como na realidade desses estudiosos. Ao se tornar real na vida dessas mesmas pessoas, o que se tem como inapelável é o seu total domínio sobre a vida, inclusive determinando a condição indissolúvel de seu fim.

A crença na vida pós-morte envolve a necessidade humana de dar sentido à vida. Buscar o sagrado é uma necessidade ontológica no sentido de se obter respostas diante da absurdidade da vida humana. Mas na realidade hospitalar, tudo desmorona, pois o sofrimento não aceita o alívio proposto pelos religiosos para a aceitação das vicissitudes humanas e a recompensa com o paraíso pós-morte. Aceitar a finitude diante do câncer está além das digressões filosóficas trazidas pela religiosidade. O sagrado, embora presente nos hospitais na figura de inúmeros religiosos, não tem como suprir o desespero humano quando a morte é iminente. E, de maneira geral, o que mais se assiste diante dos leitos mortuários é a decepção com o fato de Deus não atender a tantos pedidos de clemência. Tantos pedidos de piedade simplesmente negados aos fiéis que de maneira incisiva dedicaram suas vidas a tais crenças.

O câncer é soberano diante de tudo e de todos. O apelo a Deus pode trazer algum alívio no momento maior de desespero, mas seguramente os milagres narrados nas escrituras sagradas não encontram lugar na contemporaneidade. A oração clama por um milagre que na realidade todos sabem que não irá ocorrer, e a morte, quando surge soberana, não desmorona apenas os clamores religiosos, mas também tudo que envolve a esperança na luta contra a destrutividade representada pelo câncer.

A tecnologia presente nos hospitais modernos apresenta recursos simplesmente impensáveis algumas décadas atrás. Desde exames fetais até ressonâncias magnéticas que detectam aspectos da vida humana sequer imagináveis. A exuberância desse aparato faz do hospital moderno um verdadeiro templo da inovação tecnológica, no entanto, quando falamos da emoção, da vida que está se exaurindo em meio a essa parafernália de recursos, o que mais o paciente necessita é de calor humano, da presença de familiares e amigos, e também do acolhimento propiciado pelos profissionais da saúde.

Seguramente, quando se evoca a necessidade de que o paciente morra em casa longe de todo esse aparato tecnológico, mas junto de seus familiares, o que se busca resgatar prioritariamente é esse lado humano de nossas vidas, uma humanização que se perde em meio a essa tecnologia tão presente em nosso cotidiano. Não estamos com essas colocações desprezando o avanço tecnológico que seguramente ajudou a preservar e mesmo a salvar muitas vidas. O que estamos enfatizando é que o paciente submetido a essa tecnologia não pode prescindir do contato humano. E que o mais importante na vida humana sempre é a preservação de sua humanidade. Simples! Assim, tão absurdamente simples e ao mesmo tempo tão distante da realidade contemporânea em que a maior dificuldade é justamente considerar o outro como semelhante diante de uma estrutura na qual somos tratados como peças insignificantes numa engrenagem social que nos arrasa impiedosamente.

CONSIDERAÇÕES FINAIS

Na água refletimos nossa própria face, no vinho nossa alma.
Provérbio francês

O vinho, antes de ser saboreado, é exposto a sensações olfativas e se desmancha em fragrâncias que o tornam, muitas vezes, até mais prazeroso que o próprio sabor. O ritual de saboreá-lo acompanhado de queijo significa harmonizá-lo de maneira compatível com o requinte e depuração exigidos. Degustar o vinho tomando-o em um só gole, sem permitir que ele dissolva seu aroma, é fazer com que um de seus principais atributos seja simplesmente desprezado. Como também será uma perda irreparável comer o queijo sem apreciar em detalhes seu sabor envolto no azeite e nas ervas que o acompanham. Da mesma forma, o atendimento junto ao paciente hospitalar apresenta detalhamentos que se não forem seguidos de modo absoluto irão gerar, principalmente, a perda da emoção que emana desse encontro, e até mesmo de algumas singularidades que estão presentes nesse processo. Refletir sobre os determinantes do câncer na vida humana é algo insólito. E não apenas por não conhecermos os detalhes de seus tentáculos de destruição, mas por sempre estarmos aquém de qualquer filigrana que envolva a condição humana.

Podemos teorizar e criar construtos e até mesmo efetivar as mais sofisticadas pesquisas para tentar compreender a realidade humana, mas o mistério que envolve a vida em nuances que se transformam simultaneamente a cada fração de segundos é algo que jamais será apreendido em sua totalidade. Um toque de amor é uma carícia na alma de quem sofre, e isso supera qualquer recurso tecnológico. Ao propormos a condição singela de que o paciente portador de câncer seja acolhido como pessoa estamos fazendo algo revolucionário, por mais irreal que possa parecer. Retornar ao contato humano com um afago nas mãos; ao olhar que contempla outro olhar; ao coração palpitante por se sentir acolhido em seu desespero e dor. Simples assim!

BIBLIOGRAFIA

Angerami, V. A. (2013). A subjetivação do câncer. In: Angerami, V. A. & Gaspar K. C. *Psicologia e câncer*. São Paulo: Pearson.

_______. (2013). O psicólogo no hospital. In: Angerami, V. A. (Org.). *Psicologia hospitalar*: teoria e prática. São Paulo: Cengage Learning.

_______. (2006). *Psicoterapia e subjetivação*. São Paulo: Cengage Learning.

Dickens, C. (2004). *Conto de Natal*. Rio de Janeiro: Ediouro.

Merleau-Ponty, M. (2007). *O visível e o invisível*. São Paulo: Editora Perspectiva.

________. (1999). *Fenomenologia da percepção*. São Paulo: Editora Martins Fontes.

CAPÍTULO 2
TERAPIA DO CÂNCER: PASSADO, PRESENTE E FUTURO

LÍGIA TRALDI MACEDO
NÁDIA SCLEARUC SIQUEIRA
JOSÉ AUGUSTO RINCK JUNIOR
ANDRÉ DEEKE SASSE
CARMEN SILVIA PASSOS LIMA

INTRODUÇÃO

Não há razões para pensar que o câncer é uma doença nova; acredita-se que seja tão antigo quanto a história da humanidade (Roses, 1999).

O primeiro relato médico de câncer de mama foi descoberto no Egito, em papiro datado de 2.500 a.C. Edwin Smith descreveu oito casos de tumores na mama, que foram cauterizadas com fogo. Aparentemente, a terapêutica não foi efetiva para essas mulheres, uma vez que o autor considerou a doença como incurável nessa época. As descrições de câncer de mama desse período foram mais frequentes que as de outros tumores sólidos, o que aponta para uma possível prevalência elevada da doença já naquele período. Assim, não é possível escrever sobre a história do câncer sem atribuir o devido destaque ao câncer de mama (Siegel et al., 2014).

O câncer de mama é o tumor mais comum em mulheres no mundo, com incidência aproximada de 1.680.000 casos novos ao ano. O tumor constitui a primeira causa de morte por câncer em mulheres, com cerca de 5.220.000 óbitos ao ano (Globocan, 2012). Estima-se que 57.000 casos novos da doença tenham ocorrido no Brasil no ano de 2014 (Inca, 2014).

Há mais de dois mil anos, Heródoto descreveu inúmeros óbitos por câncer de pulmão ou pleura entre escravos que produziam mortalhas de amianto. O tabagismo, associado a 80-90% dos casos do tumor, foi responsável pelo aumento substancial do número de casos em tempos modernos.

O câncer de pulmão é o tumor mais comum no mundo, com incidência aproximada de 1.800.000 casos novos ao ano. É também a primeira causa de morte por câncer no mundo, com mais de 1.500.000 óbitos ao ano. A relação próxima entre as taxas de incidência e mortalidade reflete a alta fatalidade do tumor (Globocan, 2012). Foi estimada a ocorrência de 28.000 casos novos do tumor no Brasil no ano de 2014 (Inca, 2014).

O câncer de próstata é também bastante antigo. Arqueólogos que escavaram uma colina de sepultamento na Rússia, há cerca de dez anos, encontraram esqueletos de um homem e uma mulher, cercados por toucas e mantos de 27 séculos adornados com imagens de ouro de animais sagrados. Mas para os paleopatologistas, estudiosos das doenças antigas, o tesouro maior foi a identificação de tumores em praticamente todos os ossos do corpo masculino, diagnosticados como câncer na próstata.

O câncer de próstata é um tumor comum (Chatenoud et al., 2014). O rastreamento por meio da dosagem sérica do antígeno prostático específico (PSA) (Chatenoud ct al., 2014) em homens assintomáticos, contribuiu para o aumento do número de casos diagnosticados em todo mundo, particularmente daqueles em estádios precoces e, portanto, curáveis com radioterapia ou cirurgia. Ainda assim, um número expressivo de pacientes apresenta doença avançada ao diagnóstico ou evolui com recidiva à distância, após abordagem local. O câncer de próstata foi considerado o segundo tumor mais comum em homens, no ano de 2002, com incidência aproximada de 1.200.000 casos novos ao ano (Globocan, 2012). Dados mais recentes indicam que é o tumor mais comum em homens (Chatenoud et al., 2014). De forma similar, constituiu a quinta causa de óbito por câncer entre homens, em 2012, com cerca de 308.000 óbitos ao ano (Globocan, 2012), e a segunda causa de óbito por câncer em homens, em estudo recente (Chatenoud et al., 2014). Estima-se que 70.000 casos novos do tumor tenham ocorrido no Brasil no ano de 2014 (Inca, 2014).

Também acreditamos que o câncer colorretal não é uma doença nova, embora não se saiba ao certo quando foi diagnosticado o primeiro caso no passado. O tumor é associado ao estilo de vida moderno (ingestão de *fast foods* ou dieta carente em fibras, obesidade e sedentarismo).

O tumor é comum em países industrializados, incluindo Estados Unidos, Europa e algumas regiões de países da América Latina, como o sudeste do Brasil. É o quarto tumor mais comum no mundo, com incidência de 1.400.000 casos novos ao ano. É a terceira causa de morte por câncer no mundo com cerca de 700.000 óbitos ao ano (Globocan, 2012). Foi estimada a ocorrência de cerca de 33.000 casos novos do tumor para o nosso país no ano de 2014 (Inca' 2014). O câncer colorretal é considerado de bom prognóstico, quando diagnosticado em estágios iniciais, o que nem sempre é possível, particularmente em países em desenvolvimento (Sankaranarayanan et al., 1999; Sant et al., 2001; Siegel et al., 2013).

Os avanços no tratamento de tumores são inequívocos. Se no Egito antigo as portadoras de câncer de mama eram consideradas incuráveis, hoje um número substancial de pacientes com tumores diversos pode ser curado, sobreviver melhor ou sobreviver por mais tempo.

Os principais progressos obtidos no tratamento de pacientes com tumores considerados problemas de saúde pública devido à incidência e mortalidade, como o câncer de mama, o câncer de pulmão, o câncer de próstata e o câncer colorretal, serão apresentaremos a seguir.

CÂNCER DE MAMA

Durante toda a era pré-cristã, pacientes com câncer de mama foram tratadas em rituais religiosos e, invariavelmente, evoluíram para o óbito.

A ressecção cirúrgica foi a primeira terapêutica efetiva relatada para pacientes com câncer de mama. Galen (131-203 a.C.) realizou as primeiras exéreses do tumor na Grécia (Lewison, 1953). A remoção da mama incluindo os músculos peitorais, procedimento denominado mastectomia, foi proposta por Bartolemy Cabrol (1590) após observação de invasão muscular em mulheres com carcinoma avançado da mama (Wolff, 1913). Dois séculos depois, foi também proposta a ressecção dos linfonodos axilares, com a descoberta de que o tumor podia disseminar por vasos linfáticos (Le Bran, 1757). A sobrevivência ao tumor neste período era uma raridade.

William Halsted, do Hospital Johns Hopkins, no início do século 19, propôs a mastectomia radical clássica, incluindo a exérese da mama, dos músculos peitorais e dos linfonodos axilares, como terapêutica para portadoras do tumor (Halsted, 1907). A falta de anestesia e transfusões de sangue e o risco de infecções atuaram como fatores desestimulantes para o procedimento na maioria dos hospitais da época. Apenas em meados do século 19, a cirurgia progrediu para uma nova era com o advento da anestesia geral, e resultados promissores foram relatados: 52% das pacientes com câncer de mama submetidas à mastectomia radical estavam livres de doença em três anos, e 24% delas estavam vivas em cinco anos (Hawkins, 1944).

A radioterapia foi proposta para controle local do tumor apenas no início do século 20. A descrição de que mulheres com linfonodos axilares comprometidos (33%) e não comprometidos (77%) pelo tumor apresentavam diferentes probabilidades de sobrevida em cinco anos (33% *versus* 77%) levantou a hipótese de que a mastectomia radical poderia não ser necessária em todas elas (Keynes, 1937; Pfahler, 1932). A partir dos anos 70, a retirada de um quadrante da mama, a quadrantectomia, associada à radioterapia ganhou destaque para pacientes com tumores pouco volumosos, uma vez que proporcionou sobrevida semelhante para as mulheres assim tratadas e as tratadas com mastectomia radical (Veronesi et al., 1981; Frykberg, 1991). A identificação do tumor em linfonodos axilares, com consequente linfadenectomia, é rotina em pacientes com câncer de mama. Entretanto, um recente estudo colocou em cheque a própria dissecção linfonodal, ao demonstrar desfecho semelhante com o uso de radioterapia no campo axilar (Rutgers et al., 2013).

A quimioterapia recebeu destaque na terapêutica de pacientes com câncer de mama a partir da segunda metade do século 20, com a identificação de benefício com o uso de thiotepa (Fisher et al., 1968) no pós-operatório. Redução de 12% na taxa de recorrência (Bonadonna et al., 1976) e diminuição da mortalidade (53% das pacientes vivas em dez anos) pelo tumor foram observadas com a administração de ciclofosfamida, metotrexato e 5-fluorouracil a pacientes com metástases linfonodais tratadas com mastectomia radical (EBCTCG, 1998). Maior eficácia do tratamento foi recentemente atribuída a agentes como a doxorrubicina, os inibidores da topoisomerase II, os taxanos, os inibidores da formação de microtúbulos (Martin et al., 2003; Sparano et al., 2008), e novos quimioterápicos, como a trabectidina, a ixabepilona e a eribulina (Ribeiro et al., 2012).

A descoberta de que a maioria dos cânceres de mama está ligada à exposição a estrógenos contribuiu para elucidar a fisiopatologia da doença e para o desenvolvimento de terapêutica específica para as portadoras do tumor. O estrógeno é um hormônio que atua por meio de sua ligação ao receptor de estrógeno, com consequente ativação de proteínas corregulatórias da transcrição de genes promotores de crescimento celular. Hiperexpressão do receptor de estrógeno está presente em cerca de 70% dos tumores invasivos da mama (De Vita et al., 2011). Um marco no tratamento de pacientes com câncer de mama foi a descoberta do tamoxifeno, na década de 70. O tamoxifeno é um inibidor do receptor de estrógeno em células tumorais que expressam o receptor e, uma vez que a proliferação do tumor depende da presença do hormônio, foi considerado o primeiro medicamento-alvo para portadoras do câncer de mama (Jordan; Koerner, 1975). O tamoxifeno é indicado para pacientes com tumores metastáticos e no pós-operatório de pacientes com câncer de mama com receptores hormonais (Davies et al., 2013; Ingle et al., 1981). A administração do tamoxifeno em pacientes após ressecção cirúrgica do tumor reduz em média 45% das recidivas e 25% da mortalidade pelo tumor (Jordan et al., 2011).

Outra importante descoberta em câncer de mama é a expressão do receptor transmembrana *Human Epidermal Grow Factor Receptor 2* (HER2) em células tumorais. O HER2 está hiperexpresso em 25 a 30% dos tumores de mama invasivos. A amplificação do HER2 foi associada à perda de regulação do controle da fase G1/S do ciclo celular, com consequente estímulo da proliferação celular (De Vita et al., 2011). A hiperexpressão do HER2 em células tumorais é considerada um fator de prognóstico desfavorável para pacientes com câncer de mama (Baselga et al., 1998). A descoberta de inibidores do receptor HER2, como o trastuzumabe, constitui outro progresso em terapia-alvo para pacientes com o câncer de mama. O trastuzumabe altera importantes vias de sinalização de proliferação celular, como a ras/raf/MEK/MAPK e P13/AKT (De Vita et al., 2011). O trastuzumabe é indicado no tratamento de pacientes com a forma metastática da doença e no pós-operatório de pacientes de alto risco (Burstein et al., 2001; Gianni et al., 2011). Neste último cenário, o uso do trastuzumabe após a ressecção cirúrgica reduziu em 22% a mortalidade geral, e em 36% a chance de recidiva da doença (Yin et al., 2011). Outros inibidores de HER2 surgiram posteriormente, como o lapatinibe, e constituem alternativas terapêuticas (Saini et al., 2011).

A angiogênese é outro processo envolvido na origem e progressão do câncer de mama, com formação de grande número de vasos anormais. O *vascular endothelial grow factor* (VEGF) e o *vascular endothelial grow factor receptor* (VEGFR2) desempenham papel central nesse processo. Vários agentes foram desenvolvidos nos últimos anos, com o intuito de bloquear a formação de vasos sanguíneos e, assim, impedir o crescimento do tumor e o processo de metástases (De Vita et al., 2011). O bevacizumabe, anticorpo monoclonal contra o VEGF, foi extensivamente avaliado no tratamento de pacientes com câncer de mama. O fármaco administrado em associação a diferentes quimioterápicos possibilitou maior sobrevida livre de progressão tumoral em pacientes com câncer na forma metastática do tumor. Inibidores de VEGFR, como o sunitinibe e o sorafenibe, têm papéis incertos para pacientes com o tumor (De Vita et al., 2011).

A caracterização molecular do câncer de mama na última década indicou que a doença não é representada por um tumor único e sim por vários tumores (Cobleigh et al., 2005; Cardoso et al., 2007), que exigem tratamentos diversificados (Goldhirsch et al., 2011).

Recentemente, observou-se que a inibição de via intracelular de crescimento associada à molécula mTOR pode reverter a resistência tumoral ao tamoxifeno e ao trastuzumabe; o everolimus é utilizado com esse propósito no câncer de mama (Baselga et al., 2012; Andre et al., 2014b). A resistência ao trastuzumabe pode também ser superada pela adição do anticorpo pertuzumabe, no chamado "bloqueio duplo" (Swain et al., 2013).

A estratégia mais revolucionária atual ocorreu com a produção do agente TDM-1, resultado da união do anticorpo trastuzumabe ao quimioterápico entansina, que promove o bloqueio do receptor HER2 e a ação citotóxica direta. A administração do TDM-1 em pacientes com câncer de mama refratário ao trastuzumabe possibilita redução do tempo livre de progressão do tumor em três meses e aumento da sobrevida em 45% (Krop et al., 2014).

Assim, o tratamento atual de pacientes com câncer de mama é baseado em quatro categorias: a ressecção cirúrgica e a radioterapia, como estratégias de controle local, e a quimioterapia e a terapia alvo, como estratégias de controle sistêmico. Embora benefício inequívoco tenha sido obtido com as referidas terapêuticas ao longo do tempo, cerca de 77% das pacientes portadoras do tumor avançado ainda evoluem para o óbito em decorrência da doença na atualidade (Siegel et al., 2012), o que impõe a busca por novas terapêuticas (Andre et al., 2014a; NIH, 2014).

CÂNCER DE PULMÃO

A ressecção cirúrgica do tumor constituiu modalidade terapêutica única para pacientes com câncer de pulmão durante muitos anos. A seguir, benefícios adicionais foram obtidos com outras modalidades terapêuticas, como a radioterapia e a quimioterapia, mas a maioria dos pacientes com câncer de pulmão invariavelmente evoluiu para o óbito em decorrência de seus tumores no passado. Avanços terapêuticos foram obtidos na última década e as terapêuticas indicadas para pacientes com câncer de pulmão na atualidade estão apresentadas a seguir.

Em doença localizada, a ressecção cirúrgica de um lobo pulmonar, a lobectomia, ou a ressecção completa do pulmão permanecem como as terapêuticas com maior chance de cura (20-50%) para pacientes com boa condição clínica (Howington et al., 2013). Já se discute os riscos e os benefícios de ressecções menores, como a segmentectomia, para tumores pequenos, com intuito de reduzir a mortalidade operatória, as complicações e o tempo de internação hospitalar (Pardolesi; Veronesi, 2014).

A radioterapia é modalidade terapêutica utilizada em pacientes com contraindicação para procedimentos cirúrgicos. É também benéfica em casos cujo tumor foi ressecado, mas as margens cirúrgicas estão comprometidas pelo tumor. Implementos tecnológicos, como a radioterapia conformacional em três dimensões (*three-dimensional conformal radiotherapy*) e a modulação na intensidade da radioterapia (*intensity modulated radiotherapy*), a IMRT, permitem melhorias na aplicação da radioterapia em pacientes com câncer de pulmão. A radioterapia esteriotáxica, forma localizada de radioterapia em altas doses, preserva tecidos normais em torno do tumor e é recomendada para pacientes com lesões pequenas e acessíveis ou que não apresentam condições clínicas para ressecção cirúrgica (Pan et al., 2013). A radioterapia associada à quimioterapia é o tratamento de escolha para casos com câncer de pulmão localmente avançado, proporcionando sobrevida mediana de 16-17 meses e redução do risco de óbito de 16% (Aupérin et al., 2010).

A quimioterapia tem efeito comprovado para pacientes com doença metastática (Rapp et al., 1988). Esquemas baseados em platina aumentam a sobrevida mediana desses pacientes de 17 para 32 semanas, mas com toxicidade hematológica (leucopenia), gastrointestinal (vômitos) e neurológica (neuropatia). Novos fármacos da década de 90, como os taxanos (paclitaxel, docetaxel), o vinorelbine e a gemcitabina, usados em associação com a platina, atuam na redução do tumor (Schiller et al., 2002; De Vita et al., 2011). A quimioterapia após a ressecção do tumor possibilita redução de 14% no risco de recidiva e aumento de 4% na taxa de sobrevida em cinco anos (Arriagada, 2004). O papel da quimioterapia adjuvante à cirurgia, especialmente com vinorelbine e cisplatina, foi consolidado a seguir, com redução de 11% no risco de recidiva e incremento de 5% na sobrevida global (Pignon et al., 2008).

Benefícios consistentes só foram obtidos quando pacientes com os diferentes tipos de câncer de pulmão são tratados com estratégias distintas (Burgess, 2011). Foi demonstrado, em 2008, que a administração da combinação de platina com pemetrexede em pacientes com adenocarcinoma de pulmão determina maior sobrevida do que a combinação de gemcitabina e platina, devido à diferença de expressão de timidilato sintase, uma das enzimas-alvo do pemetrexede (Scagliotti et al., 2008; Chen et al., 2011).

A descoberta de que o fator de crescimento do endotélio vascular (VEGF) atua no processo de neo-angiogênese tumoral (Folkman, 1971) teve como consequência o desenvolvimento de fármacos direcionados para bloqueá-lo, como parte da terapêutica antineoplásica. Pacientes com tumor de pulmão metastático tratados com o bevacizumabe associado à quimioterapia baseada em platina (cisplatina ou carboplatina e paclitaxel ou gemcitabina) apresentaram, pela primeira vez na história, mediana de sobrevida maior do que um ano (12-13 meses) e maior redução do tumor (15% para 35%) (Sandler et al., 2006; Reck et al., 2009).

Outro anticorpo monoclonal utilizado na terapêutica de pacientes com câncer de pulmão é o cetuximabe, que inibe o receptor do fator de crescimento epidermal (EGFR) envolvido na ativação de vias intracelulares que garantem a sobrevivência e proliferação celular. Tumores de pulmão habitualmente hiperexpressam EGFR, de onde surgiu o racional de bloqueá-lo com terapêutica específica (Baselga, 2001), mas o acréscimo do cetuximabe à quimioterapia convencional baseada em platina determinou apenas discreto aumento de sobrevida mediana (1,2 meses) e discreta redução no risco de óbito (12%) nesses pacientes (Pirker et al., 2009).

Verificou-se, em 2004, que mutações somáticas no gene EGFR são mais comuns em asiáticos e mulheres que nunca ou pouco fumaram e com adenocarcinoma de pulmão. Associação consistente entre a presença de mutações no gene e a sensibilidade a inibidores do receptor, como o gefitinibe, o erlotinibe e o afatinibe, foi identificada nessa população (Lynch et al., 2004). Os fármacos determinaram reduções consistentes da massa tumoral (até 80%) e do risco de progressão tumoral (42-84%) e sobrevida livre de progressão maior do que um ano comparados à quimioterapia convencional (Mok et al., 2009; Zhou et al., 2011; Rossel et al., 2012; Sequist et al., 2013), são de uso oral e têm como efeitos colaterais apenas diarreia, prurido e rash acneiforme, geralmente de fácil manejo. Entretanto, a tão sonhada cura da doença não foi ainda alcançada, uma vez que os tumores adquirirem resistência a eles. Além disso, as respostas favoráveis foram limitadas a apenas 14-18% dos pacientes da população-alvo (Garassino et al., 2012).

Outra anormalidade molecular, caracterizada pela fusão dos genes ALK e o EML4, com consequente produção de proteína com atividade tirosina quinase, foi descrita em pacientes com câncer de pulmão (Soda et al., 2007), em particular em jovens e pouco ou não fumantes (Shaw et al., 2009). Atividade antitumoral impressionante foi observada no início do tratamento com o crizotinibe, inibidor da ação da proteína, com apenas 10% dos pacientes sem controle tumoral (Kwak et al., 2010), mas assim como os demais inibidores de tirosina quinases, também não promove a cura e sim a resistência após cerca de doze meses de uso (Shaw et al., 2013). Ainda, apenas uma minoria dos pacientes, 3-7% dos portadores de adenocarcinoma de pulmão, apresenta a anormalidade molecular indicativa de resposta terapêutica.

Os desafios para novas opções terapêuticas para pacientes com câncer de pulmão relacionam-se tanto ao desenvolvimento de técnicas cirúrgicas para a ressecção completa de tumores como de novos fármacos para a doença localmente avançada ou metastática. As estratégias implementadas em inúmeros estudos clínicos em andamento em diversas partes do mundo (Globocan, 2012) têm como foco a avaliação de novos agentes citotóxicos, terapias-alvo específicas e a imunoterapia.

Vias de sinalização intracelulares são potenciais alvos a serem explorados nos próximos anos, principalmente as vias RAS/RAF/MEK/ERK, MET/HGF, PI3K/AKT/mTOR e HSP90 (Reungwetwattana, 2013).

Outra modalidade terapêutica para portadores do tumor é a imunoterapia. Há várias descrições de vacinas para tratamento desses pacientes, mas nenhuma foi eficaz até o momento. Os anticorpos monoclonais contra o antígeno 4 associado a linfócitos T citotóxicos (CTLA-4), a proteína 1 de morte celular programada (PD1) ou ainda do seu ligante (PD-L1) surgiram neste cenário, com efeitos antitumorais resultantes da ação de linfócitos T do próprio paciente. Resultados preliminares promissores foram obtidos com a administração do ipilimumabe, anticorpo monoclonal anti-CTLA-4, associado à quimioterapia convencional (aumento de sobrevida livre de progressão) (Lynch et al., 2012), e do nivolumabe, anticorpo monoclonal anti-PD-1, com ou sem quimioterapia convencional (maior redução tumoral) (Brahmer et al., 2012; Topalian et al., 2012) em pacientes com câncer de pulmão.

Ao diagnóstico, infelizmente, apenas 25-30% dos pacientes apresentam câncer de pulmão localizado, sendo que 25-50% deles estarão vivos em cinco anos (Goldstraw et al., 2007; Schabath et al., 2014). O prognóstico é ainda pior em casos de doença disseminada, com apenas 2% dos pacientes vivos em cinco anos e tempo de vida contado em meses e não em anos. Assim, o câncer de pulmão representa um sério problema na saúde pública mundial, para o qual terapêuticas mais eficazes são necessárias e urgentes.

CÂNCER DE PRÓSTATA

O câncer de próstata se desenvolve em um órgão que requer hormônios esteroides sexuais, os andrógenos, para seu desenvolvimento, crescimento e função (Ware et al., 2014). A relação entre o crescimento da próstata e andrógenos produzidos pelos testículos é bem conhecida há muito tempo. Estudos envolvendo eunucos de cortes chinesas já indicavam que a próstata não se desenvolvia em homens castrados antes da puberdade (Aucoin; Wassersug, 2006). Ainda, foi descrito, em 1895, que a castração de homens idosos com aumento do tamanho prostático, por provável hiperplasia benigna, resultava em rápida atrofia da mesma (Mcleod, 2003). Já em 1941, Huggins e Hodges demonstraram a eficácia da orquiectomia para o tratamento do câncer de próstata metastático (Huggins; Hodges, 2002).

A hiperplasia é a moléstia mais prevalente da próstata, com aproximadamente 50% dos homens apresentando evidências histológicas da doença aos 50 anos, e 90% aos 80 anos de idade (Corona et al., 2014). O tumor benigno determina sintomas obstrutivos inicialmente e complicações a longo prazo, como a retenção urinária (Corona et al., 2014). O desenvolvimento do adenocarcinoma, o tumor maligno, a partir das células prostáticas normais ou hiperplásicas, depende de uma sequência de perdas e ativações genéticas específicas. Mutações somáticas, como as envolvendo o gene TP53, podem ser associadas a tumores agressivos e com maior risco de recorrência e morte (Vander Weele et al., 2014).

A testosterona é o principal andrógeno circulante no homem e o testículo é a sua principal fonte de produção. A adrenal produz ainda uma pequena quantidade de testosterona (Shafi et al., 2013). Cerca de 95% dos andrógenos circulam ligados a proteínas, como albumina ou globulina ligadora de hormônios sexuais (SHBG), que limitam a sua biodisponibilidade. A fração livre dos andrógenos atravessa a membrana celular das células-alvo por difusão e liga-se com alta afinidade ao receptor androgênico intracelular. Esta ligação induz, inicialmente, a dissociação de proteínas inibitórias associadas ao receptor, como as *heat-shock proteins* (HSP70, HSP90 e HSP40), ativando o complexo (Shafi et al., 2013). Posteriormente, ocorre o transporte intranuclear do complexo andrógeno-receptor, a dimerização do receptor e sua associação com vários cofatores transcricionais, resultando no estímulo da transcrição de genes ligados à proliferação (Shafi et al., 2013).

O conhecimento da cascata de sinalização envolvida com a proliferação celular dependente de andrógenos possibilitou o desenvolvimento recente de fármacos usados como coadjuvantes às terapias locais com objetivo de cura, mas que também atuam em tumores avançados e em tumores de próstata resistentes à castração.

O câncer de próstata localizado é habitualmente tratado de forma radical, localmente, com intenção curativa. O problema nesses casos seria identificar quais pacientes necessitariam realmente de tratamento curativo, uma vez que grande parte destes nunca desenvolveriam a doença clinicamente sintomática. A identificação de diferentes perfis genotípicos de câncer de próstata, e sua associação com risco de progressão e metástases, foi descrita em estudos recentes (Vander Weele et al., 2014), mas com aplicação clínica limitada. Dessa forma, grande parte dos pacientes recebe tratamento com intenção curativa, independentemente do risco de progressão.

Uma opção terapêutica em pacientes com tumores malignos da próstata é a prostatectomia radical, com a retirada cirúrgica da próstata, cápsula prostática e vesículas seminais. Pode envolver ou não a linfadenectomia regional. É geralmente indicada para doenças localizadas, sem extensão extra-prostática, e pode ser realizada por via aberta, por laparoscopia ou com auxílio de robôs (De Vita et al., 2011; Petrelli et al., 2014). Dependendo da extensão da doença, da radicalidade da cirurgia e de eventuais lesões iatrogênicas na musculatura pélvica e em feixes vasculho-nervosos periprostáticos, podem ocorrer incontinência urinária e disfunção erétil, que afetam o homem de forma física, emocional e social (Petrelli et al. 2014).

Outra opção com intenção curativa é a radioterapia, que consiste no bombardeamento do tumor com radiação ionizante, a fim de que ocorram lesões letais ou subletais no DNA com consequente apoptose das células neoplásicas. A radioterapia também pode levar a lesões de tecidos periprostáticos, com consequente processo inflamatório crônico, como retite, cistite e uretrite actínicas. Novas técnicas de planejamento radioterápico, como a IMRT, permitem administrar altas doses de radiação apenas nos alvos, minimizando doses nos tecidos normais adjacentes (Hartford et al., 2012).

Não há estudos de qualidade comparando diretamente a eficácia e a efetividade da cirurgia *versus* a radioterapia (Petrelli et al., 2014). Assim, atualmente nos casos em que não há evidências de metástases à distância, a escolha terapêutica leva em conta a idade e condições clínicas do paciente, a experiência do médico, a disponibilidade das tecnologias e as expectativas e desejos do paciente.

Em casos de doença avançada, com metástases em linfonodos, em ossos (mais comumente) ou mesmo em órgãos vitais como pulmões e fígado, a cura não é mais o objetivo do tratamento. Nesses casos, busca-se o controle da doença, para aumentar a expectativa de vida do doente, mantendo ou melhorando a sua qualidade de vida (De Vita et al., 2011).

A terapia de supressão androgênica inicial geralmente é feita com a orquiectomia, onde se retira cirurgicamente o tecido responsável pela maior produção de testosterona no homem. Outras opções de tratamento, menos radicais e igualmente eficazes (Seidenfeld et al., 2000), são a utilização de análogos LHRH (hormônio liberador de hormônio luteinizante) ou de antagonistas LHRH. De maneira fisiológica, doses baixas de LHRH ativam a produção de gonadotrofinas pela hipófise, que estimulam a produção de testosterona pelos testículos. No entanto, a administração crônica de altas doses dos agonistas LHRH causa um estímulo temporário na liberação de LH e FSH com aumento da testosterona circulante, porém seguida pela inibição dos receptores hipofisários, e, consequentemente, pelo comprometimento da produção de LH e FSH e da testosterona (Conn; Crowley, 1991; De Vita et al., 2011). Os antagonistas LHRH atuam no mesmo eixo, no entanto, sem causar o estímulo inicial na liberação de LH e FSH (Tolkach et al., 2013; De Vita et al., 2011). Sabe-se que mais de 90% dos pacientes portadores de câncer de próstata apresentam melhora com a privação androgênica central. No entanto, o desenvolvimento de novas mutações ocorre, e progressão da doença acontece após mediana de 24 a 36 meses (Fitzpatrick et al., 2014).

Grande parte dos tumores que progridem após castração clínica ou cirúrgica ainda apresentam proliferação e crescimento tumorais dependentes da sinalização do receptor androgênico. Novos fármacos com atuação nessas vias de sinalização foram desenvolvidos e determinam o controle da doença e a melhora da qualidade de vida dos pacientes (Fitzpatrick et al., 2014).

Nas décadas de 1990 e 2000, pacientes com câncer de próstata resistentes à castração receberam quimioterapia citotóxica com antraciclinas (mitoxantrona) e houve controle dos sintomas. Posteriormente, pequeno ganho de sobrevida global com o uso de docetaxel foi observado nesses pacientes (Fitzpatrick et al., 2014). O docetaxel é um quimioterápico que inibe a divisão celular e o transporte intranuclear do receptor androgênico, demonstrando a importância do bloqueio da via androgênica em todos os estágios da doença. É importante comentar que o benefício clínico obtido é temporário, devido ao desenvolvimento de resistência por novas mutações em células tumorais. O uso de novo fármaco, o cabazitaxel, após a falha do docetaxel, proporciona controle da doença e ganho de qualidade de vida e sobrevida global (De Bono et al., 2010).

Novos fármacos foram desenvolvidos com base no conhecimento dos mecanismos de resistência associados ao câncer de próstata resistente à castração (Fitzpatrick et al., 2014; Finn et al., 2014). A superexpressão e mutações adicionais em receptores androgênicos, além da promiscuidade com outras vias de sinalização de receptores são alguns dos mecanismos de resistência já descritos na doença (Mccarty et al., 2014). Tendo como base o fato de que alguns pacientes com dosagem sérica baixa de testosterona apresentavam elevadas concentrações de andrógenos no tecido tumoral, foi desenvolvido um novo fármaco, o acetato de abiraterona. O fármaco inibe a produção do citocromo P17 (CYP-17), enzima que atua na síntese dos hormônios sexuais a partir do colesterol. O bloqueio da CYP-17 suprime a produção androgênica nos testículos, nas adrenais e no próprio tecido tumoral. O uso do acetato de abiraterona proporcionou benefícios clínicos significativos, especialmente para o controle da doença e manutenção da qualidade de vida em pacientes com câncer de próstata metastático após falha da quimioterapia, e mais recentemente antes do uso de quimioterapia (Basch et al., 2013). A enzalutamida, um antiandrogênico que age em múltiplos locais da via de sinalização androgênica, foi também descrita no tratamento de pacientes com câncer de próstata resistente à castração, com benefícios na sobrevida global e qualidade de vida dos pacientes (Scher et al., 2012).

O radium-223 é um alfa-emissor cálcio mimético, que se liga ao estroma ósseo recém-formado. Essa radiação de partículas alfa induz quebras da fita dupla de DNA. Em pacientes com câncer metastático apenas em ossos, o uso do radium-223 proporcionou melhora dos sintomas e ganho significativo na sobrevida global (Parker et al., 2013).

A imunoterapia também é eficaz no controle do câncer de próstata. O sipuleucel-T, células mononucleares autólogas ativadas pelo fator estimulador de colônias de macrófagos e granulócitos ligado à fosfatase ácida prostática, proporciona maior sobrevida a pacientes com o tumor (Kantoff et al., 2010).

É inegável que os conhecimentos teóricos obtidos proporcionaram o controle sintomático da doença por mais tempo e o aumento da expectativa de vida dos doentes, com a possibilidade de uso de medicamentos menos tóxicos. No entanto, fica claro que a doença metastática ainda é incurável e que a maioria dos pacientes com câncer de próstata metastático morre em decorrência da doença, o que justifica a busca por outros medicamentos.

CÂNCER DE CÓLON E RETO

John Hunter e Morgagni propuseram, pela primeira vez, que a ressecção cirúrgica do tumor poderia constituir terapêutica para pacientes com câncer colorretal. A primeira ressecção de um tumor de reto foi realizada em 1739, por Jean Faget, que pensou tratar-se de um abscesso ísquiorretal e várias outras foram realizadas nos anos seguintes. Entretanto, as infecções e as hemorragias atribuídas à cirurgia eram comuns na época e os pacientes, invariavelmente, evoluíam para o óbito.

O desenvolvimento da anestesia com o óxido nitroso ou clorofórmio, bem como as técnicas de antissepsia, no século XIX, permitiram o avanço de procedimentos cirúrgicos para o tratamento de pacientes com câncer. Várias técnicas foram propostas, a partir de 1860. Em 1879, Carl Gussenbauer e Henri Hartmann realizaram a ressecção de tumor de reto proximal com anastomose primária com reto distal, cuja técnica é empregada até hoje em cirurgias de urgência devido à obstrução intestinal por tumor (De Vita; Chu, 2008; Menendez et al., 2010; De Vita et al., 2011).

A partir de 1958, o quimioterápico 5-fluorouracil faz parte do arsenal terapêutico de pacientes com câncer colorretal. Outros agentes, como a oxaliplatina, o irinotecano e os anticorpos monoclonais foram introduzidos como terapêutica em pacientes com câncer colorretal, a partir do ano 2000 (De Vita; Chu, 2008; Menendez et al., 2010; De Vita et al., 2011).

A radioterapia foi introduzida no tratamento do câncer de reto a partir de 1980, em associação com a quimioterapia, com a finalidade de reduzir o risco de recidivas locorregionais e possibilitar a ressecção completa do tumor (De Vita; Chu, 2008; Menendez et al., 2010; De Vita et al., 2011).

A escolha da modalidade ou combinações de modalidades terapêuticas leva em consideração a extensão da doença e a condição clínica do paciente.

A cirurgia é a modalidade terapêutica primária para pacientes com câncer do cólon localizado ou localmente avançado (Caplin et al., 1998; Le Voyer et al., 2003; Edge et al., 2010; Smith et al., 2010; De Vita et al., 2011). Resultados satisfatórios são obtidos com a ressecção cirúrgica do tumor realizada tanto por laparotomia exploradora como por videolaparoscopia (Bockey et al., 1996; Fleshman et al., 1996; Franklin et al., 1996; Schwenk et al., 1998; Weeks et al., 2002; Clinical Outcomes Of Surgical Therapy Study Group, 2004). A cirurgia também desempenha papel importante na ressecção de metástases hepáticas e pulmonares, em geral únicas, chegando a promover a cura em até 25-40% dos casos (Adson et al., 1984; Gayowski et al., 1994; Coppa et al., 1985; De Vita et al., 2011).

A quimioterapia é indicada após a ressecção cirúrgica do tumor para pacientes com risco consistente de recidivas, como os portadores de tumor localmente avançado (invade outros órgãos além do cólon ou perfura o peritónio). Não há papel para a quimioterapia após a cirurgia em pacientes com tumor localizado (restrito ao cólon ou tecido pericólico), exceto para aqueles nos quais fatores de prognóstico desfavorável foram identificados, como os com ressecção inadequada de linfonodos (menos do que doze linfonodos), tumor pouco ou indiferenciado, perfuração ou obstrução intestinal, invasão de vasos linfáticos e sanguíneos e a margem de ressecção cirúrgica comprometida pelo tumor ou exígua (Merkel et al.; 2001). Há ainda que se destacar o impacto de fatores moleculares tumorais para identificar o prognóstico e a perspectiva de benefício à quimioterapia administrada após a ressecção cirúrgica do tumor nesses pacientes. A presença de instabilidade microssatélite no tumor está relacionada a melhor prognóstico e a relativa resistência à quimioterapia com fluoropirimidinas (Jen et al., 1994; Lanza et al., 1998); esses pacientes, portanto, não recebem quimioterapia adicional após a cirurgia. Há ainda que se considerar que embora a quimioterapia seja extensivamente empregada em pacientes com tumor localizado com risco de recidivas ou localmente avançado, não parece ter impacto na sobrevida livre de recorrência ou na sobrevida global (Merkel et al., 2001; Figueiredo et al., 2004). Desse modo, a decisão de administrar quimioterapia após a ressecção cirúrgica do tumor nesses pacientes deve ser individualizada e com eles compartilhada (Moeretl et al., 1995; Mamounas et al., 1999).

Pacientes com acometimento linfonodal regional pelo câncer do cólon devem receber, de forma inequívoca, a quimioterapia após a ressecção cirúrgica. O emprego de quimioterapia baseada em 5-fluorouracil e ácido folínico, iniciado idealmente quatro a seis semanas após o tratamento cirúrgico e mantido por seis meses, possibilita a redução no risco de recidiva e de mortalidade específica em cinco anos (O´Connell et al., 1997; De Vita et al., 2011). Após o ano 2000, houve acréscimo consistente nas taxas de sobrevida livre de recidiva e de sobrevida global no período de quatro a seis anos para pacientes tratados após a ressecção cirúrgica do tumor com a combinação de fluoropirimidinas com a oxaliplatina (André et al., 2004; Kuebler et al., 2007).

O tratamento de pacientes com doença metastática depende do número e da localização das mesmas. De forma geral, a ressecção cirúrgica constitui boa opção para aqueles com metástase única; já os com metástases múltiplas devem receber apenas quimioterapia. Pacientes com metástase única, como as localizadas no fígado, podem ser tratados com metastasectomia, com benefícios inequívocos na sobrevida global em cinco anos. São também candidatos a metastasectomia os pacientes com número limitado de metástases intrahepáticas, sem envolvimento de vasos, com doença extra-hepática ausente ou limitada, com reserva funcional hepática adequada e margem de ressecção do tumor primário sem acometimento pela doença. Esses últimos pacientes podem também receber quimioterapia combinada a anticorpos monoclonais com o intuito de converter doença irressecável em ressecável (Adson et al., 1986; Hughes et al., 1986; Schlag et al., 1990; Gayowski et al., 1994).

Assim, a ressecção cirúrgica do tumor é a melhor opção para pacientes com doença localizada. Já a cirurgia seguida de quimioterapia, com intenção de eliminar micrometástases, é a melhor opção para pacientes com doença localmente avançada. No caso de pacientes com doença disseminada, é indicada a ressecção do tumor primário e metástases apenas em casos selecionados e quimioterapia sistêmica (De Vita; Chu, 2008; Menendez et al., 2010; Brenner et al., 2014).

Há ainda de se considerar os papéis de técnicas ablativas, como a quimioembolização, e da quimioterapia sistêmica para controle local do tumor em pacientes com contraindicação clínica para a ressecção cirúrgica.

A quimioterapia sistêmica está indicada como modalidade terapêutica única, em geral, para pacientes com metástases múltiplas e visa aliviar os sintomas, melhorar a qualidade de vida e prolongar a sobrevida. Nos últimos quinze anos houve avanços significativos no tratamento sistêmico de pacientes com tumor colorretal metastático. Até o final do século XIX, o regime de escolha era o 5-fluorouracil associado ao ácido folínico, que possibilitou sobrevida mediana de 10-11 meses para esses pacientes. Atualmente, com o advento de novos fármacos, a quimioterapia isolada proporciona-lhes uma mediana de sobrevida global que ultrapassa 24 meses. Esses regimes se baseiam em combinações de fluoropirimidinas e oxaliplatina ou irinotecano com agentes antiangiogênicos, como o bevacizumabe, o aflibercept e o regorafenibe, ou com inibidores da proliferação celular, como o cetuximabe ou panitumumabe. A análise do tumor para avaliar o estado de mutação dos genes da família RAS permite a seleção de indivíduos que devem ser tratados com o cetuximabe ou o panitumumabe, uma vez que apenas os portadores de RAS na forma selvagem (não mutados) é que se beneficiam destes agentes. Já para os agentes citotóxicos tradicionais e os anticorpos anti-VEGF, não existem marcadores moleculares que predizem a resposta a terapêutica (Petrelli et al., 1987; Petrelli et al., 1989; Authors, 1992; Scheithauer et al., 1993; Buyse et al., 2000; Brenner et al., 2014). Há ainda de que considerar que a melhor maneira de combinar e sequenciar esses agentes em um mesmo paciente não está totalmente estabelecida. A exposição a todos os fármacos é mais importante do que a sequência específica de administração.

Os desafios para novas opções de tratamentos para o câncer colorretal relacionam-se tanto ao desenvolvimento de novos fármacos para o tratamento de pacientes com a doença metastática, como também para melhorar os desfechos da terapêutica administrada antes e após a cirurgia em pacientes com o câncer de reto. As estratégias implementadas em inúmeros estudos clínicos em andamento em diversas partes do mundo (Globocan, 2012) e em outros ainda em planejamento envolvem a avaliação de biomarcadores no sentido de selecionar o paciente que mais se beneficia de determinado agente alvo específico, com a perspectiva de estratégia com desfecho efetivo e ao mesmo tempo custo efetivo. Assim, os estudos clínicos atuais baseiam-se no estudo de novos agentes em geral alvo específicos envolvidos em vias fundamentais da carcinogênese do câncer colorretal e a estratégia é a de sempre explorar a análise de biomarcadores para selecionar os pacientes com maior benefício. Os alvos mais explorados consistem nas vias de PI3 quinase (Pi3k), inibidores do MEK, inibidores da via da mTOR, anticorpos conjugados a antineoplásicos, inibidores de vias de IgFR e de receptor de insulina, além de outros agentes antiangiogênicos (National Institutes of Health, 2014).

É importante comentar que o estilo de vida adotado após o tratamento pode prevenir recidivas do tumor ou a ocorrência de outro tumor do mesmo tipo em sobreviventes. Assim, recomenda-se que mantenham uma dieta saudável, peso corporal adequado e que pratiquem exercícios físicos com regularidade (Schmitz et al., 2010; Meyerhardt et al., 2013). É incerto o papel do uso regular de aspirina ou de inibidor da cicloxigenase como quimioprevenção ao tumor (Algra et al., 2012; Flosmann et al., 2007).

BIBLIOGRAFIA

Adson, M. A.; van Heerden, J. A.; Adson, M. H. (1984). Resection of hepatic metastases from colorectal cancer. *Arch. Surg., 119* (6), 647-651.

Adson, M. A.; Hughes, K. S.; Simon, R.; Songhorabodi, S.; Ilstrup, D. M.; Fortner, J. G.; Maclean, B. J.; Foster, J. H.; Daly, J. M.; Fitzherbert, D. (1986). Resection of the liver for colorectal carcinoma metastases: a multi-institutional study of patterns of recurrence. *Surgery, 100* (2), 278-284.

Algra, A. M.; Rothwell, P. M. (2012). Effects of regular aspirin on long-term cancer incidence and metastasis: a systematic comparison of evidence from observational studies versus randomised trials. *Lancet Oncol., 13* (5), 518-527.

American Cancer Society. *The history of cancer*. Recuperado de <http://www.cancer.org/the-history-of-cancer-pdf>.

Andre, F.; Bachelot, T.; Commo, F.; Campone, M.; Arnedos, M.; Dieras, V.; Lacroix-Triki, M.; Lacroix, L.; Cohen, P.; Gentien, D.; Adelaide, J.; Dalenc, F.; Goncalves, A.; Levy, C.; Ferrero, J. M.; Bonneterre, J.; Lefeuvre, C.; Jimenez, M.; Filleron, T.; Bonnefoi, H. (2014a). Comparative genomic hybridisation array and DNA sequencing to direct treatment of metastatic breast cancer: a multicentre, prospective trial (SAFIR01/UNICANCER). *Lancet Oncol., 153*, 267-274.

André, T.; Boni, C.; Mounedji-Boudiaf, L.; Navarro, M.; Tabernero, J.; Hickish, T.; Topham, C.; Zaninelli, M.; Clingan, P.; Bridgewater, J.; Tabah-Fisch, I.; de Gramont, A. (2004). Multicenter International Study of Oxaliplatin/5-Fluorouracil/Leucovorin in the Adjuvant Treatment of Colon Cancer (MOSAIC) Investigators. Oxaliplatin, fluorouracil, and leucovorin as adjuvant treatment for colon cancer. *N. Engl. J. Med., 350* (23), 2343-2351.

Andre, F.; O´Regan, R.; Ozguroglu, M.; Toi, M.; Xu, B.; Jerusalem, G.; Masuda, N.; Wilks, S.; Arena, F.; Isaacs, C.; Yap, Y. S.; Papai, Z.; Lang, I.; Armstrong, A.; Lerzo, G.; White, M.; Shen, K.; Litton, J.; Chen, D.; Zhang, Y.; Ali, S.; Taran, T.; Gianni, L. (2014b). Everolimus for women with trastuzumab-resistant, HER2-positive, advanced breast cancer (BOLERO-3): a randomised, double-blind, placebo-controlled phase 3 trial. *Lancet Oncol., 156*, 580-591.

Arriagada, R.; Bergman, B.; Dunant, A.; Le Chevalier, T.; Pignon, J.P.; Vansteenkiste, J. (2004). International Adjuvant Lung Cancer Trial Collaborative Group. Cisplatin-based adjuvant chemotherapy in patients with completely resected non-small-cell lung cancer. *N. Engl. J. Med., 350* (4), 351-360.

Aucoin, M. W.; Wassersug, R. J. (2006). The sexuality and social performance of androgen-deprived (castrated) men throughout history: implications for modern day cancer patients. *Soc. Sci. Med., 63* (12), 3162-3173.

Aupérin, A.; Le Péchoux, C.; Rolland, E.; Curran, W. J.; Furuse, K.; Fournel, P.; Belderbos, J.; Clamon, G.; Ulutin, H. C.; Paulus, R.; Yamanaka, T.; Bozonnat, M. C.; Uitterhoeve, A.; Wang, X.; Stewart, L.; Arriagada, R.; Burdett, S.; Pignon, J. P. (2010). Meta-analysis of concomitant versus sequential radiochemotherapy in locally advanced non-small-cell lung cancer. *J. Clin. Oncol., 28* (13), 2181-2190.

Basch, E.; Autio, K.; Ryan, C.J.; Mulders, P.; Shore, N.; Kheoh, T.; Fizazi, K.; Logothetis, C. J.; Rathkopf, D.; Smith, M. R.; Mainwaring, P. N.; Hao, Y.; Griffin, T.; Li, S.; Meyers, M. L.; Molina, A.; Cleeland, C. (2013). Abiraterone acetate plus prednisone versus prednisone alone in chemotherapy-naive men with metastatic castration-resistant prostate cancer: patient-reported outcome results of a randomised phase 3 trial. *Lancet Oncol., 14* (12), 1193-1199.

Baselga, J.; Campone, M.; Piccart, M.; Burris, H. A.; Rugo, H. S.; Sahmoud, T.; Noguchi, S.; Gnant, M.; Pritchard, K. I.; Lebrun, F.; Beck, J. T.; Ito, Y.; Yardley, D.; Deleu, I.; Perez, A.; Bachelot, T.; Vittori, L.; Xu, Z.; Mukhopadhyay, P.; Lebwohl, D.; Hortobagyi, G. N. (2012). Everolimus in postmenopausal hormone-receptor-positive advanced breast cancer. *N. Engl. J. Med., 3666*, 520-529.

Baselga, J.; Norton, L.; Albanell, J.; Kim, Y. M.; Mendelsohn, J. (1998). Recombinant humanized anti-HER2 antibody (Herceptin) enhances the antitumor activity of paclitaxel and doxorubicin against HER2/neu overexpressing human breast cancer xenografts. *Cancer Res., 5813*, 2825-2831.

Baselga, J. (2001). The EGFR as a target for anticancer therapy-focus on cetuximab. *Eur. J. Cancer, 37* (Suppl 4), S16-S22.

Bokey, E. L.; Moore, J. W.; Chapuis, P. H.; Bokey, E. L.; Moore, J. W.; Chapuis, P. H.; Newland, R. C. (1996). Morbidity and mortality following laparoscopic-assisted right hemicolectomy for cancer. *Dis. Colon Rectum., 39* (10 Suppl), S24-S28.

Bonadonna, G.; Brusamolino, E.; Valagussa, P.; Rossi, A.; Brugnatelli, L.; Brambilla, C.; De Lena, M.; Tancini, G.; Bajetta, E.; Musumeci, R.; Veronesi, U.; Chatenoud, L.; Bertuccio, P.; Bosetti, C.; Malvezzi, M.; Levi, F.; Negri, E.; La Vecchia, C. (2014). Trends in mortality from major cancers in the americas. *Ann. Oncol.* (no prelo).

Bonadonna, G.; Brusamolino, E.; Valagussa, P.; Rossi, A.; Brugnatelli, L.; Brambilla, C.; De Lena, M.; Tancini, G.; Bajetta, E.; Musumeci, R.; Veronesi, U. (1976). Combination chemotherapy as an adjuvant treatment in operable breast cancer. *N. Engl. J. Med., 2948*, 405-410.

Brahmer, J. R.; Tykodi, S. S.; Chow, L. Q.; Hwu, W. J.; Topalian, S. L.; Hwu, P.; Drake, C. G.; Camacho, L. H.; Kauh, J.; Odunsi, K.; Pitot, H. C.; Hamid, O.; Bhatia, S.; Martins, R.; Eaton, K.; Chen, S.; Salay, T. M.; Alaparthy, S.; Grosso, J. F.; Korman, A. J.; Parker, S. M.; Agrawal, S.; Goldberg, S. M.; Pardoll, D. M.; Gupta, A.; Wigginton, J. M. (2012). Safety and activity of anti-PD-L1 antibody in patients with advanced cancer. *N. Engl. J. Med., 366* (26), 2455-2465.

Buyse, M.; Thirion, P.; Carlson, R.W.; Burzykowski, T.; Molenberghs, G.; Piedbois, P. (2000). Relation between tumour response to first-line chemotherapy and survival in advanced colorectal cancer: a meta-analysis. Meta-Analysis Group in Cancer. *Lancet, 356* (9227), 373-378.

Burgess, D. J. (2011). Cancer genetics: initially complex, always heterogeneous. *Nat. Rev. Cancer, 11* (3),153-156.

Burstein, H. J.; Kuter, I.; Campos, S. M.; Gelman, R. S.; Tribou, L.; Parker, L. M.; Manola, J.; Younger, J.; Matulonis, U.; Bunnell, C. A.; Partridge, A. H.; Richardson, P. G.; Clarke, K.; Shulman, L. N.; Winer, E. P. (2001). Clinical activity of trastuzumab and vinorelbine in women with HER2-overexpressing metastatic breast cancer. *J. Clin. Oncol., 1910*, 2722-2730.

Caplin, S.; Cerottini, J. P.; Bosman, F. T.; Constanda, M. T.; Givel, J. C. (1998). For patients with Dukes' B (TNM Stage II) colorectal carcinoma, examination of six or fewer lymph nodes is related to poor prognosis. *Cancer, 83*, 666-672.

Cardoso, F.; Piccart-Gebhart, M.; Van´t Veer, L.; Rutgers, E. (2007). The MINDACT trial: the first prospective clinical validation of a genomic tool. *Mol. Oncol., 13*, 246-251.

Center, M. M.; Jemal, A.; Ward, E. (2009). International trends in colorectal cancer incidence rates. *Cancer Epidemiol. Biomarkers. Prev., 2009* (18), 1688-1694.

Chatenoud, L.; Bertuccio, P.; Bosetti, C.; Malvezzi, M.; Levi, F.; Negri, E.; La Vecchia, C. (2014). Trends in mortality from major cancers in the americas: 1980-2010. *Ann. Oncol.* (no prelo).

Clinical Outcomes of Surgical Therapy Study Group. (2004). A comparison of laparoscopically assisted and open colectomy for colon cancer. *N. Engl. J. Med., 350* (20), 2050-2059.

Cobleigh, M. A.; Tabesh, B.; Bitterman, P.; Baker, J.; Cronin, M.; Liu, M. L.; Borchik, R.; Mosquera, J. M.; Walker, M. G.;Shak, S. (2005). Tumor gene expression and prognosis in breast cancer patients with 10 or more positive lymph nodes. *Clin. Cancer Res., 1124*, 8623-8631.

Conn, P. M.; Crowley Jr., W. F. (1991). Gonadotropin-releasing hormone and its analogues. *N. Engl. J. Med., 324* (2), 93-103.

Coppa, G. F.; Eng, K.; Ranson, J. H.; Gouge, T. H.; Localio, S. A. (1985). Hepatic resection for metastatic colon and rectal cancer. An evaluation of preoperative and postoperative factors. *Ann. Surg., 202* (2), 203-208.

Corona, G.; Vignozzi, L.; Rastrelli, G.; Lotti, F.; Cipriani, S.; Maggi, M. (2014). Benign prostatic hyperplasia: a new metabolic disease of the aging male and its correlation with sexual dysfunctions. *Int. J. Endocrinol., 2014*, 329-456.

Davies, C.; Pan, H.; Godwin, J.; Gray, R.; Arriagada, R.; Raina, V.; Abraham, M.; Medeiros Alencar, V. H.; Badran, A.; Bonfill, X.; Bradbury, J.; Clarke, M.; Collins, R.; Davis, S. R.; Delmestri, A.; Forbes, J. F.; Haddad, P.; Hou, M. F.; Inbar, M.; Khaled, H.; Kielanowska, J.; Kwan, W. H.; Mathew, B. S.; Mittra, I.; Muller, B.; Nicolucci, A.; Peralta, O.; Pernas, F.; Petruzelka, L.; Pienkowski, T.; Radhika, R.; Rajan, B.; Rubach, M. T.; Tort, S.; Urrutia, G.; Valentini, M.; Wang, Y.; Peto, R. (2013). Long-term effects of continuing adjuvant tamoxifen to 10 years versus stopping at 5 years after diagnosis of oestrogen receptor-positive breast cancer: ATLAS, a randomised trial. *Lancet, 3819869*, 805-816.

De Bono, J. S.; Oudard, S.; Ozguroglu, M.; Hansen, S.; Machiels, J. P.; Kocak, I.; Gravis, G.; Bodrogi, I.; Mackenzie, M. J.; Shen, L.; Roessner, M.; Gupta, S.; Sartor, A. O.; and T. Investigators. (2010). Prednisone plus cabazitaxel or mitoxantrone for metastatic castration-resistant prostate cancer progressing after docetaxel treatment: a randomised open-label trial. *Lancet, 376* (9747), 1147-1154.

De Vita Jr., V. T.; Chu, E. (2008). A History of cancer chemotherapy: *Cancer Res., 68*, 8643-8653.

De Vita Jr., V. T.; Lawrence, T. S.; Rosemberg, S. A. (2011). *Cancer: principles & practice of oncology*, 9. ed., Philadelphia: Lippincott Williams & Wilkins.

EBCTCG, Early Breast Cancer Trialist´s Collaborative Group. (1998). Polychemotherapy for early breast cancer: an overview of the randomised trials. Early Breast Cancer Trialists' Collaborative Group. *Lancet, 3529132*, 930-942.

Edge, S. B.; Byrd, D. R.; Compton, C. C. (2010). *AJCC cancer staging manual*, 7. ed., New York: Springer.

Figueredo, A.; Charette, M. L.; Maroun, J.; Brouwers, M. C.; Zuraw, L. (2004). Adjuvant therapy for stage II colon cancer: a systematic review from the Cancer Care Ontario Program in evidence-based care´s gastrointestinal cancer disease site group. *J. Clin. Oncol., 22* (16), 3395-3407.

Fisher, B.; Ravdin, R. G.; Ausman, R. K.; Slack, N. H.; Moore, G. E.; Noer, R. J. (1968). Surgical adjuvant chemotherapy in cancer of the breast: results of a decade of cooperative investigation. *Ann. Surg., 1683*, 337-356.

Fitzpatrick, J. M.; Bellmunt, J.; Fizazi, K.; Heidenreich, A.; Sternberg, C. N.; Tombal, B.; Alcaraz, A.; Bahl, A.; Bracarda, S.; Di Lorenzo, G.; Efstathiou, E.; Finn, S. P.; Fossa, S.; Gillessen, S.; Kellokumpu-Lehtinen, P. L.; Lecouvet, F. E.; Oudard, S.; de Reijke, T. M.; Robson, C. N.; De Santis, M.; Seruga, B.; Wit, R. (2014). Optimal management of metastatic castration-resistant prostate cancer: highlights from a european expert consensus panel. *Eur. J. Cancer, 50* (9), 1617-1627.

Fleshman, J. W.; Nelson, H.; Peters, W. R.; Kim, H. C.; Larach, S.; Boorse, R. R.; Ambroze, W.; Leggett, P.; Bleday, R.; Stryker, S.; Christenson, B.; Wexner, S.; Senagore, A.; Rattner, D.; Sutton, J.; Fine, A. P. (1996). Early results of laparoscopic surgery for colorectal cancer: retrospective analysis of 372 patients treated by Clinical Outcomes of Surgical Therapy (COST) Study Group. *Dis. Colon Rectum, 39* (10 Suppl), S53-S58.

Flossmann, E.; Rothwell, P. M. (2007). British doctors aspirin trial and the UK-TIA Aspirin TrialEffect of aspirin on long-term risk of colorectal cancer: consistent evidence from randomised and observational studies. *Lancet, 369* (9573), 1603-1613.

Folkman, J. (1971). Tumor angiogenesis: therapeutic implications. *N. Engl. J. Med., 285* (21), 1182-1186.

Franklin Jr., M. E.; Rosenthal, D.; Abrego-Medina, D.; Franklin Jr., M. E.; Rosenthal, D.; Abrego-Medina, D.; Dorman, J. P.; Glass, J. L.; Norem, R.; Diaz, A. (1996). Prospective comparison of open vs. laparoscopic colon surgery for carcinoma: five-year results. *Dis. Colon Rectum, 39* (10 Suppl): S35-S46.

Frykberg, E. R. (1991). Evolution of surgical principles for the management of breast cancer, Philadelphia: WB Saunders.

Garassino, M. C.; Martelli, O.; Bettini, A.; Floriani, I.; Copreni, E.; Lauricella, C.; Ganzinelli, M.; Marabese, M.; Broggini, M.; Veronese, S.; Gherardi, G.; Longo, F.; Fabbri, M. A.; Tomirotti, M.; Alabiso, O.; Sarobba, M. G.; Labianca, R.; Marsoni, S.; Farina, G.; Scanni, A. (2012). TAILOR: A phase III trial comparing erlotinib with docetaxel as the second-line treatment of NSCLC patients with wild-type (wt) EGFR. *J. Clin. Oncol., 30* (suppl; abstr LBA7501).

Gayowski, T. J.; Iwatsuki, S.; Madariaga, J. R.; Gayowski, T. J.; Iwatsuki, S.; Madariaga, J. R.; Selby, R.; Todo, S.; Irish, W.; Starzl, T. E. (1994). Experience in hepatic resection for metastatic colorectal cancer: analysis of clinical and pathologic risk factors. *Surgery, 116* (4), 703-710.

Gianni, L.; Dafni, U.; Gelber, R. D.; Azambuja, E.; Muehlbauer, S.; Goldhirsch, A.; Untch, M.; Smith, I.; Baselga, J.; Jackisch, C.; Cameron, D.; Mano, M.; Pedrini, J. L.; Veronesi, A.; Mendiola, C.; Pluzanska, A.; Semiglazov, V.; Vrdoljak, E.; Eckart, M. J.; Shen, Z.; Skiadopoulos, G.; Procter, M.; Pritchard, K. I.; Piccart-Gebhart, M. J.; Bell, R. (2011). Treatment with trastuzumab for 1 year after adjuvant chemotherapy in patients with HER2-positive early breast cancer: a 4-year follow-up of a randomised controlled trial. *Lancet Oncol., 123,* 236-244.

Goldhirsch, A.; Wood, W. C.; Coates, A. S.; Gelber, R. D.; Thurlimann, B.; Senn, H. J. (2011). Strategies for subtypes-dealing with the diversity of breast cancer: highlights of the St. Gallen International Expert Consensus on the Primary Therapy of Early Breast Cancer 2011. *Ann. Oncol., 228,* 1736-1747.

Goldstraw, P.; Crowley, J.; Chansky, K.; Giroux, D. J.; Groome, P. A.; Rami-Porta, R.; Postmus, P. E.; Rusch, V.; Sobin, L.; International Association for the Study of Lung Cancer International Staging Committee; Participating Institutions. (2007). The IASLC Lung Cancer Staging Project: proposals for the revision of the TNM stage groupings in the forthcoming (seventh) edition of the TNM Classification of malignant tumours. *J. Thorac. Oncol., 2* (8), 706-714.

Gorbunova, V.; Lee, K. H.; Shah, R.; Massey, D.; Zazulina, V.; Shahidi, M.; Schuler, M. (2013). Phase III study of afatinib or cisplatin plus pemetrexed in patients with metastatic lung adenocarcinoma with EGFR mutations. *J. Clin. Oncol., 31* (27), 3327-3334.

Halsted, W. S. I. (1907). The results of radical operations for the cure of carcinoma of the breast. *Ann. Surg., 461,* 1-19.

Hartford, A. C.; Galvin, J. M.; Beyer, D. C.; Eichler, T. J.; Ibbott, G. S.; Kavanagh, B.; Schultz, C. J.; Rosenthal, S. A; American College of and O. American Society for Radiation; American College of Radiology (ACR) and American Society for Radiation

Oncology (ASTRO) (2012). Practice guideline for intensity-modulated radiation therapy (IMRT). *Am. J. Clin. Oncol., 35* (6), 612-617.

Hawkins, J. W. (1944). Evaluation of breast cancer therapy as a guide to control programs. *J. Nat. Cancer Inst., 4*, 445-461.

Howington, J. A.; Blum, M. G.; Chang, A. C.; Balekian, A. A.; Murthy, S. C. (2013). Treatment of stage I and II non-small cell lung cancer: diagnosis and management of lung cancer, 3rd ed: American College of Chest Physicians evidence-based clinical practice guidelines. *Chest, 143(5 Suppl)*, e278S-313S.

Huggins, C. (2012). How Charles Huggins made his Nobel prize winning discovery in his own words: an historic audio recording. Interviewed by Willard Goodwin and Elmer Bell. *Prostate, 72* (16), 1718.

Huggins, C.; Hodges, C. V. (2002). Studies on prostatic cancer: I. The effect of castration, of estrogen and of androgen injection on serum phosphatases in metastatic carcinoma of the prostate. 1941. *J. Urol., 168* (1), 9-12.

Ingle, J. N.; Ahmann, D. L.; Green, S. J.; Edmonson, J. H.; Bisel, H. F.; Kvols, L. K.; Nichols, W. C.; Creagan, E. T.; Hahn, R. G.; Rubin, J.; Frytak, S. (1981). Randomized clinical trial of diethylstilbestrol versus tamoxifen in postmenopausal women with advanced breast cancer. *N. Engl. J. Med., 3041*, 16-21.

Instituto Nacional do Câncer (INCA) 2014: Incidência do Câncer no Brasil. Recuperado de <http://www2.inca.gov.br/wps/wcm/connect/agencianoticias/site/home/noticias/2013/inca_ministerio_saude_apresentam_estimativas_cancer_2014>.

International Agency for Research on Cancer (IARC). Globocan 2012: Estimates Cancer Incidence, Mortality and Prevalence in 2012. Recuperado de <http://globocan.iarc.fr/Default.aspx>.

Jemal, A.; Bray, F.; Center, M. M.; Ferlay, J.; Ward, E.; Forman, D. (2011). Global cancer statistics. *CA Cancer J. Clin., 61*, 69-90.

Jen, J.; Kim, H.; Piantadosi, S.; Liu, Z. F.; Levitt, R. C.; Sistonen, P.; Kinzler, K. W.; Vogelstein, B.; Hamilton, S. R. (1994). Allelic loss of chromosome 18q and prognosis in colorectal cancer. *N. Engl. J. Med., 331* (4), 213-221.

Jordan, V. C.; Koerner, S. (1975). Tamoxifen (ICI 46,474) and the human carcinoma 8S oestrogen receptor. *Eur. J. Cancer, 113*, 205-206.

Jordan, V. C.; Obiorah, I.; Fan, P.; Kim, H. R.; Ariazi, E.; Cunliffe, H.; Brauch, H. (2011). The St. Gallen Prize Lecture 2011: evolution of long-term adjuvant anti-hormone therapy: consequences and opportunities. *Breast, 20, Suppl 3*, S1-11.

Kantoff, P. W.; Higano, C. S.; Shore, N. D.; Berger, E. R.; Small, E. J.; Penson, D. F.; Redfern, C. H.; Ferrari, A. C.; Dreicer, R.; Sims, R. B.; Xu, Y.; Frohlich, M. W.; Schellhammer, P. F. (2010). I.S. Investigators. Sipuleucel-T immunotherapy for castration-resistant prostate cancer. *N. Engl. J. Med., 363 (5)*, 411-422.

Keynes, G. L. (1937). Conservative treatment of carcinoma of the breast. *Br. J. Med., 2*, 643-647.

Krop, I. E.; Kim, S. B.; Gonzalez-Martin, A.; Lorusso, P. M.; Ferrero, J. M.; Smitt, M.; Yu, R.; Leung, A. C.;Wildiers, H. (2014). Trastuzumab emtansine versus treatment of physician's choice for pretreated HER2-positive advanced breast cancer (TH3RESA): a randomised, open-label, phase 3 trial. *Lancet Oncol., 15*, 689-699.

Kuebler, J. P.; Wieand, H. S.; O´Connell, M. J.; Smith, R. E.; Colangelo, L. H.; Yothers, G.; Petrelli, N. J.; Findlay, M. P.; Seay, T. E.; Atkins, J. N.; Zapas, J. L.; Goodwin, J. W.; Fehrenbacher, L.; Ramanathan, R. K.; Conley, B. A.; Flynn, P. J.; Soori, G.; Colman, L. K.; Levine, E. A.; Lanier K. S.; Wolmark, N. (2007). Oxaliplatin combined with weekly bolus fluorouracil and leucovorin as surgical adjuvant chemotherapy for stage II and III colon cancer: results from NSABP C-07. *J. Clin. Oncol., 25* (16), 2198-2204.

Kwak, E. L.; Bang, Y. J.; Camidge, D. R.; Shaw, A. T.; Solomon, B.; Maki, R. G.; Ou, S. H.; Dezube, B. J.; Jänne, P. A.; Costa, D. B.; Varella-Garcia, M.; Kim, W. H.; Lynch, T. J.; Fidias, P.; Stubbs, H.; Engelman, J. A.; Sequist, L. V.; Tan, W.; Gandhi, L.; Mino-Kenudson, M.; Wei, G. C.; Shreeve, S. M.; Ratain, M. J.; Settleman, J.; Christensen, J. G.; Haber, D. A.; Wilner, K.; Salgia, R.; Shapiro, G. I.; Clark, J. W.; Iafrate, A. J. (2010). Anaplastic lymphoma kinase inhibition in non-small-cell lung cancer. *N. Engl. J. Med., 363* (18), 1693-1703.

Lanza, G.; Matteuzzi, M.; Gafá, R.; Orvieto, E.; Maestri, I.; Santini, A.; del Senno, L. (1998). Chromosome 18q allelic loss and prognosis in stage II and III colon cancer. *Int. J. Cancer, 79* (4), 390-395.

Le Bran, H. F. (1757). *Memoires de l'Academie Royale de Chirurgie*, Paris: Delaguette.

Le Voyer, T. E.; Sigurdson, E. R.; Hanlon, A. L.; Le Voyer, T. E.; Sigurdson, E. R.; Hanlon, A. L.; Mayer, R. J.; Macdonald, J. S.; Catalano, P. J.; Haller, D. G. (2003). Colon Cancer Survival Is Associated With Increasing Number of Lymph Nodes Analyzed: A Secondary Survey of Intergroup Trial INT-0089. *J. Clin. Oncol.*, 21, 2912-2919.

Lewison, E. F. (1953). The surgical treatment of breast cancer: an historical and collective review. *Surgery, 345*, 904-953.

Lynch, T. J.; Bell, D. W.; Sordella, R.; Gurubhagavatula, S.; Okimoto, R. A.; Brannigan, B. W.; Harris, P. L.; Haserlat, S. M.; Supko, J. G.; Haluska, F. G.; Louis, D. N.; Christiani, D. C.; Settleman, J.; Haber, D. A. (2004). Activating mutations in the epidermal growth factor receptor underlying responsiveness of non-small-cell lung cancer to gefitinib. *N. Engl. J. Med., 350* (21), 2129-2139.

Lynch, T. J.; Bondarenko, I.; Luft, A.; Serwatowski, P.; Barlesi, F.; Chacko, R.; Sebastian, M.; Neal, J.; Lu, H.; Cuillerot, J. M.; Reck, M. (2012). Ipilimumab in combination with paclitaxel and carboplatin as first-line treatment in stage IIIB/IV non-small-cell lung cancer: results from a randomized, double-blind, multicenter phase II study. *J. Clin. Oncol., 30* (17), 2046-2054.

Mamounas, E.; Wieand, S.; Wolmark, N.; Bear, H. D.; Atkins, J. N.; Song, K.; Jones, J.; Rockette, H. (1999). Comparative efficacy of adjuvant chemotherapy in patients with Dukes´ B versus Dukes´ C colon cancer: results from four National Surgical Adjuvant Breast and Bowel Project adjuvant studies (C-01, C-02, C-03, and C-04). *J. Clin. Oncol., 17* (5), 1349-1355.

Martin, M.; Villar, A.; Sole-Calvo, A.; Gonzalez, R.; Massuti, B.; Lizon, J.; Camps, C.; Carrato, A.; Casado, A.; Candel, M. T.; Albanell, J.; Aranda, J.; Munarriz, B.; Campbell, J.; Diaz-Rubio, E. (2003). Doxorubicin in combination with fluorouracil and cyclophosphamide (i.v. FAC regimen, day 1, 21) versus methotrexate in combination with fluorouracil and cyclophosphamide (i.v. CMF regimen, day 1, 21) as adjuvant chemotherapy for operable breast cancer: a study by the GEICAM group. *Ann. Oncol., 146*, 833-842.

McCarty, M. F.; Hejazi, J.; Rastmanesh, R. Beyond androgen deprivation: ancillary integrative strategies for targeting the androgen receptor addiction of prostate cancer. *Integr. Cancer Ther.*, (2014) (no prelo).

McLeod, D. G. (2003). Hormonal therapy: historical perspective to future directions. *Urology, 61* (2 Suppl 1), 3-7.

Menéndez, P.; Padilla, D.; Villarejo, P.; Menéndez, J. M.; Rodríguez Montes, J. A.; Martín, J. (2010). Historical aspects of neoplastic diseases: colorectal cancer. *Gastroenterol. Hepatol., 33* (7), 541-546.

Merkel, S.; Wein, A.; Günther, K.; Papadopoulos, T.; Hohenberger, W.; Hermanek, P. (2001). High-risk groups of patients with Stage II colon carcinoma. *Cancer, 92* (6), 1435-1443.

Meyerhardt, J. A.; Margu, P. B.; Flynn, P. J.; Korde, L.; Loprinzi, C. L.; Minsky, B. D.; Petrelli, N. J.; Ryan, K.; Schrag, D. H.; Wong, S. L.; Benson 3rd, A. B.; American Society of Clinical Oncology. (2013). Follow-Up Care, surveillance protocol, and secondary prevention measures for survivors of colorectal cancer: American Society of Clinical Oncology Clinical Practice Guideline Endorsement. *J. Clin. Oncol., 31* (35), 4465-4470.

Moertel, C. G.; Fleming, T. R.; Macdonald, J. S.; Haller, D. G.; Laurie, J. A.; Tangen, C. M.; Ungerleider, J. S.; Emerson, W. A.; Tormey, D. C.; Glick, J. H. (1995). Intergroup study of fluorouracil plus levamisole as adjuvant therapy for stage II/Dukes´ B2 colon cancer. *J. Clin. Oncol., 13* (12), 2936-2943.

Mok, T. S.; Wu, Y. L.; Thongprasert, S.; Yang, C. H.; Chu, D. T.; Saijo, N.; Sunpaweravong, P.; Han, B.; Margono, B.; Ichinose, Y.; Nishiwaki, Y.; Ohe, Y.; Yang, J. J.; Chewaskulyong, B.; Jiang, H.; Duffield, E. L.; Watkins, C. L.; Armour, A. A.; Fukuoka, M. (2009). Gefitinib or carboplatin-paclitaxel in pulmonary adenocarcinoma. *N. Engl. J. Med., 361* (10), 947-957.

National Institutes of Health (NIH). (2014). Recuperado de <http://www.clinicaltrials.gov>.

No author. (1992). Expectancy or primary chemotherapy in patients with advanced asymptomatic colorectal cancer: a randomized trial. Nordic Gastrointestinal Tumor Adjuvant Therapy Group. *J. Clin. Oncol., 10* (6), 904-911.

O´ Connell, M. J.; Mailliard, J. A.; Kahn, M. J.; Macdonald, J. S.; Haller, D. G.; Mayer, R. J.; Wieand, H. S. (1997). Controlled trial of fluorouracil and low-dose leucovorin given for 6 months as postoperative adjuvant therapy for colon cancer. *J. Clin. Oncol., 5* (1), 246-250.

Pan, H.; Rose, B. S.; Simpson, D. R.; Mell, L. K.; Mundt, A. J.; Lawson, J. D. (2013). Clinical practice patterns of lung stereotactic body radiation therapy in the United States: a secondary analysis. *Am. J. Clin. Oncol., 36* (3), 269-272.

Pardolesi, A.; Veronesi, G. (2014). Robot-assisted lung anatomic segmentectomy: technical aspects. *Thorac. Surg. Clin., 24* (2), 163-168.

Parker, C.; Nilsson, S.; Heinrich, D. ; Helle, S. I.; O´Sullivan, J. M.; Fossa, S. D.; Chodacki, A.; Wiechno, P.; Logue, J.; Seke, M.; Widmark, A.; Johannessen, P.; Hoskin, D. C.; Bottomley, D.; James, N. D.; Solberg, A.; Syndikus, I.; Kliment, J.; Wedel, S.; Boehmer, S.; Dall´Oglio, M.; Franzen, L.; Coleman, R.; Vogelzang, N. J.; O´Bryan-Tear, C. G.; Staudacher, K.; Garcia-Vargas, J.; Shan, M.; Bruland, O. S.; Sartor, O.; and A. Investigators. (2013). Alpha emitter radium-223 and survival in metastatic prostate cancer. *N. Engl. J. Med., 369* (3), 213-223.

Petrelli, N.; Douglass Jr., H. O.; Herrera, L.; Russell, D.; Stablein, D. M.; Bruckner, H. W.; Mayer, R. J.; Schinella, R.; Green, M. D.; Muggia, F. M. (1989). The modulation of fluorouracil with leucovorin in metastatic colorectal carcinoma: a prospective randomized phase III trial. Gastrointestinal Tumor Study Group. *J. Clin. Oncol., 7* (10), 1419-1426.

Petrelli, N.; Herrera, L.; Rustum, Y.; Burke, P.; Creaven, P.; Stulc, J.; Emrich, L. J.; Mittelman, A. (1987). A prospective randomized trial of 5-fluorouracil versus 5-fluorouracil and high-dose leucovorin versus 5-fluorouracil and methotrexate in previously untreated patients with advanced colorectal carcinoma. *J. Clin. Oncol., 5* (10), 1559-1565.

Petrelli, F.; Vavassori, I.; Coinu, A.; Borgonovo, K.; Sarti, E.; Barni, S. (2014). Radical prostatectomy or radiotherapy in high-risk prostate cancer: a systematic review and metaanalysis. *Clin. Genitourin. Cancer.* (no prelo).

Pfahler, G. E. (1932). Summary of results that can be obtained by irradiation in cancer. *Bul. N. Y. Acad. Med., 8*, 702-716.

Pignon, J. P.; Tribodet, H.; Scagliotti, G. V.; Douillard, J. Y.; Shepherd, F. A.; Stephens, R. J.; Dunant, A.; Torri, V.; Rosell, R.; Seymour, L.; Spiro, S. G.; Rolland, E.; Fossati, R.; Aubert, D.; Ding, K.; Waller, D.; Le Chevalier, T.; LACE Collaborative Group. (2008). Lung adjuvant cisplatin evaluation: a pooled analysis by the LACE Collaborative Group. *J. Clin. Oncol., 26* (21), 3552-3559.

Pirker, R.; Pereira, J. R.; Szczesna, A.; von Pawel, J.; Krzakowski, M.; Ramlau, R.; Vynnychenko, I.; Park, K.; Yu, C. T.; Ganul, V.; Roh, J. K.; Bajetta, E.; O´Byrne, K.; de Marinis, F.; Eberhardt, W.; Goddemeier, T.; Emig, M.; Gatzemeier, U.; FLEX Study Team. (2009). Cetuximab plus chemotherapy in patients with advanced non-small-cell lung cancer (FLEX): an open-label randomised phase III trial. *Lancet, 373*(9674), 1525-1531.

Rapp, E.; Pater, J. L.; Willan, A.; Cormier, Y.; Murray, N.; Evans, W. K.; Hodson, D. I.; Clark, D. A.; Feld, R.; Arnold, A. M. (1988). Chemotherapy can prolong survival in patients with advanced non-small-cell lung cancer--report of a Canadian multicenter randomized trial. *J. Clin. Oncol., 6* (4), 633-641.

Reck, M.; von Pawel, J.; Zatloukal, P.; Ramlau, R.; Gorbounova, V.; Hirsh, V.; Leighl, N.; Mezger, J.; Archer, V.; Moore, N.; Manegold, C. (2009). Phase III trial of cisplatin plus gemcitabine with either placebo or bevacizumab as first-line therapy for nonsquamous non-small-cell lung cancer: AVAil. *J. Clin. Oncol., 27* (8), 1227-1234.

Ribeiro, J. T.; Macedo, L. T.; Curigliano, G.; Fumagalli, L.; Locatelli, M.; Dalton, M.; Quintela, A.; Carvalheira, J. B.; Manunta, S.; Mazzarella, L.; Brollo, J.; Goldhirsch, A. (2012). Cytotoxic drugs for patients with breast cancer in the era of targeted treatment: back to the future? *Ann. Oncol., 233*, 547-555.

Roses, D. F. (1999). *Breast cancer.* New York, USA, Churchill Livingstone.

Rosell, R.; Carcereny, E.; Gervais, R.; Vergnenegre, A.; Massuti, B.; Felip, E.; Palmero, R.; Garcia-Gomez, R.; Pallares, C.; Sanchez, J. M.; Porta, R.; Cobo, M.; Garrido, P.; Longo, F.; Moran, T.; Insa, A.; de Marinis, F.; Corre, R.; Bover, I.; Illiano, A.; Dansin, E.; de Castro, J.; Milella, M.; Reguart, N.; Altavilla, G.; Jimenez, U.; Provencio, M.; Moreno, M. A.; Terrasa, J.; Muñoz-Langa, J.; Valdivia, J.; Isla, D.; Domine, M.; Molinier, O.; Mazieres, J.; Baize, N.; Garcia-Campelo, R.; Robinet, G.; Rodriguez-Abreu, D.; Lopez-Vivanco, G.; Gebbia, V.; Ferrera-Delgado, L.; Bombaron, P.; Bernabe. R.; Bearz, A.; Artal, A.; Cortesi, E.; Rolfo, C.; Sanchez-Ronco, M.; Drozdowskyj, A.; Queralt, C.; de Aguirre, I.; Ramirez, .J.; Sanchez, J. J.; Molina, M. A.; Taron, M.; Paz-Ares, L.; Spanish Lung Cancer Group in collaboration with Groupe Français de Pneumo-Cancérologie and Associazione Italiana Oncologia Toracica. (2012). Erlotinib versus standard chemotherapy as first-line treatment for European patients with advanced EGFR mutation-positive non-small-cell lung cancer (EURTAC): a multicentre, open-label, randomised phase 3 trial. *Lancet Oncol., 13* (3), 239-246.

Rutgers, E. J.; Donker, M.; Straver, M. E.; Meijnen, P; Cornelis, J. H; Van De Velde, R. E.; Mansel, H. W.; Orzalesi, L.; Huub van der Mijle, H.; Nieuwenhuijzen, G. A. P.; Veltkamp, S. C.; Slaets, L.; Messina, C. G. M.; Duez, N. J.; Hurkmans, C.; Bogaerts, J.; van Tienhoven, G. (2013). Radiotherapy or surgery of the axilla after a positive sentinel node in breast cancer patients: Final analysis of the EORTC AMAROS trial (10981/22023). *J. Clin. Oncol., 31* (suppl; abstr LBA1001).

Saini, K. S.; Azim Jr., H. A.; Metzger-Filho, O.; Loi, S.; Sotiriou, C.; de Azambuja, E.; Piccart, M. (2011). Beyond trastuzumab: new treatment options for HER2-positive breast cancer. *Breast, 20* (Suppl 3), S20-27.

Sandler, A.; Gray, R.; Perry, M. C.; Brahmer, J.; Schiller, J. H.; Dowlati, A.; Lilenbaum, R.; Johnson, D. H. (2006). Paclitaxel-carboplatin alone or with bevacizumab for non-small-cell lung cancer. *N. Engl. J. Med., 355* (24), 2542-2550.

Sankaranarayanan, R.; Black, R. J.; Parkin, D. M. (1999). *Cancer survival in developing countries.* No. 145. Lyon: IARC Scientific Publications.

Sant, M.; Capocaccia, R.; Coleman, M. P.; Coleman, M. P.; Berrino, F.; Gatta, G.; Micheli, A.; Verdecchia, A.; Faivre, J.; Hakulinen, T.; Coebergh, J. W.; Martinez-Garcia, C.; Forman, D.; Zappone, A.; EUROCARE Working Group. (2001). Cancer survival increases in Europe, but international differences remain wide. *Eur. J. Cancer, 37* (13), 1659-6716.

Scagliotti, G. V.; Parikh, P.; von Pawel, J.; Biesma, B.; Vansteenkiste, J.; Manegold, C.; Serwatowski, P.; Gatzemeier, U.; Digumarti, R.; Zukin, M.; Lee, J. S.; Mellemgaard, A.; Park, K.; Patil, S.; Rolski, J.; Goksel, T.; de Marinis, F.; Simms, L.; Sugarman, K. P.; Gandara, D. (2008). Phase III study comparing cisplatin plus gemcitabine with cisplatin plus pemetrexed in chemotherapy-naive patients with advanced-stage non-small-cell lung cancer. *J. Clin. Oncol., 26* (21), 3543-3551.

Schabath, M. B.; Thompson, Z. J.; Gray, J. E. (2014). Temporal trends in demographics and overall survival of non-small-cell lung cancer patients at Moffitt Cancer Center from 1986 to 2008. *Cancer Control.*, Jan. 21 (1), 51-56.

Scher, H. I.; Fizazi, K.; Saad, F.; Taplin, M. E.; Sternberg, C. N.; Miller, K.; de Wit, R.; Mulders, P.; Chi, K. N. ; Shore, N. D.; Armstrong, A. J.; Flaig, T. W.; Flechon, A.; Mainwaring, P.; Fleming, M.; Hainsworth, J. D.; Hirmand, M.; Selby, B.; Seely, L.; de Bono, J. S.; A. Investigators. (2012). Increased survival with enzalutamide in prostate cancer after chemotherapy. *N. Engl. J. Med., 367* (13), 1187-1197.

Seidenfeld, J.; Samson, D. J.; Hasselblad, V.; Aronson, N.; Albertsen, P. C.; Bennett, C. L.; Wilt, T. J. (2000). Single-therapy androgen suppression in men with advanced prostate cancer: a systematic review and meta-analysis. *Ann. Intern. Med., 132* (7), 566-577.

Shafi, A. A.; Yen, A. E.; Weigel, N. L. (2013). Androgen receptors in hormone-dependent and castration-resistant prostate cancer. *Pharmacol. Ther., 140* (3), 223-238.

Shaw, A. T.; Kim, D. W.; Nakagawa, K.; Seto, T.; Crinó, L.; Ahn, M. J.; De Pas, T.; Besse, B.; Solomon, B. J.; Blackhall, F.; Wu, Y. L.; Thomas, M.; O´Byrne, K. J.; Moro-Sibilot, D.; Camidge, D. R.; Mok, T.; Hirsh, V.; Riely, G. J.; Iyer, S.; Tassell, V.; Polli, A.; Wilner, K. D.; Jänne, P. A. (2013). Crizotinib versus chemotherapy in advanced ALK-positive lung cancer. *N. Engl. J. Med., 368* (25), 2385-2394.

Shaw, A. T.; Yeap, B. Y.; Mino-Kenudson, M.; Digumarthy, S.; Costa, D. B.; Heist, R. S.; Solomon, B.; Stubbs, H.; Admane, S.; McDermott, U.; Settleman, J.; Kobayashi, S.; Mark, E. J.; Rodig, S. J.; Chirieac, L. R.; Kwak, E. L.; Lynch, T. J.; Iafrate, A. J. (2009). Clinical features and outcome of patients with non-small-cell lung cancer who harbor EML4-ALK. J. *Clin. Oncol., 27* (26), 4247-4253.

Scheithauer, W.; Rosen, H.; Kornek, G. V.; Sebesta, C.; Depisch, D. (1993). Randomised comparison of combination chemotherapy plus supportive care with supportive care alone in patients with metastatic colorectal cancer. *BMJ, 306* (6880), 752-755.

Schiller, J. H.; Harrington, D.; Belani, C. P.; Langer, C.; Sandler, A.; Krook, J.; Zhu, J.; Johnson, D. H.; Eastern Cooperative Oncology Group. (2002). Comparison of four chemotherapy regimens for advanced non-small-cell lung cancer. *N. Engl. J. Med., 346* (2), 92-98.

Schlag, P.; Hohenberger, P.; Herfarth, C. (1990). Resection of liver metastases in colorectal cancer – competitive analysis of treatment results in synchronous versus metachronous metastases. *Eur. J. Surg. Oncol., 16* (4), 360-365.

Schmitz, K. H.; Courneya, K. S.; Matthews, C.; Demark-Wahnefried, W., Galvão, D. A.; Pinto, B. M.; Irwin, M. L.; Wolin, K. Y.; Segal, R. J.; Lucia, A.; Schneider, C. M.;

von Gruenigen, V. E.; Schwartz, A. L.; American College of Sports Medicine. (2010). American College of Sports Medicine roundtable on exercise guidelines for cancer survivors. *Med. Sci. Sports Exerc., 42*, 1409-1415.

Schwenk, W.; Böhm, B.; Müller, J. M. (1998). Postoperative pain and fatigue after laparoscopic or conventional colorectal resections. A prospective randomized trial. *Surg. Endosc., 12* (9), 1131-1136.

Sequist, L. V.; Yang, J. C.; Yamamoto, N.; O´Byrne, K.; Hirsh, V.; Mok, T.; Geater, S. L.; Orlov, S.; Tsai, C. M.; Boyer, M.; Su, W. C.; Bennouna, J.; Kato, T.; Soda, M.; Choi, Y. L.; Enomoto, M.; Takada, S.; Yamashita, Y.; Ishikawa, S.; Fujiwara, S.; Watanabe, H.; Kurashina, K.; Hatanaka, H.; Bando, M.; Ohno, S.; Ishikawa, Y.; Aburatani, H.; Niki, T.; Sohara, Y.; Sugiyama, Y.; Mano, H. (2007). Identification of the transforming EML4-ALK fusion gene in non-small-cell lung cancer. *Nature, 448* (7153), 561-566.

Siegel, R.; Ma, J.; Zou, Z.; Jemal, A. (2014). Cancer statistics, 2014. *CA Cancer J. Clin., 641*, 9-29.

Siegel, R.; de Santis, C.; Virgo, K.; Stein, K.; Mariotto, A.; Smith, T.; Cooper, D.; Gansler, T.; Lerro, C.; Fedewa, S.; Lin, C.; Leach, C.; Cannady, R.S.; Cho, H.; Scoppa, S.; Hachey, M.; Kirch, R.; Jemal, A.; Ward, E. (2012). Cancer treatment and survivorship statistics, 2012. *CA Cancer J. Clin., 62*, 220-241.

Siegel, R.; Naishadham, D.; Jemal, A. (2013). Cancer statistics, 2013. *CA Cancer J. Clin., 63*, 11-30.

Smith, A. J.; Driman, D. K.; Spithoff, K.; Hunter, A.; McLeod, R. S.; Simunovic, M.; Langer, B.; Expert Panel on Colon and Rectal Cancer Surgery and Pathology. (2012). Guideline for optimization of colorectal cancer surgery and pathology. *J. Surg. Oncol., 101*, 5-12.

Sparano, J. A.; Wang, M.; Martino, S.; Jones, V.; Perez, E. A.; Saphner, T.; Wolff, A. C.; Sledge, G. W., Jr.; Wood, W. C.; Davidson, N. E. (2008). Weekly paclitaxel in the adjuvant treatment of breast cancer. *N. Engl. J. Med., 35816*, 1663-1671.

Swain, S. M.; Kim, S. B.; Cortes, J.; Ro, J.; Semiglazov, V.; Campone, M.; Ciruelos, E.; Ferrero, J. M.; Schneeweiss, A.; Knott, A.; Clark, E.; Ross, G.; Benyunes, M. C.; Baselga, J. (2013). Pertuzumab, trastuzumab, and docetaxel for HER2-positive metastatic breast cancer (CLEOPATRA study): overall survival results from a randomised, double-blind, placebo-controlled, phase 3 study. *Lancet Oncol., 146*, 461-471.

Tolkach, Y.; Joniau, S.; Van Poppel, H. (2013). Luteinizing hormone-releasing hormone (LHRH) receptor agonists vs antagonists: a matter of the receptors? *BJU Int., 111* (7), 1021-1030.

Topalian, S. L.; Hodi, F. S.; Brahmer, J. R.; Gettinger, S. N.; Smith, D. C.; McDermott, D. F.; Powderly, J. D.; Carvajal, R. D.; Sosman, J. A.; Atkins, M. B.; Leming, P. D.; Spigel, D. R.; Antonia, S. J.; Horn, L.; Drake, C. G.; Pardoll, D. M.; Chen, L.; Sharfman, W. H.; Anders, R. A.; Taube, J. M.; McMiller, T. L.; Xu, H.; Korman, A. J.; Jure-Kunkel, M.; Agrawal, S.; McDonald, D.; Kollia, G. D.; Gupta, A.; Wigginton, J.

M.; Sznol, M. (2012). Safety, activity, and immune correlates of anti-PD-1 antibody in cancer. *N. Engl. J. Med., 366* (26), 2443-2454.

Vander Weele, D. J.; Brown, C. D.; Taxy, J. B.; Gillard, M.; Hatcher, D. M.; Tom, W. R.; Stadler, W. M.; White, K. P. (2014). Low grade prostate cancer diverges early from high grade and metastatic disease. *Cancer Sci.* (no prelo).

Veronesi, U.; Saccozzi, R.; Del Vecchio, M.; Banfi, A.; Clemente, C.; De Lena, M.; Gallus, G.; Greco, M.; Luini, A.; Marubini, E.; Muscolino, G.; Rilke, F.; Salvadori, B.; Zecchini, A.; Zucali, R. (1981). Comparing radical mastectomy with quadrantectomy, axillary dissection, and radiotherapy in patients with small cancers of the breast. *N. Engl. J. Med., 3051*, 6-11.

Wolff. (1913). *Die Lehre Von Der Krebskrankheit*. Jena, Verlag Von Gustav Fischer.

Yin, W.; Jiang, Y.; Shen, Z.; Shao, Z.; Lu, J. (2011). Trastuzumab in the adjuvant treatment of HER2-positive early breast cancer patients: a meta-analysis of published randomized controlled trials. *PLoS One, 6*, e21030.

Ware, K. E.; Garcia-Blanco, M. A.; Armstrong, A. J.; Dehm, S. (2014). Significance of androgen receptor variants in castration resistant prostate cancer. *Endocr. Relat. Cancer*. (no prelo).

Weeks, J. C.; Nelson, H.; Gelber, S.; Sargent, D.; Schroeder, G.; Clinical Outcomes of Surgical Therapy (COST) Study Group. (2002). Short-term quality-of-life outcomes following laparoscopic-assisted colectomy vs open colectomy for colon cancer: a randomized trial. *JAMA, 287* (3), 321-328.

U.S. National Institutes of Health. Recuperado de <http://clinicaltrials.gov>.

Zhou, C.; Wu, Y. L.; Chen, G.; Feng, J.; Liu, X. Q.; Wang, C.; Zhang, S.; Wang, J.; Zhou, S.; Ren, S.; Lu, S.; Zhang, L.; Hu, C.; Hu, C.; Luo, Y.; Chen, L.; Ye, M.; Huang, J.; Zhi, X.; Zhang, Y.; Xiu, Q.; Ma, J.; Zhang, L.; You, C. (2011). Erlotinib versus chemotherapy as first-line treatment for patients with advanced EGFR mutation-positive non-small-cell lung cancer (OPTIMAL, CTONG-0802): a multicentre, open-label, randomised, phase 3 study. *Lancet Oncol., 12* (8), 735-742.

CAPÍTULO 3
POLÍTICAS PÚBLICAS EM ONCOLOGIA

CARMEN SILVIA PASSOS LIMA

O CÂNCER E PERSPECTIVAS FUTURAS

A incidência do câncer aumenta progressivamente em todas as partes do mundo devido à maior exposição de indivíduos a agentes cancerígenos e às características da vida moderna (ingestão de *fast food*, sedentarismo, tabagismo, etilismo). Outro fator importante para o aumento da incidência do câncer, principalmente em países em desenvolvimento, é a redução das taxas de mortalidade com consequente prolongamento da expectativa de vida e envelhecimento populacional. O câncer é identificado em indivíduos de todas as idades, porém, é mais frequente em pessoas idosas, de tal forma que à medida que a população envelhece, mais casos ocorrem.

O CÂNCER NO BRASIL

O câncer é um importante problema de saúde pública no Brasil. Foi estimada a ocorrência de cerca de 596.000 casos novos da doença no país no ano de 2016. Os cânceres mais incidentes estimados para o homem, em 2016, são o de próstata, traqueia, brônquios e pulmão, colorretal, estômago, cavidade oral, esôfago, laringe, bexiga, leucemias e sistema nervoso central; já para as mulheres, mereceram destaque o de mama, colorretal, útero, traqueia, brônquios e pulmão, tireoide, estômago, corpo do útero, linfoma e leucemias, nas estimativas para 2014.

SITUAÇÃO DA ASSISTÊNCIA ONCOLÓGICA NO BRASIL

As medidas de controle de pacientes com câncer foram sistematizadas no país com a Portaria nº 3.535, de 2 de setembro de 1998. Essas medidas foram atribuídas, em 1989, ao Instituto Nacional do Câncer (INCA), órgão governamental do Ministério da Saúde.

A Política Nacional de Atenção Oncológica foi promulgada pelo gabinete do ministro da Saúde na Portaria nº 2.439/05, em 8 de dezembro de 2005, em consonância com as diretrizes e estratégias de democratização institucional, instituídas no âmbito da construção do Sistema Único de Saúde (SUS). Essa Portaria levou um ano para ser construída e contou com colaboração fundamental de várias instituições, a saber: a Associação Brasileira de Instituições Filantrópicas de Combate ao Câncer (ABIFCC), a Confederação Nacional das Misericórdias (CNM), o Conselho Nacional de Secretários de Saúde (Conass), o Conselho Nacional de Secretários Municipais de Saúde (Conasems), o Departamento de Assistência Especializada: Coordenação Geral de Alta Complexidade (Sas), o Instituto Nacional de Câncer (Inca), o Ministério da Saúde, a Sociedade Brasileira de Cirurgia Oncológica (SBCO), a Sociedade Brasileira de Oncologia Clínica (SBOC) e a Sociedade Brasileira de Radioterapia (SBRT). Essa construção trouxe legitimidade à proposta de estabelecer uma rede articulada e descentralizada de atenção integral ao paciente com câncer, sob a coordenação de profissionais do Ministério da Saúde e das secretarias de Saúde dos estados e dos municípios.

O programa visa a prevenção, o diagnóstico, o tratamento, a reabilitação e os cuidados paliativos para pacientes com câncer, contemplando, portanto, a integralidade da atenção em oncologia.

O atendimento público a pacientes oncológicos no Brasil é realizado em quatro níveis pelo SUS: Unidades Básicas de Saúde (UBS) (realizam o diagnóstico de tumores mais comuns), Unidades de Alta Complexidade em Oncologia (Unacon) (prestam assistência a pacientes com os cânceres mais prevalentes no país, como o do colo do útero, mama, próstata, estômago, cólon e reto), Centros de Alta Complexidade em Oncologia (Cacon) (prestam assistência a pacientes com a maioria dos cânceres), e os Centros de Referência de Alta Complexidade em Oncologia (Cracon) (prestam assistência a pacientes com qualquer tipo de câncer).

POLÍTICA NACIONAL DE PREVENÇÃO DO CÂNCER

A prevenção dos cânceres do colo do útero e de mama é assumida como prioridade nacional pela elevada incidência e possibilidade de redução da morbi-mortalidade mediante o rastreamento populacional. A Coordenação de Prevenção e Vigilância do Instituto Nacional do Câncer atua junto às secretarias estaduais de Saúde para contribuir com a prevenção do câncer nos estados. Assim, o engajamento efetivo dos diversos participantes na produção social da saúde e na qualificação da rede assistencial é fundamental para que as estratégias de prevenção do câncer se integrem e produzam resultados efetivos.

Prevenção, em medicina, é toda intervenção capaz de reduzir a morbidade e a mortalidade causada por determinada doença. A prevenção dos cânceres do colo do útero e de mama pode ser classificada em primária, secundária e terciária.

Entende-se por prevenção primária as ações que evitam que o câncer ocorra e incluem principalmente as modificações de fatores relacionados ao estilo de vida. A prevenção secundária está relacionada às ações que visam a detecção e o tratamento do câncer ainda assintomático, por meio do rastreamento em pessoas aparentemente sadias, usando algum método diagnóstico. Prevenção terciária visa reduzir o impacto negativo do câncer já estabelecido, tratando e reabilitando as portadoras. Neste capítulo serão abordadas somente as prevenções primária e secundária.

PREVENÇÃO DO CÂNCER DO COLO UTERINO

O câncer do colo uterino é de alta prevalência e importante causa de óbito em países em desenvolvimento, como o Brasil. É um tumor de evolução lenta, com origem em lesões ditas precursoras. A infecção pelo papilomavírus humano (HPV) é considerada a etapa inicial do processo, ainda que na grande maioria das mulheres essa infecção cura espontaneamente. Cerca de 40 tipos de HPV foram isolados da região ano-genital, mas apenas 15 deles são considerados como de alto risco para o desenvolvimento do câncer.

A transmissão do HPV é sexual e ocorre com maior frequência em mulheres que têm vários parceiros ou que têm parceiros promíscuos. Assim, a prevenção primária se faz por medidas que evitam a infecção viral.

A infecção viral pelo papilomavírus humano (HPV) pode ser evitada com a adoção do sexo com proteção. O uso de preservativo diminui a transmissão, mas não a evita completamente; ter menos parceiros sexuais também reduz a possibilidade de adquirir a infecção.

Vacinas contra a infecção por HPV foram recentemente aprovadas e registradas pela Agência Nacional de Vigilância Sanitária (Anvisa) e estão comercialmente disponíveis no país para a prevenção primária do tumor: a vacina quadrivalente, da empresa Merck Sharp & Dohme (nome comercial Gardasil), que confere proteção contra HPV 6, 11, 16 e 18, e a vacina bivalente, da empresa GlaxoSmithKline (nome comercial Cervarix), que confere proteção contra HPV 16 e 18. Os tipos 6 e 11 causam verrugas genitais e os tipos 16 e 18 causam cerca de 70% dos casos de câncer do colo do útero.

Três doses da vacina devem ser administradas em meninas antes do início da atividade sexual. Alguns serviços indicam que meninos também devem ser vacinados, para reduzir a propagação de infecções pelos vírus. Se a mulher já adquiriu a infecção pelos HPV 16 e 18, a vacina não evitará que as lesões precursoras ocorram.

O Ministério da Saúde implementou no calendário vacinal, em 2014, a vacina tetravalente contra o HPV para meninas de 9 a 13 anos de idade. Essa vacina protege contra os subtipos 6, 11, 16 e 18 do HPV. Tem-se como meta vacinar pelo menos 80% da população-alvo para alcançar o objetivo de reduzir a incidência deste câncer nas próximas décadas no país. A vacinação, em conjunto com o exame preventivo (Papanicolau) se complementam como ações de prevenção do câncer do colo do útero. É fundamental ressaltar que mesmo as mulheres vacinadas, quando alcançarem a idade preconizada, deverão realizar o exame preventivo, pois a vacina não protege contra todos os subtipos oncogênicos do HPV, e o tempo de proteção conferido pela vacina ainda não é totalmente conhecido.

O método de rastreamento mais utilizado no mundo como prevenção secundária do câncer do colo do útero é a citologia cervical, conhecido como "teste de Papanicolau". Esse teste consiste na análise de células da parte externa (ectocérvice) e da parte interna (endocérvice) do colo do útero. Países que têm um programa organizado apresentaram redução significativa da incidência do câncer do colo uterino utilizando a citologia cervical.

No Brasil, o Ministério da Saúde recomenda que as mulheres entre 25 e 60 anos, que já tiveram atividade sexual, façam o exame de citologia cervical com intervalo de até três anos, após dois resultados negativos com intervalo anual. Nos Estados Unidos, as recomendações estabelecem que o primeiro controle de mulheres com atividade sexual seja feito aos 21 anos. Sabe-se que as mulheres jovens apresentam com frequência um exame citológico positivo, porém a grande maioria não tem lesão ou a lesão não é importante e regride espontaneamente. As lesões precursoras que têm maior chance de progredir para câncer ocorrem em mulheres a partir dos 30 anos de idade. As mulheres com 60 anos de idade, com três exames citológicos negativos e com exames anormais nos últimos dez anos, podem interromper os controles. Há algumas recomendações que indicam rastreamento até aos 70 anos de idade.

Para reduzir significativamente a morbidade e mortalidade por câncer do colo uterino por meio do teste de Papanicolau, é necessário que 80% das mulheres-alvo realizem periodicamente o exame preconizado e que as mulheres que têm um teste de rastreamento positivo, disponham de acesso a repetições do exame ou a exames complementares para estabelecer o diagnóstico definitivo, como colposcopia e biópsia.

A evidência de que tipos oncogênicos do HPV são causa necessária para a ocorrência do câncer do colo do útero e de suas lesões precursoras propiciou o desenvolvimento de técnicas de detecção de DNA-HPV. O teste molecular dc DNA-HPV de alto risco já acumula evidência científica que apresenta bom desempenho na prevenção secundária do câncer do colo uterino, com maior sensibilidade do que o teste de Papanicolau. No entanto, a especificidade é menor, independentemente da técnica empregada. O teste já é usado na Holanda e somente quando um resultado positivo é identificado é que se realiza o exame citológico. O teste de DNA-HPV associado ao exame citológico é utilizado nos Estados Unidos. É praticamente consenso que não se deve realizar o teste de DNA-HPV em mulheres com menos de 30 anos devido a resultados falso-positivos (baixa especificidade), e que os intervalos entre os exames citológicos podem ser de cinco anos.

Em países ou regiões desfavorecidas, tem sido utilizada a inspeção visual do colo uterino com aplicação de ácido acético ou lugol (iodo) para identificar possíveis imagens suspeitas do tumor.

PREVENÇÃO DO CÂNCER DE MAMA

O câncer de mama apresenta alta incidência no mundo ocidental, principalmente nos países desenvolvidos, onde constitui a primeira causa oncológica de óbito entre mulheres.

A exposição das mamas ao hormônio estrogênio é uma etapa importante para a ocorrência da doença, o que justifica sua associação com o uso prolongado de anticoncepcionais orais e terapia de reposição hormonal na mulher no climatério, a nuliparidade ou primeira gravidez tardia, a menarca precoce e a menopausa tardia. O uso prolongado de medicamentos como o tamoxifeno e o raloxifeno, que reduzem a ação do hormônio na mama, diminuem de forma consistente a incidência do câncer de mama. Mutações nos genes *BRCA1* e *BRCA2* oferecem um risco altíssimo da doença para as portadoras das anormalidades genéticas. Todavia, como os testes genéticos não são ainda disponíveis para a população geral no país, as mutações devem ser pesquisadas em mulheres que apresentam forte evidência deste tipo de doença. As portadoras das mutações precisam de medidas de prevenção primária eficientes, como a mastectomia ou a ooforectomia profiláticas ou a administração de anti-estrogênios.

O tabagismo é também associado ao câncer de mama. Temos 25 milhões de fumantes no Brasil, o que justifica as campanhas para impedir o início do hábito de fumar, particularmente entre adolescentes e adultos jovens e para interromper o tabagismo nos demais, como medidas de prevenção primária de doenças a ele relacionadas, incluindo o câncer. O Ministério da Saúde do Brasil desenvolve, desde 1989, o Programa Nacional de Controle do Tabagismo, cujas diretrizes incluem as advertências sobre os malefícios do tabaco, a proibição de propaganda de tabaco em meios de comunicação e o tratamento dos dependentes em unidades públicas de saúde. A base do tratamento dos dependentes no país é a abordagem cognitivo-comportamental. O adesivo transdérmico, a goma de mascar, as pastilhas com nicotina e o cloridrato de bupropiona podem ser necessários para minimizar os sintomas da síndrome de abstinência da nicotina.

Outros fatores associados ao câncer de mama são o sobrepeso e a obesidade. A busca pelo peso saudável, por meio da ingestão de alimentos saudáveis, como frutas, verduras e cereais, e a realização de atividade física rotineira são recomendação do Ministério da Saúde do Brasil, como prevenção primária de doenças associadas, como o câncer.

É consenso que a prevenção secundária do câncer de mama deve ser feita por rastreamento pela utilização de métodos de imagem da mama (mamografia) em mulheres entre 50 e 70 anos. O intervalo entre os controles pode ser de até dois anos. Em mulheres entre 40 e 49 anos de idade, a indicação do rastreamento por mamografia já não é tão óbvia. Nesse grupo etário a incidência de câncer é menor e o desempenho da mamografia não é tão bom. Nas mulheres jovens, a mama é radiologicamente mais densa, o que dificulta identificar com maior precisão na mamografia alterações que sugerem a presença de um câncer. Assim, muitas mulheres com exames positivos ou duvidosos são submetidas à biópsia e não apresentam câncer. Para mulheres com idade entre 40 e 49 anos, a recomendação é o exame clínico anual da mama e a mamografia como método complementar a ser empregado apenas em casos onde foram identificadas anormalidades do exame clínico. Para as mulheres entre 35 e 49 anos, é recomendado o exame clínico da mama e mamografia anual apenas quando pertencem a grupos populacionais com risco elevado para o câncer de mama obtidos por história familiar como, por exemplo, mulheres com parente de primeiro grau com o tumor antes da menopausa, câncer de mama bilateral, câncer de ovário em parente de primeiro grau em qualquer idade, ou câncer de mama em parente do sexo masculino. Mulheres com síndromes genéticas conhecidas, como a síndrome do câncer de mama e ovário (mutações nos genes *BRCA1* ou *BRCA2*), Li-Fraumeni (mutações no gene *TP53*), doença de Cowden (mutação no gene *PTEN*), síndrome de Petz-Jegheres (mutação no gene *STK11*), entre outras, também merecem rastreamento precoce do câncer de mama.

As condutas derivadas da avaliação da mamografia são baseadas na classificação *Breast Imaging Reporting and Database System* (BI-RADS) do *American College of Radiology* (**Tabela 3**).

Classificação BI-RADS	**Interpretação**	**Conduta**
0	Necessita investigação radiológica adicional	Exames de imagem adicionais para definição do BI-RADS
1	Negativa	Manter o rastreamento convencional
2	Achados benignos	Manter o rastreamento convencional

3	Achados provavelmente benignos	Repetir os exames semestralmente durante dois anos
4	Anormalidade suspeita	Biópsia é recomendada
5	Altamente sugestivo de anormalidade	Biópsia é necessária
6	Malignidade comprovada por biópsia	Diagnóstico confirmado

***Tabela 1** - Aspectos da imagem, interpretação e conduta em mamografia*

Há de se comentar que os efeitos adversos do rastreamento não são desprezíveis. Resultados falso-positivos e falso-negativos geram ansiedade ou insegurança. Outro aspecto é a identificação de tumores de comportamento indolente, que possivelmente não levariam seus portadores à morte. Entretanto, considerando os evidentes benefícios na redução de mortalidade por câncer de mama, o rastreamento do tumor baseado na mamografia deve ser realizado na população-alvo.

No Brasil, o rastreamento populacional dos cânceres de próstata e colorretal, realizado em vários outros países, não é recomendado pelo Ministério da Saúde, uma vez que não há estudos epidemiológicos que embasem sua adoção como política de saúde pública.

ASSISTÊNCIA INTEGRAL AO PACIENTE COM CÂNCER

A oncologia é uma especialidade que demanda alta complexidade assistencial durante o diagnóstico e todo o processo terapêutico, além de requerer dos profissionais extrema habilidade relacional e afetiva, considerando as necessidades e especificidades dos usuários.

O desafio inerente aos profissionais que atuam na área é o de propiciar a identificação do tipo de tumor e seus aspectos biológicos, a cura ou o aumento da sobrevivência com melhoria da qualidade de vida de cada paciente. Quantas áreas do conhecimento atuam na cura ou melhoria da qualidade de vida dos pacientes com câncer? As áreas prioritárias e seus objetivos são os seguintes:

- Médica: possibilita o diagnóstico (médico patologista) e a ressecção cirúrgica de tumores (cirurgião oncológico), a abordagem do tumor por radioterapia (médico radiologista) ou quimioterapia (médico oncologista clínico).

- Anestesiologia: colabora no tratamento da dor do paciente com câncer, por meio da administração de analgésicos e de bloqueios neurolíticos. Considerando que a dor acomete mais de 50% desses pacientes e tem efeito imediato na qualidade de vida, é justificável que ele receba imediata e precisa atenção médica como preconiza a Organização Mundial de Saúde.
- Radiologia: contribui para o atendimento ao paciente com câncer com a interpretação de exames de imagens médicas necessárias para a avaliação inicial da extensão de tumores e na avaliação de respostas terapêuticas.
- Psiquiatria e psicologia: colabora no controle dos sintomas, como raiva, tristeza e ansiedade, que frequentemente acometem os pacientes com a doença, por meio da administração de antidepressivos, ansiolíticos e de psicoterapia.
- Enfermagem: colabora na assistência humanizada do paciente com câncer e seus familiares, particularmente por meio da supervisão da infusão dos quimioterápicos e outros medicamentos e da formação de grupos educativos.
- Odontologia: colabora no controle de infecções sistêmicas, por meio da extração de focos infecciosos dentários e possibilita o tratamento de lesões outras da cavidade oral, como a mucosite e o sangramento.
- Nutrição: oferece orientação nutricional, visando a reposição de aminoácidos essenciais para a síntese proteica, com consequente redução do catabolismo de massa muscular para a manutenção do tumor. As estratégias são o registro dos hábitos alimentares, das medidas antropométricas, seguido da orientação sobre a administração de suplementos calóricos e de dietas convencionais ou hospitalares.
- Serviço social: oferece apoio socioeconômico a pacientes e seus familiares, bem como orienta-os em seus direitos de afastamentos das atividades de trabalho e aposentadorias.
- Farmácia: manipula os quimioterápicos, obedecendo os critérios internacionais de segurança e oferece um destino seguro aos seus resíduos.
- Genética: fornece aconselhamento genético para pacientes com as formas hereditárias de câncer e seus familiares.
- Reabilitação de funções vitais: fisioterapeutas e fonoaudiólogos fornecem orientações/atividades que visam a reabilitação de pacientes em oncologia.

- Terapia ocupacional: profissionais orientam atividades artesanais como pintura, entre outras, bem como práticas recreativas para pacientes com câncer.
- Sociologia do câncer e dos cuidados na terminalidade: a perspectiva sociológica crítica coloca o câncer como uma entidade social, cultural e fisiológica. A compreensão destes aspectos visa proporcionar melhor cuidado a pacientes e suas famílias, bem como prestar um suporte aos profissionais de saúde. Essas atividades contam, de fato, com todos que compõem a equipe multiprofissional de atenção ao paciente com câncer.

Já é de conhecimento geral que pacientes com câncer devem receber atenção completa e imediata, tanto para o diagnóstico quanto para a terapêutica, em serviço único de porte maior ou em mais de um serviço. Recentemente, foi indicado que pacientes com câncer devem receber terapêutica para suas doenças no prazo de até sessenta dias contados a partir do dia em que for concluído o diagnóstico em laudo patológico ou em prazo menor, conforme a necessidade terapêutica do caso registrada em prontuário único (Lei nº 12.732, de 22 de novembro de 2012), o que é extremamente desejável por pacientes e equipe multiprofissional que a eles presta assistência. Cabe aos gestores de serviços do SUS, captar mais recursos e aplicá-los de maneira eficaz para que essa lei possa de fato ser cumprida.

BIBLIOGRAFIA

Brasil. Ministério da Saúde. (2014). *Estimativas de incidência de câncer no Brasil* 2014. Recuperado de <http://www.inca.gov.br/estimativa/2016>.

Brasil. Ministério da Saúde. Secretaria de Atenção à Saúde. Departamento de Atenção Básica. (2010). *Rastreamento (Série A: Normas e Manuais Técnicos. Cadernos de Atenção Primária nº 29).* Brasília.

Brasil. Ministério da Saúde. Instituto Nacional do Câncer. Coordenação de Prevenção e Vigilância. (2006). *A situação do câncer no Brasil.* INCA, Rio de Janeiro.

Canadian Task Force on Preventive Health Care; Pollock, S.; Dunfield, L.; Shane, A.; Kerner, J.; Bryant, H.; Czesak, M.; Foster, B.; Plourde, G.; Weir, E.; Pelletier, L.; Nuttall, R.; Del Mar, C.; Ogilvie, G.; Patnick, J.; Dickinson, J.; Tsakonas, E.; Connor Gorber, S.; Lewin, G.; Shaw, E.; Singh, H.; Joffres, M.; Birtwhistle, R.; Tonelli, M.; Mai, V.; McLachlin, M. (2013). Recommendations on screening for cervical cancer. *CMAJ 8*,185(1), 35-45.

Cuzick, J. et al. (2008). Overview of human papillomavirus-based and other novel options for cervical cancer screening in developed and developing countries. *Vacinne 19* (Suppl 10), K29-K41.

Daly, M. B. et al. (2010). Genetic/familial high-risk assessment: breast and ovarian. *J Natl Compr Canc Netw 201*, 8(5), 562-594.

De Michele, A. & Weber, B. L. (2000). Inherited genetic factors. In: Harris, J. R.; Lippman, M. E. & Morrow, M. (Eds.). *Diseases of the breast*. (p. 221). 2. ed. Philadelphia: Lippincott Williams & Wilkins.

Gøtzsche, P. C. & Nielsen, M. (2011). Screening for breast cancer with mammography. *Cochrane Database Syst Rev*. Jan. 19, (1): CD001877. doi: 10.1002/14651858. CD001877.pub4. Review. (2013). Update in: *Cochrane Database Syst Rev. 6*: CD001877.

IARC, International Agency for Research in Cancer. (1987). Overall evaluations of carcinogenecity: an updating of IARC monographs volumes 1–42. *Supplement 7*. Recuperado de <http://monographs.iarc.fr/ENG/monographs/supplements.php>. (Acesso em 4/9/2006).

INCA (2011). Diretrizes Brasileiras para o Rastreamento do Câncer do Colo do Útero. Recuperado de <http://www1.inca.gov.br/inca/arquivos/titulos/nomenclatura_colo_do_utero.pdf>.

Krainer, M. et al. (1997). Differential contributions of *BRCA1* and *BRCA2* to early-onset breast cancer. *N Engl J Med, 336* (20), 1416-1421.

Newman, L. A.; Vogel, V. G. (2007). Breast cancer risk assessment and risk reduction. *Surg Clin North Am, 87*, 307-316.

Smith, R. A. et al. (2002). American Cancer Society guidelines for the early detection of cancer. *Cancer J Clin, 52*, 8-22.

Stein, A. et al. (2009). Rastreamento do câncer de mama: recomendações baseadas em evidências. *Revista da AMRIGS 53* (4), 438-446.

De Vita, V. T. & eds. (2011). *Cancer: principles & practice of oncology*. 9. ed. Philadelphia: Lippincott Williams & Wilkins.

WHO (2008). Retrieved January 25, 2012, from International Agency for Research on Cancer: <http://globocan.iarc.fr>.

WHO (2007). Cancer Control. Knowledge into action. *WHO guide for effective programs*. Retrieved April 2, 2012, from <www.who.int/cancer/modules/prevention%20module.pdf>.

CAPÍTULO 4
DOR ONCOLÓGICA: CONSIDERAÇÕES MÉDICAS

CAROLINA MARQUES LOPES NOURANI

INTRODUÇÃO

Este capítulo versará sobre questões referentes à dor oncológica em uma perspectiva médica. Essa temática é bastante delicada no que se refere ao tratamento efetivo e específico da dor oncológica. Trata-se de um desafio aos médicos à medida que os estudos indicam que essa dor é subtratada. Contudo, a aproximação do tema, assim como o conhecimento de sua especificidade, pode garantir uma melhor atenção a esse quadro bastante comum ao paciente oncológico.

EPIDEMIOLOGIA DA DOR NO PACIENTE COM CÂNCER

Dor é uma experiência vivenciada por quase todos os seres humanos e a capacidade de senti-la nos habilita a sobreviver.

A Organização Mundial de Saúde (OMS) define dor como uma experiência física e emocional desagradável que é associada a lesões reais ou potenciais. A dor é sempre subjetiva e pessoal. Devido a sua importância, a dor é considerada o quinto sinal vital, e, portanto, deve ser sempre avaliada.

Em oncologia, deve-se considerar o conceito de dor total, constituída pelos componentes físico, mental, social e espiritual.

A dor oncológica afeta milhões de pessoas em todo o mundo. No Brasil, a estimativa para o ano de 2014 aponta para a ocorrência de cerca de 575 mil novos casos de câncer. Destes pacientes, até 90% desenvolverão dor em algum momento no curso da doença.

A prevalência e a intensidade da dor no câncer variam de acordo com o tipo e localização do tumor, com o estágio de evolução da doença e com a presença de metástases. Apesar de divergências na literatura, acredita-se que sua prevalência varia de 30 a 40% nos pacientes que estão em tratamento ativo do câncer, e 70 a 90% nos pacientes com a doença avançada. Mas, infelizmente, aproximadamente metade desses pacientes tem sua dor subtratada.

No Brasil, 46,6% dos pacientes oncológicos têm sua dor inadequadamente controlada, sendo que mais de 55,5% referem dor de intensidade moderada a intensa. Dos 38,5% que referem dor intensa, apenas cerca de 25% deles recebem opioides.

Vários aspectos relacionados aos pacientes e aos profissionais de saúde são descritos como associados ao controle inadequado da dor. Entre eles, destacam-se a presença de metástases, idade, e o *status* performance do paciente.

O sucesso no tratamento da dor requer uma avaliação cuidadosa de sua natureza, entendimento dos diferentes tipos e padrões de dor e conhecimento do melhor tratamento.

MECANISMOS DA DOR ONCOLÓGICA

A dor pode ser decorrente do próprio câncer em si ou dos tratamentos associados. Sua etiologia é variada e envolve diversos mecanismos fisiopatológicos, tendo sido identificadas diversas síndromes dolorosas.

A etiologia da dor oncológica varia na literatura conforme sua causa. A dor causada diretamente pela neoplasia acomete de 46 a 92% dos pacientes, aquela relacionada ao câncer de 12 a 29%, e a relacionada ao tratamento de 5 a 20%.

A pesar de, geralmente, não ser possível identificar claramente os mecanismos causadores da dor, convencionou-se classificá-los com base no mecanismo predominante identificado a partir das características da dor, do relato do paciente, do exame físico e dos exames laboratoriais e radiológicos. Assim, a dor oncológica, a exemplo dos outros tipos de dor, é classificada como nociceptiva, neuropática e mista. Além disso, temporalmente pode ser aguda ou crônica.

- **Dor aguda:** geralmente tem uma duração previsível, sendo autolimitada e facilmente diagnosticada, podendo ocorrer durante e após algum procedimento, principalmente os cirúrgicos, ou tratamentos sistêmicos, como a quimioterapia e a radioterapia. Responde rapidamente às intervenções na causa e não costuma ser recorrente. Tem associação com respostas neurovegetativas como aumento da pressão arterial, taquicardia, taquipneia, agitação psicomotora e ansiedade, e é relatada como de forte intensidade.

- **Dor crônica:** na maioria das vezes, tem duração indeterminada, não é autolimitada, sendo mais comumente decorrente de efeito direto do tumor. Além disso, é conceituada como dor prolongada resultante de inflamação tecidual persistente (ex.: distensão da cápsula hepática), perda tecidual (ex.: remoção cirúrgica) e/ou lesão neuropática (ex.: lesão actínica pós-radioterapia) que levam à persistência de lesão no sistema nervoso periférico ou central e à manutenção dos mecanismos de dor. Geralmente, não se apresenta com respostas neurovegetativas associadas, mas sim com respostas emocionais de ansiedade e depressão.

- **Dor nociceptiva:** compreende dor somática e visceral e ocorre diretamente por estimulação física ou química de terminações nervosas normais. É resultada de danos teciduais diretos que ocorrem em situações inflamatórias, traumáticas, invasivas ou isquêmicas. A dor nocioceptiva é transmitida dos receptores de dor (nociceptores), localizados nos tecidos, através de neurônios intactos, até o sistema nervoso central.

A dor somática é, na maioria das vezes, localizada e tem origem a partir da pele e tecidos profundos. Já a dor visceral tem origem nos órgãos abdominais ou torácicos, é pouco localizada e descrita como sensação de pressão ou aperto. Algumas vezes é sentida em uma parte do corpo distante do local de estimulação, além de ser frequentemente associada com outros sintomas, como, por exemplo, náusea.

Resulta de alguma lesão direta a um nervo ou de função nervosa anormal em qualquer ponto nas linhas de transmissão neuronal, dos tecidos mais periféricos ao SNC. O dano nervoso pode ser determinado por trauma, infecção, isquemia, doença degenerativa, invasão tumoral, injúria química ou radiação. Tem como característica ser do tipo queimação e ter irradiação neurodérmica.

SÍNDROMES DOLOROSAS NO PACIENTE COM CÂNCER

A dor no doente com câncer pode decorrer de fatores relacionados direta ou indiretamente ao tumor, como consequência dos procedimentos de investigação, das intervenções terapêuticas, das características dos doentes ou de condições não relacionadas à doença oncológica. Na maioria das vezes, mais de uma causa ocorre concomitantemente. Em até 75% dos pacientes com dor oncológica, a principal causa é o próprio tumor.

Síndromes dolorosas devidas diretamente ao câncer:

- **Dor óssea:** uma das principais causas de dor tumoral está relacionada com a presença de metástases ósseas. Metástases essas que são, na maioria das vezes, oriundas de câncer de mama, pulmão e próstata. As principais complicações são: compressão da medula espinhal, colapso vertebral e radiculopatias.

- **Cefaleia**: presente em mais de 50% dos pacientes com metástases ou tumores intracranianos. Tem intensidade de moderada a severa e está relacionada a vômitos e ao aumento da pressão intracraniana.

- **Lesão nervosa**: causada pela invasão tumoral direta de nervos. Inclue as radiculopatias e plexopatias.
- **Dor visceral abdominal**: decorrente de infiltração visceral direta ou distensão da cápsula hepática. Relacionada com obstrução intestinal.

Síndromes dolorosas relacionadas ao tratamento do câncer:

- **Pós-cirúrgicas**: as mais comuns são aquelas pós-mastectomia, toracotomia e dissecção cervical, todas relacionadas à lesão nervosa direta.
- **Pós-irradiação**: tempo de latência longo, relacionada com osteonecrose, plexopatias e enterite crônica.
- **Pós-quimioterapia**: normalmente aguda, mas pode cronificar. As mais comuns são polineuropatias após uso de quimioterápicos neurotóxicos, como vincristina, paclitaxel e cisplatina.

AVALIAÇÃO DO PACIENTE COM DOR

A dor oncológica foi por muitos anos referida como uma entidade nosológica única e sua abordagem era feita de forma estereotipada, com maior ênfase ao ajuste do tratamento farmacológico em detrimento do diagnóstico e da abordagem dos componentes específicos.

Cecily Saunders introduziu o conceito de "dor total", constituída por vários componentes: físico, mental, social e espiritual. Este conceito mostra a importância de todas essas dimensões do sofrimento humano e evidencia que o bom alívio da dor não é alcançado senão for dada atenção a todas essas áreas.

Para os pacientes com doença avançada, é muito difícil descrever sua dor. Isso acontece não só por tratar-se de uma experiência nova, nunca antes sentida, mas principalmente pela presença dos componentes emocional, social e espiritual.

Assim sendo, o tratamento adequado da dor deve ser baseado não somente na avaliação das possíveis causas orgânicas da dor, através de anamnese completa, exame físico, investigação laboratorial e de imagem, mas também buscando uma abordagem da "dor total" e de todos seus componentes.

- **História**: na anamnese é fundamental conseguir uma descrição detalhada da dor, primeiramente ouvindo o paciente e depois tentando direcioná-lo através de perguntas sobre as dez características da dor (**Quadro 1**). Depois tentar encaixá-lo dentro das síndromes dolorosas. Além disso, avaliar todos os componentes da "dor total", com ênfase no impacto na qualidade de vida do paciente.

Histórias

Devem ser obtidas informações sobre:

- Início: insidioso ou súbito, aumento rápido ou gradual da intensidade da dor;
- Local: expansão com o tempo e o dermátomo;
- Irradiação: radicular e da área referida;
- Periodicidade: diária, mensal, anual etc.;
- Tipo de dor: queimação, choque, pontada etc.;
- Duração da dor: segundos, horas, dias, constante, com variação de intensidade;
- Fatores desencadeantes ou que aumentam a dor: bioquímica (ciclo menstrual, dieta, glicose, eletrólito); e ambiente (temperatura, altitude);
- Fatores de melhora: calor, frio, repouso, exercício e medicamento;
- Intensidade;
- Alterações associadas: diminuição de movimento, paresia, hipoestesia, edema, alteração da temperatura e da cord e atrofia muscular.

Quadro 1 - Histórias

- **Exame físico**: deve-se evidenciar estado nutricional, presença de cicatrizes, escaras ou outras alterações de pele. O exame neurológico e osteomuscular é fundamental e traze informações quanto a etiologia e grau de acometimento doloroso.

- **Intensidade**: a dor que não é medida não pode ser tratada. A dor crônica é multidimensional e tem componentes sensitivo-discriminativo, afetivo-emocional e cognitivo-comportamental. Na avaliação podem ser usadas escalas de dor, como a numérica (0: sem dor; 10: a dor mais forte imaginável) e a visual analógica, de fácil aplicação e que oferece componente sensitivo discriminativo em uma linha de 10 cm com "ausência de dor" até "dor máxima imaginável" (**Quadro 2**). Além dessas escalas mais usadas, há também escalas que medem o efeito da dor na qualidade de vida do paciente, que podem ser usadas de forma complementar em população específica.

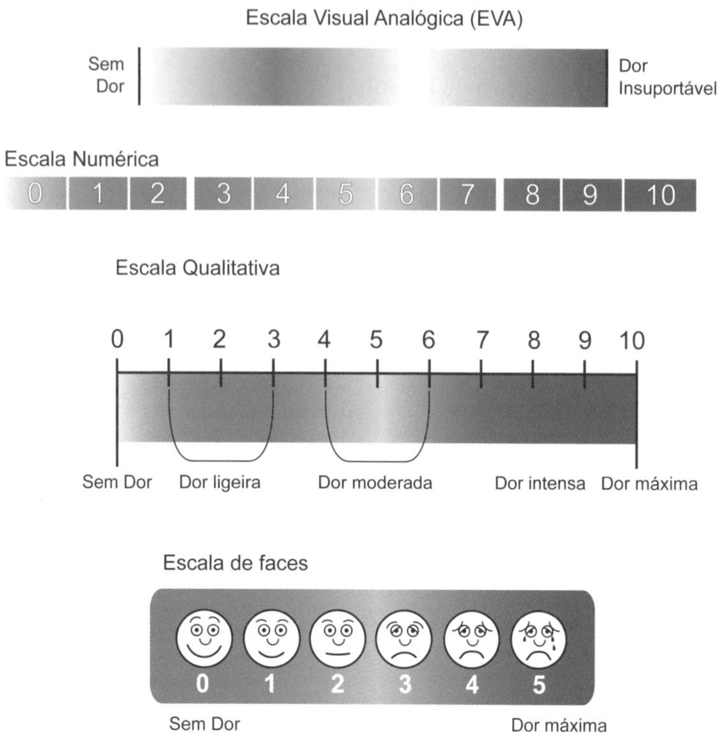

Quadro 2 – Escalas de intensidade

- **Tratamentos prévios realizados**: deve-se ter a história completa das medicações que já foram prescritas para dor, o que o paciente está usando no momento da consulta, e se há disparidade entre o que foi prescrito e o que está sendo usado. Além disso, devem ser pesquisados os resultados obtidos com as medicações já prescritas anteriormente, as doses alcançadas e a presença ou não de efeitos adversos. Pacientes devem ser questionados sobre história pregressa ou atual de drogas ilícitas ou álcool.

TRATAMENTO FARMACOLÓGICO

Escala analógica OMS: desde os anos 80, a OMS propôs uma padronização do tratamento analgésico da dor baseado em uma escada de três degraus de acordo com a intensidade de dor que o paciente apresenta (**Figura 1**). O primeiro degrau recomenda o uso de medicamentos anti-inflamatórios para dores fracas. O segundo degrau sugere opioides fracos, que podem ser associados aos anti-inflamatórios do primeiro degrau, para dores moderadas. O terceiro degrau consta de opioides fortes, associados ou não aos anti-inflamatórios, para dores fortes. Os adjuvantes podem ser usados nos três degraus da escada. A escada indica classes de medicamentos e não fármacos específicos, o que proporciona ao médico flexibilidade para escolha das medicações de acordo com características dos pacientes e a disponibilidade das mesmas.

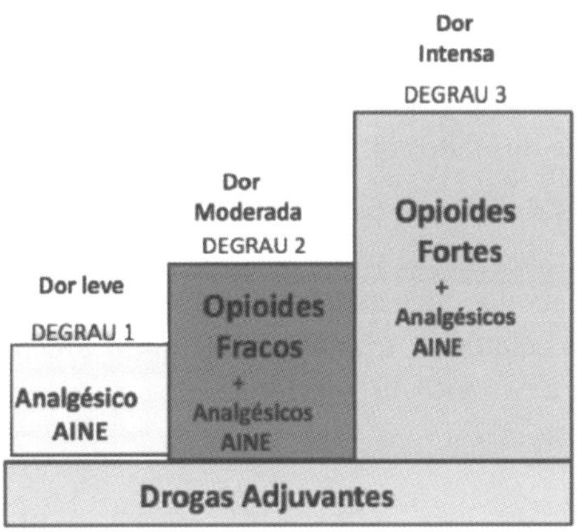

Figura 1 – Escala analógica OMS

Os princípios têm sido propostos pela OMS por meio de um método eficaz, podendo aliviar a dor do câncer em mais de 80% dos casos. Eles podem ser resumidos em cinco tópicos:

- **Pela boca**: a via oral é a escolhida para a administração de medicação analgésica e outras, sempre que possível. Essa via dá ao paciente maior controle e autonomia para o autocuidado. Vias de administração alternativas, como retal, transdérmica ou parenteral, podem ser úteis em pacientes com disfagia, vômitos incoercíveis ou obstrução intestinal.
- **Pelo relógio**: medicação anti-álgica para dor de moderada a intensa deve ser administrada a intervalos fixos de tempo. Isso assegura que a próxima dose seja fornecida antes que o efeito da anterior tenha passado, oferecendo um alívio da dor mais consistente, pois quando ela reaparece antes da próxima dose o paciente experimenta sofrimento dispensável e a tolerância pode ocorrer e tornar necessárias doses maiores do analgésico. Deve-se iniciar com doses pequenas, sendo progressivamente aumentadas até que o paciente receba alívio completo. Alguns pacientes em uso de opioides necessitam de doses de resgate além das doses regulares para as dores incidentais.
- **Pela escada:** deve-se usar a escada analgésica de três degraus para guiar o uso sequencial de drogas. Quando a combinação de drogas de

um degrau é insuficiente no alívio da dor, deve-se pular para o próximo degrau. Os medicamentos adjuvantes devem ser associados em todos os degraus da escada, de acordo com as indicações específicas.

- **Para o indivíduo**: as necessidades individuais para controle álgico variam enormemente de um paciente para outro. A dosagem e a escolha do analgésico devem ser feitas de acordo com a característica da dor do paciente. A dose correta dos opioides é aquela que causa alívio da dor com o mínimo de efeito colateral.
- **Atenção aos detalhes:** devemos dar ao paciente e a seus cuidadores instruções precisas sobre os nomes dos medicamentos, sua indicação, dosagem, intervalo entre as tomadas, e antecipar possíveis complicações e efeitos colaterais, tratando-os profilaticamente. Também devemos explorar o conceito de "dor total".

Opioides

São qualquer componente, endógeno ou exógeno, que se liga ao receptor opioide. Esses receptores encontram-se no sistema nervoso central e periférico. Não existe dose máxima para os efeitos analgésicos dos opioides. O aumento da dose é associado com efeitos colaterais que incluem sedação, confusão mental, constipação intestinal, náuseas e vômitos, e depressão respiratória. A dose necessária para analgesia varia muito, dependendo do tipo de dor e de vários fatores relacionados ao paciente. O princípio de sua utilização clínica é a titulação da dose para cada indivíduo, até se atingir um nível aceitável de analgesia limitado pelos efeitos adversos concomitantes.

Codeína

É o opioide de escolha na dor leve a moderada não controlada com anti-inflamatório. É utilizada na dose de 30 a 120 mg, VO de 4/4 horas. Acima dessa dose deve-se considerar o uso da morfina.

Tramadol

É usada para os casos de dor leve a moderada, disponível via oral e parenteral. Tem efeitos colaterais comuns aos opiáceos, embora constipação intestinal apareça com menor intensidade. Dose oral é 200 a 400 mg/dia e EV é de 600 mg divididos 4/6h.

Morfina

É o fármaco de escolha para dor intensa. Pacientes que não estão com controle adequado da dor, no segundo degrau da escada analgésica, devem iniciar o tratamento com morfina, nas doses ideais 5 a 10 mg, de 4/4 h, aumentando de acordo com a necessidade. Dois terços dos pacientes com câncer necessitam de dosagem acima de 180 mg/ dia. A morfina tem um estigma, causando receio em seu uso, tanto nos profissionais de saúde, quanto nos familiares. Esse estigma deve ser desmistificado através de orientações de que a morfina não acelera a morte e não causa dependência se usada com orientação.

Fentanil

Disponível em adesivo (*patch*) para administração transdérmica, seu uso é mais apropriado quando o paciente não consegue tolerar morfina devido a seus feitos colaterais ou este incapacitado de ingerir via oral pela própria evolução da doença. Os adesivos de fentanil devem ser trocados a cada três dias e o sítio de aplicação deve ser mudado.

Metadona

É uma alternativa à morfina, sendo bastante utilizada no tratamento de retirada e da dependência dos opioides e em pacientes que necessitam de tratamento prolongado. Causa menos dependência, menos euforia e sedação do que a maioria dos outros opioides. Deve ser usada com muito cuidado, principalmente nos idosos, por ter uma meia-vida longa, significando que pode ocorrer acumulação. Os pacientes podem necessitar de até seis doses por dia, inicialmente, mas o intervalo entre elas vai ser mais prolongado, até que apenas uma ou duas doses sejam necessárias, por dia, para manutenção.

Oxicodona

A oxicodona é em torno de 1,5 a 2 vezes mais potente do que a morfina oral. Atua com rápido início de ação e tem duração prolongada, podendo ser administrada a cada 12 horas. Parece causar menos sedação, delírio, vômito e prurido, mas mais constipação. Tem vantagens na dor de origem visceral.

Analgésicos não opiácios

Há duas categorias destas drogas: os anti-inflamatórias não hormonais (AINH) e os analgésicos simples. Os analgésicos simples têm efeitos analgésicos e antitérmicos e seus principais representantes são o acetaminofeno e a dipirona. Os AINE têm ações anti-inflamatória, analgésica, antitérmica e inibidora das plaquetas. Seu sítio de ação é totalmente no tecido lesado, não tem ação central, sendo bastante efetivos contra dor produzida por lesão lenta e prolongada. Seus principais representantes são cetoprofeno, diclofenaco, ibuprofeno, nimesulida, meloxican, naproxeno e celecoxibe. Podem ser usados em conjunto com analgésicos nos três degraus da escada da OMS, não produzindo tolerância ou dependência física e psicossocial.

São bastante úteis na dor devido a metástases ósseas, quando a dor tem etiologia inflamatória, na dor músculo-esquelética e por lesão em partes moles ou fraturas. Pacientes que não respondem ou que não toleram um tipo de AINE podem ser tratados com sucesso com outros AINE, mas não se deve prescrever associação de dois medicamentos dessa classe. Seus principais efeitos colaterais são distúrbios gastrointestinais, alteração renal e hematológica.

Fármacos adjuvantes

São drogas desenvolvidas primeiramente para outras indicações que não o alívio da dor, mas com este efeito em determinadas situações. São usadas em combinação com outras drogas, em todos os degraus da escada analgésica, com atuação especial nos casos de dor neuropática que não respondem suficientemente bem aos opiáceos. O uso dos adjuvantes na dor oncológica deve ser criterioso, evitando-se interações medicamentosas ou efeitos adversos intoleráveis que possam piorar a condição clínica dos pacientes. As principais classes utilizadas são:

Antidepressivos

O alívio da dor ocorre com doses menores e maior rapidez do que seu efeito antidepressivo. Muitos neurotransmissores envolvidos na nociocepção são afetados pelos antidepressivos, bloqueando a recaptação de serotonina e noradrenalina. Também melhoram a analgesia, aumentando os níveis de morfina plasmática.

Os antidepressivos tricíclicos são importantes nos casos de dor constante, com sensação de queimação ou parestesia, embora também tenham papel importante nas dores neuropáticas lancinantes. O uso destes medicamentos (amitriptilina, imipramina, nortriptilina) pode levar a efeitos colaterais anticolinérgicos, como boca seca e, ainda, constipação, retenção urinária, hipotensão postural e confusão mental. Para diminuir os efeitos colaterais, deve-se iniciar com baixas doses e aumentar gradativamente.

Os inibidores seletivos da recaptação de serotonina são menos eficazes que os tricíclicos no alívio da dor, porém, devem ser indicados nos casos de intolerância ou contraindicação aos mesmos. Apresentam menos efeitos adversos que os tricíclicos, porque não possuem efeitos anticolinérgicos, antiadrenérgicos e anti-histaminérgicos. São exemplos a fluoxetina, a paroxetina e o citalopram. A fluoxetina é indicada para ansiedade, sendo administrada pela manhã para evitar insônia. A paroxetina é muito eficaz no tratamento da depressão.

Anticonvulsivantes

São drogas usadas em casos de dor neuropática, particularmente dor lancinante. Sua ação no alívio da dor se dá pela supressão de circuitos hiperativos no sistema nervoso central e estabilização das membranas nas vias aferentes. Como exemplo destas drogas utilizadas, tem-se a carbamazepina, útil nos quadros de dor neuropática, com efeitos colaterais como náusea, vômitos, ataxia e letargia. A gabapentina apresenta bons resultados em casos de síndromes neuropáticas.

Benzodiazepínicos

Possuem efeito sedativo, ansiolítico e miorrelaxante na dor associada a espasmo muscular, e melhora padrão do sono. São exemplos bastante utilizados o clonazepam na dose de 0,5 a 2 mg/dia e o diazepam: 5 a 10 mg/dia.

Antiespasmódicos

Muito usados em cólica ou nos casos de obstrução intestinal. A dor pode ser aliviada por medicamentos que determinem o relaxamento das fibras musculares, como a hioscina, aliviando os espasmos intestinais.

Corticoesteroides

Os esteroides podem diminuir edema associado a condições inflamatórias e crescimento tumoral. Como exemplos temos a dexametasona e prednisona, atuando como analgésicos e diminuindo prostaglandinas locais envolvidas na inflamação e nocicepção. São drogas de escolha na cefaleia por hipertensão intracraniana devido a tumores primários de SNC ou metástases cerebrais. Também são úteis para dor neuropática, devido à compressão nervosa pela massa tumoral ou infiltração de plexos ou nervos periféricos, reduzem dor óssea por metástase, além de produzir sensação de bem-estar.

TRATAMENTO NÃO FARMACOLÓGICO

Os objetivos das intervenções para o controle da dor são o alívio da queixa dolorosa, a melhora da funcionalidade física, psíquica e social que se traduz como qualidade de vida. É necessário o uso de intervenções múltiplas para possibilitar melhor resposta analgésica, interferindo simultaneamente na diminuição da geração do impulso nociceptivo, nos processos de trasmissão e de interpretação do fenômeno doloroso, e estimulando o sistema supressor da dor.

Para se alcançar o controle total da dor, deve-se buscar intervenções em todos os seus componentes, ensinando aos pacientes e a seus familiares medidas de caráter emocional e comportamental, além de avaliar suas crenças sobre o valor da terapêutica proposta.

Fazem parte do tratamento não farmacológico os bloqueios neuronais, técnicas neurocirúrgicas e intervenções psicológicas e de medicina de reabilitação.

CONSIDERAÇÕES FINAIS

A maioria dos pacientes com câncer vai ter dor em algum momento no curso da doença. O manejo da dor contribui para uma grande melhora da qualidade de vida.

Deve-se sempre considerar o conceito de "dor total", em que o paciente tem a dor física influenciada por fatores emocionais, sociais e espirituais.

Na avaliação inicial, uma história detalhada, um exame físico adequado e uma caracterização da dor, a fim de tentar enquadrá-la nas síndromes dolorosas, são fundamentais para o sucesso do tratamento.

Os princípios do controle da dor estabelecidos pela OMS são capazes de controlar a dor da grande maioria dos pacientes oncológicos. Os opioides são a base do tratamento e devem ser usados sempre na dor moderada a intensa.

A terapia analgésica é realizada em conjunto com o tratamento de múltiplos sintomas e é desejável uma equipe multidisciplinar, além do envolvimento dos familiares para um resultado mais eficaz.

Apesar do progresso científico e farmacológico, a dor continua a ser substancialmente subtratada, implicando na piora da qualidade de vida do indivíduo.

Frente ao sofrimento do paciente, é imprescindível ao profissional da saúde se aprimorar para exercer o tratamento adequado da dor oncológica.

BIBLIOGRAFIA

Ministério da Saúde. Instituto Nacional do Câncer (2001). Cuidados paliativos oncológicos – controle da dor. Rio de Janeiro.

Sociedade Brasileira de Oncologia (SBOC). (2011). II Consenso Nacional de Dor Oncológica. EPM, São Paulo.

Sociedade Brasileira de Oncologia (SBOC) (2014). Consenso sobre dor oncológica.

PARTE 2: BIOSSEGURANÇA E A CENTRAL DE QUIMIOTERAPIA: CONSIDERAÇÕES FARMACÊUTICAS

CAPÍTULO 5
ATIVIDADES DO FARMACÊUTICO NA CENTRAL DE QUIMIOTERAPIA

CRISTINA ROSA BARBOSA

INTRODUÇÃO

A farmácia na central de quimioterapia é um setor essencial para a garantia da qualidade dos antineoplásicos que serão administrados nos pacientes oncológicos, certificando que o tratamento seja efetuado da melhor maneira possível. Portanto, é necessário que rotinas sejam estabelecidadas para uma maior segurança aos profissionais envolvidos e principalmente aos pacientes.

ATUAÇÃO DO FARMACÊUTICO NA EQUIPE MULTIDISCIPLINAR

Hoje, com o advento da globalização e do trabalho em equipe, o individualismo não tem mais espaço. O conceito de equipe multidisciplinar está sendo empregado com o objetivo de melhorar a integração e, assim, a qualidade de vida do paciente oncológico (Almeida, 2010). Conforme Resolução nº 565, de 6 de dezembro de 2012:

O Conselho Federal de Farmácia (CFF), no exercício das atribuições que lhe são conferidas pela alínea "m", do artigo 6º, da Lei nº 3.820, de 11 de novembro de 1960, modificada pela Lei nº 9.120, de 26 de outubro de 1995, e

Considerando o disposto na Resolução CES/CNE nº 02, de 2 de fevereiro de 2002, e o disposto no Decreto nº 85.878, de 7 de abril de 1981, artigo 1º, incisos I e VI;

Considerando a necessidade de complementar os termos da Resolução/CFF nº 288, de 21 de março de 1996, publicada no DOU de 17/05/1996, Seção 1, p. 8618;

Considerando a necessidade de estabelecer rotinas e procedimentos e de assegurar condições adequadas de formulação, preparo, armazenagem, conservação, transporte, dispensação e utilização de antineoplásicos, bem como o gerenciamento correto dos resíduos oriundos da manipulação desses medicamentos nos estabelecimentos de saúde, objetivando a segurança do farmacêutico, do paciente, da equipe multidisciplinar e do meio ambiente;

Considerando o disposto no anexo I, itens 5.4 e 5.4.1 da Resolução de Diretoria Colegiada (RDC) da Agência Nacional de Vigilância Sanitária (Anvisa) nº 220, de 21 de setembro de 2004, e na RDC 67, de 8 de outubro de 2007 – anexo I - 3.1.1;

Considerando a necessidade de atualização da Resolução CFF nº 288/96, que dispõe sobre a competência legal para o exercício da manipulação de drogas antineoplásicas pelo farmacêutico, RESOLVE:

Art. 1º - Dar nova redação aos artigos 1º, 2º e 3º da Resolução nº 288, de 21 de março de 1996, publicada no Diário Oficial da União de 17 de maio de 1996, Seção I, página 8618, dispondo sobre a competência legal para atuação do farmacêutico nos serviços de oncologia:

"Art. 1º - É atribuição privativa do farmacêutico o preparo dos antineoplásicos e demais medicamentos que possam causar risco ocupacional ao manipulador (teratogenicidade, carcinogenicidade e/ou mutagenicidade) nos estabelecimentos de saúde públicos ou privados.

Art. 2º - Compete ao farmacêutico orientar e assegurar a execução de projetos de área física que garantam o cumprimento da legislação vigente quanto aos requisitos de esterilidade e biossegurança dos medicamentos, através de programas de qualificação de equipamentos e validação de técnicas e processos.

Art. 3º - No exercício de suas atividades caberá ao farmacêutico:

I – participar nos processos de seleção, padronização, qualificação de fornecedores de produtos e prestadores de serviços, aquisição e armazenamento dos medicamentos antineoplásicos, medicamentos de suporte e dos materiais necessários ao preparo e uso destes medicamentos, através de procedimentos operacionais que assegurem a rastreabilidade dos processos;

II – avaliar os componentes da prescrição médica, quanto à dose, qualidade, compatibilidade, estabilidade e interações com outros medicamentos e/ou alimentos, bem como a viabilidade do tratamento proposto;

III – orientar e capacitar a equipe de profissionais de saúde no que se refere aos processos relacionados aos medicamentos antineoplásicos e contribuir para elaboração de protocolos, clínicos e de farmacovigilância, para detecção, tratamento e notificação das reações adversas a medicamentos (RAM);

IV – proceder o preparo dos medicamentos segundo a prescrição médica, atendendo os aspectos galênicos de cada produto, em concordância com o que é preconizado na literatura científica e pelo fabricante do produto; manipular antineoplásicos em condições assépticas, obedecendo aos critérios de biossegurança dispostos na legislação sanitária em vigor;

V – assegurar o adequado preenchimento do rótulo de cada dose manipulada, verificando a exatidão das informações contidas na prescrição médica, a saber: nome completo do paciente, número do leito e registro hospitalar, identificação do médico prescritor e do farmacêutico responsável pela manipulação, volume total e dose de cada componente adicionado, data e hora da manipulação, bem como as recomendações de uso e relativas à validade, condições de armazenamento, transporte e administração;

VI – registrar cada dose manipulada de modo sequencial, por meio impresso ou eletrônico, de forma a permitir a rastreabilidade de todas as informações referentes aos produtos utilizados no preparo das doses, dados dos pacientes e responsáveis pela prescrição e manipulação;

VII – elaborar e acompanhar o plano de gerenciamento de resíduos, de acordo com a legislação sanitária em vigor;

VIII – observar as normas de segurança individuais e coletivas para o preparo destes produtos, recomendadas nacionalmente e internacionalmente, de acordo com a legislação vigente;

IX – participar de estudos de utilização de medicamentos relacionados à terapia antineoplásica com foco em farmacoeconomia e farmacovigilância;

X – participar das visitas aos pacientes, reuniões, discussões de casos clínicos, elaboração de protocolos clínicos e de outras atividades técnico-científicas junto à equipe multiprofissional de terapia antineoplásica, bem como prestar orientação farmacêutica aos pacientes;

XI – disponibilizar, a todos os que compõem a equipe multiprofissional de terapia antineoplásica, informações toxicológicas sobre os medicamentos e orientação quanto ao uso de Equipamentos de Proteção Individual - EPI e kit de derramamento;

XII – desenvolver e participar de pesquisas clínicas de medicamentos para a terapia antineoplásica, nas áreas hospitalar e industrial;

XIII – participar, elaborar e atualizar artigos técnico-científicos relacionados às características, manuseio, toxicidade, ordem e tempo de infusão, incompatibilidades e interações, bem como a outros aspectos referentes à atuação do farmacêutico na Terapia Antineoplásica;

XIV – prestar cuidados farmacêuticos aos pacientes submetidos à terapia antineoplásica, observando as particularidades de cada via de administração, a fim de contribuir a adesão ao tratamento e o uso racional desses medicamentos;

XV – participar do desenvolvimento de ferramentas tecnológicas (softwares) para utilização nas unidades assistenciais de saúde (prescrição eletrônica, validação farmacêutica, emissão eletrônica de ordens de manipulação e rótulos e registros de preparações);

XVI – zelar pela execução de um Programa de Controle Médico de Saúde Ocupacional – PCMSO e Programa de Prevenção de Riscos Ambientais – PPRA, de acordo com a legislação trabalhista em vigor, acompanhando os resultados e encaminhando as devidas ações.”

Art. 2º - Esta resolução entrar em vigor nesta data, revogando-se as disposições em contrário.

PRESCRIÇÃO, PREPARO E DISTRIBUIÇÃO DE DROGAS ANTINEOPLÁSICAS

MÉDICO – PRESCRIÇÃO

Prescrição médica - é o documento que expressa a conduta adotada pela equipe médica e que determina a condução do tratamento, desde a preparação até a administração.

Prescrever os antineoplásicos em prescrição informatizada com sua respectiva identificação de registro no CRM, indicando as concentrações desejadas para o tratamento.

PREPARO

Farmacêutico da quimioterapia – avaliação da prescrição médica

Ao receber uma prescrição médica, certificar se todas as informações necessárias a dispensação do medicamento à equipe de enfermagem estão claras e de acordo com o protocolo definido na instituição.

Avaliar cuidadosamente a prescrição médica devido às características citotóxicas dos antineoplásicos.

Conferir as doses prescritas de acordo com a superfície corpórea do paciente, dia do ciclo, esquema de infusão (tempo, sequência), medicamentos de suporte, compatibilidade físico-química dos componentes entre si, estabilidade, interações medicamentosas, toxicidade, diluição.

Se ocorrer alguma dúvida em relação à prescrição médica, o farmacêutico deve contatar o médico para esclarecer o assunto.

EQUIPE DA FARMÁCIA DE QUIMIOTERAPIA – CONFECÇÃO DE RÓTULOS

Realizar a emissão do rótulo de identificação das soluções, por um sistema específico desenvolvido exclusivamente para essa atividade. Esse sistema permite a consulta de dados gerais, como quantidade de medicamentos dispensados/dia, a fim de se ter um controle dos medicamentos utilizados por cada paciente, a data de realização do procedimento, além de proporcionar a rastreabilidade de dados.

O rótulo de identificação das bolsas manipuladas deve conter basicamente as seguintes informações:

- nome e informações do paciente como registro hospitalar, sexo e idade, nº do leito caso paciente esteja internado;
- nome, dose e características inerentes ao medicamento como: fotossensibilidade, estabilidade e condições de temperatura para conservação;
- tipo e volume da bolsa de soro que dever ser utilizada de acordo com especificidade do medicamento;
- orientações para cuidados na condução, horário do preparo e administração da droga;
- volume da droga que deve ser adicionado na bolsa e volume total da solução;
- via de administração e intervalo de administração;
- nome do farmacêutico responsável e do registro do conselho profissional.

As informações contidas nesses rótulos, através do sistema informatizado, estão contidas na prescrição médica somada à data de validade e ao lote do medicamento.

INFRAESTRUTURA

A legislação estipula estruturas e ações básicas para que a manipulação de quimioterápicos seja realizada da maneira mais segura possível.

Segundo Resolução RDC nº 220, de 21 de setembro de 2014, os serviços de Terapia Antineoplásica (TA) que possuem farmácia própria devem atender os seguintes requisitos mínimos:

- área destinada a paramentação: provida de lavatório para higienização das mãos;
- sala exclusiva para preparação de medicamentos para TA, com área mínima de 5 (cinco) m^2 por cabine de segurança biológica;
- Cabine de Segurança Biológica (CSB) Classe II B2 que deve ser instalada seguindo as orientações contidas na RDC/Anvisa nº 50, de 21/02/2002;
- área de armazenamento exclusiva para estocagem de medicamentos específicos da TA.

A CSB deve ser validada semestralmente para garantia de funcionamento correto. Antes e após o término da manipulação, a CSB deve ser limpa com álcool 70% e essa limpeza deve ser registrada pelo funcionário que a realizou em uma folha de controle para depois ser conferida por outra pessoa. Antes do início da manipulação, por pelo menos 30 minutos, a cabine deve ser ligada e continuar ligada após 30 minutos do término da manipulação.

EQUIPE DA FARMÁCIA DE QUIMIOTERAPIA – LIMPEZA DAS BANCADA, MONTAGEM DOS SOROS E SEPARAÇÃO DAS DROGAS.

Realizar desinfecção da bancada da sala de armazenamento de soros e medicamentos, utilizando álcool 70% e tecido não tecido (TNT) duas vezes ao dia, sendo uma pela manhã, antes de começar o expediente, e outra à tarde, no final do dia. Registrar o procedimento em uma folha de controle, preenchendo com o nome de quem a realizou e o horário em que a atividade foi feita para que outro funcionário confira o registro. A limpeza das bancadas deve ser feita sempre que necessário durante o dia.

Retirar as bolsas de solução fisiológica ou solução de glicose 5% (100 mL, 250 mL, 500 mL, 1000 mL) e equipo (fotossensível, bomba de infusão, simples, polietileno) de suas respectivas embalagens, na bancada, em quantidade necessária para o preparo.

Conectar o equipo na bolsa conforme especificação prescrita, observando o preenchimento do equipo com soro e verificando a ocorrência de vazamentos.

Identificar as bolsas de soro com os rótulos e dispor nas bandejas de aço inox.

Separar os medicamentos antineoplásicos que serão utilizados na manipulação conforme prescrito pelo médico e promover a higienização dos mesmos com álcool 70%. Colocar esses medicamentos e bolsas de soros rotuladas em bandejas de aço inox para dentro da sala de manipulação de antineoplásicos através de janela de transferência (*pass-through*).

Abastecer caixa própria para transporte de agulhas e seringas para manipulação de drogas antineoplásicas e levá-la para sala de manipulação.

EQUIPE DA FARMÁCIA DE QUIMIOTERAPIA – PRÉ-PREPARO DAS DROGAS ANTINEOPLÁSICAS

Na sala de paramentação, realizar higienização das mãos conforme preconizado pelo CCIH.

Respeitar o limite demarcado de área limpa.

Paramentar-se com:

- touca descartável;
- respirador descartável;
- avental longo de uso restrito à área de preparação, com baixa liberação de partículas, baixa permeabilidade, frente fechada, mangas longas e punhos elásticos;
- luvas (tipo cirúrgica) de látex, punho longo, sem talco e estéreis;
- propé.

Com relação aos quimioterápicos antineoplásicos é vedado:

- iniciar qualquer atividade na falta de EPIs;
- dar continuidade às atividades de manipulação quando ocorrer qualquer interrupção do funcionamento da CSB.

Certificar-se de que a cabine de segurança biológica esteja com o sistema de ventilação ligado há mais de 30 minutos e devidamente higienizada com álcool 70% conforme preconizado.

Abastecer a cabine de segurança biológica com almotolia contendo álcool 70%, gaze estéril, coletor de plástico rígido próprio para o descarte de resíduos químicos e um par de luvas estéreis.

Respeitar os seguintes cuidados na sala de manipulação:

- é proibido beber, comer, fumar ou usar cosméticos (pó facial, pintura para olhos, esmaltes, rouge);
- manter o acesso restrito a profissionais envolvidos na manipulação de antineoplásicos (farmacêuticos ou técnicos ou auxiliares ou estagiários de farmácia);
- evitar atividades que geram partículas, tais como abertura de caixas e materiais de embalagem, com exceção de abertura de seringas e agulhas;
- manter a porta sempre fechada;
- não usar calçados abertos durante a manipulação de antineoplásicos;
- conservar cabelos presos;
- manipulação de antineoplásicos somente por farmacêutico e no interior da Cabina de Segurança Biológica (CSB) Vertical Classe II B2.

FARMACÊUTICO DA QUIMIOTERAPIA – PREPARO DAS DROGAS ANTINEOPLÁSICAS

A manipulação de quimioterápicos é uma atividade que exige atenção e cautela para que os riscos de acidente de contaminação, tanto para o farmacêutico quanto para o paciente, sejam os menores possíveis. A manipulação dc quimioterápicos é uma atividade exclusiva do farmacêutico conforme estabelecido pelo Consellho Federal de Farmácia, Resolução nº 288/96.

O farmacêutico deve ser auxiliado por um técnico de farmácia, durante todo o tempo de preparo, para:

- dispor as bolsas de soro a serem preparadas ao lado esquerdo da cabine e
- abrir os invólucros de seringas e agulhas, dentro da cabine, ao lado direito.

Seguir rigorosamente as técnicas de assepsia e biossegurança ao manipular antineoplásicos:

- em liofilizados introduzir no frasco-ampola a seringa do tipo *luer-lok* com o diluente e dissolver completamente a solução, evitando o vácuo ou pressão excessiva dentro do frasco e observando critérios de diluição/concentração, conforme manual de diluição de drogas antineoplásicas;
- extrair o líquido do frasco/ampola, observando a dosagem prescrita, utilizando seringa *luer-lok* com capacidade superior ao volume a ser aspirado e agulha descartável de grosso calibre;
- após a aspiração do líquido, eliminar as bolhas da seringa usando a técnica de reencape da agulha, gaze para recolher as gotículas eventualmente eliminadas e impedir a formação de aerossóis;
- injetar o medicamento previamente reconstituído no soro específico, protegendo a conexão seringa-soro com gaze estéril;
- desprezar as seringas, agulhas, ampolas e frascos/ampola no coletor de plástico rígido próprio para descarte de resíduos químicos.

Retirar as bolsas de soro já preparadas dispostas ao lado direito da CSB e colocá-las na janela de transferência (*pass-through*).

Identificar e armazenar, de forma correta, as drogas utilizadas parcialmente, respeitando os critérios de estabilidade do manual de diluição.

Submeter a CSB a uma nova desinfecção com álcool 70%.

Descartar toda a paramentação utilizada na manipulação na lixeira identificada para descarte desse material na sala de resíduos químicos.

Realizar higienização das mãos conforme preconizado pela CCIH após o término da manipulação.

Equipe da quimioterapia – distribuição das drogas antineoplásicas

Retirar as bolsas de soro do *pass-trough*, rotular o que for necessário e acondicioná-las para o transporte:

- para as unidades de internação, embalar as bolsas em saco plástico incolor, selar e acondicionar em recipiente isotérmico exclusivo;
- para o ambulatório, as bolsas são dispostas no *pass-through* que comunica a área de manipulação com a área de administração.

Transportar as soluções preparadas através de carrinho de supermercado, com kit derramamento, para as unidades de internação.

Registro da entrega:

- nas unidades de internação, a equipe de enfermagem confere as soluções preparadas e assina a prescrição, o que confirma o recebimento da quimioterapia;
- no ambulatório, ao término do dia, a equipe da farmácia de quimioterapia e a enfermagem da área realizam em conjunto a conferência do livro de registro da unidade.

Enfermeiro – administração das drogas antineoplásicas

Efetua a instalação e administração das drogas quimioterápicas seguindo o determinado na prescrição médica e conforme protocolos da instituição.

Equipe da quimioterapia – livro de registro de quimioterápicos

O sistema informatizado gera os livros de registro de quimioterápicos, de ambulatorial e de unidades de internação, que trazem as seguintes informações:

- nome do paciente;
- registro hospitalar;
- diluição do medicamento;
- nome e dosagem do medicamento;
- fabricante;
- lote;
- validade;

- unidade de destino da solução;
- especialidade responsável pela prescrição.

Ao término do dia, emitir uma via do livro de registro de quimioterápicos das unidades de internação.

Conferir o livro ambulatorial, frente às prescrições médicas, junto com a equipe de enfermagem, cruzando os dados do livro com os prontuários dos pacientes em tratamento.

Equipe da quimioterapia – término do dia de trabalho

Desligar o sistema de ventilação/CSB após 30 minutos do final do último preparo.

Realizar desinfecção de todas as bancadas e bandejas de aço inox.

ATENÇÃO FARMACÊUTICA NA ONCOLOGIA

Segundo o Consenso Brasileiro de Atenção Farmacêutica (Ivama; Nooblat; Castro, 2002), a atenção farmacêutica compreende atitudes, valores éticos, comportamentos, habilidades, compromissos e corresponsabilidades na prevenção de doenças, promoção e recuperação da saúde, de forma integrada à equipe de saúde. É a interação direta do farmacêutico com o paciente, visando uma farmacoterapia racional e a obtenção de resultados definidos e mensuráveis, voltados para melhora da qualidade de vida (Almeida, 2010).

Além do seu conhecimento técnico relacionado ao manuseio dos medicamentos antineoplásicos, é imprescindível que o farmacêutico saiba informar corretamente a respeito do tratamento, esclarecendo quaisquer dúvidas que possam existir (Storpirtis; Mori; Yochiy; Ribeiro; Porta, 2008).

O farmacêutico deve elaborar material informativo, no qual especifique a indicação dos medicamentos e os efeitos colaterais dos mesmos relacionados ao tratamento. A adesão ao tratamento depende que o paciente esteja seguro.

Os medicamentos antineoplásicos atuam predominantemente sobre células de rápida divisão celular, em especial no tecido hematopoiético, germinativo, do folículo piloso do epitélio de revestimento do aparelho gastrintestinal. São medicamentos que, mesmo em doses terapêuticas, podem ocasionar toxicidade (Storpirtis; Mori; Yochiy; Ribeiro; Porta, 2008).

Por isso, as toxicidades relacionadas ao tratamento devem ser orientadas ao paciente e familiares através de folhetos informativos elaborados pelo farmacêutico.

Toxicidade hematológica

A toxicidade sobre a medula óssea é o efeito mais importante, mais comum e dose-limitante. Pode levar à morte, mas geralmente reversível. Quase todos os quimioterápicos são mielotóxicos em graus variáveis, com exceção da asparaginase, bleomicia, estreptozocina e mitomicina (Almeida, 2010).

Podem causar plaquetopenia (redução das plaquetas), anemia (redução de células vermelhas) e leucopenia (redução das células brancas).

Toxicidade gastrointestinal

Náusea e vômitos – são o efeito colateral mais comum. Sua incidência e severidade dependem do tipo de antineoplásico utilizado, da dose, do esquema, da combinação dos medicamentos e das características individuais. Alguns pacientes podem apresentar náusea e vômito antecipatórios, ou seja, até 24 horas antes de receber a quimioterapia, ou tardio, que poderá ocorrer até 72 horas depois (De Vita; Hellman; Rosenberg, 2001).

Mucosite – principais medicamentos associados: fluorouracil, metotrexato, bleomicia, dactinomicina, daunorrubicina, do xorrubicina e citarabina.

Diarreia – é um efeito colateral comum que pode interferir na qualidade de vida do paciente oncológico. Os principais medicamentos envolvidos são: irinotecano e capecitabina.

Constipação – principais medicamentos associados: alcaloides da vinca, temozolomida, mitomicia, analgésicos opioides, entre outros.

Toxicidade cutânea

Alopecia – é quase sempre temporária, ocorre em 1 a 3 semanas após o início e o crescimento pode ocorrer em 4 a 8 semanas após o término do tratamento (Almeida, 2010). Fármaco associado: doxorrubicina.

Eritema acral – também conhecida como “síndrome de mãos e pés”. Fármacos associados: capecitabina e sorafenibe.

Fotossensibilidade – após o uso de alguns fármacos, como, por exemplo, metotrexato, fluorouracil, imatinibe o paciente pode apresentar sensibilidade cutânea exacerbada e queimaduras após exposição a raios solares.

Alteração das unhas – podem apresentar enfraquecimento e diminuição do crescimento. Fármacos associados: ciclofosfamida, doxorrubicina, bleomicina, fluorouracil.

Reações alérgicas

Podem ocorrer com o uso de alguns fármacos como paclitaxel, docetaxel, cetuximabe, bevacizumabe.

CONSIDERAÇÕES FINAIS

O farmacêutico desempenha função fundamental no uso apropriado, seguro e custo-efetivo de medicamentos. Através do seguimento farmacoterapêutico, integra a equipe multidisciplinar na tomada de decisões sobre farmacoterapia e intervém a favor da saúde dos pacientes. E os pacientes oncológicos, em especial, são os grandes beneficiados da atenção farmacêutica, devido aos inúmeros problemas que apresentam, relacionados ao tratamento antineoplásico (Almeida, 2010).

BIBLIOGRAFIA

Agência Nacional de Vigilância Sanitária (Anvisa): <http://www.anvisa.gov.br>.

Conselho Federal de Farmácia (CFF): <http://www.cff.org.br>

Sociedade Brasileira de Farmacêuticos em Oncologia (Sobrafo): <http://www.sobrafo.org.br>.

Almeida JRC. (2010). Farmacêuticos em Oncologia: Uma Nova Realidade. São Paulo: Atheneu, 2 ed.

Brasil. Ministério da Saúde. (2004). Agencia Nacional de Vigilância Sanitária. Resolução RDC nº 220, de 21 de setembro. Aprova o Regulamento Técnico de Funcionamento dos Serviços de Terapia Antineoplásica. Diário Oficial da União.

Conselho Federal de Farmácia – CFF. (2012). Resolução nº 565, 6 de dezembro.

Conselho Federal de Farmácia – CFF. (1996). Resolução nº 288/96. Brasília, DF.

Devita VT, Hellman S, Rosenberg SA. (2001) Cancer, principles and practice of oncology. Philadelphia: lippincott Williams & Wilkins, 6th ed.

Storpirits S et al. (2008). Farmácia Clínica e Atenção Farmacêutica, Rio de Janeiro: Guanabara Koo**gan.**

CAPÍTULO 6
BIOSSEGURANÇA EM ONCOLOGIA E QUIMIOTERAPIA

LARA PARO DIAS E PAULO CESAR PIRES ROSA

INTRODUÇÃO

Condição de segurança alcançada por um conjunto de procedimentos, ações, técnicas, metodologias, equipamentos e dispositivos capazes de eliminar ou minimizar riscos inerentes às atividades de pesquisa, produção, ensino, desenvolvimento tecnológico e prestação de serviços, que podem comprometer a saúde do homem, dos animais, do meio ambiente ou a qualidade dos trabalhos desenvolvidos (Fiocruz; LHGDH-Unesp).

O objetivo fundamental é garantir que qualquer procedimento seja seguro para os profissionais que o realizam, para os pacientes a quem são destinados e para o ambiente e, ao mesmo tempo, ser capaz de gerar resultados de qualidade (Fiocruz).

TIPOS DE RISCO

1. Riscos de acidentes
2. Riscos ergonômicos
3. Riscos físicos
4. Riscos químicos
5. Riscos biológicos

RISCOS DE ACIDENTES

Qualquer fator que coloque o trabalhador em situação de perigo e possa afetar sua integridade, bem-estar físico e moral é considerado como risco de acidente. São exemplos de risco de acidente: as máquinas e equipamentos operados sem proteção, probabilidade de incêndio e explosão, arranjo físico e armazenamento inadequado etc. (LHGDH-Unesp).

RISCOS ERGONÔMICOS

São considerados riscos ergonômicos qualquer fator que possa interferir nas características psicofisiológicas do trabalhador, causando desconforto ou dano a sua saúde devido à produção de alterações no organismo e estado emocional, comprometendo sua produtividade, saúde e segurança. São exemplos: o levantamento e transporte manual de peso, o ritmo excessivo de trabalho, a monotonia, a repetitividade, a responsabilidade excessiva, a postura inadequada de trabalho, o trabalho em turnos etc. (Fiocruz; LHGDH-Unesp).

RISCOS FÍSICOS

Consideram-se agentes de risco físico as diversas formas de energia a que possam estar expostos os trabalhadores, tais como: ruído, vibrações, pressões anormais, temperaturas extremas, radiações ionizantes, radiações não ionizantes, ultrassom, materiais cortantes e pontiagudos etc.

Um exemplo de risco físico são os níveis de ruído contínuo ou intermitente, que devem ser medidos em decibéis (dB) com instrumento de nível de pressão sonora. Estas leituras devem ser feitas próximas ao ouvido do trabalhador, não devendo ultrapassar de 85 dB para um trabalhador com jornada de 8 horas diárias. A medida do ruído pode variar de acordo com o tempo de exposição do funcionário (NR nº 15).

RISCOS QUÍMICOS

São todas as substâncias compostas ou produtos que possam penetrar no organismo pela via respiratória, nas formas de poeiras, fumos, névoas, neblinas, gases ou vapores, ou que, pela natureza da atividade de exposição, possam ter contato ou ser absorvidos pelo organismo através da pele ou por ingestão (LHGDH-Unesp). Algumas substâncias de risco químico são: arsênico, carvão, chumbo, cromo, fósforo, mercúrio, silicatos e substâncias cancerígenas (NR nº 15).

RISCOS BIOLÓGICOS

Consideram-se agentes de risco biológico as bactérias, fungos, parasitos, vírus, entre outros (LHGDH-Unesp). O risco biológico está presente não só nos trabalhos dentro de hospitais e laboratórios, mas também em atividades que envolvem contato com animais, esgotos e lixo urbano (NR nº 15).

Os agentes de risco biológico podem ser distribuídos em classe de risco de 1 a 4 por ordem crescente de risco, considerando os seguintes critérios (LHGDH-Unesp):

- patogenicidade para o homem;
- virulência;
- modos de transmissão;
- disponibilidade de medidas profiláticas eficazes;
- disponibilidade de tratamento eficaz;
- endemicidade

BIOSSEGURANÇA EM ONCOLOGIA E QUIMIOTERAPIA

Dentre os tratamentos mais eficazes para o câncer, que visam uma boa qualidade de vida, estão a cirurgia e a radioterapia (modalidade de atuação localizada) e a Terapia Antineoplásica (TA), que inclui os tratamentos com agentes biológicos, o tratamento hormonal e a Quimioterapia Antineoplásica (QA) (modalidade de tratamento sistêmico) (Ames; McCann; Yamasaki, 1975).

A QA consiste no emprego de drogas citotóxicas, isoladas ou em combinação, que atuam sobre as células tumorais, agindo também sobre o ciclo celular das células normais de rápida proliferação, produzindo efeitos colaterais indesejáveis e tóxicos, tanto para os indivíduos que necessitam submeter-se ao tratamento, como para os que manipulam as drogas (Sieber et al., 1975; Ames et al., 1975; Benedict et al., 1977). Pela sua natureza citotóxica, mutagênica, carcinogênica e fetotóxica, o preparo deve seguir normas rígidas de segurança pessoal.

A toxicidade das drogas se constitui em fator de risco ocupacional químico para os profissionais que as manipulam e fator determinante de adoecimento dos trabalhadores dos Serviços de Terapia Antineoplásicas (STA).

Risco ocupacional é a probabilidade de ocorrer um evento bem definido no espaço ou no tempo, que cause danos à saúde, às unidades operacionais ou dano econômico/financeiro (Sieber et al., 1975).

O risco ocupacional químico existe mediante a ocorrência de um evento definido de contaminação. Quando um medicamento de risco é preparado, cada uma das etapas desse processo deve ser realizada sob condições e uso de práticas seguras (Ames et al., 1975).

A Agência Nacional de Vigilância Sanitária (Anvisa), órgão regulador e fiscalizador dos serviços de saúde, deliberou a Resolução da Diretoria Colegiada, a RDC nº 220, de 21 de setembro de 2004, que aprova o regulamento técnico de funcionamento dos STA com o objetivo de fixar os requisitos mínimos exigidos de funcionamento (Anvisa, 2004).

Outra deliberação da Anvisa é a Norma Regulamentadora nº 32, de 11 de novembro de 2005, que tem por finalidade estabelecer as diretrizes básicas para a implementação de medidas de proteção à segurança e à saúde dos trabalhadores dos serviços de saúde, bem como daqueles que exercem atividades de promoção e assistência à saúde em geral (NR nº 32).

RISCO OCUPACIONAL EM TERAPIA ANTINEOPLÁSICA

Desde a década de 70, pesquisadores avaliam a atividade profissional entre o manuseio de medicamentos antineoplásicos, como enfermeiros e farmacêuticos, e relatam indícios de contaminação pelos mesmos (ciclofosfamida), observando, por exemplo, aberrações cromossômicas, malformações congênitas, potencial carcinogênico, efeitos prejudiciais à fertilidade, além de mutagenicidade na urina dos trabalhadores. Outro estudo mostrou que fumantes apresentaram maior mutagenicidade na urina em comparação com o grupo controle de não fumantes (Sieber et al., 1975; Falck at al., 1979; Bos et al., 1982).

Em 1995 foi realizado um estudo onde se comparou profissionais que manipulavam antineoplásicos sem medidas de proteção, e estes apresentavam alterações cromossômicas 50% maiores que as do grupo controle (sem esse tipo de exposição ocupacional). Após a implantação de medidas de segurança, como uso de Equipamentos de Proteção Individual (EPI), houve decréscimo significativo dos efeitos anteriormente observados (Sieber et al., 1975; Fuchs et al., 1995; Shortridge et al., 1995).

Atualmente, o uso dos EPIs é indispensável e a Portaria nº 3214 – NR 6 – do Ministério do Trabalho, de 8 de junho de 1978, prevê a distribuição gratuita dos EPIs por parte do empregador, e todos os profissionais que atuam diretamente na central de quimioterapia, incluindo toda a equipe de enfermagem e farmacêuticos, são submetidos à avaliação pelo médico do trabalho e exames laboratoriais a cada seis meses (NR nº 6; Almeida, 2010).

Dessa forma, o manuseio de antineoplásicos fica proibido a:

- gestantes;
- lactentes;
- menores;
- equipe exposta a raios X (fator de risco adicional);
- profissionais com histórico de doença neoplásica (fator de risco adicional).

Nestes casos, o profissional deve ser afastado da atividade de manipulação (Ayoub et al., 2000).

SERVIÇO DE TERAPIA ANTINEOPLÁSICA

Em 21 de março de 1996, o Conselho Federal de Farmácia (CFF) lançou a Resolução nº 288, segundo a qual "é atribuição privativa do farmacêutico a competência para o exercício da atividade de manipulação de drogas antineoplásicas e similares nos estabelecimentos de saúde" (Resolução 288, 1996).

Em 2004, a Anvisa confirmou essa resolução, ao criar a Equipe Multiprofissional da Terapia Antineoplástica (EMTA) que estabelece que qualquer serviço de oncologia deve, obrigatoriamente, dispor de um médico oncologista ou hematologista, um enfermeiro e um farmacêutico. Essa norma entrou em vigor em setembro de 2005, um ano após a sua criação (Sobrafo).

De acordo com a RDC 220 da Anvisa, todos os profissionais que atuam em STA devem utilizar equipamentos de proteção individual, incluindo:

- farmacêuticos;
- auxiliares e técnicos de farmácia;
- enfermeiros;
- auxiliares e técnicos de enfermagem;
- profissionais da limpeza.

Equipamentos de Proteção Individual (EPI's)

É dispositivo ou produto de uso individual utilizado pelo trabalhador, destinado à proteção de riscos suscetíveis de ameaçar a segurança e a saúde no trabalho:

- Luvas nitrílicas e luvas cirúrgicas estéreis: devem ser descartáveis e sem talco, de punho longo (utilizar os dois pares – a estéril acima).
- Avental: descartável, longo, de uso restrito, com baixa liberação de partículas e permeabilidade, frente fechada, mangas longas e punho elástico. Nunca usar jaleco de tecido de algodão ou correlato, pois permite a absorção de partículas de medicamento antineoplásico pela pele.
- Touca turbante descartável.
- Máscara: descartável, com respirador e proteção de carvão ativado, que possui filtro químico para partículas de até 0,2μm.
- Óculos de proteção com barreira lateral.
- Propé: descartável, deve ser usado sobre calçados fechados.

Equipamento de Proteção Coletiva (EPC)

Para a atividade de manipulação de drogas citostáticas, a RDC 220 descreve a utilização de uma Cabine de Segurança Biológica (CSB), vertical, com insuflamento e exaustão completa de ar para proteção do produto, das pessoas e do ambiente.

No mercado, encontramos equipamento com essas especificações, como: Cabine de Segurança Biológica (CSB) Vertical Classe II B2. Este equipamento mantém a área de trabalho, meio ambiente e o usuário totalmente protegidos.

CONDUTAS EM CONTAMINAÇÃO POR ANTINEOPLÁSICOS

Com relação aos quimioterápicos, entende-se por acidente:

- Ambiental: contaminação do ambiente devido à saída do medicamento do envase no qual esteja acondicionado, seja por derramamento ou por aerodispersoides sólidos ou líquidos.
- Pessoal: contaminação gerada por contato ou inalação dos medicamentos da terapia quimioterápica antineoplásica em qualquer das etapas do processo. (Disponível em Guia Trabalhista: <http://www.guiatrabalhista.com.br/legislacao/nr/nr32.htm>. (Waksvik et al., 1981).

Para que não ocorram acidentes é necessário observar as recomendações contidas nos itens da RDC 220, de 21 de setembro de 2004 e da NR 32 de 11 de novembro de 2005 da Anvisa.

Descontaminação pessoal

Deve ser imediata ao acidente:

- imediatamente após o acidente, retirar qualquer vestimenta que esteve em contato com a droga;
- lavar a área afetada em abundância com água e sabão (é obrigatório um chuveiro de emergência e lava olhos nas instalações de STA);
- no caso de contaminação dos olhos, lavar com água ou solução de cloreto de sódio 0.9% por pelo menos 15 minutos;
- notificar a ocorrência na comissão interna de controle de prevenção de acidentes da unidade;
- notificar e encaminhar o profissional para um serviço especializado de segurança e medicina do trabalho.

Descontaminação ambiental por vazamentos

O responsável pela descontaminação deve paramentar-se com os EPIs antes de iniciar o procedimento e o mais instantaneamente possível:

- Líquidos: devem ser recolhidos com compressas absorventes secas para restringir o avanço do líquido.
- Pós: devem ser recolhidos com compressas absorventes umedecidas.
- Fragmentos de vidro: devem ser recolhidos com uma pequena colher ou pá.

Nos três casos, os materiais utilizados devem ser desprezados em coletor de frasco rígido, identificando-o como resíduos químicos perigosos. Após o término do procedimento de descontaminação, a área deve ser limpa com água e sabão em abundância.

Descontaminação de vazamentos no interior da cabine de segurança biológica

O responsável pela descontaminação deve estar paramentado com os EPIs antes de iniciar o procedimento. Promover a descontaminação de toda a superfície interna da cabine de segurança biológica com compressas absorventes, água e sabão.

Em caso de contaminação direta da superfície do filtro HEPA (*High Efficiency Particulate Air*), a cabine de segurança biológica deve ser isolada até a substituição do filtro.

Para qualquer tipo de acidente, nunca escolher como primeira opção para a descontaminação o álcool 70%, pois ele irá dispersar mais ainda as partículas do medicamento devido a sua volatilidade.

"Kit derramamento"

É um kit contendo todo material necessário para promover descontaminação ambiental. Deve estar presente e de fácil acesso em todas as áreas assistenciais para promover segurança aos profissionais em caso de contaminação por quimioterápicos: farmácia de manipulação de quimioterápicos, posto de enfermagem, salão de infusão de quimioterápicos, almoxarifado e/ou estoque de medicamentos, profissionais de limpeza e no transporte dos medicamentos (Resolução 220, 2004).

Composição do "kit derramamento":

- luvas descartáveis;
- avental descartável de baixa permeabilidade, com as mesmas características do material utilizado como EPI;
- máscara de carvão ativado;
- óculos de proteção;
- touca turbante;
- propé;
- papéis absorventes;
- compressas absorventes;
- sabão neutro;
- colher ou pá para recolher fragmentos de vidro;
- etiquetas de identificação de "resíduo químico perigoso";
- sacos plásticos específicos para descarte de drogas antineoplásicas (laranja);
- descrição do procedimento a se seguido em caso de contaminação.

DESCARTE DO RESÍDUO QUÍMICO

A RDC nº 306, de 7 de dezembro de 2004, da Anvisa dispõe de um tópico sobre:

Plano de gerenciamento de resíduos de serviços de saúde que aponta e descreve as ações relativas ao manejo dos resíduos sólidos, observadas suas características, no âmbito dos estabelecimentos, contemplando os aspectos referentes à geração, segregação, acondicionamento, coleta, armazenamento, transporte, tratamento e destinação final, bem como a proteção à saúde pública (RDC 306, 2004).

Os antineoplásicos estão classificados como grupo B (químicos), lista B1 pela RDC nº 306, e devem ser acondicionados em recipientes de material rígido, adequados para cada tipo de substância química, respeitadas as suas características físico-químicas e seu estado físico (líquido, sólido, gás) e identificados através do símbolo de risco associado, de acordo com a norma técnica NBR 7500 da Associação Brasileira de Normas Técnicas (ABNT), de 2013 e com discriminação de substância química e frases de risco.

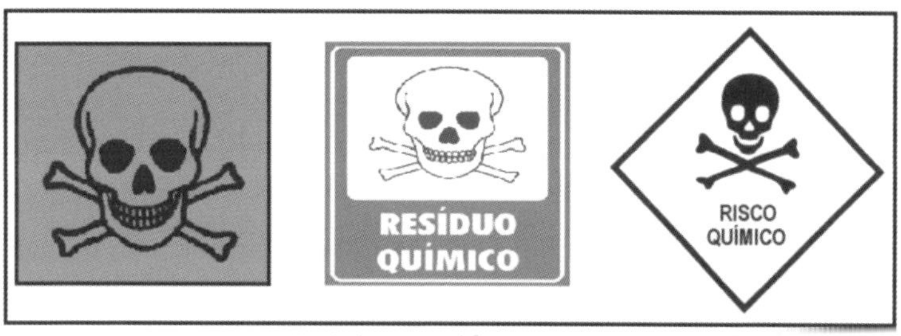

Legenda externa Fig. 1: Símbolos para identificação de substâncias de risco químico. Fonte: www.google.com.br – imagens. 22

Manejo de resíduos químicos – drogas citostáticas

O lixo resultante da manipulação dos medicamentos citotóxicos como os frascos vazios, seringas, agulhas, compressa de gaze e luvas estéreis devem ser acondicionados em coletores de frasco rígido dentro da cabine de segurança biológica até atingir da sua capacidade.

Os aventais, luvas de procedimento, máscaras e bolsas vazias de quimioterápicos (após o termino da infusão) devem ser descartados em lixeiras contendo saco plástico de cor laranja.

O profissional da limpeza responsável pela coleta desse material deverá utilizar EPIs, acrescentando luvas e sapatos de borracha, e encaminhar ao abrigo de resíduo temporário. O lixo químico sofre um tratamento de incineração, que pode ser realizada por empresa terceirizada, e por fim é encaminhado para um aterro classe I (RDC nº 306, 2004).

TREINAMENTO DOS PROFISSIONAIS

Profissionais de saúde que atuam na manipulação ou administração de substâncias citostáticas deverão receber e registrar os treinamentos quanto ao uso dos EPIs, manuseio de cabine de segurança biológica, manejo de resíduos, condutas em contaminação por acidentes ou qualquer outra atividade pertinente a sua função.

Outro profissional que também deverá receber o treinamento é um motorista designado para a função de transportar medicamentos citostáticos. Para o transporte de frascos ou bolas de quimioterápicos, deve-se acondicionar os mesmos em caixas térmicas lacradas, com temperatura monitorada, e o motorista deve sempre estar acompanho do "kit derramamento", desde o momento dentro da instituição até quando no carro de transporte.

CONSIDERAÇÕES FINAIS

Condições adequadas de segurança nas STA são imprescindíveis para o funcionamento da área. A elaboração de manuais de POP (Procedimento Operacional Padrão) é uma ferramenta fundamental na descrição de cada atividade, assim como o treinamento dos profissionais que as realizarão, a fim de evitar acidentes e erros de procedimentos.

O farmacêutico deve ter o conhecimento das normas exigidas pela Anvisa e assegurar o cumprimento delas, assim como deve estar atento para as atualidades, pois a oncologia é uma especialidade em constante busca por novas tecnologias (por exemplo, medicamentos) e aperfeiçoamento.

O profissional que escolhe atuar na oncologia deve ser disciplinado em seguir todas as normas, como, por exemplo, o uso correto dos EPIs, da cabine de segurança biológica e descarte de resíduos, pois assim estará colaborando para um ambiente de trabalho seguro a todos os funcionários, os pacientes e também o meio ambiente.

BIBLIOGRAFIA

Almeida, J. R. C. de (2010). *Farmacêuticos em oncologia: uma nova realidade*. 2. ed. São Paulo, Editora Atheneu.

Ames, B.N.; McCann, J.; Yamasaki, E. (1975). Methods for detecting carcinogens andmutagens with the salmonella /mammalian-microsome mutagenicity test. *Mutat Res 31* (6), 347-364.

Associação Brasileira de Normas Técnicas (ABNT) (2013). *NBR 7500:2013* versão corrigida: 2013. Dispõe sobre a identificação para o transporte terrestre, manuseio, movimentação e armazenamento de produtos.

Ayoub, A. C.; Eira Frias, M. A. da; Barros, M. A. de; Kobayashi, R. M. (2000). Bases de enfermagem em quimioterapia. São Paulo, Lemar.

Benedict, W. F.; Baker, M. S.; Haroun, L.; Choi, E.; Ames, B. N. (1977). Mutagenicity of cancer chemotherapeutic agents in the salmonella /microsome test. *Cancer Research 37* (7Pt 1), 2209-2213.

Bos, R. P.; Leenaars, A. O.; Theuws, J. L.; Henderson, P. T. (1982). Mutagenicity of urine from nurses handling cytostatic drugs; influence of smoking. *Int Arch Occup Environ Health 50* (4), 359-369.

Brasil. Ministério do Trabalho. Portaria nº 3214 – NR 6, de 08 /06 /1978.

Brasil. Resolução 288, de 21 de março de 1996. Dispõe sobre a competência legal para o exercício da manipulação de drogas antineoplásicas pelo farmacêutico.

Brasil. Ministério do Trabalho. Portaria nº 3214, de 8 de junho de 1978.

Brasil. Ministério do Trabalho e Emprego. Norma Regulamentadora nº 15 –

Atividades e operações insalubres.

Brasil. Resolução 306, de 7 de dezembro de 2004. Dispõe sobre o regulamento técnico para o gerenciamento de resíduos de serviços de saúde.

Brasil. Ministério do Trabalho e Emprego. Norma Regulamentadora nº 32 – Segurança e saúde no trabalho em estabelecimentos de saúde. Brasília, 2005.

Brasil. Resolução nº 220, de 21 de setembro de 2004. Dispõe sobre as normas técnicas para o funcionamento dos Serviços de Terapia Antineoplásica. Brasília, DF: Anvisa, 2004.

Falck, K.; Grohn, P.; Sorsa, M.; Vainio, H.; Heinonen, E.; Holsti, L.R. (1979). Mutagenicity in urine of nurses handling cytostatic drugs. *Lancet 1* (8128), 1250-1251.

Fuchs, J.; Hengstler, J. G.; Jung, D.; Hiltl, G.; Konietzko, J.; Oesch, F. (1995). DNA damage in nurses handling antineplastic agentes. *Mutat Res 342*, 17-23.

Fundação Oswaldo Cruz (Fiocruz). https://portal.fiocruz.br/pt-br/content/biosseguranca-o-que-e e http://www.fiocruz.br/biosseguranca/Bis/lab_virtual/riscos_ergonomicos.html

Laboratório de Hemoglobinas e Genética das Doenças Hematológicas (LHGDH-Unesp). *Manual de biossegurança*. São José do Rio Preto.

Sieber, S. M.; Adamson, R. H. (1975). Toxicity of antineoplastic agentes in man, chromosomal aberrations, antinfertility effects, congenital malformations, and carcinogenic potential. *Adv Cancer Ress 22*, 57-155.

Sociedade Brasileira de Farmacêuticos em Oncologia (Sobrafo). Disponível em: <http://www.sobrafo.org.br/site/>.

Shortridge, L. A.; Lemasters, G. K.; Valanis, B.; Hertzberg, V. (1995). Menstrual cycles in nurses handling antineplastic drugs. *Cancer Nurs 18* (6), 439-444.

Waksvik, H.; Klep, P.; Brogger, A. (1981). Chromosome analyses of nurses handling cytostatic drugs. *Cancer Treat Rep 65*, 607-611.

PARTE 3: PSICOLOGIA HOSPITALAR E O SENTIDO DO CUIDAR EM ONCOLOGIA

CAPÍTULO 7
PSICOLOGIA HOSPITALAR APLICADA À ONCOLOGIA CLÍNICA: SUBSÍDIOS TEÓRICO-PRÁTICOS PARA INTERVENÇÃO PSICOLÓGICA

KARLA CRISTINA GASPAR

Para Célia Almeida,
Gratidão recheada de carinho.

INTRODUÇÃO

Este capítulo discorrerá sobre a atuação do psicólogo hospitalar em clínica oncológica. Pretende-se articular a teoria com a prática exercida nesse contexto. Para tanto, o leitor encontrará nas próximas páginas a descrição da organização e implantação dos atendimentos psicológicos na referida clínica, assim como considerações sobre as técnicas e reflexões advindas da atuação profissional em hospital-escola de cunho público.

Aprofundar-se na teoria parece essencial para uma boa prática, no entanto, o desafio dessa composição teórico-prática está na aplicabilidade da primeira frente a um contexto. Conhecer o ambiente no qual serão desenvolvidas as atividades se faz essencial. Tal recomendação parece simples e óbvia, mas exploro a questão de conhecer o contexto de atuação pensando na sofisticação dessa atitude, pelo fato de ser uma implantação que precisa se adequar a um ambiente institucional que apresenta suas regras e dinâmicas próprias. Diante disso, tem-se a questão posta de como organizar e implantar um serviço eficiente e eficaz de psicologia em um contexto médico com sua rotina de funcionamento estabelecido.

A ferramenta principal de um psicólogo, além da capacidade de escuta, é a de observação. Tal habilidade não se restringe apenas a olhar o que está ao seu redor, mas sim inserir-se na realidade observada com o máximo de entrega possível.

Para o refinamento da habilidade da observação destaco o método de observação da relação mãe-bebê proposto pela psicanalista Esther Bick (1901-1983). Não é objetivo desse capítulo aprofundar-se nesse método tal como sistematizado pela autora, e sim utilizar-se da ideia central de uma observação de cunho psicanalítico. Para o conhecimento mais específico da observação da díade mãe-bebê, referências bibliográficas serão disponibilizadas ao final deste capítulo.

MÉTODO: OBSERVAÇÃO PSICANALÍTICA

Em 1948, a psicanalista Esther Bick afirmou que para aprender a observar é fundamental manter-se como uma tábula rasa para ver as coisas como elas realmente acontecem, mantendo o desapego de conceitos anteriormente já fixados. Primeiramente, esse método procede de um objetivo de formação psicanalítica. Não se trata de uma observação para verificar, quantificar, normatizar, validar ou informar (Bick, 1991). Trata-se, portanto, de acompanhar a relação emocional que se desenvolve entre a mãe e o bebê, bem como o ambiente que os cerca, através de uma experiência viva, contínua e participativa. A "observação permite pensar" e, reciprocamente, "pensar supõe atitude de observação" (Mellier, 1995). Esse método tem como objetivos específicos o desenvolvimento de condições para observar uma situação relacional sem intervir, o que conduz a uma necessária ampliação da capacidade de continência interna do observador (Winnicott, 1983). A função continente permite a existência de um espaço de pensamento, que por sua vez permite uma diferenciação entre o eu-outro (Bick, 1991).

A observação psicanalítica se diferencia da observação científica pelo fato de que o observador conserva o seu próprio ponto de vista e, simultaneamente, identifica-se com o ponto de vista do sujeito que ele observa. Além disso, a intuição é utilizada como ferramenta de investigação e de comunicação.

Para Bion (1975), a intuição pertence à categoria do método dedutivo-científico, mostrando-se um método legítimo de investigação. No entanto, o autor ressalta que o uso da intuição como instrumento de trabalho impõe limitações e exige disciplina em sua aplicabilidade. Destaca que trabalhamos com hipóteses que se comprovarão ou não no decorrer da observação. Acrescenta-se o constante esforço do observador para discriminar a situação e os fenômenos observados na mente de outrem e de seu próprio funcionamento mental. A sofisticação desse método conta com a análise pessoal do observador, elemento fundamental para exercício da profissão de psicólogo.

Segundo Mellier (1995), há críticas a esse método no sentido de não ser objetivo ou ser analítico demais; o autor destaca, ainda, que esse método não pretende abarcar a objetividade manifesta do comportamento, trata-se, portanto, de um método que deve ser seguido para observar as relações; trata-se de prestar atenção, mas uma atenção flutuante, como sugere Freud (1969).

Pensando na tarefa inicial da organização do serviço de psicologia em contexto hospitalar de clínica oncológica e na possibilidade da aplicabilidade desse método na contribuição para implantação do serviço, temos o contexto da clínica oncológica composto por ambulatórios e enfermarias formados por pessoas que desempenham diversas nesse local: corpo administrativo, médicos, residentes, enfermeiros, nutricionistas, assistentes sociais, alunos de graduação e pós-graduação, equipe de limpeza, pacientes e acompanhantes. Temos, portanto, uma gama de cruzamentos de relações estabelecidas nesse local, sendo o norteador de todas as condutas e ações especializadas o sofrimento do paciente pelo adoecimento causado pelo câncer.

A importância da habilidade de observação será para compreender as características emocionais desse ambiente; reconhecer os diferentes pontos de vista que a equipe apresenta e como se estabelecem as relações entre eles; identificar uma coerência global (ou não) das inter-relações mencionadas; compreender os padrões recorrentes de atuações desse grupo sobre e com os pacientes e familiares. A seguir, descrevo o processo da inserção do psicólogo hospitalar por meio da observação.

A análise da relação equipe-paciente procura ser o mais natural possível, preservando ao máximo o ambiente e interferindo o mínimo possível nesse primeiro momento, considerando que a própria presença do psicólogo já é um fator modificador do ambiente.

O psicólogo, ao inserir-se nessa equipe, encontrará um "lugar" profundamente relacionado ao modo de organização desse grupo. Ou seja, se o grupo apresentar um tipo de coesão patológica, o psicólogo tenderá a ser recebido como um estranho. Por outro lado, se for "aceito", é visto como necessário para a economia psíquica dessa equipe. Importante o psicólogo se manter atento aos seus próprios movimentos emocionais em relação às condutas e estados emocionais observados. A análise da contratransferência do psicólogo em relação à equipe e ao que ele sente ao observar a relação equipe-paciente deve ser um material analisado como fonte de conhecimento para compreender o lugar que ele (psicólogo) tem nessa equipe. A posição do psicólogo nesse processo de inserção pode ser difícil porque se espera que ele tenha suporte teórico consistente e não conclua precipitadamente as observações. Ressalta-se também que os conceitos teóricos e as expectativas não o conduzam a preconceitos. Portanto, esse método de observação psicanalítica inscreve em seu próprio fundamento o conceito de função continente. O trabalho do psicólogo ao observar equivale à própria capacidade de conter os elementos psíquicos do ambiente (formado pela equipe e pacientes). O psicólogo, ao atuar como observador, poderá suscitar uma reorganização psíquica na equipe, em função de sua presença, que poderá ser modulada como aquele que absorve, contem e, portanto, alivia. Assim, pretende-se criar um espaço emocional novo no ambiente. O psicólogo contribui assim com uma postura de disponibilidade interna que oferece à equipe-paciente a oportunidade de experimentar efetivamente um relacionamento humano no qual alguém está disposto a acolher as fantasias do outro, transformando-as psiquicamente. Essa atitude é chamada de "função de *rêverie*", conceito aprofundado pelo psicanalista W. R. Bion (1977). Trata-se de uma função que o psicólogo deve assumir para acolher e conter as necessidades e angústias que, por meio de excessivas identificações projetivas, colocam dentro dele. Desse modo, é fundamental que o psicólogo tenha bem desenvolvida a capacidade de continência, para que, além de conter a carga nele projetada, também possa decodificar o seu significado e dar sentido àquele conteúdo vindo da equipe-paciente. Assim, é importante que o psicólogo compreenda suas reações emocionais e os significados delas frente às emoções desencadeadas na observação equipe-paciente. O psicólogo nesse papel também sofre um impacto emocional diante das emoções e ansiedades que emergem no contato com a díade equipe-paciente. Se ele conseguir tolerar o impacto emocional, traduzido em emoções e ansiedades desencadeadas por essa vivência de observação psicanalítica, terá sido um veículo de conhecimento, empatia e compreensão das relações do contexto observado. O relatório dessa atividade (ao término da observação, nunca durante) permitirá uma reconstrução do que foi vivido; a atenção aos detalhes e a transcrição tão precisa quanto possível dos dados captados formarão um rico material para reflexão sobre a realidade psíquica do que foi vivenciado durante a observação, assim como análise dos fatos como norteadores para a organização e implantação do serviço de psicologia no contexto hospitalar em clínica oncológica.

Essas pontuações pretendem trazer uma reflexão sobre o real sentido da inserção do psicólogo no contexto hospitalar. Muitos profissionais são contratados para trabalhar em hospitais, mas não se inserem no ambiente na perspectiva descrita acima, apenas ocupam uma vaga, iniciam seus atendimentos sem antes se darem conta, verdadeiramente, do "lugar" em que estão e sem explorarem o ambiente emocional desse espaço. Trazer o método de observação de Esther Bick para o contexto hospitalar significa chamar a atenção para uma entrega emocional no contexto onde desenvolverá suas atividades como psicólogo hospitalar, para, assim, conseguir extrair o material do qual necessita para implantação e organização de seu trabalho de psicologia.

Descrita a ideia de observação, outros conceitos e definições serão apresentados para compor a organização e a implantação do serviço de psicologia.

PSICOLOGIA HOSPITALAR APLICADA À ONCOLOGIA

Importante ressaltar que o psicólogo, ao concluir sua graduação, se tornará um profissional que atuará junto ao sofrimento humano. Um curso de pós-graduação irá direcioná-lo para o recorte sobre qual sofrimento humano ele irá se especializar.

A ideia central da atuação do psicólogo hospitalar é sobre o sofrimento causado em indivíduos que adoecem fisicamente e aqueles que assistem pessoas adoecerem. Portanto, o psicólogo hospitalar tratará do sofrimento de pacientes, familiares e equipe de saúde. Dentre o universo das patologias clínicas, o psicólogo hospitalar deverá dominar a definição, o tratamento e o curso da doença com a qual terá contato mais frequente. Esse conhecimento deve ser para além do senso comum, mas aquém do médico.

A psicologia hospitalar aplicada à oncologia é o termo utilizado para expressar, de forma mais clara, o real embasamento teórico do qual o psicólogo deverá dispor para futuro manejo de pacientes e familiares em contexto hospitalar acometidos por câncer. É necessário conhecimento profundo sobre: 1) o papel do psicólogo em contexto hospitalar; 2) objetivos e parâmetros da psicologia hospitalar (Angerami, 1994), para posteriormente aplicá-los na clínica oncológica.

É de fundamental importância ter uma cultura geral sobre o universo da oncologia para que as propostas de intervenção sejam pautadas em conhecimentos consistentes sobre a doença, ou seja, para que o psicólogo não seja um profissional ingênuo ou onipotente que entenda que o surgimento do câncer está diretamente ligado a questões emocionais, por exemplo.

Garsen e Goodkin (1999) revisaram trinta e oito estudos prospectivos sobre o papel dos fatores psicológicos na iniciação do câncer. Os achados mostraram um elo bastante fraco nessa associação; apesar da disponibilidade de vários estudos, não há certeza sobre o papel de fatores psicológicos específicos na iniciação do câncer.

O câncer representa um conjunto de patologias multicausais crônicas, cujo processo patológico se dá quando uma célula saudável tem seu DNA alterado, tornando-se uma célula anormal, que se prolifera e afeta outros tecidos nas proximidades e/ou tecidos distantes (Smeltzer, 2005).

Trata-se de um problema de saúde pública, sendo responsável por cerca de 12% das causas de morte no mundo (*World Health Organization*, 2002). A Organização Mundial da Saúde (OMS) estimou que, no ano 2030, pode-se esperar 27 milhões de casos incidentes de câncer, 17 milhões de mortes por câncer, e 75 milhões de pessoas vivas, anualmente, com câncer. O maior efeito desse aumento vai incidir em países de baixa e média renda (Inca, 2013).

No Brasil, o câncer é a segunda maior causa de morte na população. E segundo pesquisas do Instituto Nacional do Câncer (Inca), as estimativas para o ano de 2013 apontam a ocorrência de aproximadamente 518.510 casos novos de câncer (Inca, 2013).

O diagnóstico de câncer afeta a vida do paciente, seja no aspecto biológico e psicossocial, visto de modo geral como uma enfermidade associada a sofrimento e morte. No âmbito biológico, o paciente se depara com o diagnóstico de uma doença que tem uma evolução geralmente agressiva, com sintomas debilitantes, como dor, perda de peso e tratamento prolongado associado a efeitos colaterais desagradáveis de radioterapia e quimioterapia e/ou mutilações em decorrência de cirurgias invasivas (Venturi et al., 2004).

Compreendendo o contexto biopsicossocial do paciente, admite-se que, frente a essa realidade, ele pode enfrentar grandes dificuldades como: alteração da rotina diária em virtude do tratamento, maior dependência de cuidados de terceiros, mudança de hábitos como tabagismo e etilismo, alteração da imagem corporal e isolamento social (Costa Neto et al., 2000). Essa situação pode culminar em sofrimento psicológico, evidenciado através de sintomas de depressão, ansiedade, manifestação de pensamentos de desesperança, sentimentos de medo e incerteza quanto ao futuro e insatisfação com a imagem corporal (Costa Neto et al., 2000).

Dessa forma, verifica-se que, por trás de uma concepção biológica da doença, existem pessoas e suas respectivas subjetividades. Isso faz com que, em torno da palavra câncer, sejam agregados diferentes significados. Nesse sentido, essa doença equivale, muitas vezes, a associação com morte, dor, sofrimento e degradação. A literatura nos mostra que o câncer sempre foi percebido como algo vergonhoso, sujo, contagioso e sem cura, sendo uma doença tradicionalmente relegada pela sociedade (Venâncio, 2004). Embora estar com câncer seja um acometimento cada vez mais exposto e reconhecido publicamente, dada a influência dos meios de comunicação, saber-se com câncer ainda é uma condição que traz intenso impacto emocional nas vida dos pacientes (Lopes, 2011).

As vivências psicossociais de pacientes oncológicos podem estar relacionadas a problemas psicológicos, tais como ansiedade, depressão, angústia e estresse agudo. A intensidade, duração e consequências dos mesmos podem ser observadas e influem consideravelmente, em um sentido positivo ou negativo, no tipo de estratégia, no grau de eficácia ou ineficácia, e na percepção subjetiva do controle que mostram os pacientes ao se depararem com tais distúrbios (Bayés, 2008).

Todas essas reações dos pacientes com câncer poderiam, de imediato, se relacionar com transtornos mentais, porém, nada mais longe da realidade, pois são respostas de adaptação à enfermidade frente a uma situação verdadeiramente perturbadora e estressante, devendo, portanto, ser consideradas com naturalidade. A exceção está no caso de perdurarem muito tempo e aumentarem o sofrimento dos pacientes, nesse caso, em lugar de servir como respostas adaptativas, se converterão em transtornos para serem tratados mediante psicoterapia, medicação ou de forma conjunta (Lopes, 2007).

Diante disso, o psicólogo hospitalar inserido na clínica oncológica oferecerá cuidados emocionais a pacientes, familiares e equipe de saúde a partir do impacto emocional causado pelo adoecimento por câncer; não se ocupará em estabelecer uma relação etiológica entre fatores psicossociais e o câncer, mas sim como manejá-los dentro de cada fase. Inegavelmente o diagnóstico e o tratamento do câncer, assim como a possível hospitalização e o pós-tratamento resultam em medos e questionamentos em todos envolvidos nessa circunstância.

Assim sendo, a psicologia hospitalar aplicada à oncologia é a prática compreensiva e reflexiva das reações emocionais geradas no paciente e nos familiares a partir das manifestações do adoecimento por câncer. Ela tem como objetivo auxiliar o paciente e familiares na construção de possíveis mudanças no âmbito emocional apesar do sofrimento gerado pelo adoecimento e pela hospitalização; as técnicas utilizadas são: entrevista de ajuda (Benjamin, 1996) e intervenção em crise (Moffat, 1987). A abordagem utilizada é de escuta analítica com referencial teórico winnicottiano. (Winnicott, 2010) e o conceito de foco proposto por Fiorini (2004).

As considerações acima sobre a implantação de um serviço de psicologia hospitalar aplicada à oncologia soma-se à ideia central de "intervenção breve oportuna".

A origem dessa ideia decorre dos Estudos de Intervenção Breve Oportuna (EIBO) que tiveram como objetivo organizar um amplo rastreamento de pacientes adultos internados no Hospital de Clínicas da Unicamp. A partir da detecção de casos de transtornos mentais, procedeu-se a ensaio terapêutico aleatorizado. Esse estudo teve como objetivos detectar transtornos mentais em pacientes internados no hospital geral, realizar intervenção assistencial breve, a fim de favorecer a continuidade do seguimento, após a alta hospitalar, contatar periodicamente o paciente, facilitando adesão ao tratamento, e mensurar desfechos decorridos certo tempo após a alta hospitalar (Botega et al., 2010).

A organização e implantação do serviço de psicologia hospitalar aplicada à oncologia baseou-se na ideia central da pesquisa acima citada com os ajustes necessários.

A ideia da "intervenção breve oportuna" adequa-se à situação da inserção da psicologia em contexto clínico oncológico pelo fato das intervenções focalizarem um problema específico, que é o impacto emocional causado pelo câncer com os desdobramentos específicos dessa circunstância, e oportuno no sentido de "aproveitar" a presença do paciente/família no hospital. Além disso, é de suma importância a detecção de transtornos mentais em pacientes oncológicos para favorecer que ele possa ser cuidado não só pelo seu adoecimento por câncer como também em seus aspectos emocionais.

Diagnosticar as síndromes depressivas e ansiosas; identificar dependência de álcool e tabagismo em pacientes e familiares para em seguida realizar abordagem motivacional para cessação do uso/abuso e posterior encaminhamento para serviços especializados; realizar intervenção assistencial breve diante da oportunidade dos pacientes/familiares estarem em ambulatórios, enfermarias, pronto-socorros e em unidades terapêuticas intensivas; estabelecer vínculo terapêutico com paciente e família, a fim de favorecer ajuda especializada na deteccção dos aspectos emocionais, tais como: ansiedades antecipatórias, ideação suicida, desesperança, situações de enlutamento e as reações de ajustamento; contatar paciente e família em situações de faltas aos atendimentos psicológicos ambulatoriais; disponibilizar linha telefônica para eventuais contatos quando paciente e familiares sentirem-se em urgência psicológica, são algumas ações das quais o serviço de psicologia hospitalar aplicada à oncologia se ocupa e preconiza como suas principais atividades.

Apresentado as bases teóricas que sustentam a prática, abaixo a descrição da organização e implantação do serviço de psicologia hospitalar aplicada à oncologia do Hospital das Clínicas.

Por se tratar de um hospital-escola de cunho público, se faz necessário desenvolver as atividades da psicologia a partir de um tripé de ação composto por assistência, ensino e pesquisa; sendo o quadrilátero de relação focado no paciente, na família/acompanhante, na equipe de saúde e na instituição; além de pilares circunstanciais, como o adoecimento, a hospitalização, o tratamento e o pós-tratamento.

ASSISTÊNCIA, ENSINO E PESQUISA EM PSICOLOGIA HOSPITALAR APLICADA À ONCOLOGIA

O **Quadro1** ilustra os contextos nos quais se realiza a assistência psicológica em oncologia clínica ao paciente, à família e à equipe de saúde.

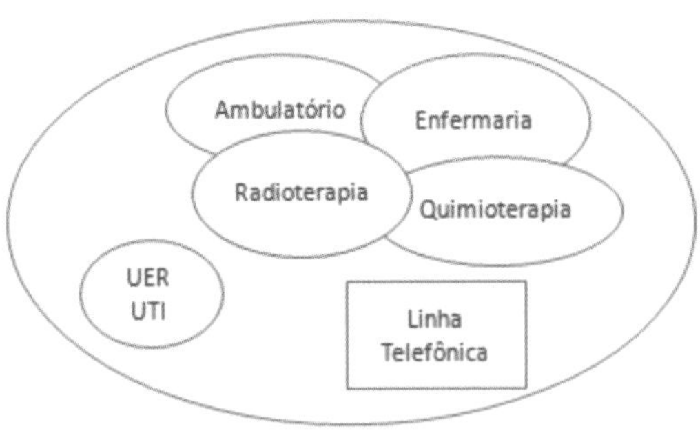

Quadro 1*. Atuação assistencial do psicólogo hospitalar em clinica oncológica no hospital geral.*

O **Quadro 2** apresenta o fluxo dos atendimentos psicológicos ocorridos em ambulatórios de oncologia clínica (Gaspar, 2011), em salão de quimioterapia (David et al., 2013) e radioterapia (Silva et al., 2013).

Trata-se da apresentação geral do percurso que pacientes e familiares fazem ao serem encaminhados ao ambulatório de oncologia clínica. Receberão orientações interdisciplinares quanto aos aspectos nutricionais, cuidados em enfermagem, direitos sociais, e passarão por uma triagem psicológica.

O instrumento de triagem foi elaborado (Gaspar, 2011) com o intuito de avaliar a necessidade do paciente e/ou familiar de realizarem acompanhamento psicológico junto ao tratamento oncológico. Soma-se a isso a possibilidade de identificar comorbidades psiquiátricas e reações psicológicas que possam exacerbar ainda mais sofrimento no paciente e no familiar para além do próprio adoecimento por câncer. Quando necessário, encaminhamentos especializados são realizados.

A ficha de triagem é composta por três eixos de avaliação 1) dados sociodemográficos; 2) informações sobre uso/abuso de substâncias psicoativas; e 3) histórico psicológico do paciente e dinâmica familiar.

É no momento da triagem psicológica e por meio da consulta ao prontuário médico que se tem a informação se foi prescrita pelo médico quimioterapia e/ou radioterapia ao paciente. Feita a confirmação, será disponibilizado acompanhamento psicológico no momento da infusão de quimioterapia e/ou na preparação para a radiação no ambulatório de radioterapia. Ressaltando que o atendimento psicológico sempre se estende ao familiar do paciente. Atualmente, há um projeto de controle de stress para a equipe de saúde.

Atendimentos individuais a pacientes e familiares são realizados com frequência, sendo divididos em consulta psicológica (mais comum de ocorrer, geralmente no mesmo dia da consulta médica), psicoterapia breve (principalmente em casos de enlutamento), e atendimento pós-tratamento, quando não se tem mais evidência de doença, mas o paciente necessita realizar exames trimestrais e anuais para controle de recidivas (Oliveira et al., 2013).

Dentro dos atendimentos a familiares não está incluso acompanhamento psicológico no ambulatório de oncologia clínica para crianças e adolescentes (filhos ou parentes de pacientes), mas orientações aos familiares de como proceder em determinada situação são realizadas, seguindo de encaminhamentos para serviços especializados.

A Unidade Terapia Intensiva (UTI) e a Unidade Emergencial de Referência (UER) são contextos também visitados pelos psicólogos no atendimento de pacientes oncológicos e familiares.

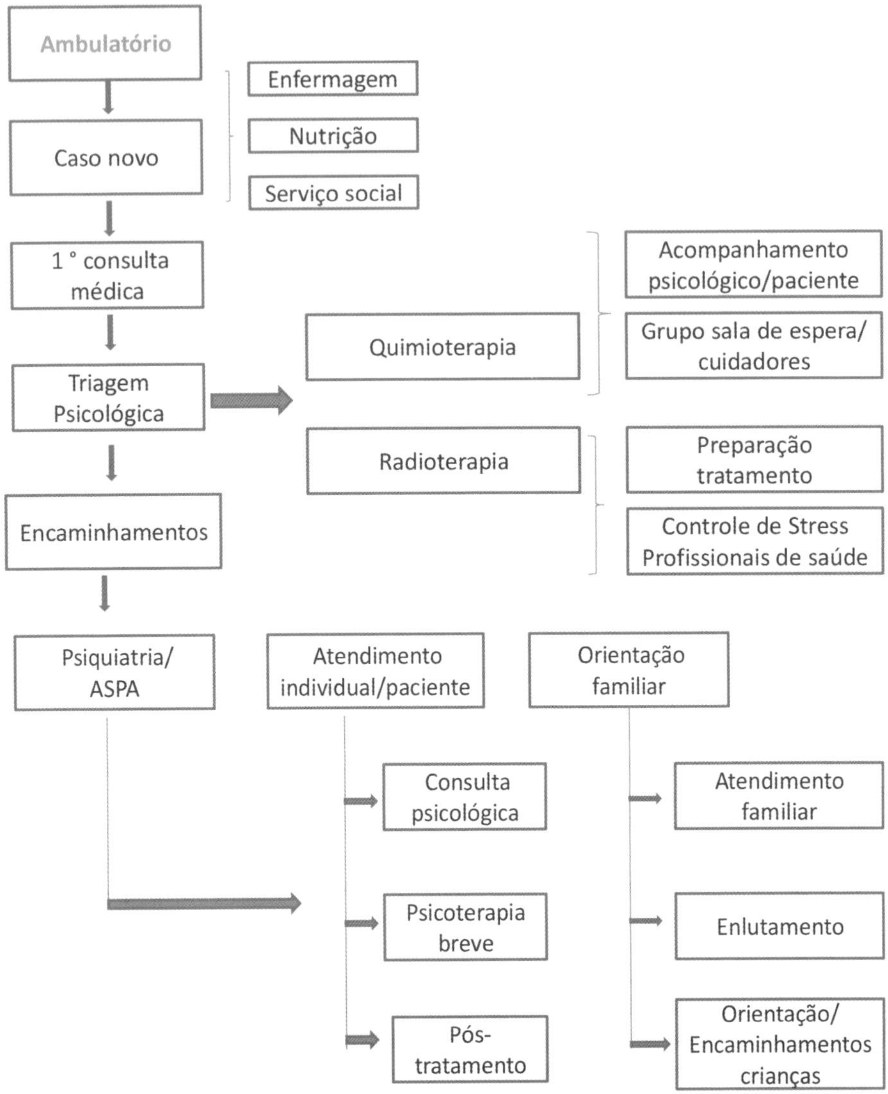

***Quadro 2**. Fluxo de atendimentos psicológicos em ambulatório de oncologia clínica.*

A caracterização dos atendimentos psicológicos em enfermaria de oncologia clínica é apresentada no **Quadro 3**.

Em trabalho anterior, Gaspar e Macedo (2013) descrevem a implantação dos atendimentos psicológicos em enfermaria oncológica, assim como as causas mais frequentes das internações de pacientes com câncer.

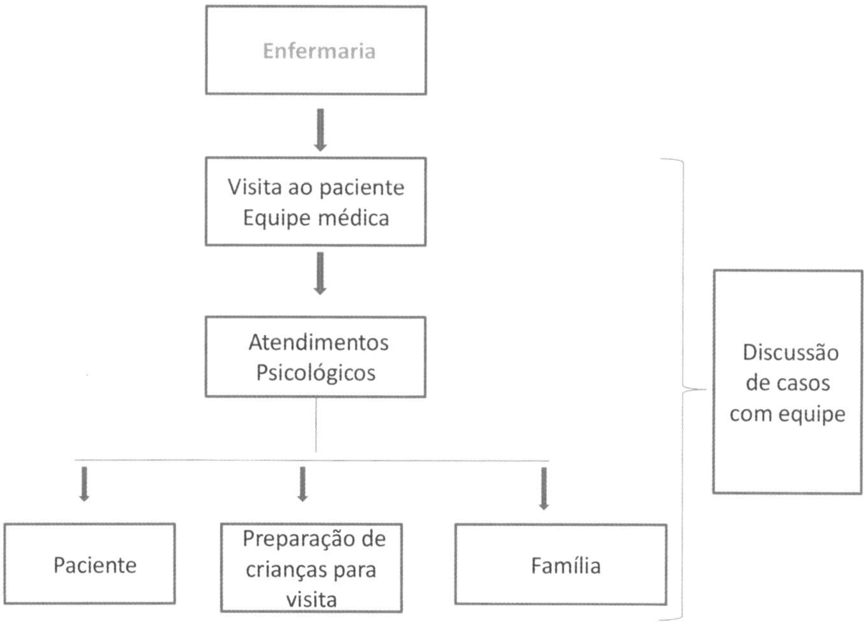

Quadro 3. *Assistência psicológica em enfermaria oncológica. Adaptado de Gaspar e Macedo, 2013.*

Os atendimentos psicológicos realizados na enfermaria de oncologia se iniciam a partir da participação do psicólogo junto à visita médica realizada diariamente no início do período da manhã. Essa atividade é muito importante, pois permite que o psicólogo acompanhe as discussões e as evoluções dos quadros clínicos dos pacientes que serão atendidos posteriormente pela clínica psicológica. Além disso, é possível adquirir familiaridade e, principalmente, compreensão dos principais termos técnicos utilizados pelos médicos ao se referirem ao quadro clínico do paciente, aumentando, assim, a cultura geral que o psicólogo inserido em uma especialidade médica deve adquirir.

Soma-se a essa atividade a aproximação da relação entre o médico e o psicólogo, no sentido de ampliar a compreensão do quadro clínico do paciente, assim como incluir o familiar nas comunicações do estado de saúde e emocional do paciente. Por isso, tem participação ativa no que diz respeito a orientações pertinentes para a equipe com relação aos aspectos emocionais do paciente e de familiares, como também em momentos de comunicação de procedimentos invasivos e progressão da doença. Nessa descrição, busca-se demonstrar a tentativa de vivenciar no cotidiano o conceito de interdisciplinaridade, sendo que em algumas situações obtemos mais sucesso que em outras, mas a persistência adequada deve ser uma característica aguçada no psicólogo hospitalar.

ENSINO DE PSICOLOGIA HOSPITALAR NO CONTEXTO DA ONCOLOGIA CLÍNICA

A segunda tarefa da organização do serviço de psicologia hospitalar aplicada à oncologia refere-se ao ensino para dois grupos bastante distintos de alunos. De um lado, os alunos de pós-graduação, chamados de aprimorandos(as). Trata-se de psicólogos formados em até cinco anos e inseridos por meio de processo seletivo no Programa de Aprimoramento Profissional (PAP) em psicologia e oncologia da Faculdade de Ciências Médicas, que aprimoram sua formação como psicólogos recém-formados a partir de atendimentos psicológicos a paciente e familiares nos contextos descritos acima e cujas supervisões são sistemáticas e obrigatórias para os casos atendidos. Complementa o PAP dois módulos: um com disciplinas de psicologia hospitalar e o outro com disciplinas com noções gerais sobre oncologia ministradas por médicos oncologistas. De outra parte, o ensino é estendido a alunos quintanistas do curso de medicina da referida faculdade, assim como para alunos de graduação em física médica, que terão contato com pacientes oncológicos em tratamento radioterápico.

Desafio é a palavra que melhor evoca a tarefa de ensinar e supervisionar, que é nobre mas carregada de responsabilidade.

O primeiro grupo dos aprimorandos formados exclusivamente por psicólogos traz em sua maioria jovens profissionais que buscam na psicologia hospitalar aplicada à oncologia sonhos e possibilidades com contornos bastante idealizados no que se refere à realidade da atuação nesse contexto.

É sabido que a graduação em psicologia prepara os futuros profissionais para atuarem, predominantemente, em consultórios particulares, um dos motivos pelos quais a profissão de psicólogo é bastante relacionada a camadas sociais mais abastadas socioeconomicamente. Sendo essa colocação verdadeira, o recém-formado que se aventura em trabalhar nas instituições necessitará, impreterivelmente, buscar especializações nessa vertente para não transferir a ideia do consultório para a instituição hospitalar.

O ensino da psicologia hospitalar se faz fundamental para que o jovem psicólogo possa introjetar o seu papel, os objetivos e os parâmetros da psicologia hospitalar para aplicabilidade no contexto institucional e, concomitante a essa aprendizagem, conhecer as especificidades da clínica oncológica.

A supervisão atua para ampliar a visão daquele que, devido à menor experiência profissional, poderá se perder na relação psicólogo-paciente, por meio da troca entre supervisor e supervisionando, no sentido de auxiliar esse último a aprimorar a sua observação e a sua escuta com relação ao conteúdo emocional ao qual o paciente está se referindo, assim como colaborar no refinamento do raciocínio clínico para compreensões psicológicas mais profundas dos casos, devolutivas, orientações e encaminhamentos adequados. O supervisor precisa ter a capacidade de respeitar genuinamente o seu supervisionando com relação às inevitáveis limitações que este possa apresentar, assim como o ritmo que o supervisionando dispõe para a compreensão do caso e das discussões pontuadas na supervisão. Dessa forma, o supervisor deve ajudá-lo a encontrar o seu estilo pessoal de atuação, mas isso não significa que o supervisor não venha a fazer pontuações quanto à postura do supervisionando frente ao paciente, sobretudo, a forma de conduzir o caso clínico. O supervisor poderá ser modelo de identificação para o seu supervisionando, isso significa afirmar que a pessoa do supervisor deve apresentar uma coerência entre aquilo o que diz e o que faz. Somado a isso, é papel do supervisor funcionar como um continente para o seu supervisionando, no sentido de acolher suas angústias, incertezas, medos e inseguranças e colaborar na transformação desses elementos em maior valorização, desenvoltura e confiança na atuação profissional do supervisionando. No entanto, ressalta-se que o supervisor não deverá confundir o seu papel com o de um psicoterapeuta. Portanto, pode-se afirmar que a vinculação supervisor-supervisionando traz crescimento pessoal e profissional para ambos e tem como objetivo central alcançar o aprimoramento da instrumentalização de que um jovem psicólogo necessita, e relembrar ao supervisor que por mais experiência que ele tenha, sempre estará em construção no que diz respeito a sua formação profissional.

O segundo grupo de alunos são os de graduação em medicina e física médica. Trata-se de um momento de ensino que provoca o profissional psicólogo a encontrar a melhor maneira de dialogar com futuros profissionais da saúde de áreas distintas, apresentando-lhes os excelentes recursos de que a psicologia dispõe na colaboração da melhoria da relação profissional de saúde-paciente-família. Temas como reações emocionais frente ao diagnóstico, tratamento, pós-tratamento, recidiva e morte por câncer, dinâmica familiar de pacientes oncológicos, comunicação em saúde, reações de ajustamento, transtornos emocionais e oncologia, mecanismos de defesa da equipe frente ao contato constante ao sofrimento de pacientes com câncer são contribuições advindas dos ensinamentos da psicologia hospitalar aplicada à oncologia.

PESQUISA EM PSICOLOGIA HOSPITALAR APLICADA À ONCOLOGIA

O terceiro eixo é o da pesquisa. Sabe-se que é essencial estreitar a relação entre assistência psicológica em oncologia e a produção científica. Para tanto, a adequação metodológica e o nível técnico em que se dá a intervenção psicológica junto a pacientes, aos familiares e à equipe de saúde se fazem essenciais.

O psicólogo deve preocupar-se tanto com a qualidade de sua intervenção psicológica quanto com os efeitos dessa ação junto aos pacientes, familiares e equipe de saúde. Portanto, utilizar métodos de pesquisas que proporcionem a mensuração eficaz e fidedigna das intervenções é uma forma de sistematizar um corpo técnico-teórico cada vez mais consistente e confiável.

A divulgação dos resultados dos achados de pesquisa é uma questão também a ser sublinhada na área da psicologia hospitalar aplicada à oncologia. A integração de pesquisadores e profissionais especializados gera discussões teóricas, técnicas e práticas importantes para o desenvolvimento da área.

CONSIDERAÇÕES COMPLEMENTARES

O papel do psicólogo hospitalar é conhecer os recursos psicológicos disponíveis no paciente e pensar junto com ele formas de lidar com a nova condição de vida. Além disso, orientar familiares, acompanhantes e profissionais acerca do impacto emocional desencadeado pelo adoecimento por câncer, e lembrar-se de que deve articular suas ações a partir do conhecimento da realidade institucional. O psicólogo hospitalar inserido em hospital-escola deverá abarcar mais duas funções, além da assistência, o ensino e a pesquisa, que são considerados essenciais para manter o serviço alinhado à expectativa de um serviço completo.

BIBLIOGRAFIA

Angerami, V. A. (2009). Psicologia hospitalar: teoria e prática. 2. ed. São Paulo, Cengage Learning.

Angerami, V. A.; Gaspar, K. C. (Orgs.) (2013). *Psicologia e câncer*. São Paulo, Casa do Psicólogo.

Athanassiou, C. (1992). Observação psicanalítica dos bebês em sua família. *Revue Devenir. Vol IV*, 9-31. Tradução de Maria Nurymar Brandão Benetti.

Bayés, R. (2008). El impacto emocional del cáncer. *Eidon: revista de la fundación de ciencias de la salud, 28*, 11-15.

Benjamin, A. (1998). *A entrevista de ajuda*. 9. ed. São Paulo, Martins Fontes.

Bick, E. (1967). A experiência da pele em relações de objeto arcaico. In: Spillius, E. B. (Org.).(1991). *Melaine Klein hoje*. Rio de Janeiro, Imago.

Bion, W. R. (1975). Experiência com grupos: os fundamentos da psicoterapia de grupo. 2ed. Rio de Janeiro, Imago, 1975

Brasil. Ministério da Saúde. Secretaria de Vigilância em Saúde. Departamento de Análise da Situação de Saúde. Sistema de Informações sobre Mortalidade (SIM) (2011). Disponível em <http://www.datasus.gov.br>.

Brasil. Ministério da Saúde. Conselho Nacional de Saúde. Resolução nº 466, de 12 de dezembro de 2012. Disponível em <http://conselho.saude.gov.br/resolucoes/2012/Reso466.pdf>.

Braz, D. S. A; Ribas, M. M; Dedivitis, R. A.; Nishimoto, I. N.; Barros, A. P. B. (2005). Quality of life and depression in patients undergoing total and partial laryngectomy. *Clinics 60* (2), 135-142.

Citero,V. A.; Nogueira-Martins, L. A.; Lorenço, M. T.; Andreoli, S. B. (2003). Clinical and demographic profile of câncer patients in a consultation-liaison psychiatric service. São Paulo Med. J. 121 (3), 111-116.

Costa Neto, S. B.; Araújo, T. C. C. F.; Curado, M. P. (2000). Avaliação da qualidade de vida de pessoas portadoras de câncer de cabeça e pescoço. *Acta Oncológica Brasileira, 20*, 96-104.

Durá, E.; Ibanez, E. (2000). Psiccologia oncológica: perspectivas futuras de investigación e intervención professional. *Psic., Saúde & Doenças 1* (1), 27-43.

Fiorini, J. H. (2004). *Teoria e técnica de psicoterapias*. São Paulo, Martins Fontes.

Freud, S. (1912). Recomendações aos médicos que exercem a psicanálise. In: Obras Psicológicas Completas de Sigmung Freud. Vol XII. São Paulo, Editora Imago, 1969.

Gaspar, K. C. (2011). Psicologia hospitalar e a oncologia. In: Angerami, V. A. (Org.) *Psicologia da saúde: um novo significado para a prática clínica*. 2. ed. São Paulo, Cengage Learning.

Guimarães, J. R. Q. (2008). *Manual de oncologia*. 3. ed. São Paulo, BBS.

Klein, M. (1986). Sobre a observação do comportamento dos bebê. In: Klein, M. *Os progressos da psicanálise*. Rio de Janeiro, Ed. Guanabara.

Lopes, C. A. C.; Ruiz, V. A. C. (2011). Repercussão emocional do diagnóstico de câncer digestivo. *Psic., Saúde & Doenças*. Vol. 12, n.2, Lisboa.

Lopes, M. I. (2007). Ansiedad y depresión, reacciones emocionales frente a la enfermedad. *Anales de Medicina Interna, 24*, 209-211.

Mccutcheon, A. L. (1987). *Latent class analysis*. Newbury Park, Sage.

Moffatt, A. (1987). *Terapia de crise: teoria temporal do psiquismo*. 3. ed. São Paulo, Editora Cortez.

Oliveros, D.; Arrieta, M.; Cajigas, E.; Valero, E. G. (2011). Características clínicas de los pacientes que consultan a la clinica de dolor crónico del hospital militar central histórico de 20 años. *Rev.fac.med 19* (1), 102-111.

Piontelli, A (1995). De feto a criança: um estudo observacional e psicanalítico. Ed. Imago, 1. ed.

Rossi, L.; Santos, M. A. (2003). Psychological consequences of the sickening and treatmente of women affected by breast cancer. *Psicol Cienc. Prof.* Vol. 23, n.4, Brasília.

Silva, B. S. de; Rolls, C. (2011). Attitudes, beliefs and practices of Sri Lankan nurses toward câncer pain management: na ethnographic study. *Nurs Health Sci, 13* (4), 419-424.

Turato, E. R. (2010). Tratado da metodologia da pesquisa clínico-qualitativa: construção teórico-epistemológica, discussão comparada e aplicação nas áreas da saúde e humanas. Petrópolis, Ed. Vozes, 4. ed.

Veit, M. T. (2009). Transdisciplinaridade em oncologia: caminhos para um atendimento integrado. HR gráfica e editora São Paulo.

Venturi, B. R. M.; Pamplona, A. C. F.; Cardodo, A. S. (2004). Carcinoma de células escamosas da cavidade oral em pacientes jovens e sua crescente incidência: revisão de literatura. *Revista Brasileira de Otorrinolaringologia, 70*, 679-686.

Winnicott, D. W. (1983). O ambiente e os processos de maturação: estudos sobre a teoria do desenvolvimento emocional. Porto Alegre, Artmed.

________ (1983). *O ambiente e os processos de maturação*. Porto Alegre, Artes Médicas.

Mellier, Denis.(1995). Le travail de la fonction contenante e l'observation du nourrisson selon Esther Bick. In *Revue Dialogue*, nº 128, p. 16-27. Editada por Association Française des Centres de Consultation Conjugale.

Garsen, B. & Goodkin, K. (1999). On the role of immunological factors as mediators between psychosocial factors and cancer progression. *Psychiatry*

Research, n. 85, p. 51-61.

Smeltzer C, Bare BG. (2005). Oncologia: cuidado em enfermagem no tratamento do câncer. In: Brunner & Suddarth. *Tratado de enfermagem médico-cirurgica*. Rio de Janeiro, Guanabara Koogan, V.1. ed.

Ministerio da Saúde, Instituto Nacional do câncer. Inquerito Domiciliar. Disponível em: www1.inca.gov.br/inquerito_online/. Acesso em: 23/01/2015.

Venâncio, J. L.(2004). A atuação do Psicólogo com câncer de mama. *Revista*

brasileira de Cancerologia. Seguimento, n.50.

Venturi BRM, Pamplona ACF, Cardoso AS. (2004). Carcinoma de células escamosas da cavidade oral em pacientes jovens e sua crescente incidência: Revisão de literatura. *Revista Brasileira de Otorrinolaringologia*, v. 70, p. 679-686.

Botega NJ. (2012). Prática psiquiátrica no hospital geral: interconsulta e emergência. Porto Alegre, Artmed, 3°ed.

David A, Windlin I, Gaspar, KC. (2013). O paciente oncológico e a terapêutica quimioterápica: uma contribuição da psicologia. In Angerami VA, Gaspar KC (orgs). *Psicologia e Cãncer*. São Paulo: Casa do Psicológo.

Silva NM, Gaspar KC. (2013). Ansiedade em pacientes oncológicos em início de tratamento radioterápico. In Angerami VA, Gaspar KC (orgs). *Psicologia e Cãncer*. São Paulo: Casa do Psicológo.

CAPÍTULO 8
O SENTIDO DO CUIDAR

ROGÉRIO COGO

Agora é hora de viver este luto. Enterrar os sentidos construídos durante esta relação e permitir que este vazio se estabeleça ao mergulhar na angústia que desnuda todos os sentidos. Experimentar este nada que me deixa nu, que me deixa só, que me coloca de frente ao fim do que um dia foi, ou poderia ter sido. Que não sobre nada mais, para que, assim, só reste o que há de mim, sem construções imaginativas, mesmo que baseadas em encontros tidos nas relações com o mundo que outrora vigoraram. Assumir este término como a finitude do que estava sendo e já não é mais, para que não sobre mais nada e, neste nada, eu possa encontrar somente o que há de mim. E, assim, aos poucos, com os novos encontros com o mundo, que nunca cessam de suceder, possa, novamente, criar novos sentidos em possibilidades mais próprias, sem garantias outras que não o fim. Mas que, para tudo o que houver antes deste fim, eu seja livre para escolher a mim mesmo.

Rogério Cogo

INTRODUÇÃO

O acometimento pelo câncer é uma vivência pela qual não se passa impunemente. Seja nas condições de doente, de cuidador ou de familiar, esta experiência inflige, sem distinção, situações de profundo sofrimento em qualquer estágio de sua manifestação e exige cuidados especiais e especializados independentemente da fase em que estiver (Angerami, 2013; França, 2013).

Enquanto é mais provável que os doutores e, particularmente, aqueles cujas pretensões são científicas, porque pautados em diagnósticos e prognósticos que se apoiam em fatos objetivos, sublinhem a doença em seus aspectos objetivos, aqueles que dela padecem a experimentam em seu aspecto pessoal (Porter;Vigarello, 2010). Em vista disso, o cuidado requerido ultrapassa o tratamento exclusivamente biomédico, pautado nas tecnociências, para compreender o homem em sua totalidade existencial.

Isso não significa negar a legitimidade das incríveis contribuições que o desenvolvimento científico-tecnológico trouxe para diagnosticar, prevenir e tratar as doenças, melhorando a qualidade de vida das pessoas, mas tudo isso deve estar vinculado a um modo de relação que não se restrinja ao diagnóstico ou à soma de sintomas apresentados e, ainda, que permita a expressão da pessoa sobre sua própria condição como vítima de um câncer.

Dessa forma, o cuidado que será aqui abordado não se refere aos procedimentos técnicos adotados para determinado tratamento, mas sim à perspectiva filosófica do cuidado como fundante do ser do homem. Para tanto, subsidiará nossa reflexão a ontologia existencial de Martin Heidegger (1889-1976) em sua obra *Ser e Tempo* (1927). Antes, porém, faremos um breve panorama sobre a genealogia do cuidado na sociedade ocidental e sobre como a medicina passou a ter a curadoria do corpo do homem.

A GENEALOGIA DO CUIDADO

Ayres (2003-2004) considera necessária para a reflexão sobre o cuidado o exame da construção conceitual da categoria foucaultiana que entende o cuidado como uma expressão de formas de vida da civilização ocidental denominada "o cuidado de si" (Foucault, 2002 *apud*, Ayres, 2003-2004). Esta denominação foi utilizada por Foucault para se referir a uma "arte da existência" inteiramente nova, cuja emergência localizou em torno do século II da era cristã.

Como uma espécie de tecnologia que tem como base a experiência social composta por saberes e práticas, este "cuidado de si" orienta, nos planos público e privado, a construção do lugar do eu e do outro, na tessitura de suas interações (Foucault, 2002 *apud* Ayres, 2003-2004). Essa tecnologia social caracteriza o apogeu de uma "cultura de si", fenômeno de bem longo alcance histórico no qual as relações de si para consigo foram intensificadas e valorizadas (Foucault, 2014).

Essa forma de relação de si para consigo manifesta-se bem antigamente na cultura grega, já no ideal do cidadão espartano, no qual ocupar-se consigo nos treinamentos físicos e guerreiros em detrimento do cultivo da terra carregava a conotação de privilégio, uma prerrogativa de poucos. Progressivamente, esse ocupar-se consigo (*heautou epimeleisthai*) passou a ter um alcance bastante geral:

[...] o preceito segundo o qual convém ocupar-se consigo mesmo é, em todo caso, um imperativo que circula entre numerosas doutrinas diferentes; ele também tomou a forma de uma atitude, de uma maneira de comportar-se, impregnou formas de viver; desenvolveu em procedimentos, em práticas e em receitas que eram refletidas, desenvolvidas, aperfeiçoadas e ensinadas; ele constituiu, assim, uma prática social, dando lugar a relações interindividuais, a trocas e comunicações e até mesmo a instituições; ele proporcionou, enfim, um certo modo de conhecimento e a elaboração de um saber (Foucault, 2002, p. 58, *apud* Ayres, 2003-2004, p. 79).

A *epimeleisthai heautou* encontra-se em muitas doutrinas filosóficas. Em Platão, por exemplo, da mesma forma que se deve cuidar das partes do corpo, para se fazer cumprir o desejo de levar a melhor vida, essa arte de viver sob o cuidado de si aparece como o aperfeiçoamento da alma com a ajuda da razão. Os epicuristas, por sua vez, consideravam que a filosofia devia ser um exercício constante dos cuidados consigo para assegurar a saúde da alma (Foucault, 2014).

Esse tema epicurista é defendido por Sêneca (*apud* Foucault, 2014) em uma de suas cartas, afirmando que se encontra num estado perfeito o homem que vela por seu corpo e por sua alma para construir por meio de ambos a trama de sua felicidade. Platão recomenda desde o início aos seus discípulos que, se quiserem se salvar, devem cuidar da própria alma, sem cessar.

A mais alta elaboração filosófica sobre o cuidado de si foi concebida por Epicteto ao definir o ser humano como "o ser a quem foi confiado o cuidado de si". Zeus quis que o homem fizesse livre uso de si próprio e, para isso, o dotou da razão. Servindo-se desta faculdade, o homem deve velar por si mesmo: "É na medida em que é livre e racional – e livre de ser racional – que o homem é na natureza o ser que foi encarregado do cuidado de si próprio" (Foucault, 2014, p. 61).

A essa altura, cuidar de si não significa um zelo reservado aos filósofos, e sim "um princípio válido para todos, todo o tempo e durante toda a vida" (Foucault, 2014, p. 62). Isso é observado em Apuleu, que define como regra igualmente necessária para todos os homens o aperfeiçoamento da própria alma com o auxílio da razão (Foucault, 2014).

Estendendo-se igualmente a todos os homens como regra e necessidade, cuidar de si deixou de ser um privilégio para, no lugar disso, tornar-se uma forma de não sucumbir. Para escapar da sucumbência, a razão passou a ser o acesso que a todos possibilitava conhecer a verdade necessária para que esse cuidado fosse efetivado (Ayres, 2003-2004).

O que é designado pelo termo *epimeleisthai*, no entanto, não se refere simplesmente a uma preocupação, mas a todo um conjunto de ocupações. Ele designa as atividades do dono de casa, as tarefas de velar do príncipe por seus súditos, as obrigações para com os deuses ou os mortos, os cuidados para com uma pessoa doente e, em relação a si mesmo, ele implica um labor (Foucault, 2014).

Para isso é preciso tempo, e um dos grandes problemas dessa cultura de si é conseguir fixar um momento para essa dedicação ao longo do dia ou da vida. As fórmulas recorridas para isso abarcam desde momentos de recolhimento, durante a noite ou pela manhã, reservados para o exame do dia transcorrido, até a interrupção das atividades ordinárias para um retiro que possibilite olhar em retrospecto o próprio passado e ficar face a face consigo mesmo, colocando diante de si o conjunto da vida transcorrida para examiná-la e encontrar, junto aos preceitos e exemplos nos quais se quer inspirar, os princípios que norteiam uma conduta racional (Foucault, 2014).

Constituir uma verdadeira prática social e não um exercício da solidão é um dos pontos mais importantes dessa atividade consagrada a si mesmo. Isso porque se desenvolveu toda uma atividade de palavra e de escrita em torno dos cuidados consigo, vinculando o trabalho de si para consigo à comunicação com outrem. Isso foi possibilitado em virtude de não ser vazio o tempo dedicado ao cuidado de si, menos ainda uma atividade que exigisse pouco trabalho. Pelo contrário, esse tempo era povoado por exercícios, tarefas práticas e diversos tipos de atividades. O ponto principal, porém, que o constituiu como prática social, era a existência de conversas e correspondências estabelecidas com um confidente, com um guia ou com um amigo, nas quais o estado da própria alma era exposto e conselhos eram solicitados ou fornecidos a quem deles necessitasse (Foucault, 2014).

No exercício do cuidado de si, era fazer valer um direito solicitar ajuda a outro que, supunha-se, possuía a aptidão para dirigir e aconselhar. Do outro lado, era a realização de um dever o recebimento dessas lições com gratidão, bem como proporcionar a ajuda requerida (Foucault, 2014).

Foucault (2014) aponta como significativo o texto de Galeno sobre a cura das paixões. Segundo Galeno, procurar a ajuda de outro é aconselhável para quem quiser ter cuidados consigo mesmo. Todavia, sua recomendação não é por um técnico cuja reputação seja por sua competência ou saber, mas, simplesmente, por "um homem de boa reputação, cuja intransigente franqueza pode-se ter a oportunidade de experimentar" (Galeno *apud* Foucault, 2014, p. 69).

Quando inserida em relações preexistentes, a recíproca entre o cuidado de si e a ajuda do outro confere uma nova coloração e um calor maior a estas relações. Essa ajuda proporcionada é igualmente uma forma de cuidado, mas um cuidado "que se tem com o cuidado que os outros devem ter consigo mesmos" (Foucault, 2014, p. 69).

Percebe-se, nesta recíproca, que ao mesmo tempo em que intensifica as relações sociais, é no estabelecimento destas, nas trocas com o outro, que o cuidado de si pode se realizar. Nesta cultura de si, portanto, a interdependência mostra-se primordial para o exercício do cuidado de si.

Com o mesmo propósito está a razão, que foi tomando proporção cada vez maior como a faculdade que tem supremacia sobre todas as outras por possibilitar acesso ao conhecimento da verdade. Nota-se que o desenvolvimento da arte de viver não coloca a razão como uma finalidade em si mesma, mas confere-lhe, sim, um caráter instrumental indispensável como meio de salvaguardar a própria integridade. O cuidado de si é o fim que se objetiva e há uma preocupação constante em realizá-lo.

A MEDICINA E A CURADORIA DO CORPO

Na cultura grega remonta a muito longe a estreita correlação que o cuidado de si manteve com o pensamento e a prática médica. Essa correlação tomou proporção cada vez maior, a ponto de Plutarco considerar que a filosofia e a medicina lidam com um único e mesmo campo, cujo elemento central em comum é o conceito de *páthos* (Foucault, 2014).

Aplicado tanto à paixão quanto à doença física, o conceito de *páthos* refere-se a um estado de passividade tanto diante da perturbação do corpo, sob a forma de uma afecção que o tira do equilíbrio de seus humores e de suas qualidades, quanto em relação ao movimento involuntário da alma, capaz de arrebatá-la apesar dela própria (Foucault, 2014).

A possibilidade de se construir uma grade de análise válida para os acometimentos da alma e do corpo teve este conceito em comum como ponto de apoio. Assim, os estoicos propuseram, além de uma espécie de esquema "nosográfico", que fixava graus crescentes de desenvolvimento e cronicidade dos males, esquemas que marcavam as diferentes formas possíveis de cura (Foucault, 2014).

Guia comum à medicina do corpo e à terapêutica da alma, esses esquemas permitiam a aplicação da mesma análise teórica e do mesmo gênero de abordagem para "intervir em ambos, ocupar-se com eles, cuidá-los e, eventualmente, curá-los" (Foucault, 2014, p. 71). Com o uso regular de metáforas da medicina para designar os cuidados necessários, o aperfeiçoamento da alma, alvo tão almejado pela filosofia, foi cada vez mais sendo tingido com as cores médicas e, ao mesmo tempo, o aumento do cuidado médico na cultura de si foi tomando forma cada vez mais intensa e particularizada de atenção com o corpo. Há aqui algo de paradoxal, uma vez que essa atenção está, ao menos parcialmente, inscrita dentro de uma moral que privilegia os cuidados com a alma a aplicar-se em manter o corpo.

É que o ponto no qual se presta atenção nessas práticas de si é aquele em que os males do corpo e da alma podem comunicar-se entre si e intercambiar seus mal-estares: lá, onde os maus hábitos da alma podem levar a misérias físicas enquanto que os excessos do corpo manifestam e sustentam as falhas da alma. A inquietação dirige-se, sobretudo, ao ponto de passagem das agitações e das perturbações, tendo em conta o fato de que convém corrigir a alma se se quer que o corpo não prevaleça sobre ela, e retificar o corpo se se quer que a alma mantenha completo domínio sobre si própria. É esse o ponto de contato, enquanto ponto de fraqueza do indivíduo, que se dirige a atenção que se concede aos males, mal-estares e sofrimentos físicos (Foucault, 2014, p. 73).

Algo de maior importância nessa aproximação entre a medicina e a moral talvez seja o convite feito para que o sujeito se reconheça como doente ou ameaçado pela doença:

A prática de si implica que o sujeito se constitua face a si próprio, não como um simples indivíduo imperfeito, ignorante e que tem necessidade de ser corrigido, formado e instruído, mas sim como um indivíduo que sofre de certos males e que deve deles cuidar, seja por si mesmo, seja por alguém que para isso tem competência. Cada um deve descobrir que está em estado de necessidade e que deve receber medicação e socorro (Foucault, 2014, p. 74).

Dessa forma, elaborada desde a Antiguidade no seio da sociedade como resposta a seus questionamentos, a chamada medicina ocidental transformou-se no principal guia de leitura do corpo e da doença, a ponto de já não nos ser possível, hoje em dia, falar do nosso corpo e de seu funcionamento sem recorrer ao vocabulário médico (Faure, 2012; Foucault, 2014).

Ao passo que o século XIX concedeu ao homem o direito à doença, é no século XX que ele é saudado com o direito à saúde, reconhecida pela Organização Mundial de Saúde (OMS) em 1946 como uma preocupação universal. A noção positiva de saúde proposta pela OMS como "um estado de completo bem-estar físico, mental e social", não consistindo "apenas na ausência de doença ou de enfermidade" (Biblioteca Virtual de Direitos Humanos - USP, 2014), embora configure um novo ideal, delineia um alvo de difícil alcance pela extensão dos fatores que contemplam sua definição (Moulin, 2011).

Pela improbabilidade de se chegar a esse estado de total bem-aventurança, como fora apregoado, a saúde passou a ser então não somente a verdade, mas também "a utopia do corpo, aposta da ordem social e de uma ordem internacional futura, mais equitativa e mais justa, no conjunto do mundo" (Moulin, 2011, p. 18). Assim, embora ultrapassada sua órbita de alcance para tamanha ambição, esse direito à saúde foi efetivamente monopolizado pela medicina enquanto única corporação possuidora de uma ideia precisa do que queria dizer (Moulin, 2011).

Dessa maneira, apoiada pelos poderes públicos desde meados do século XIX e justificada pelo progresso de seus conhecimentos acerca do organismo, pelo aumento regular da longevidade e pela vitória sem precedentes sobre as enfermidades, o século XX foi o contexto histórico de uma medicalização sem equivalente. A medicina ocidental vai além do que fora anteriormente imaginável, e assume e enquadra diversos atos da vida ordinária. Torna-se a intermediária obrigatória "da gestão dos corpos presos em uma rede de obrigações em concordância com os grandes acontecimentos da socialização: entrada na escola, serviço militar, viagens, escolha de uma profissão" (Faure, 2008 *apud* Moulin, 2011, p. 18-19).

Cada vez mais orientada por um horizonte normativo baseado em uma racionalidade estritamente científica, a higiene proposta pela medicina contemporânea converge progressivamente para uma prática exclusivamente apoiada na cientificidade e sofisticação tecnológica (Ayres, 2003-2004). Os efeitos positivos dessas transformações são evidentes nos avanços e aceleração e amplitude do poder de diagnose, na maior precisão e segurança das intervenções terapêuticas, cada vez mais precoces, eficazes e eficientes, na melhora da qualidade de vida e prognóstico dos pacientes (Ayres, 2003-2004). Para além do domínio da doença propriamente dita, acrescenta-se a esses importantes avanços da medicina contemporânea, entre muitos outros, a praticamente nula esterilidade masculina e a possibilidade das mulheres conceberem mesmo após a chegada da menopausa; os transplantes de órgãos para os casos de falência; e o recebimento de novas próteses para pessoas com necessidades especiais (Moulin, 2011).

Em troca, constata-se uma sensível crise de legitimação dessa corporação, acusada de ter-se distanciado das complexas necessidades dos indivíduos e populações, a partir do próprio desenvolvimento científico e tecnológico que a destaca (Ayres, 2004) e "em uma resistência da população em abdicar de sua autonomia" (Moulin, 2011, p. 15). Parte disso é explicado pelo uso exclusivo desses recursos como base para a prática médica, que contribui para a passagem do que se denominava como médico humanista para o então chamado médico cientificista. Em outras palavras, a medicina foi paulatinamente perdendo seu caráter humanístico para ceder lugar a uma prática pautada na ciência exata e essencialmente biológica (Nascimento Jr.; Guimarães, 2009; Faure, 2012).

Essa falta de humanização da qual os médicos são frequentemente acusados, reporta-se ao caráter de reificação de procedimentos que tendem à segmentação excessiva do paciente em órgãos e funções orgânicas, à autonomização dos exames, e à desatenção para com aspectos pessoais do adoecimento (Ayres, 2003-2004), ou seja, procedimentos que acabam por tirar de cena a oportunidade de aparecer o que há de pessoal no adoecimento do paciente. Há de se considerar, porém, o aspecto legal que envolve o exercício ordinário e extraordinário de sua profissão, que o ampara ao mesmo tempo em que o restringe ao oficializar legalmente sua atividade como uma obrigação de meios e não de resultados. Isso significa que o médico tem como obrigação seguir os procedimentos protocolares de sua profissão e pode ser legalmente responsabilizado se não o fizer.

Há dentro da própria medicina um movimento de resgate do cuidar em sua prática (Siqueira, 2002). Em concordância com Ayres (2004), não se trata de adotar uma postura anticientificista e ver no desenvolvimento científico-tecnológico o antagonista dos valores humanistas de atenção à saúde. Tampouco, como diz o autor, de confiar somente a esses avanços o caminho para superação dos atuais limites encontrados nas práticas de saúde. Há a necessidade de se repensar o cuidado em saúde de modo que o conhecimento e procedimento técnicos sejam permeáveis ao cuidado não técnico (Ayres, 2004). Faz-se necessário, portanto, a retomada de um sentido do cuidado que difere fundamentalmente do significado comumente atribuído à saúde como "conjunto de procedimentos tecnicamente orientados para o bom êxito de um certo tratamento" (Ayres, 2003-2004, p. 74). O sentido do cuidado a ser retomado é o de um cuidado que seja o fundamento da própria existência do homem, pensado a partir de um referencial filosófico que compreenda, pois, o homem em sua totalidade existencial.

O CUIDADO COMO FUNDANTE DO SER

Com o breve panorama histórico contextualizando o cuidado na sociedade ocidental, verificamos sua importância já na Antiguidade como modo de melhor viver a vida. Além disso, ao pensarmos o homem ao longo de sua existência, vemos que o cuidado deve estar presente desde o nascimento até a sua morte. Nas palavras de Boff (2013, p. 57) somos, ao longo de toda a nossa vida, "frutos de um ato contínuo e prolongado de cuidar no tempo e no espaço, em todos os momentos e circunstâncias. [...] Sem ser cuidado permanentemente, antes, durante e depois de tudo o que é e empreende, o ser humano deixaria de existir".

Martin Heidegger (1889-1976), filósofo alemão que mais se dedicou a uma compreensão da existência, ao refletir sobre a prática humana desde a filosofia grega, elaborou a ideia do cuidado não apenas como uma orientação interior da alma, mas "como o modo de ser primeiro de todo o ser humano em sua relação para com o mundo" (Boff, 2013, p. 52). Para ele, o cuidado é o próprio ser do ser humano.

Isso significa que o cuidado é anterior a qualquer comportamento possível, é fonte prévia destes, uma vez que o homem, em sua existência, se vê inexoravelmente lançado no mundo e co-habitante deste com os outros homens. Assim, o ente do homem ou, na cunhagem terminológica designada por Heidegger, o ser-aí (*Dasein*[4]), é definitivamente relacional, ou seja, ao longo de sua existência, *Dasein*, sendo, está sempre em relação com o mundo que compartilha com os outros, afetando-o ao mesmo tempo em que por ele é afetado (Boff, 2013; Mariano, 2014).

Convocado a lidar com o mundo fático que é o dele, isto é, com determinações pelas quais não deliberou, mas que lhe foram simplesmente dadas, *Dasein*, enquanto ser-no-mundo, tem de cuidar de existir. Esse cuidado com a própria existência é o que marca constitutivamente *Dasein*, uma vez que, diferentemente dos outros entes, que simplesmente são, o ente do homem é o único que existe. Ele não possui uma essência que previamente o determina. Sua essência, por assim dizer, encontra-se em sua existência. Justamente em virtude de ter o privilégio de possuir a consciência do ser, é o único ente que se interroga pelo sentido de ser (Heidegger, 2012; Casanova, 2013; Mariano, 2014).

Por ser capaz de colocar questões a respeito do sentido do próprio ser, em sua existência, *Dasein* tem a possibilidade de desvelar sentidos e fazer algo de si mesmo, orientando suas ações de forma a transitar daquilo que é dado para um modo

4 Em algumas traduções designado como "presença".

mais próprio de ser (Inwood, 2002; Mariano, 2014). Esse desvelamento indica, então, uma abertura de *Dasein* para si mesmo a partir do mundo. Isso significa que, como ser-no-mundo, em *Dasein* está em jogo o seu próprio ser. Ele não é um algo simplesmente dado, mas, primariamente, é possibilidade de ser. Esse modo básico de ser do ser-aí é concebido por Heidegger como cuidado (*Sorge*).

Para Heidegger (2012, p. 203), a possibilidade essencial de *Dasein* diz respeito aos modos de ser que se caracterizam como "ocupação com o 'mundo', de preocupação com os outros e, nisso tudo, à possibilidade de ser para si mesmo, em virtude de si mesmo". Dito pormenorizadamente, a ocupação (*Besorgen*) refere-se ao modo de ser de *Dasein* enquanto ser-no-mundo e, portanto, sempre relacionado aos entes intramundanos no sentido de ocupar-se de alguma coisa ou com algo. A preocupação (*Fürsorge*), por sua vez, envolve o cuidado com outras pessoas. Em seu caráter definitivamente relacional, portanto, *Dasein* é sempre referido a outro ente e, nessa ocupação e preocupação, o próprio ser que cuida está em questão (Inwood, 2002; Feijoo, 2012).

O espaço a partir da qual o ser-no-mundo se abre como tal, Heidegger chama de "compreender". Embora o ser do homem sempre compreenda a si mesmo a partir de sua existência, Heidegger esclarece que essa compreensão nem sempre se dá de modo próprio, autêntico. Em verdade, o que predomina é um modo impróprio de ser, uma vez que *Dasein* pode compreender-se na cotidianidade a partir do impessoal:

Na medida em que *Dasein* é a entidade que sou, determinando-se também como ser-um-com-o-outro, para a maioria e em média não sou eu mesmo que sou meu *Dasein*, mas os outros; eu sou com os outros e os outros também são com os outros. Na cotidianidade, ninguém é si mesmo. O que ele é e como ele é, é ninguém: nenhum e ainda assim todos juntos um com o outro. [...] Este ninguém que somos nós mesmos vivenciados na cotidianidade é o "impessoal". Alguém diz, alguém ouve, alguém defende algo, alguém encarrega-se de algo. As possibilidades de meu *Dasein* encontram-se sob o controle teimoso do impessoal; o "eu sou" torna-se possível em virtude deste nivelamento (Heidegger, 1924; 1996 *apud* Inwood, 2002, p. 96).

Heidegger dá início à explicação sobre o impessoal com a noção de "afastamento", modo de ser pelo qual sempre se cuida de uma diferença com os outros. Dessa forma, ocupando-se com, contra ou a favor dos outros, *Dasein* está como que numa constante medição dessas diferenças, seja num esforço para se igualar quando se percebe aquém, seja para sobrepujar ao considerar-se acima. O cuidado em estabelecer essa diferença, mesmo que não percebido, inquieta a convivência e, quanto menos surpresa esse modo de ser gerar na cotidianidade, mais persistente e originária será sua ação e influência (Heidegger, 2012).

Assim, enquanto convivência cotidiana, em seu caráter de afastamento, *Dasein* está sob a tutela dos outros. Seu ser é tomado pelos outros, cujo arbítrio dispõe sobre suas possibilidades cotidianas. É importante notar que estes outros não estão determinados, são outros anônimos, qualquer um pode representá-los. O impessoal pertence aos outros e justamente pelo fato de não haver alguém definindo seu domínio é assumido sem ressalvas e seu poder é consolidado. Em outras palavras, por estarmos sempre percebendo o que os outros estão fazendo e como eles o estão fazendo, sem nos darmos conta, o que fazemos e como o fazemos é determinado, principalmente, pelos outros (Inwood, 2002; Heidegger, 2012).

O afastamento funda-se no fato de que a convivência promove o que Heidegger (2012) denomina como "a medianidade". Esta, colocada em jogo pelo impessoal, como que para evitar fazermos muito pior ou muito melhor do que os outros, designa previamente o que podemos ou devemos ousar, o que tem ou não tem valor, o que nos concede ou nega sucesso. A medianidade tem toda e qualquer exceção que possa impor-se ao que é mediano sob sua vigília e controle. Toda primazia é por ela silenciosamente esmagada e tudo o que há de originário é nivelado como algo há tempos conhecido.

Para que permaneçamos na média, a medianidade nos fornece um ponto de normalidade sem o qual ou, além do qual, o que fazemos torna-se cada vez mais extraordinário. A medianidade, portanto, uniformiza as distinções nivelando-as. Nas palavras de Heidegger (2012, p. 184), "o cuidado da medianidade desvela também uma tendência essencial da presença, que chamaremos de nivelamento de todas as possibilidades de ser".

Afastamento, medianidade e nivelamento, como modos de ser do impessoal, constituem a "publicidade" ou o "público". Isso que há de público no impessoal rege toda e qualquer interpretação de *Dasein* e do mundo, assegura o mundo que temos como compartilhado, como ser-com, submerso neste mundo comum do impessoal, que já é sempre dado, de tal modo que *Dasein* ainda não veio a si mesmo e lhe é possível continuar sendo neste mundo sem ter de vir a si mesmo (Inwood, 2002; Heidegger, 2012).

Isso porque, por prescrever todo julgamento e decisão, o impessoal desonera *Dasein* de responsabilidade pelo que faz e acredita. Permite que se apoie impessoalmente nele e dispensa-o de ser ao vir ao seu encontro na cotidianidade, levando embora suas escolhas e retirando seu encargo sobre elas. No entanto, o ser de *Dasein* é sempre seu, isto é, tem sempre seu próprio ser para ser. Sendo assim, se é si-mesmo, quando absorto no impessoal, não é o seu próprio si-mesmo, mas impessoalmente-si-mesmo. A experiência de si-mesmo, então, se dá no modo de ser do impessoal, ou seja, de modo impróprio, como não si-mesmo, como inautenticidade.

Ser impróprio não é em nada depreciativo. Aliás, a impropriedade pertinente ao impessoal não poderia deixar de ser, pelo menos num primeiro momento, em virtude de que é a partir da facticidade do mundo e da concretude de sua finitude que o ser-aí poderá receber as orientações necessárias para desvelar sentidos e realizar seu poder-ser (Feijoo, 2011). E é precisamente no fato de já ser sempre seu que se enraíza a possibilidade de *Dasein* ser autêntico ou inautêntico, de apropriar-se ou perder-se de si-mesmo. Porém, "só pode ter perdido para si mesmo, só pode ter falhado em encontrar a si mesmo, na medida em que ele é, em seu próprio ser, meu, i.e., possivelmente autêntico" (Heidegger, 2001, p. 42 *apud* Inwood, 2002, p. 11).

Dasein, por conseguinte, nunca estará irrecuperavelmente perdido na inautenticidade. Esta não significa uma extinção do cuidado, mas uma modificação deste, marcada pela desoneração da responsabilidade de poder-ser a partir do impessoal. Para apropriar-se de si-mesmo, "do si mesmo autêntico, o si mesmo 'subsistente', firmado sobre seus próprios pés, devemos olhar para o 'autêntico poder-ser-si-mesmo, na autenticidade e propriedade do ser de *Dasein* como cuidado'" (Heidegger, 2001, p. 322 *apud* Inwood, 2002, p. 12).

Esse cuidado é marcado não mais pela desoneração de sua responsabilidade ante o poder-ser, mas, agora, pela assunção plena dessa responsabilidade. Para tanto, o ser-aí precisará encontrar em sua existência uma possibilidade última, irremissível e insuperável: o-ser-para-a-morte (Heidegger, 2012; Casanova, 2013).

Ser-para-a-morte é antecipar o poder-ser de um ente cujo modo de ser é, em si mesmo, antecipador. Ao desvelar numa antecipação esse poder-ser, a presença abre-se para si mesma, no tocante à sua possibilidade mais extrema. Projetar-se para seu poder-ser mais próprio significa, contudo: poder compreender-se no ser de um ente assim desvelado: existir. A antecipação comprova-se como possibilidade de compreender seu poder-ser mais próprio e mais extremo, ou seja, enquanto possibilidade de existir em sentido próprio (Heidegger, 2012, p. 339-340).

A morte coloca em pauta o caráter temporal do cuidado ao deflagrar ao ser -aí sua finitude, na qual encontra sua determinação fundamental como poder-ser. Esse poder-ser constitui-se temporalmente e revela-se como uma forma autêntica de cuidado. É somente antecipando sua possibilidade irremissível que *Dasein* pode projetar-se com responsabilidade, pois o antecipar coloca-o diante da "possibilidade de assumir seu próprio ser a partir de si mesmo e para si mesmo" (Heidegger, 2012, p. 341).

Para isso, entretanto, *Dasein* há de reconquistar sua finitude. Isso porque a morte é compreendida cotidianamente pelo ser-aí no modo do impessoalmente-si-mesmo. Certos de sua chegada, a tememos porque a tomamos como algo extrínseco que virá, num futuro distante, ao nosso encontro e nos causará dano irreparável à coisa que somos. O que vigora neste modo de compreender é a tonalidade afetiva do temor (Casanova, 2013).

Para Heidegger, o temor refere-se sempre à aproximação de um ente intramundano cujo caráter é ameaçador. No temor conhecemos o ente que se mostra ameaçador, sabemos o que ele é e de onde vem. Podemos determiná-lo porque é sempre algo que se revela no horizonte de nossas ocupações cotidianas, faz parte do nosso mundo fático. Diante do ente que nos ameaça a existência, nosso caráter de fragilidade e vulnerabilidade é anunciado e tendemos à fuga, procuramos refúgio para além daquilo que se mostra como temível (Feijoo, 2011; Casanova, 2013).

A reconquista da finitude, porém, não está articulada com o temor, mas sim com a angústia. O caráter de poder-ser do *Dasein* fica ocultado com a sua decadência no mundo fático. Desse modo, sua determinação constitutiva enquanto poder-ser é desviada de si ao mesmo tempo em que as orientações sedimentadas nesse mundo lhe proporcionam a base para a realização planificada de si mesmo (Casanova, 2013).

É importante considerar que *Dasein* não deixa de ser um poder-ser, mas o realiza a partir do impessoal e não a partir de seu ser mais próprio. Ele o realiza sob o modo de fuga de si mesmo. Então, o ante-o-que da angústia é o próprio caráter de poder ser do ser-aí, é o ser-no-mundo enquanto tal e não algum ente intramundano, como no temor (Casanova, 2013). E é somente ouvindo o clamor angustiante que anuncia sua condição finita que poderá desembaraçar-se das amarras do impessoal para responsabilizar-se pela própria existência, pelo poder-ser-si-mesmo enquanto existir.

No antecipar para a morte certa, mas indeterminada, a presença abre-se para uma ameaça que sempre emerge de seu próprio ser. O ser para o fim deve manter-se nessa ameaça e não pode apagá-la, mas, ao contrário, ela é que deve construir a indeterminação da certeza... todo compreender se dá numa disposição... a angústia, porém, é a disposição que permite que se mantenha aberta a ameaça absoluta e insistente de si mesmo, que emerge do ser mais próprio e singular da presença. Na angústia, a presença se dispõe frente ao nada da possível impossibilidade de sua existência. A angústia se angustia pelo poder-ser daquele ente assim determinado, abrindo-lhe a possibilidade mais extrema. Porque o antecipar simplesmente singulariza a presença e, nessa singularização, torna certa a totalidade de seu poder-ser, a disposição fundamental da angústia pertence ao compreender de si mesma, própria da presença. O ser-para-a-morte é, essencialmente, angústia... o antecipar desvela para a presença a perdição no impessoalmente-si-mesmo e, embora não sustentada primariamente na preocupação das ocupações, a coloca diante da possibilidade de ser ela própria: mas isso na liberdade para a morte que, apaixonada, fática, certa de si mesma e desembaraçada das ilusões do impessoal, se angustia (Heidegger, 2012, p. 343).

Essa liberdade, tornada possível pela antecipação, liberta não somente para a morte, mas, igualmente, para as possibilidades antes da morte. Mais importante, liberta não para as trivialidades cotidianas ou a seleção oferecidas pelo impessoal, mas para as possibilidades próprias do poder-ser do ser-aí (Inwood, 2002). Considerada a tonalidade afetiva fundamental, portanto, a angústia possibilita uma abertura para si mesmo ao retirar *Dasein* da queda na impessoalidade cotidiana (Heidegger, 2012).

Em outras palavras, colocado em sintonia com o horizonte de sua finitude pelo antecipar, a angústia esvazia de sentido as prescrições do mundo cotidiano a partir das quais *Dasein* orienta suas interpretações e abre espaço para o próprio poder-ser que ele é, libertando-o para que possa escolher a si mesmo e para que possa assumir uma nova relação consigo mesmo enquanto cuidado (Heidegger, 2012; Casanova, 2013).

Isso significa a possibilidade de conferir sentido à sua existência. Esse sentido, porém, não é algo desvinculado do mundo, uma vez que é a partir do mundo que lhe é possível realizar o que se é e o que se pode ser. Assim, escolher a si mesmo também será sempre a partir de possibilidades do mundo, porém, não como algo já dado faticamente, mas a partir de uma escuta ao seu poder-ser mais próprio possibilitada pela singularização do ser-aí com a reconquista de sua finitude. Reconquistada sua finitude, enquanto cuidado, *Dasein* pode apropriar-se das possibilidades do mundo fático que é seu para dar sentido à sua própria existência, ou seja, ele cuida do que há "entre" o nascimento e a morte.

Esse "entre" é o acontecer que se configura pelo movimento de existir de *Dasein* durante o tempo de sua existência. Como cuidado, este acontecer no tempo de existência do ser-aí tem sentido porque se tornou visível, a partir da antecipação do ser-para-a-morte, a perspectiva do seu projeto como perspectiva de ser. "Dizer que o ente 'tem sentido' significa que ele se tornou acessível em seu ser, que só então, projetado em sua perspectiva, ele 'propriamente' 'tem sentido'" (Heidegger, 2012, p. 409).

Tornar-se acessível em seu ser, então, somente é possível quando *Dasein* "possa de todo modo vir-a-si em sua possibilidade mais própria e, deixando-se vir-a-si, suporte a possibilidade enquanto possibilidade, ou seja, exista" (Heidegger, 2012, p. 409). Sendo durante o tempo de sua existência, o sentido do ser acontece no tempo. Heidegger compreende o tempo como temporalidade, isto é, como totalidade que integra o "porvir" (dimensão de futuro, as possibilidades), o "ter-sido" (dimensão do passado) e a "atualidade" (dimensão do presente) (Araújo, 2000; Heidegger, 2012). Segundo Heidegger (2012, p. 410):

Somente enquanto a presença é como eu sou o ter-sido é que ela, enquanto porvir, pode vir-a-si de maneira a vir de volta. Própria e porvindoura, a presença é propriamente o ter sido. Antecipar da possibilidade mais própria e extrema é vir de volta, em compreendendo, para o ter sido mais próprio. A presença só pode ser o ter sido sendo por-vindoura. O vigor de ter sido surge, de certo modo, do porvir... Vindo-a-si mesma num porvir, a decisão atualiza-se na situação. O vigor de ter sido surge do porvir e isso de tal maneira que o porvir do ter sido (melhor, do que tem sido) deixa vir-a-si a atualidade.

Diante da morte esvaziam-se os sentidos que o mundo sempre teve, o sentido que era outorgado pelo impessoal. Vazio de sentido não resta nada a *Dasein* a não ser deparar-se com seu próprio ser-no-mundo. Obrigado a olhar para si mesmo fora da costumeira familiaridade que o mundo tinha, só lhe resta desvelar os sentidos mais próprios. Porém, isso não significa que algo nunca antes pensado, nunca antes sabido, percebido ou conhecido, se instale magicamente de uma hora para outra em sua concepção de si mesmo. Não, *Dasein* nunca deixou de ser si-mesmo a partir do mundo que é seu, ainda que de forma imprópria. Desse modo, ele se apropria do ter-sido que já sempre foi e não de algo que nunca esteve ali. Essa apropriação, por sua vez, é realizada no presente, na atualidade. Assim sendo, em seu existir no tempo e apropriando-se de si mesmo neste movimento de acontecer durante sua existência, é no tempo que o sentido do cuidado é constituído.

Dizer que o sentido do cuidado é constituído no tempo refere-se, então, à triplicidade unitária (passado, presente e futuro) do cuidado no tempo. A temporalidade, na qual, por meio do horizonte do futuro, antecipando o porvir que já sempre se é, torna possível apropriar-se do ter-sido (passado) que já sempre foi e fazer-se presente a si mesmo na atualidade. Assim, a temporalidade é o sentido do cuidado.

O SENTIDO DO CUIDADO: O CUIDADO SENTIDO

Somos herdeiros dessa genealogia do cuidado de si e participantes do processo histórico no qual a medicina é a curadora dos nossos corpos e a representante maior dos cuidados necessários durante toda a nossa vida. Ao mesmo tempo, somos, ontologicamente, cuidados. Anterior a qualquer ação, independente de qual seja, já estamos ocupados no mundo e com as coisas do mundo e preocupados em nossas relações com os outros. Nessa genealogia e nessa curadoria já está presente esta solicitude, ou seja, este modo de estar com o outro que pressupõe o cuidado como ocupação e preocupação.

Frente às considerações realizadas até aqui, é possível retomar a necessidade de uma forma outra de pensar o cuidado nas práticas de saúde no que tange à desumanização da qual são acusadas. Como hipótese da origem dessa acusação, Ayres (2003-2004, p. 83) propõe que:

[...] a atual crise de legitimidade das formas de organização do cuidado em saúde, isto é, a falta de confiança nos seus alcances técnicos e éticos, decorre do progressivo afastamento da arte tecnocientífica da medicina em relação aos projetos existenciais que lhe cobram participação e lhe conferem sentido. Dito de outra forma, é como se a terapêutica estivesse perdendo seu interesse pela vida, estivesse perdendo o elo de ligação entre seus procedimentos técnicos e os contextos e finalidades práticos que os originam e justificam.

Tendo como base os modos de ser do ser-aí propostos por Heidegger, podemos considerar que o caráter universal do conhecimento técnico-científico em saúde, sem dúvida inquestionável ao sucesso prognóstico, justamente por abranger a todos, pode facilmente cair no modo impessoal de ocupação cotidiana ao tratar exclusivamente a doença e desconsiderar o que há nela de particular para cada sujeito doente. Mesmo na forma de preocupação com o outro, se não o considerarmos em sua singularidade, mas lhe impusermos uma visão de mundo que é nossa, podemos retirar-lhe a possibilidade de assumir o próprio cuidado. Nesse modo impróprio de preocupação, "o outro pode tornar-se dependente e dominado mesmo que esse domínio seja silencioso e permaneça encoberto para o dominado" (Heidegger, 2012, p. 178). Essa dominação sucede ao tornar o outro dependente quando o livramos do próprio cuidado por assumir por si mesmo o que lhe compete.

Ao não proporcionar um espaço compartilhado para o diálogo a fim de que a pessoa doente possa participar de seu cuidado, o encontro terapêutico centrado exclusivamente no discurso médico tem, com efeito, justamente o caráter de exclusão do que há de próprio da pessoa que está a sua frente. É no encontro terapêutico, portanto, que reside a importância de não se estabelecer uma conduta exclusivista ao tratar, exclusivamente, de buscar no diálogo com o doente nada mais que indícios objetivos que possam ser transformados em sinais que indiquem sintomas e forneçam um diagnóstico anatomopatológico, que tira da pessoa qualquer faculdade de definir sua doença (Faure, 2012).

A abertura para que o paciente possa expressar o que há de pessoal em seu acometimento e possibilite que tome para si o cuidado que lhe cabe é possibilitada pelo modo autêntico de ser-com durante o encontro terapêutico. Esse modo de preocupação autêntica com o outro, denominado por Heidegger como anteposição libertadora, ao invés de reduzi-lo à dependência, devolve-lhe o próprio cuidado e lhe possibilita firmar-se sobre os próprios pés (Inwood, 2002). "Essa preocupação que, em sua essência, diz respeito à cura propriamente dita, ou seja, à existência do outro e não a uma coisa de que se ocupa, ajuda o outro a tornar-se, em sua cura, transparente a si mesmo e livre para ela" (Heidegger, 2012, p. 179).

O modo de ser-com que se apresenta no encontro terapêutico, então, tem a possibilidade de que sejam encerrados ou desvelados sentidos pelo cuidado que se estabelece. Dando sequência ao que se pode ponderar sobre o cuidado nas práticas de saúde como um todo, e buscando também pensar, mais especificamente, este cuidado na existência da pessoa com câncer, o modo de ser-com deve ser colocado em evidência.

Qual o sentido que toma este cuidado? É uma forma de cuidado que se ocupa exclusivamente em tratar, ou que toma a direção de cuidado com o outro, de preocupação autêntica, que inclui a dimensão de sua singularidade e lhe possibilite escolher e acolher, dentro das delimitações da própria condição fática que a doença o coloca, a responsabilidade pelo cuidado que compete a si mesmo, fazendo-o decidir pelo modo como seu poder-ser mais próprio que ser realiza "entre" o nascimento e a morte?

As doenças, de um modo geral, tendem a aproximar o ser-aí de sua fragilidade. Quando falamos de câncer, no entanto, essa aproximação vai além, ela chega à fragilidade máxima do ser-aí, colocando-o de frente com sua possibilidade última, a da própria morte. O recebimento do diagnóstico de câncer é marcado pela insegurança, pelo medo e pela incerteza sobre o que virá. Visto como uma doença potencialmente fatal, o câncer joga a pessoa em uma realidade diferente que tem como pano de fundo o medo de ficar desabrigado, o medo do que não se conhece, o medo da morte (Lione, 2001).

Marcado pelo temor, o paciente oncológico percebe-se lançado em um mundo ameaçador, que lhe inflige sofrimento inigualável e que a qualquer momento pode aniquilar sua existência. A pessoa se vê lançada em um mundo completamente diferente do que estava familiarizada. Tem de frequentar lugares que nunca fora antes, submeter-se a procedimentos que não sabe se serão dolorosos em sua execução e em seus possíveis efeitos colaterais, tem de conviver consigo mesma, muitas vezes, em condições de restrições jamais cogitadas anteriormente. O mundo como conhecia e estava familiarizada passa a não ser mais acessível como era, torna-se mais restrito.

Abarcar a pessoa doente, de modo a lhe oportunizar expressar o que teme é dar-lhe voz para que fale sobre como está sendo o seu mundo. Não é um preocupar-se no modo substitutivo, e sim uma anteposição libertadora que constituirá o exercício da preocupação que se dá no decorrer do tempo. Esse acontecer é o movimento do existir no seu sentido mais próprio, do ser como cuidado. Possibilitar, nesse encontro, o espaço para se colocar a partir de suas disposições afetivas, é permitir o remetimento ao em-si-mesmo que está sendo para que compreenda o modo como se ocupa e se preocupa consigo, para que capte o mundo próprio que está sendo o seu, com seus limites e possibilidades. Mais do que isso, e a partir disso, é dar-lhe a oportunidade para compreender seu próprio existir com câncer e para que possa angustiar-se diante da finitude que se anuncia possível pelo câncer e como certa na vida.

É possibilitar a abertura para que nesse vazio que desnuda a fragilidade de seus projetos possa nada mais restar a não ser o que lhe há de mais próprio e seja livre para escolher a si mesma, para que seja cuidado. É cuidado que tem sentido ao permitir que sinta o que está sentindo e possa singularizar-se e dar sentido próprio ao que está vivendo.

CONSIDERAÇÕES FINAIS

Tomando emprestadas as palavras de Boff (2012),

Somos seres de cuidado porque somos seres de angústia. A realidade nunca é estabelecida de uma vez por todas. Nós temos que zelá-la, cuidá-la, concretamente. Nas relações pessoais o que manda é o cuidado. O cuidado da palavra, da relação, do gesto. O cuidado pela vida, porque se nós não cuidamos ela adoece.

Se somos essencialmente cuidado, como afirma Heidegger, somos nós mesmos a interface possibilitadora para o manejo necessário à permeabilidade do técnico ao não técnico. Está em nós, portanto, a partir do nosso modo de relação, a possibilidade de abertura ou fechamento para que o outro tenha espaço para expor a sua perspectiva sobre o que lhe sucede e tenha a chance de apropriar-se dessa vivência como parte de sua história pessoal, a partir da qual lhe possa ser possível um horizonte que contemple seu próprio projeto existencial.

Tomar as relações com o outro como ocupação ou preocupação do cuidado que lhe é próprio, fecha-o para suas possibilidades mais pessoais, para que se aproprie de si mesmo neste cuidado. Negligencia o sujeito em sua legitimidade de ser e de projetar-se. Encerra-o como objeto, estanque no tempo a partir do que o acomete, pois não importa o vigor de ter sido para o vir a ser si mesmo a partir de sua atualidade, que está barrada de ser outra coisa senão a própria doença.

O modo de cuidado que possibilita uma abertura para o poder-ser mais próprio do paciente se dá, para além dos procedimentos técnicos indispensáveis ao bom tratamento, no modo de relação durante estes encontros. Um modo de relação que permita ser próprio com o outro em sua singularidade e não impessoalmente-si-mesmo a partir de um conhecimento necessário, porém distante da realidade daquela pessoa no que tange ao aspecto pessoal de estar doente. Uma relação de solicitude, na qual legitime o outro nesta singularidade que ele é e o permita, a partir do horizonte da finitude que se anuncia como certo, revisitar sua própria história e dela apropriar-se na atualidade de sua vivência, ao conferir sentido para o que um dia já vigorou em um ter-sido e para decidir sobre qual sentido dará a sua vida a partir do próprio cuidado, do poder-ser-si-mesmo.

BIBLIOGRAFIA

Angerami, V. A. (2013). A subjetivação do câncer. In: Angerami, V. A.; Gaspar, K. C. (Orgs). (2013). *Psicologia e câncer*. São Paulo: Casa do Psicólogo.

Araújo, J. N. G. (2000). Angústia e temporalidade. In: Angerami, V. A. (Org). (2000). *Angústia e psicoterapia*. São Paulo: Casa do Psicólogo.

Ayres, J. R. C. M. (2003-2004). Cuidado e reconstrução das práticas de saúde. *Interface* (Botucatu), 8(14), 73-92.

Ayres, J. R. C. M. (2004). O cuidado, os modos de ser (do) humano e as práticas de saúde. *Saúde e sociedade, 13* (3), 16-29.

Boff, L. (2012). Cuidado e saúde. Palestra apresentada no 3º Congresso da Associação de Medicina de Família e Comunidade do Rio de Janeiro. Recuperado de: <https://www.youtube.com/watch?v=tjjAsak6XAc&list=PLAwigzNJfcOkUrOvNCEaQ-m-qXSz5GhVdN&index=21>.

Boff, L. (2013). O cuidado necessário: na vida, na saúde e na espiritualidade. Petrópolis, RJ: Vozes.

Casanova, M. A. (2013). *Compreender Heidegger*. Petrópolis, RJ: Vozes.

Faure, O. (2012). O olhar dos médicos. In: Corbin, A.; Courtine, J-J; Vigarello, G. (Orgs). (2012). *História do corpo: da Revolução à Grande Guerra*. Petrópolis, RJ: Vozes.

Feijoo, A. M. L. C. (2011). A existência para além do sujeito: a crise da subjetividade moderna e suas repercussões para a possibilidade de uma clínica psicológica com fundamentos fenomenológico-existenciais. Rio de Janeiro: Edições IFEN: Via Verita.

Foucault, M. (2014). *História da sexualidade 3: o cuidado de si*. São Paulo: Paz e Terra.

França, B. A. L. (2013). O tratamento do paciente com câncer. In: Angerami, V. A.; Gaspar, K. C. (Orgs). (2013). *Psicologia e câncer*. São Paulo: Casa do Psicólogo.

Heidegger, M. (2012) *Ser e tempo*. Petrópolis, RJ: Vozes.

Inwood, M. J. (2002). *Dicionário Heidegger*. Rio de Janeiro: Jorge Zahar Ed.

Lione, F. R. (2001). A criança existindo com câncer. *Revista da Associação Brasileira de Daseinsanalyse 10*, 72-85.

Mariano, A. P. R. (2014). Reflexões fenomenológico-existenciais de cunho heideggeriano acerca de um atendimento clínico. In: Angerami, V. A. (Org). (2014). *Angústia e psicoterapia*. São Paulo: Casa do Psicólogo.

Moulin, A. M. (2011). O corpo diante da medicina. In: Corbin, A.; Courtine, J-J.; Vigarello, G. (Orgs). (2011). *História do corpo: as mutações do olhar: o* século XX. Petrópolis, RJ: Vozes.

Nascimento Júnior, P. G. do; Guimarães, T. M. D. M. (2009). A relação médico-paciente e seus aspectos psicodinâmicos. *Revista Bioética 11* (1).

OMS. Constituição Mundial da Saúde (1946). Biblioteca Virtual de Direitos Humanos – USP . Recuperado de: <http://www.direitoshumanos.usp.br/index.php/OMS-Organiza%C3%A7%C3%A3o-Mundial-da-Sa%C3%BAde/constituicao-da-organizacao-mundial-da-saude-omswho.html>. Último acesso em 22 de janeiro de 2015.

Porter, R; Vigarello, G. (2010). Corpo, saúde e doenças. In: Corbin, A.; Courtine, J-J.; Vigarello, G. (Orgs). (2010). *História do corpo: da Renascença às Luzes*. Petrópolis, RJ: Vozes.

Siqueira, J. E. D. (2002). A arte perdida de cuidar. *Bioética 10* (2), 89-106.

PARTE 4: CÂNCER E O IMPACTO EMOCIONAL NOS FAMILIARES: INTERVENÇÕES PSICOLÓGICAS

CAPÍTULO 9
ASPECTOS DA PRÁTICA DO PSICÓLOGO HOSPITALAR EM ONCOLOGIA NA INTERVENÇÃO EM CRISE: UM ESTUDO DE CASO

MARIA JOSÉ MARTINS
KARLA CRISTINA GASPAR

INTRODUÇÃO

O presente capítulo abordará, a partir da discussão de um caso clínico hospitalar, os impactos emocionais que o diagnóstico de neoplasia pode trazer sobre uma família e, nesse sentido, discutir a experiência de crise vivenciada pela cuidadora principal, bem como as formas de enfrentamento por ela utilizadas.

A intenção deste estudo é destacar a necessidade da oferta de cuidados psicológicos também às demandas de cuidadores e familiares, e refletir sobre a evolução que desdobramentos emocionais e morbidades psiquiátricas, desencadeadas a partir do câncer, podem vir a afetar e trazer consequências irreparáveis à dinâmica familiar.

O estudo de caso foi organizado a partir de recortes dos atendimentos feitos à cuidadora e estruturado em sete eixos: (I) impacto emocional causado pelo diagnóstico oncológico; (II) reação psíquica grave de familiares; (III) intervenção em crise por telefone; (IV) tentativa de suicídio e internação psiquiátrica; (V) acompanhamento psicológico no luto; (VI) vivência do luto antecipatório no cuidado domiciliar intensivo; (VII) desfechos.

O estudo de caso, como estratégia de pesquisa, tem como principal característica e vantagem a possibilidade de aprofundar o conhecimento e a compreensão de uma unidade, bem como dos elementos que tangem e influenciam seu contexto. A utilização de um estudo de caso visa, principalmente, abordar as particularidades e ocorrências relacionadas a um evento. Nessa perspectiva, favorece precisar e esclarecer conhecimentos obtidos, enfatizar singularidades associadas a outras situações e atualizar a diversidade (Laville; Dionne, 1999).

ESTUDOS RELACIONADOS A FAMILIARES DE PACIENTES ONCOLÓGICOS

A família representa a principal fonte de apoio ao paciente durante o tratamento. A partir do adoecimento de um de seus membros, as diversas dinâmicas do sistema familiar emergem como forma de direcionar os cuidados a serem assumidos (Wanderbroocke, 2005).

Floriani e Schramm (2006) descrevem estudos realizados sobre os impactos vivenciados na dinâmica familiar e, inclusive, pelo cuidador a partir do adoecimento por câncer, nos aspectos emocionais, sociais, físicos e financeiros (Ferreira et. al., 2010). O diagnóstico, tal como o tratamento podem acarretar alterações no modo de vida do paciente e em seu grupo familiar.

As pesquisas qualitativas realizadas com familiares de pacientes oncológicos, em sua maioria, versam sobre reorganização familiar frente ao adoecimento, sentimentos despertados e recursos de enfrentamento.

Ao descobrir o diagnóstico, o paciente tem necessidade de apoio do grupo familiar e este, por sua vez, precisa lidar com a imposição da doença sobre seu funcionamento. Inicialmente, os sentimentos mais frequentemente experimentados pela família são o choque, desespero, susto, revolta e angústia, que podem desencadear desorganização na vida da família (Souza; Gomes, 2012).

Ao receber a notícia de prognóstico negativo, a família encontra dificuldade no enfrentamento da doença, carregada de conotações negativas e gravidade, elementos que compõem a forma como a família se posiciona. A solidão e o silenciamento sobre a doença são vivenciados com muito sofrimento, com o intuito de tentar preservar uma "normalidade" no seio familiar, gerando sentimentos de impotência, desespero, sensação de estar perdendo o familiar doente a cada dia (Souza; Gomes, 2012).

Quando o diagnóstico da doença é feito em seu curso terminal, o deparar-se com a iminência da morte é inevitável, bem como os sentimentos associados ao luto e à resolução da perda. O impacto gerado pelo diagnóstico interfere na estruturação e organização familiar, nos sentimentos, e traz dificuldades vivenciadas em cada fase do adoecimento, como indícios levantados no estudo: insônia, tristeza, depressão e dores corporais (Souza; Gomes, 2012).

Predominantemente, os cuidados são dispensados por cuidador do sexo feminino, esposas e filhas. São apontadas dificuldades financeiras, sobrecarga física, sofrimento emocional, isolamento, baixa interação social e maior comprometimento à saúde do cuidador conforme a intensidade de cuidados ofertados (Floriani; Schramm, 2006). A existência de doenças psiquiátricas prévias, relação negativa com o paciente, agravamento da doença, percepção negativa do cuidador com relação ao impacto da doença em sua vida e baixa rede de apoio social são fatores que favorecem manifestações psíquicas de sofrimento na relação cuidador-paciente.

Esses dados sugerem a maior vulnerabilidade que os cuidadores familiares estão expostos e com risco aumentado de adoecer em razão do sofrimento psíquico de estar em contato direto com a pessoa cuidada e conteúdos ligados à morte e rompimento e alterações na rotina de vida (Volpato; Santos, 2007). O descobrimento da doença no início de seu curso pode trazer sintomas e crises agudas ao paciente que mobilizam mudanças afetivas e instrumentais na família num curto intervalo de tempo, exigindo adaptação para administrar o desequilíbrio, acompanhada por tensão e desgaste emocional decorrentes da busca em preservar o grupo contra outros danos e da desintegração.

Em pesquisa realizada no Instituto de Oncologia da Bahia, buscou-se compreender os sentimentos da família em relação ao adoecimento e tratamento de um familiar. Os sentimentos ganham diversas conotações ao longo do tratamento, como negação, isolamento, raiva, negociação (ausente neste estudo), depressão e aceitação (Kübler-Ross, 1996). O processo de tratamento é acompanhado por sentimento de esperança pela possibilidade de cura, ou ainda, de prolongamento da vida, justificando o apoio familiar à continuidade do tratamento em meio às reações adversas causadas, sendo confrontada diante de situações em que o tratamento não tem a resposta desejada.

O estudo evidenciou que a religião reforça a esperança e funciona como um importante recurso de enfrentamento da doença. O tratamento quimioterápico representa uma vivência tão difícil quanto o recebimento do diagnóstico. Sentimentos de tristeza, medo e sofrimento são despertados ao observar as reações causadas pela toxicidade. O acompanhamento familiar ao paciente no tratamento denota que há sobrecarga; contudo, o adoecimento pode ser um elo facilitador de integração familiar, aprendizado e suporte emocional (Barreto; Amorim, 2010).

Lima et. al. (2012) descrevem em estudo que a forma de a família lidar com o adoecimento de um de seus membros, bem como os sentimentos despertados, evidencia a existência de atitudes de cuidado, de união, apoio e reorganização, visando minimizar o sofrimento e manobrar a crise. Os sentimentos predominantes foram medo, esperança e negação. Os familiares associam o medo com a possibilidade de morte e as decorrentes transformações nas relações familiares.

A esperança mostra-se arraigada na fé e funciona como uma fonte de sustentação emocional importante em todas as fases do tratamento. A negação manifesta-se como forma de minimizar sintomas e, até mesmo, a gravidade da doença.

Nesse sentido, um estudo realizado no Hospital do Câncer de Pernambuco analisou o funcionamento familiar do paciente com câncer e concluiu que a maioria das famílias teve uma organização e um engajamento visando apoiar o ente frente ao adoecimento, respondendo de maneira fortalecida no enfrentamento da doença, em suas imposições e alterações na rotina, com comportamento de flexibilidade. Houve mudança na organização familiar após o adoecimento e na fase do tratamento, com consequente participação do grupo. Em certas circunstâncias como a do adoecimento, pode existir uma mudança no ciclo vital da família e um provável estabelecimento de novas configurações, o que indica que é possível incorporá-las à estrutura familiar de um modo saudável, como ficou evidenciado neste estudo (Melo et. al., 2012).

Farinhas et. al. (2013) identificam a importância de aspectos transgeracionais em relação ao modo como a família lida com o adoecimento, especialmente, no diagnóstico de neoplasia. No estudo realizado, havia um histórico de doença neoplásica prévia de gerações anteriores com desfechos negativos, que trouxeram marcas no modo como a família lidava com a situação de doença. A crise causada pelo adoecimento, fez com que a família empregasse certas estratégias de enfrentamento. Entre os principais recursos positivos: espiritualidade e apoio psicológico. Em relação ao enfrentamento pela espiritualidade, foi identificado que era uma característica familiar anterior e que foi intensificada a partir do adoecimento, denotando um fator protetivo para todas as fases do tratamento. O apoio psicológico alcançou, para além das demandas do adoecimento, uma melhora global para toda a família ao longo das etapas do tratamento.

Uma pesquisa levantou as estratégias de enfrentamento mais utilizadas por familiares no contexto de doença e apontou formas funcionais, como resolução de problemas e suporte social; e as disfuncionais, como fuga e esquiva, seguidas de confronto. A grande maioria da amostra evidenciou a utilização de estratégias funcionais e disfuncionais de forma concomitante, sugerindo confusão e ambivalência de sentimentos (Martins et. al., 2011).

Tavares e Trad (2010) descrevem que familiares tendem a adotar estratégias de inibição da ação e esforços intrapsíquicos relacionados ao adoecimento de um membro, bem como os sentimentos e o diálogo são suprimidos; a vivência do adoecimento pelo paciente é banalizada e este perde a condição de falar e vivenciar seus sentimentos, sendo incentivado a esquecer e/ou a pensar em coisas boas; tal postura e estratégias são utilizadas por familiares de procriação, filhos e cônjuges, que, portanto, tendem a negar o câncer e omitir ações que de algum modo consideram prejudiciais ao paciente; enquanto familiares de origem, pais e irmãos, demonstram maior aceitação e incentivo às estratégias operadas pelos pacientes, com enfrentamento de buscar a resolução de problemas.

REAÇÃO PSÍQUICA GRAVE DE FAMILIARES

É conhecido que o impacto do adoecimento traz uma série de mobilizações de conteúdos emocionais, tanto para o paciente quanto para seus familiares (Cavini; Gaspar, 2013).

Quando uma família busca ajuda, deve-se a dificuldade, por parte do grupo, em metabolizar certas vivências emocionais intensas não significadas e que permanecem sob a forma de excitação e quantidade, sinalizando a manifestação de angústias transbordantes. A forma como a família lida com traumatismos tem associação com o evento estressor e, sobretudo, com os significados que atribui à experiência traumática, bem como sua inserção na história familiar (Lamanno-Adamo, 2006).

Na impossibilidade de enfrentar e lidar com a dor psíquica, o grupo familiar pode exercer manobras inconscientes para evadir-se do sofrimento, utilizando defesas grupais radicais (Lamanno-Adamo, 2006). A utilização de mecanismos como negação, cisão, idealização e identificação projetiva serve à minimização ou anulação da dor emocional (Klein, 1946 *apud* Lamanno-Adamo, 2006).

Conforme Peteet, Maytal e Rokni (2010), os membros familiares que se sentem incapazes de lidar com a ideia da perda de seu ente podem apresentar ideação suicida. O referido estudo apresenta uma discussão sobre cinco casos de familiares de pacientes oncológicos que, ao se deparar com a iminência da morte, apresentaram sinais de ideação suicida. Esse dado levantou questionamentos por parte da equipe de saúde sobre como intervir efetivamente. No entanto, os autores apontam que não há na literatura estudos que direcionem processos de avaliação e intervenção, tampouco que descrevam dilemas familiares ocorridos nessas circunstâncias envolvendo comportamento suicida.

Krüger e Werlang (2010) em estudo realizado sobre a dinâmica familiar, no contexto de crise gerada pela tentativa de suicídio de um de seus membros, constataram que há limitação na oferta de apoio ao desenvolvimento de uma identidade autônoma, pois as novas possibilidades de narrar a si mesmo apresentam-se como ameaça ao sistema de lealdade que mantém a continuidade da família e impede a revisão desses códigos. Assim, o sofrimento representa uma repressão às novas trocas e traz o comportamento suicida como uma alternativa.

As autoras consideram que o comportamento suicida na família pode representar, numa primeira análise, uma reação pontual a uma situação desencadeadora do ato autodestrutivo, como, por exemplo, separações, perda do emprego. A possibilidade de perda iminente traz uma série de implicações que suscitam o novo, ou seja, a realização de novas escolhas, o restabelecimento de expectativas, e a aceitação de rompimentos na família. No entanto, a crise gerada pela tentativa de suicídio é uma experiência que envolve aspectos do passado, do presente e de expectativas com relação ao futuro, em que o sofrimento constitui crenças relacionadas à ameaça de dispersão familiar.

Macedo e Werlang (2007) destacam, em análise de um caso clínico de tentativa de suicídio, as inter-relações entre o evento traumático, a ruptura das barreiras de proteção do psiquismo e o imperativo do irrepresentável que tem como consequência o comportamento de tentar por fim à própria vida. Nessa perspectiva, o sujeito se encontra com a exigência de lidar com um excesso (trauma), mas que seu aparelho psíquico não suporta processar e metabolizar. Assim, a tentativa de suicídio é entendida, prestando-se o cuidado à singularidade do caso, como um ato que resulta da vivência e experimentação intensas da dor psíquica não simbolizada.

Em revisão sistemática sobre a resolução de problemas e a relação com tentativa de suicídio, Coronel e Werlang (2010) constataram que a maioria dos estudos concentra-se no delineamento do tipo quase experimental, seguido pela estratégia teórico/conceitual, estudos qualitativos e, por fim, validação de instrumentos.

As autoras descrevem que o comportamento suicida, bem como a tentativa, vem sendo estudados a partir de vários enfoques. Uma possibilidade de compreensão para esse complexo comportamento é de que o indivíduo que efetua uma tentativa de suicídio possui uma rigidez cognitiva, fomentando a incapacidade de buscar por alternativas, assim como acessar memórias de fatores positivos funcionais em situações similares.

A presença de transtornos mentais contribui para elevar o risco de suicídio, sobretudo, a depressão, seja como diagnóstico primário e/ou sintoma. Além disso, a dinâmica familiar é citada como um fator intrinsecamente associado ao ato suicida. Assim, uma pessoa desprovida de apoio familiar que a auxilie conter impulsos destrutivos e aprimorar formas de enfrentamento das crises, quando acometida por desespero, poderá atuar tentando ou, até mesmo, tirando a própria vida.

INTERVENÇÃO EM CRISE POR TELEFONE

A crise circunstancial é um conceito que vem sendo estudado em suas associações com mudanças e perdas inesperadas, pelas quais o processo de viver é atravessado.

Pode ser compreendida como a invasão de uma experiência emocional de paralisação da vida. Ocorre uma sensação de descontinuidade na percepção de que a vida segue um curso, com etapas e coerência. A crise acontece em resposta a um evento imprevisto (Moffatt, 1982).

De acordo com Slaikeu (2000), a crise é um processo, limitado no tempo, de desorganização psíquica, caracterizada pela incapacidade que o indivíduo encontra em lidar com situações inesperadas, a partir de seus recursos pessoais típicos.

De uma forma geral, todos os indivíduos estão expostos ao longo da vida a se deparar com situações que lhe causem desorganização emocional. No entanto, a resolução de uma crise inclui vários aspectos, como a gravidade do evento ambiental disparador, as características pessoais e os recursos sociais disponíveis.

Algumas situações são consideradas universais para precipitar uma crise, como a morte repentina de uma pessoa querida, desastres, crimes violentos, bem como os diversos tipos de violações impostas a um indivíduo ou grupo. Esse aspecto confere à crise circunstancial o fato dela se dar a partir de acontecimentos súbitos e imprevistos no ambiente, com caráter de urgência e que podem afetar um grande número de pessoas, com necessidade de intervenção imediata, num curto intervalo de tempo.

A experiência de crise é um período de alto risco para o paciente e a família. Nesse sentido, requer uma assistência imediata disponível e de fácil acesso. Slaikeu (2000) descreve que os serviços de atendimento em crise por telefone vêm sendo fortemente utilizados desde o final da década de 1950, ligado ao trabalho de prevenção ao suicídio nos Estados Unidos.

Um paciente em crise que precisa esperar horas, e até dias para receber ajuda, pode estar suscetível a uma intensificação da crise, que coloca a integridade emocional e física do indivíduo em risco, tal como em casos em que há risco de suicídio e, em alguns casos, até de homicídio. Outro fator de risco é que a desorganização emocional causada pela crise possa se alastrar, trazendo mais danos posteriormente, como o estabelecimento de patologias e que poderiam ser prevenidos (Slaikeu; Leff-Simon, 2000).

Os atendimentos telefônicos propiciam acompanhar pacientes graves, como no caso daqueles que tiveram uma tentativa de suicídio ou não conseguem comparecer ao atendimento psicológico com a frequência necessária. Além disso, as orientações podem ser expandidas aos familiares. O telefone funciona como um facilitador de acesso do paciente ao profissional, quando considerar necessário (Gaspar, 2011).

O objetivo da intervenção em crise é auxiliar o indivíduo a recuperar seu modo de funcionamento anterior à adversidade ora exposto. Muitos profissionais consideram que o paciente nunca retorna ao que era. Quando resolve a crise de forma positiva, adquire novas formas de enfrentamento para seu repertório, o que é pensado como um ganho secundário da crise (Slaikeu, 2000).

A avaliação deve contemplar, além do fator que desencadeia a crise, os aspectos da vida do indivíduo que estão funcionais e podem ajudar, como também aqueles que estão debilitados e trazem sofrimento, e recursos pessoais e sociais disponíveis, para propor a ajuda e as estratégias para mudança, abarcando desde o alimento até a condução para um atendimento terapêutico (Slaikeu; Leff-Simon, 2000).

A postura do profissional deve ser direta e funcionar como um guia, ou seja, o profissional assume uma forma de ajuda ativa na resolução de necessidades imediatas, mobilizando recursos de ajuda; deve ser flexível e, quando necessário, mobilizar outros elementos como a família e a comunidade (Slaikeu; Leff-Simon, 2000).

O maior benefício da intervenção em crise por telefone refere-se à acessibilidade: fator determinante para pacientes em crise, especialmente aqueles com alto risco de vida por suicídio ou homicídio, e para aqueles que são incapazes de sair de suas casas (idosos ou pessoas debilitadas) (Slaikeu; Leff-Simon, 2000).

Outra vantagem é que a maioria das pessoas tem um telefone ou consegue acesso a um facilmente, e o custo de utilização é baixo.

Por outro lado, a comunicação fica limitada ao uso das palavras de quem ajuda e de quem é ajudado. Os sinais não verbais, como as expressões faciais, linguagem corporal, não são acessíveis. Entretanto, a entonação da voz e os silêncios podem favorecer a compreensão do que está sendo comunicado (Slaikeu; Leff-Simon, 2000).

A crise gerada pelo adoecimento é acompanhada por diversas alterações emocionais e que são consideradas reações humanas esperadas, tecnicamente denominadas como reações de ajustamento. Entretanto, muitas vezes, há evolução dessas condições para quadros mais graves, principalmente com episódios depressivos, transtornos de ansiedade e comportamento suicida, tornando-se comorbidades ao câncer, e devem ser conduzidos com tratamento medicamentoso e acompanhamento psicológico (Gaspar, 2013).

A atuação em psicologia hospitalar converge para cuidar e intervir junto ao paciente com sofrimento emocional. O foco compreende as manifestações psíquicas do sofrer, comorbidades psiquiátricas e reações psicológicas. Além disso, nesse contexto, a articulação junto à equipe interdisciplinar é também uma das atribuições do psicólogo (Gaspar, 2013).

O psicólogo tem a possibilidade de funcionar como um agente de mudanças e pode vir a ser um catalisador ou depositário para os conflitos emaranhados ao fenômeno da doença. Ao pensar no objetivo de sua atuação, abarcará a amplitude que é o ser humano e seus fatores intrínsecos, como sua saúde e sua integração, que, no adoecimento, se relacionam com o hospital e toda sua estrutura, dinâmica, funções e objetivos (Gaspar, 2011). Nesse sentido, a perspicácia de captar e direcionar as demandas psíquicas que surgem no contexto hospitalar é inerente à atuação eficaz do profissional e é parte da escuta ativa (Gaspar, 2011; Gaspar, Ortolan, 2013).

CASO CLÍNICO EM CONTEXTO HOSPITALAR

Lúcia[5], 59 anos, natural do estado do Paraná, ensino fundamental incompleto, evangélica, viúva há cerca de quatro meses. Ao longo da vida trabalhou como lavradora, como costureira autônoma e no lar. Foi casada por 33 anos e, no último ano de casamento, tornou-se a principal cuidadora do marido. Teve três filhas de 32, 27 e 26 anos, todas com ensino superior completo, e uma neta com 15 anos. Há cerca de oito meses, faleceu a filha caçula de 26 anos.

HISTÓRIA ANTERIOR AO DIAGNÓSTICO

Refere que há 26 anos, aproximadamente, teve sintomas depressivos após a última gestação. Desde então, segue em acompanhamento psiquiátrico devido à necessidade, segundo relata, de tratamento contínuo com psicofármacos.

Há mais de um ano, Lúcia acompanhou a hospitalização de seu marido devido a um AVC que facilitou o descobrimento do diagnóstico de câncer no estômago, em estágio avançado, sem proposta curativa.

Nessa fase, Lúcia residia apenas com o esposo e a filha caçula. As outras duas filhas residem em suas casas.

A descoberta do adoecimento do marido trouxe uma crise circunstancial que afetou de forma geral o grupo familiar. Dessa situação emergiram reações emocionais intensas.

DISCUSSÃO DO CASO

A descrição e análise do caso se darão a partir do primeiro atendimento psicológico ambulatorial realizado com Lúcia. Os atendimentos do Núcleo de Psicologia, realizados no Ambulatório de Oncologia Clínica do Hospital de Clínicas da Unicamp, têm sua organização a partir da triagem psicológica, uma entrevista semidirigida com o paciente e seu acompanhante após a primeira consulta médica. Visa conhecer os aspectos sociodemográficos e emocionais, estabelecer condutas para o cuidado ao paciente e sua família e, quando necessário, realizar encaminhamentos (Gaspar, 2011).

O IMPACTO EMOCIONAL CAUSADO PELO DIAGNÓSTICO ONCOLÓGICO

Lúcia acompanhava o marido durante a triagem psicológica. Estava visivelmente desconfortável e apreensiva, parecia preocupada com que algo

5 Nome fictício.

"ocultado em família" fosse revelado ali e procurava disfarçar com muito esforço esse estado de angústia.

A entrevista tinha um clima emocional muito intenso, de ansiedade e tensão, que fui apreendendo e me conduziram para atender Lúcia individualmente, logo após a triagem.

Para conhecer a história de um paciente e pensar em como ajudá-lo, a escuta é a principal ferramenta.

Benjamin (1986) afirma que para se atingir uma compreensão de um relato, deve se lançar mão ao principal instrumento: ouvir. Isso significa voltar a atenção de forma plena ao que está sendo dito, ao tom usado, aos conteúdos não concretos associados às palavras, ao que não é falado. Essa habilidade deve ser aprendida e praticada por aquele que se propõe trabalhar nesse âmbito de ajuda.

O psicólogo hospitalar busca conhecer a realidade do sujeito, para além do que é dito, aquilo que está nos gestos, expressões não verbais e atitudes do paciente (Ortolan, Gaspar, 2013).

Nesse primeiro atendimento psicológico, Lúcia chorava muito, chegava a encolher-se na cadeira, tamanha expressão do sofrimento. Aos poucos foi conseguindo nomear, com muita dificuldade, o medo e as incertezas com relação ao futuro dela e de sua família e até de morrer antes que o marido.

Diante da circunstância imprevista de adoecimento grave do marido, Lúcia vivencia de forma intensa a sensação de que a vida da família foi destruída. O significado do diagnóstico do marido é sentido como uma imposição muito cruel, que anuncia a iminência da perda.

Figueiredo (2007) descreve que ao longo do processo vital, os seres humanos conseguem viver bem se há a presença do "outro" que desempenha as funções de acolher, hospedar, agasalhar, alimentar. O autor cita a função de *holding*, conceito desenvolvido pelo psicanalista inglês Donald Woods Winnicott (Zimerman, 1999), como a sustentação necessária que garante a sensação de continuidade. É uma função desempenhada pela mãe, associada à capacidade dela se identificar com a criança e conseguir oferecer proteção, a partir da sensibilidade para captar e prover as necessidades físicas e emocionais do lactente (Winnicott, 2011). Outra função descrita se refere ao *containing*, conceito que integra as importantes e originais contribuições da escola de Wilfred Ruprecht Bion, psicanalista pós-kleiniano, como a função de continência por meio das quais se dão as experiências de transformação. Essa forma de cuidado é um processo ativo em que a mãe ou o analista oferece um espaço interno, um continente para os conteúdos da criança e, assim, para além de um recipiente, acolhe, decodifica, nomeia e dá um sentido às experiências, para, só então, devolver à criança (Zimerman, 1999).

Na crise circunstancial, ocasionada por situações imprevistas, os acontecimentos são sentidos como irreais, os recursos do indivíduo, sua maneira habitual de lidar com situações difíceis, não são suficientes. As defesas ficam desativadas e falhas. É no momento em que o indivíduo fracassa em manejar a situação conflituosa que a crise se estabelece (Moffatt, 1982).

Nesse momento, as funções psíquicas como o pensamento, a percepção, o juízo crítico, a inteligência, a memória, a capacidade de antecipação e postergação, a atenção, a discriminação, entre outras (Zimerman, 1999), ficam comprometidas pela desorganização mental que o indivíduo vive durante a crise.

O diagnóstico de neoplasia gástrica do marido de Lúcia foi descoberto após um AVC, em que foi hospitalizado e encaminhado para realizar exames. Ao ser submetido à cirurgia, foi constatado que não havia possibilidade de um tratamento curativo e que se tratava, portanto, de um tumor raro.

Lúcia relata que o médico a comunicou sobre o prognóstico reservado, mas não lhe deu uma previsão do tempo de vida, apenas disse que não contasse ao seu marido em razão da gravidade.

Assim, compartilhou a informação apenas com a filha mais velha, inicialmente. Depois contou para as outras filhas. Deparar-se com o diagnóstico de câncer do marido sem cura, ao relato de Lúcia, foi como "uma bomba que caiu em cima da minha família". A percepção dela sobre a reação das filhas: "a mais velha, tá com a cabeça boa, falou que a gente deve aproveitar o tempo de vida do pai. Mas, a caçula tá sem cabeça, caiu numa depressão profunda".

Descreve que a filha caçula deixou o trabalho, não saía mais de casa, desligava o celular, não acessava mais redes sociais, permanecia acamada no quarto a maior parte do tempo e sem querer ver o pai, recusando-se a ter contato com ele para ajudar Lúcia nos cuidados.

Houve uma interrupção na sensação de continuidade de vida dessa filha, cessou com tudo que fazia parte de seu cotidiano, o que sugere um intenso sofrimento psíquico, uma experiência de paralisação e despersonalização, ocasionadas pela crise (Moffatt, 1982). O impacto do diagnóstico e do prognóstico ruim a afetou gravemente.

É relevante destacar sobre como era a relação familiar anterior ao diagnóstico. O convívio diário se dava na relação de Lúcia, com o marido e a filha caçula, que tinha um forte apego aos pais, mas, conforme Lúcia descreve, ela era "grudada com ele". Estavam sempre brincando, "um não ficava longe do outro".

A vulnerabilidade emocional que é experimentada por familiares, frente ao diagnóstico de câncer em um de seus membros, será caracterizada a partir do tipo de câncer, idade do paciente, representações sociais da doença arraigadas nos valores da família e a qualidade das inter-relações do grupo (Dantas, 2013).

Inicialmente, Lúcia procurou ajuda psiquiátrica para a filha que começou a ser medicada e, aparentemente, apresentou uma reação de melhora, voltando a trabalhar em outra área e retornando a uma rotina de vida. Entretanto, não recebeu ajuda psicológica no início da crise.

De acordo com os estudos sobre intervenção em crise, é na fase inicial que o acompanhamento psicológico tem seu fator preventivo quanto a possíveis danos posteriores, considerando que uma crise se resolve num espaço limitado do tempo, tanto de forma positiva como negativa (Slaikeu, 2000).

Lúcia descreve como tem sido a relação com o marido, após o diagnóstico. "Ele não sabe do câncer", tampouco que está num estágio avançado e sem proposta de tratamento curativo.

Por muitas vezes fica impaciente por não conseguir andar devido às sequelas do AVC, e reage com impaciência, acaba sendo hostil. Lúcia refere que procura "relevar" por não saber sobre "o dia de amanhã" e de não querer guardar remorso. Refere que "procuro ser forte e mostrar que tô bem, na frente dele".

Kübler-Ross (1996) descreve que geralmente a comunicação sobre a gravidade de um diagnóstico é dada ao cônjuge, e este fica com a delicada responsabilidade sobre decidir falar com o paciente, filhos e pessoas envolvidas. A forma como se lida com essa situação depende da estrutura e união familiar, assim como da habilidade de comunicação e de vínculos sociais que possam oferecer algum auxílio. Porém, a tendência é a ocultação dos sentimentos e uma postura positiva falsa que tenta mascarar a realidade e que certamente gera maior sofrimento.

Quando a comunicação é feita com sensibilidade e empatia, indo ao encontro do contexto, ela pode aliviar o medo, conservar a esperança e auxiliar pacientes, familiares e profissionais a ajustar o tratamento da melhor forma possível (Cartilha ANCP, 2013).

A atitude paternalista por parte dos médicos, no que se refere a ajudar o paciente, às vezes, tomando decisões autoritárias, se consagra quando os recursos terapêuticos tornam-se escassos. O paternalismo ainda tem sido associado à beneficência, ou seja, fazer o "bem" ao paciente. Na pesquisa em questão, quando o diagnóstico e prognóstico de câncer alude à terminalidade, cinquenta por cento dos médicos tendem a informar exclusivamente a família (Trindade et al., 2007).

Lúcia relata algumas frustrações associadas às impossibilidades trazidas pela doença, como o desejo de ter uma vida mais confortável ao aposentar-se, ter "lutado" a vida toda para criar e educar as filhas, nunca ter tido um carro, morar numa "casinha velha", poder passear/viajar, e com muita dor relembra o pedido feito a Deus, na festa de ano novo, um único pedido: "saúde para toda a família, pois o resto se corre atrás".

Lúcia, num curto espaço de tempo, se torna a cuidadora principal do marido, com um prognóstico reservado, e também da filha caçula, por seu intenso sofrimento. Tem uma demanda emocional complexa de sobrecarga.

Diante disso, foi agendado um atendimento na semana seguinte, para dar continuidade ao acompanhamento psicológico da cuidadora.

Compreende-se que o impacto emocional vivido pela família, a partir do diagnóstico de câncer, uma doença que por si tem um significado social de destruição, quando é associado a um prognóstico ruim, parece confirmar o estigma de morte e devastação existentes no imaginário social e fere a integridade emocional, ameaçando e afetando as relações familiares de forma traumática.

A REAÇÃO EMOCIONAL GRAVE DE FAMILIARES

Lúcia não retornou na semana seguinte para o atendimento psicológico agendado.

O sentido dessa "comunicação" está em compreender que há um nível de sobrecarga intensa sendo vivenciada pela cuidadora.

O adoecimento por câncer traz alterações funcionais e ocasiona dependência de cuidados de um modo progressivo, que chega a uma dependência integral até o morrer. Ao adoecer, as limitações sofridas pelo paciente exigem o estabelecimento de relações de cuidado. No âmbito familiar, essa função é fortemente atribuída à figura da mulher (Py, 2004). Predominantemente, os cuidados são dispensados por cuidador do sexo feminino, esposas e filhas (Floriani; Schramm, 2006).

Conforme a intensidade de cuidados ofertados, algumas variáveis como dificuldade financeira, sobrecarga física, sofrimento emocional, isolamento, baixa interação social e maior comprometimento à saúde do cuidador podem surgir nesse contexto (Floriani; Schramm, 2006). O caso considerado evidencia, em conformidade com o estudo citado, que a vivência de tornar-se cuidadora traz alterações na rotina e gera desgaste em todos os níveis, desde material até psicológico.

Além disso, Lúcia estava vivenciando um processo intenso de crise. E, por isso, ela tinha mais fatores que a impediam de buscar ajuda do que a auxiliavam. Ir ao encontro de suporte, demanda uma organização psíquica, física, material, entre outros fatores, de que, naquele momento, Lúcia não dispunha. Isso será mais detalhado posteriormente. No entanto, ela comparecia ao hospital para acompanhar o marido e cuidar das questões relacionadas ao tratamento.

Numa dessas ocasiões de retorno, houve uma oportunidade de abordá-la na recepção para oferecer o atendimento psicológico. Estava ao lado do marido e recusou prontamente, o que foi respeitado. Mas foi uma recusa ambivalente, pois existia tensão em sua comunicação não verbal, uma expressão de perplexidade.

É angustiante ter à frente uma pessoa que, claramente, necessita de ajuda e a recusa. Voltar à sala de psicologia, e simplesmente "aceitar o não" de Lúcia, não faria sentido. A recusa estava para além do exercício de autonomia da cuidadora em não desejar ser atendida, mas, ao contrário, comunicava que psiquicamente estava suprimida, sem conseguir buscar outras saídas para sua dor.

A doença sem proposta curativa altera radicalmente a rotina de quem está envolvido, seja direta ou indiretamente, como no caso da cuidadora. O sofrimento se vincula tanto na relação consigo mesma quanto com o seu ambiente e grupo.

Conforme Dalgalarrondo (2000), a despersonalização pode ser compreendida como um sentimento de perda ou transformação do eu. A essa vivência profundamente angustiante soma-se a sensação de perda da familiaridade consigo, como se o indivíduo fosse um estranho para ele mesmo, e sentisse que pode enlouquecer ou perder o controle.

O autor descreve também o processo de desrealização que se refere à perda da relação de familiaridade com a rotina, situações ligadas ao dia a dia e ao ambiente. O que era comum e familiar, bem como as pessoas e os sons são percebidos como desconhecidos. Essa vivência é extremamente incômoda e acompanhada por angústia.

Aquele momento parecia ser único como possibilidade de reatar o suporte emocional e construir vínculo terapêutico. Mas a abordagem verbal não teve êxito. Diante desse "não" ambivalente e carregado de angústias, foi feita outra tentativa, uma abordagem via comunicação não verbal, ou seja, permanecer na recepção, dentro do campo visual, mostrando-se disponível e acessível. Esse foi o caminho encontrado para buscar Lúcia, que, ao perceber que ali poderia ser cuidada, depois de alguns instantes, solicitou o atendimento psicológico.

Assim, no segundo atendimento psicológico, Lúcia relata o desgaste emocional que vem enfrentando com as alterações em sua rotina a partir do adoecimento do marido e, principalmente, com a filha caçula, que teve uma piora grave em seu estado emocional.

Ao perceber as reações colaterais do pai com o início da quimioterapia, a filha caçula, segundo relato de Lúcia, apresentou reincidência nos sinais de sofrimento psíquico, voltando ao isolamento, afastou-se das pessoas de seu convívio, pediu demissão do novo trabalho, deixou de lado o autocuidado, permanecendo constantemente no quarto, acamada, insone e sem tomar a medicação do tratamento psiquiátrico de forma autônoma, com algumas verbalizações "para onde vou, não preciso de dinheiro".

O impacto emocional que ocorre na família frente à doença pode levar seus membros a ter reações diversas; essas peculiaridades que são vivenciadas, no contexto familiar, caracterizam como uma determinada família responde à situação de crise imposta pelo adoecimento (Santos; Sebastiani, 2011).

O fato de a doença neoplásica ser fortemente estigmatizada e conter representações altamente negativas desperta medo, ocultação do diagnóstico para evitar comentários indesejáveis, conflitos familiares que comprometem o suporte oferecido pela família, e alterações e adaptações exigidas em função do adoecimento e do tratamento, que modificam a rotina familiar. O autor destaca que o principal mecanismo de enfrentamento apresenta-se pela religiosidade (Ferreira et al., 2010).

Como o câncer está fortemente associado a uma doença que leva ao óbito, os sentimentos e reações das pessoas impactadas estarão em acordo com esse estigma social, podendo gerar sentimento de desesperança, até mesmo frente a casos com chances de cura (Angerami, 2013).

Ao observar as atitudes da filha, Lúcia relata que começou a ficar temerosa e assim retirou os psicofármacos de seu alcance, dando-lhe a cada noite os comprimidos de que necessitava, até achar os comprimidos atrás do sofá e descobrir que a filha não os tomava.

Lúcia, ao relatar todos esses acontecimentos, refere "é um peso muito grande", chegando a pensar que ela, marido e filha podiam morrer, "às vezes, penso em fazer besteira". Traz em seu relato o significado que dá ao que vem vivenciando: "a vida da minha família acabou".

A reação de choque ou imobilidade familiar caracteriza-se por um modo de enfrentamento no qual a reorganização do sistema familiar falhou na busca por reequilíbrio. Isso se deve à importância que o membro tinha para a sustentação e a maturidade do grupo familiar (Santos; Sebastiani, 2011).

O fator protetivo e de enfrentamento mais significativo para Lúcia é sua religiosidade.

Ao descrever que desiste de proceder com alguma "besteira", refere "eu me lembro da passagem de Jó, da Bíblia, e tudo que aconteceu com ele, e mesmo assim ele não desistiu". Além disso, refere pensar nas outras filha e neta.

O sofrimento é tão arrebatador que Lúcia sente que pode ter um enfarto e morrer a qualquer instante, assim como seu pai teve. Essa sensação de Lúcia parece compor sua reação a toda sequência de eventos inesperados, desde o adoecimento do marido até e, sobretudo, a reação grave da filha. "Se fosse cuidar só dele (marido), eu tiraria de letra. Meu maior peso é a minha filha".

O diagnóstico de uma doença como o câncer tem associação com medos e incertezas, levando ao confronto com a possibilidade de morte, desfiguração, inaptidão e abalo nas relações; essas vivências são semelhantes para a grande maioria das pessoas. Quando há persistência do impacto causado pelo diagnóstico e tratamento, ou ainda, insuficiência de recursos emocionais para lidar com o adoecimento, este poderá ser vivido com sofrimento emocional (Gaspar, 2011).

Desse modo, compreende-se que a forma como familiares vivenciam e lidam com o adoecimento está fortemente associada às representações sociais que a doença tem para o grupo e a importância do ente, sobretudo, a partir do vínculo afetivo. A reação grave da filha sugere que, ao receber a informação da gravidade do prognóstico, a ideia de morte iminente e sofrimento vieram associados subitamente. O impacto emocional sentido pela filha atinge Lúcia diretamente.

TENTATIVA DE SUICÍDIO E INTERNAÇÃO PSIQUIÁTRICA

Numa das madrugadas em que acordava para administrar os medicamentos do marido, Lúcia constatou que a filha havia ingerido mais de cem comprimidos quimioterápicos do pai. Imediatamente pediu socorro aos vizinhos.

A filha foi socorrida e hospitalizada. Permaneceu por alguns dias na UTI com um quadro clínico bastante delicado. A equipe do hospital, ao dar alta, orientou sobre a necessidade de cuidados e internação psiquiátrica, pela ocorrência da tentativa de suicídio.

A partir da internação da filha, numa instituição psiquiátrica, que durou cerca de um mês, Lúcia acompanhou todo o processo com visitas e telefonemas diários.

Ao longo desse tempo, Lúcia esteve bastante vulnerável emocionalmente às flutuações de humor que observava na filha.

Sentia-se, na maior parte do tempo, muito angustiada, ansiosa e com fantasias sobre o quadro de saúde e futuro da filha, temia que ela pudesse ficar com sequelas e que perdurasse a vida toda adoecida mentalmente, "dependente" de medicamentos.

Ao contato com a filha, Lúcia percebia que estava difícil para ela se adaptar e aderir ao tratamento. Às vezes, parecia estar num extremo: de bem-estar, em recuperação; no entanto, em outros momentos, parecia não ter evoluído de seu estado inicial, anterior à internação.

O estado emocional de ansiedade da filha afetava diretamente à Lúcia. Recordando que quando soube do prognóstico ruim do marido foi tomada pelo inesperado. Novamente, outra imposição, por um novo adoecimento, dessa vez da filha que até então era "saudável". E que na percepção de Lúcia "sempre foi uma menina doce, nunca teve nada disso".

A tentativa de suicídio evidencia uma rigidez cognitiva, em que há incapacidade de busca por alternativas ao evento aversivo. A depressão como diagnóstico primário e/ou sintoma pode elevar o risco de suicídio. Além disso, o indivíduo inserido numa dinâmica familiar negligente, que não favorece conter impulsos destrutivos e utilizar formas de enfrentamento funcionais, quando tomado por desespero, poderá atuar tentando ou, até mesmo, tirando a própria vida (Coronel; Werlang, 2010).

Um fato que se sobressai é que a filha, após três semanas de internação, num dos momentos que parecia aderir aos cuidados e apresentar uma melhora, entregou uma carta de conteúdo terno à mãe e pediu para que a lesse em casa. Segundo Lúcia, a carta manifestava agradecimento, carinho e saudade da família. Isso aguçou ainda mais as fantasias de Lúcia, que ficou buscando significados para essa manifestação da filha, em meio a todas as circunstâncias controversas e a dinâmica dos acontecimentos.

A dor psíquica extrema pode se manifestar, às vezes, com sinais discretos, outras vezes, com atitudes extremas, como o ato de atentar contra a própria vida. Compreende-se esse ato como um pedido de socorro que encontre sustentação e acolhimento para o sofrimento.

INTERVENÇÃO EM CRISE POR TELEFONE

Inserida nesse contexto de sofrimento, com a ocorrência grave de tentativa de suicídio da filha, da qual também é cuidadora, Lúcia precisa de cuidados psicológicos, no entanto, "não adere" aos atendimentos. Considera-se que muitos fatores influenciam nessa "não aderência".

O fato de ser a cuidadora principal do marido completamente dependente e ter recentemente testemunhado a tentativa de suicídio da filha, a quem faz de duas a três visitas por semana, são processos que tangem outras questões, muito importantes também, como o tempo, a distância e os fatores materiais, como, por exemplo, o uso de transporte do município, que é determinante para se chegar ao hospital.

Diante desse quadro, como ajudar uma cuidadora em crise que necessita de suporte emocional imediato, conciliando todas as variáveis expostas e, sobretudo, com o impeditivo de chegar até a ajuda psicológica?

O ideal seria encaminhá-la para a psicologia da rede de saúde do município, conforme norteiam os princípios que regem a organização do Sistema Único de Saúde, que se referem à regionalização e hierarquização, resolubilidade etc. (Ministério da Saúde, 1990). Porém, a prática na realidade se traduz por uma longa e incerta espera. Diante disso, a conduta foi dar continuidade aos atendimentos utilizando o telefone como um veículo e "ponte" de acesso terapêutico.

É importante ressaltar que os telefonemas não substituem o atendimento psicológico, mas em face da extrema gravidade do caso e por ter se estabelecido vínculo e, diga-se de passagem, "um vínculo batalhado", o cuidado psicológico buscou ofertar apoio emocional num momento bastante delicado em que propor um encaminhamento psicológico não seria efetivo para atender a emergência emocional da cuidadora.

Assim, a partir do segundo atendimento, feito no hospital, ficou estabelecido com Lúcia que enquanto ela não pudesse comparecer pessoalmente para o atendimento de psicologia, o acompanhamento seria feito por telefone, com dias estabelecidos previamente. O número de telefone do serviço de psicologia foi deixado à disposição de Lúcia, para ter acesso ao atendimento também quando julgasse necessário.

Assim, os telefonemas que se sucederam, acompanharam todo período em que Lúcia teve sua filha internada, aproximadamente um mês. Ao longo desse tempo, alguns atendimentos foram realizados nas oportunidades que Lúcia comparecia ao hospital devido ao tratamento do marido.

Um aspecto importante a se ressaltar nesse tipo de intervenção é de que o contato telefônico, em situação de crise, tem maiores possibilidades de êxito quando partem do profissional, pois há necessidade de um engajamento e uma postura ativa.

Deixar com que o paciente entre em contato, adotando uma postura mais passiva, será possível quando se tratar de um caso em que o momento vivenciado pelo paciente seja avaliado e ofereça justificativas para adotar essa "espera". No caso considerado, num primeiro momento os contatos telefônicos precisavam "buscar" Lúcia. Deixá-la "solta" não atenderia sua demanda emocional de sobrecarga, ansiedade, fantasias e desorganização psíquica.

Relembrando que ao agendar um segundo atendimento no hospital, Lúcia não retornou, e para construir o vínculo terapêutico foi preciso investimento e sensibilidade para acessá-la e "resgatá-la", e continuar com o suporte ao usar o telefone como recurso terapêutico.

Os primeiros contatos de Lúcia com a filha internada foram permeados com ansiedade, fantasias e um clima de muita tensão. "Sem tocar no assunto" (sobre a tentativa de suicídio), Lúcia foi acompanhando a rotina da filha e o suporte emocional prosseguiu durante todo esse período. A cada contato telefônico feito a Lúcia, dentro das possibilidades existentes, uma nova avaliação de seu estado emocional era feita.

Ao realizar os contatos telefônicos, o cuidado em estabelecer um espaço seguro, estruturado, silencioso e que oferecesse acolhimento era buscado a fim de preservar o *setting* terapêutico (Zimerman, 1999) para essa modalidade de intervenção. Pensar sobre a configuração do *setting*, dentro de um hospital, por essa condição em si, o torna bastante diferenciado pela rotina e funcionamento da instituição, e pode ser criado em todos os contextos, desde o salão de quimioterapia, às enfermarias e no ambulatório (David et al., 2013). Assim, a porta da sala de psicologia era fechada, para evitar interrupções e ruídos; isso favorecia um espaço protegido também ao profissional. Sobretudo, o *setting* precisa ser internalizado no funcionamento do profissional, para além do espaço físico e concreto em que ele se encontra, pois inclui saber, prática e ética (David et al., 2013).

Nesse sentido, Botega, Silveira e Mauro (2010) consideram a importância de preparar o ambiente externo e, também, o interno para realizar um contato telefônico com finalidade terapêutica.

Um ambiente silencioso, livre de ruídos, que preserve a clareza da audição de ambos e ofereça a sensação de sentir-se ouvido é de extrema necessidade e primeira condição para que a pessoa possa falar e, consequentemente, dar acesso ao seu momento e mundo interno. Em relação ao profissional e seu espaço interno, os autores pontuam sobre a necessidade de "acalmar a mente", pois facilmente o paciente pode estar povoado por pensamentos que buscam os porquês, assim é preciso estar realmente aberto para ouvir o outro.

A partir das reavaliações psicológicas feitas a cada atendimento, era propiciado um espaço de escuta ativa a Lúcia em seus conteúdos emocionais, suas fantasias, seus medos e as situações reais do momento que necessitavam ser expressos pela linguagem e organizados. Desse modo, a cada ligação, o foco era trabalhado com pontuações e orientações com acolhimento, vitalizando os recursos positivos de enfrentamento, como as defesas predominantes funcionais (Fongaro; Sebastiani, 2011), culturais e a religiosidade de Lúcia. Assim como a articulação com a rede social de apoio, colocando o atendimento psicológico como um elemento catalisador (Gaspar, 2011) desses outros elementos.

O contato telefônico significava um momento em que Lúcia era acolhida e sustentada em sua fala, seus sentimentos, suas impressões e conforme os sentidos que ia construindo como resultado de suas crenças religiosas e de todo apoio social e comunitário que recebia.

A escolha de submeter a filha aos cuidados da internação psiquiátrica deixava Lúcia muito assustada, pois não conseguia compreender muito bem o sentido de "cuidado intensivo" em contexto psiquiátrico, com uma equipe assistindo e medicando a filha.

Essas questões pareciam muito vagas para Lúcia, que observava e se angustiava com cada manifestação da filha, como quando fazia perguntas sobre o estado do pai, assim como nos dias em que estava com a ansiedade mais elevada e pedia para deixar a clínica e voltar para casa. Lúcia relembrava a filha de que "assim que você tiver melhor e o médico dar alta, eu te levo pra casa".

Em outros dias, parecia estar integrando-se ao tratamento, relatava que participava das atividades, sentia melhora com as medicações, não pedia para voltar para casa e, segundo Lúcia, a filha parecia estar entendendo que precisava do tratamento, "já tá mais tranquila".

E esse estado emocional, que oscilava em extremos, perdurou toda a internação. Lúcia era muito atenta aos sinais físicos (e mais concretos) que a filha dava. Uma das questões que atravessou toda a fase da internação foi "a voz dela tá rouca, fraca e baixa... será que isso é sequela... queimou a garganta com tanto comprimido?".

Reportava-se ao seu repertório materno, relembrando que a filha tinha bronquite e crises de faringite desde pequena. Levantava hipóteses sobre "estar pegando friagem na clínica". Numa ocasião, Lúcia relata que uma enfermeira que cuidava da filha explicou "o que acontece com sua filha não é bronquite, é ansiedade".

Em supervisão do caso, além das condutas anteriores, foi levantada a possibilidade de chamar a filha do meio para um atendimento no hospital, no sentido de avaliar a possibilidade de ampliar a ajuda à Lúcia e realizar algumas orientações, dependendo de como essa filha estivesse enfrentando todas as ocorrências familiares de adoecimento e sofrimento.

Desse modo, foram realizados alguns contatos telefônicos e reagendamentos de atendimento, inclusive atendendo à solicitação dessa filha de que o serviço de psicologia entrasse em contato com ela, um dia antes, para relembrá-la da data de atendimento, entretanto, ela não compareceu. O serviço de psicologia foi deixado à disposição.

Tendo em vista que os atendimentos no hospital ainda eram inviáveis, a busca por outras condutas para auxiliar Lúcia em seu enfrentamento partiu em fortalecer o vínculo terapêutico no acompanhamento telefônico, na articulação de recursos pessoais e no enfrentamento que faz pela religiosidade; os vínculos sociais, os quais foram se revelando, nessa fase, com muitas visitas de familiares, vizinhos, amigos e pessoas da igreja que frequentava; e o acompanhamento psiquiátrico sistemático, citado anteriormente, e a relação terapêutica bastante positiva com o psiquiatra da UBS: "o meu psiquiatra disse que tudo isso que tô vivendo, vai passar".

Lúcia, a partir do vínculo criado pelo acompanhamento psicológico, em alguns momentos de maior angústia, colocava a psicóloga no papel de uma filha, fazendo comparações entre sua filha adoecida quando estava saudável e a profissional. Esse aspecto foi sendo trabalhado à medida que surgia como conteúdo dos atendimentos, com pontuações e esclarecimentos sobre a diferença de papéis e da relação terapêutica com a formação de um vínculo intenso.

O estado emocional de Lúcia, nesse período, estava totalmente voltado à crise familiar, de um modo geral. Humor predominantemente deprimido misto com ansiedade, muitas angústias e incertezas.

Num dos atendimentos feitos no hospital, revelou que a mudança radical em sua vida e na dinâmica familiar a deixava sem vontade de viver, apresentava-se inapetente, com o autoconceito negativo e baixa autoestima, e a sensação de que poderia morrer enfartando a qualquer momento. Tudo parecia ruir. Ela e o marido tinham planejado viajar no início do ano com a filha mais velha (quando foi descoberto o câncer dele).

Contudo, num atendimento telefônico atípico que aconteceu após quase um mês da internação da filha, Lúcia estava em júbilo, ao receber um telefonema da filha "feliz da vida, com a voz boa, do jeito que era".

A filha mais velha havia feito um convênio para a irmã, que possibilitou sua mudança de quarto para usufruir de melhores condições de instalação durante a internação e servir como um estímulo para se tratar.

Lúcia estava em êxtase, "tô muito feliz, me sentido de alma nova". Ao falar sobre a melhora da filha, refere ter entendido que o problema da filha "é só ansiedade, não tem nada a ver com bronquite ou sequela".

Faz comparações: "ultimamente eu tava sem ânimo, só fazia comida, cuidava do meu marido, e ficava mais deitada; hoje eu tô muito feliz, cuidei até do cachorro".

Relatou sobre os planos da família para o fim de semana: a filha mais velha ia assistir ao jogo de futebol do Brasil com o pai, enquanto Lúcia ia visitar a filha na clínica no domingo de manhã.

Em toda essa sequência de boas notícias, fala de como se afeiçoou à psicóloga "tenho amor de mãe por você". Reforça que quer atendimento no hospital na próxima coleta de exames do marido.

Parecia que toda a situação relatada por Lúcia caminhava para um possível reequilíbrio. No entanto, após três dias, Lúcia entra em contato com o serviço de psicologia, por meio do telefone. Estava em franco desespero. Aos prantos, relata que no domingo planejado quando iria visitar a filha, recebeu um telefonema da clínica, de manhã, comunicando o óbito da mesma, por uma parada cardíaca. Diante disso, Lúcia reage com choque, desespero, recusa-se a ir ao sepultamento da filha. Verbaliza "parece que tô num pesadelo, me esforço pra acordar, mas não consigo".

É a partir de vivências de dor psíquica aguda como essa, chegando acometer a toda família, que se justifica a importância dos cuidados psicológicos estendidos ao contexto familiar do paciente, considerando que o sofrimento pode afetar de forma muito agressiva, e mesmo oferecer riscos de mortalidade por seus impactos emocionais.

ACOMPANHAMENTO PSICOLÓGICO NO LUTO

Ao longo do primeiro mês após o falecimento da filha, o acompanhamento psicológico por telefone foi quase diário. E Lúcia compareceu para atendimento no hospital algumas vezes, devido aos retornos de consulta e exames do marido.

É importante destacar que durante essa fase inicial de enlutamento, Lúcia, apesar do traumatismo, apresentou todos os sinais psíquicos de um luto considerado normal.

O luto simples é considerado uma reação normal. Em sua fase inicial, podem ocorrer manifestações como choque, confusão, certas formas de negação, suspiros, choros, sentimentos de fraqueza, inapetência, perda de peso, certa dificuldade na concentração, respiração, fala e sono. Assim como a ocorrência de sonhos com a pessoa falecida, seguida de sentimentos de decepção e dor ao despertar e constatar a realidade da perda. Outro fenômeno comumente observado são os sentimentos de culpa do sobrevivente e autorrepreensão que se relacionam com pequenas omissões ou, até mesmo, atitudes com a pessoa falecida que despertam o sentimento de que deveria ter feito algo melhor e/ou diferente (Sadock; Sadock, 2007).

Além dos aspectos intrapsíquicos de enfrentamento, o apoio emocional recebido das filhas, parentes, amigos, vizinhos foi fundamental para amparar Lúcia em lidar com a perda da filha. A rede social de apoio reforçava a crença religiosa de Lúcia. E a religiosidade é um mecanismo de enfrentamento que representa a "coluna vertebral" da vida emocional de Lúcia nesse momento de extrema vulnerabilidade psíquica.

Aos primeiros atendimentos psicológicos por telefone, em vivência do luto, Lúcia apresentava-se intensamente chorosa e entristecida, porém receptiva ao contato.

Relatava "essa dor é muito grande, passa um pouco e depois volta de novo". Nos primeiros dias, decidiu tirar todos os objetos que pertenciam à filha. Assim, as filhas assumiram essa tarefa e doaram tudo que era da irmã.

Com o passar do tempo, a perda ia se tornando cada vez mais concreta, nesse contato com a realidade Lúcia trazia sensações de desespero e o desejo de sumir, vontade de "sair correndo numa estrada sem fim, pra tentar achar a minha filha e abraçar ela, falar tantas coisas que eu queria falar muito mais, como eu amo ela".

Mesmo tendo a percepção de que fez tudo pela filha, se questiona se tê-la perdido foi um castigo de Deus. Em meio a toda essa vivência, Lúcia refere que "a casa vive cheia de gente". O apoio de amigas e pessoas que tiveram perdas 'semelhantes' é um fator bastante favorecedor, "eles falam que essa dor é muito forte mesmo, mas com o tempo vai ficar a saudade". Encontrar pessoas que sobreviveram à perda de um (a) filho (a) e que "podem" legitimar a dor, torna-se um fator protetivo importante para uma dor psíquica tão aguda como a de Lúcia, que atribuía uma valoração positiva a todo apoio e reconhecia a importância da ajuda.

A busca de explicações para o sentido da morte precoce da filha encontra um forte amparo na interpretação religiosa fomentada pelo pastor da igreja que frequenta e reforçada por sua rede social de apoio. Assim, "Deus levou minha filha, porque ela tava preparada pra partir, era a hora certa, ela tinha se arrependido do que fez e tinha se convertido. Deus não permitiu que ela morresse quando tentou se suicidar. Se ela tivesse morrido por suicídio, minha dor seria maior. Ela tinha que partir naquele momento. Na semana seguinte ia ter alta médica".

Embora Lúcia tenha se recusado a ir ao sepultamento da filha, "quero guardar a lembrança da minha filha viva, alegre, daquele jeito brincalhona", escutou relatos, "quem foi disse que nunca se viu um velório tão cheio. A minha filha era muito querida. As pessoas ainda não acreditam que ela morreu. Ficam ligando aqui em casa, mandam recado pela internet. Falam que ela tava igual uma pessoa que dorme sorrindo". Repete os conselhos, "eu sei que tudo isso vai passar; a dor vai diminuindo até ficar a saudade".

Pelo tempo recente da perda, refere ter "pensamentos estranhos", em que fica pensando na filha, se está com fome, se sente frio. Lúcia fez um importante movimento de enfrentamento em buscar explicações dentro de seu universo cultural, a orientação religiosa do pastor, com o qual possui vínculo, ajudou a criar sentidos. Sente que o pensamento melhorou, "a morte é que nem o sono, ela não sente mais fome, nem frio e nem dor. Tá dormindo o sono dos justos. Do pó veio e ao pó voltou".

Em alguns momentos, refere que tenta pensar que a filha foi trabalhar bem longe e não voltará. Relembra a última visita e a última conversa, em que a filha estava bem contente. Em alguns momentos, questiona-se quanto aos significados da carta escrita e entregue para ser lida em casa, em que dizia sobre o amor e a saudade da família, a gratidão e os planos de retornar à vida em casa com a família. A religião oferece sustentação e parece abrandar os questionamentos e fantasias de Lúcia. "A morte dela foi um desígnio de Deus".

Após cerca de quinze dias da perda, Lúcia adota uma expressão: "to bem, na medida do possível". Vai percebendo melhora em seu estado emocional, compara que chora mais no período da manhã e da noite, enquanto, nos primeiros dias, chorava o tempo todo. Refere que os "pensamentos estranhos" passaram. No entanto, não tem apetite e alimenta-se pouco. Tem motivação para voltar a frequentar a igreja e é fortemente apoiada pela família.

Mostra certa reorganização, necessidade de estar bem para cuidar do marido que precisa dela, e também das filhas e neta. Traz a possibilidade de perder o marido, sabe que "o tratamento dele é pra não deixar o tumor avançar, mas não tem cura". Consegue imaginar o futuro: "se meu marido morrer, eu vou comprar um apartamento e morar perto da minha filha, ela quer engravidar e vai precisar de ajuda com a criança".

Aos poucos, a elaboração da perda vai se integrando à história de vida. Assim, quando relembra de sua gravidez de risco, em que deu à luz a filha caçula aos seis meses, quando teve que ser hospitalizada por estar enfartando. Questiona "por que Deus não levou ela quando era recém-nascida, eu não teria me apegado tanto". Segue com o relato de todas as adaptações que fez em sua vida para trabalhar, cuidar das filhas e ajudá-las a se formar na faculdade com tanto esforço.

A essa altura, passado quase o primeiro mês da perda, devido ao desejo do marido de conhecer a casa nova da filha mais velha, planejavam viajar no outro mês. Lúcia relata que pensava em viajar vestindo uma camiseta com a imagem do rosto da filha, para levá-la junto. "Não vou deixar ela pra trás, ela vai na frente pra conhecer a casa da irmã". Essa ideia foi trabalhada com Lúcia, no sentido de integrar esse desejo à dor e à saudade que sente, e que levar a filha seria possível em sua memória, em seu coração. Oferecendo dados de realidade com acolhimento, e não favorecendo uma manifestação psicótica do luto.

No aniversário do primeiro mês de falecimento, Lúcia refere que ao pensar na filha que não voltará, busca desviar o pensamento e recordar do passado, sua época de solteira. "Cada dia que passa é difícil, mas vai aliviando".

Começa a perceber o marido não querendo mais se sentar, ficando a maior parte do tempo deitado, conversando pouco, falando "baixinho".

A singularidade no caso de Lúcia é marcada por muitas características, mas há uma variável que se sobressai. Além de estar atravessando uma fase extremamente delicada por uma perda inimaginável, tem o marido bastante debilitado, verbalizando o desejo de morrer e de se juntar à filha. Lúcia percebe que fica "decaída". "É difícil ouvir isso, é duro pra mim". Refugia-se em "pensar em Deus, só ele pode ajudar".

A ajuda psicológica buscou potencializar os elementos funcionais de enfrentamento e que constituem parte do contexto social e comunitário de Lúcia.

VIVÊNCIA DO LUTO ANTECIPATÓRIO NO CUIDADO DOMICILIAR INTENSIVO

Nos últimos dois meses de vida do marido, Lúcia entrou numa rotina duplamente intensiva quanto aos cuidados com o mesmo, que passou a receber atendimento domiciliar por equipe de saúde do município.

A perda do esposo foi sendo vivenciada com muita intensidade pelo extremo desgaste de Lúcia ao vê-lo em sofrimento. Referindo cansaço por cuidar do marido nas vinte e quatro horas do dia, trazendo queixa de não dormir, devido às solicitações contínuas do mesmo. "É só eu do lado dele, é difícil, uma barra, viu!".

Após, aproximadamente, um mês da perda da filha, Lúcia parecia começar a perceber uma piora significativa do marido.

Nessa fase, começa a externar o quanto está consciente sobre a perda do marido e sente que as filhas também estão se preparando. "Sei que essa doença é cruel, mas se Deus quer assim, eu devo aceitar. Eu não tava preparada pra perder minha filha".

No luto antecipatório, a morte se torna prevista e sentida como inevitável. Diferentemente do luto que ocorre no momento ou logo após a concretização da perda. A vivência antecipatória termina quando ocorre a perda. Em alguns casos, como quando a morte é postergada, a reação de luto antecipatório pode ser estendida, e quando ocorre o falecimento do ente, a pessoa enlutada pode apresentar poucas manifestações de dor ou tristeza (Sadock; Sadock, 2007).

Consegue pensar no futuro e discute com as filhas. Apresenta-se afetivamente estável. Planeja comprar um apartamento para morar, ficar perto da filha do meio, que sente que precisa mais de seu apoio. Pensava em morar com a filha mais velha e com a neta, em outro estado, mas reconsiderou "não conheço nada lá, aqui tenho meus amigos, parentes".

Nos momentos de maior angústia, ao ver o sofrimento do marido e se deparar com a ausência da filha, tenta desviar o pensamento para outras coisas. Relembrar do passado e de sua "época de solteira", talvez retornar a um momento mais acolhedor e esperançoso de sua vida.

Apresenta um contato maior com a realidade da iminência de perda do marido num processo de elaboração gradual, "vou sofrer muito, mas ele vai descansar e Deus vai me dar forças".

Com a aproximação de datas comemorativas, as recordações tornam-se dolorosas. São despertados sentimentos de desespero, desejo de morrer junto com o marido. Como no dia dos pais, ao recordar "Há um ano a vida teve tantas mudanças". As filhas propuseram um almoço para reunir a família e, segundo relato de Lúcia, o significado do almoço parecia unânime para ela e as filhas: uma despedida do pai. Além disso, Lúcia considerou "vai faltar uma pessoa lá". Uma despedida e uma ausência, ambas significativas.

A piora progressiva e as intervenções da equipe de atendimento domiciliar sobre colocar sonda naso enteral tiveram como reação de Lúcia um profundo respeito ao marido, pois ele não desejava usar a sonda. "A vontade dele vai ser respeitada. Ele só fala em ir embora pra junto da filha, vai colocar sonda pra quê? Adiar mais o quê?". Em certa medida, essa postura denota o cansaço de Lúcia, a elaboração da perda como algo inevitável.

Toda a vivência intensiva de cuidado e o acompanhamento cauteloso a cada passo, a cada perda de funções do marido, foram sendo zelados por Lúcia. Em certo momento, ela traz a percepção sobre a dificuldade em ver-se perdendo o marido e considera: "são duas perdas seguidas". Ao imaginar, traz o desejo de morrer junto com ele e juntar-se à filha, tal como o marido menciona.

Às vésperas da viagem planejada com o marido e a família para visitar a casa nova da filha mais velha, a mãe de Lúcia aos 90 anos cai e fratura o fêmur. Um novo e significativo evento inesperado. Lúcia angustia-se bastante e questiona "o que mais falta acontecer?". Busca explicações religiosas. Mesmo assim, Lúcia viaja com o marido e afirma fazer isso para atender ao desejo dele. Posteriormente, a mãe de Lúcia foi operada e teve boa recuperação, o que a tranquilizou bastante.

No entanto, ao retornar da viagem, depara-se de forma muito explícita com a perda da filha, ao chegar em casa. Refere ter sentido muita dor em imaginar-se chegando em sua casa e reencontrando a filha, como antes. São sobrepostas as vivências de perdas, tanto da filha quanto a do marido, iminente, num curto espaço de tempo.

Lúcia vai criando momentos de conversas e acolhimento ao desespero do marido, talvez uma forma de acolher-se em seu próprio cansaço e sofrimento. Numa conversa, quase um monólogo, Lúcia lê a Bíblia para o marido e vai relembrando a história do casamento, de tudo que passaram juntos para criar as filhas, como foi bom pai, bom marido, das "briguinhas", pediu perdão e perdoou o marido, afirmando que estará com ele até o último momento, chorou muito e disse que o amou e o ama. Ele permaneceu calado, mas em um instante verbaliza que está preparado para morrer.

Em meio a essa atmosfera de dor e despedida, houve alguns momentos muito positivos, como quando receberam visitas de amigos que não viam há mais de vinte anos. "Fazia tempo que a gente não passava um dia tão bom assim". Conta que o marido chorou "igual a uma criança de alegria". "A visita trouxe ânimo, parece que faz a gente renascer, lembrar do passado". É como se os amigos relembrassem a história e pudessem ajudar a reatar a noção de continuidade e de linearidade da vida.

A cada dia, ao ver o marido, Lúcia refere que sente desespero e pensa que "ele tá morrendo aos poucos". Pensa que "vai chegar uma hora que não vou mais sentir dor". "Cada dia é um degrau que subo. Agradeço em primeiro lugar a Deus e depois a você (psicóloga)".

O quadro clínico do marido vai se agravando cada vez mais, noites sem dormir, sem conseguir se alimentar. "Apesar de tudo, eu tô bem". A tensão vivida diariamente com o marido vai tomando cada vez mais a atenção de Lúcia, que fica muito absorvida aos cuidados com ele. "Sinto que ele tá chegando no fim, já não come, vomita o tempo todo, não tem posição que não sinta dor". Quando o marido se queixava, sentia-se "agoniado", Lúcia dizia "tudo isso vai passar, Deus sabe a hora".

Lúcia busca explicação religiosa para lidar com seu sofrimento e cansaço, afirma: "Tava escrito que eu ia passar por isso tudo, desde o ventre da minha mãe. Tenho certeza disso. É o plano de Deus". Faz uma retrospectiva do último ano: tinha decidido que ia dedicar-se ao trabalho voluntário na igreja de duas a três vezes na semana. Tinha conversado com o marido, para que ele ficasse responsável por cuidar do cachorro. A filha mais velha ajudaria a mãe com dinheiro, para tê-la mais disponível. Mas em oito de janeiro de 2014 descobriram a doença. "Deus deu a doença para aproximar a gente". E analisa que sempre deu prioridade à costura e ao cachorro, nunca parou para viajar, o marido convidava, mas não ia. Pediu perdão ao marido, "sinto que tô em paz". Mas considera que sempre fez tudo pelo marido, "depois que ele viajar, vou ficar um tempo na casa da minha mais velha. Vou comprar um apartamento, não quero ficar aqui. Não aguento ficar nessa casa, tem muitas lembranças aqui, se eu ficar um dia, eu morro. Se a minha caçula tivesse aqui, eu ficava". "Depois, quero ir aí para ser atendida, depois que meu marido viajar". "Mas, tá tudo encaminhado e, se Deus quiser, vai dar tudo certo".

Nove meses após o descobrimento do câncer do marido e quatro meses após a perda da filha caçula, Lúcia entra em contato com o serviço de psicologia e relata com muita tristeza, chorando, mas sem desespero, que o marido morreu "meu velhinho foi embora no sábado... tudo passou... ele morreu em paz... do jeito que queria, em casa. Parou de sofrer". Descreveu que se despediu do corpo em casa e não foi ao cemitério "você sabe né... eu não ia conseguir".

Foi a partir dos impactos emocionais do diagnóstico e prognóstico reservado do marido, que a vida de Lúcia e de sua família passou por intensas e inesperadas alterações. Entre o período da má notícia até o morrer, nove meses, outras perdas atravessaram esse tempo. A informação da perda do marido foi vivenciada por Lúcia, de forma abrupta, perante a notícia de prognóstico ruim. Entretanto, o processo de elaboração dessa despedida foi gradual e contou com certo tempo, em que muitos sentimentos foram despertados, a necessidade de falar sobre a tristeza, a dor, pedir perdão por atos e sentimentos de culpa foi possível. Lúcia, num dos atendimentos, conclui que estava preparada para perder o marido, mas não a filha.

DESFECHOS

Nas últimas semanas, antes do marido falecer, Lúcia tinha definido alguns direcionamentos para sua vida: vender a casa em que a família morou e mudar-se para um apartamento novo.

Devido ao tempo necessário para que essas questões possam se organizar, Lúcia optou por morar temporariamente na casa de sua filha e neta, mudando-se para outro estado. "Vou com minha filha e só volto em janeiro, quando sair o apartamento. Aí, quando eu voltar, quero ir aí no hospital pra ser atendida".

Essa decisão, fortemente encorajada pelas filhas, foi acompanhada ao longo dos contatos telefônicos. Lúcia em alguns momentos traz intensa angústia pelos significados relacionados à casa, às perdas, ao processo de despersonalização da família, à dor e ao sofrimento vividos naquele lar que foi, ao mesmo tempo, o espaço em que a família teve sua origem e toda a sua história de alegrias, conquistas e, também, de momentos extremamente difíceis e dolorosos. Entretanto, recorre ao enfrentamento pela religiosidade, ao apoio social e psicológico para dar outros significados as suas vivências.

Planejou que durante o tempo que ficar na casa da filha vai frequentar a igreja três vezes por semana e pretende cuidar da neta, levá-la aos médicos, assim como fazer uma checagem completa de sua saúde também.

A escolha de voltar para a sua cidade e morar só, num novo lar, se dá em razão da importância que atribui em estar próxima de sua rede social de apoio e de sua igreja.

"Apesar de tudo", Lúcia consegue visualizar o futuro e planeja atuar com trabalho voluntário junto a crianças em situação de vulnerabilidade social.

Considera-se que a resolução da crise circunstancial se deu de forma positiva e que Lúcia lança mão de estratégias funcionais para lidar com o presente.

O acompanhamento psicológico a Lúcia terá continuidade pelo serviço de psicologia hospitalar até que o encaminhamento à rede de saúde do município possa ser efetivado. Lúcia tem cicatrizes emocionais que precisam ser cuidadas em longo prazo e necessita ter garantido o direito de cuidado a sua saúde.

CONSIDERAÇÕES COMPLEMENTARES

A ajuda psicológica tem validade quando chega a quem dela necessita e essa viabilização desafia a política pública de saúde.

O psicólogo, como um agente catalisador no processo de assistência, consequentemente, se encontra submetido a tais circunstâncias que, muitas vezes, impedem a efetivação do trabalho. No entanto, é necessário que esteja atento à complexidade das ocorrências, como no processo de crise por adoecimento que pode se agravar e acometer o grupo familiar e, para além do câncer, trazer marcas emocionais de grande profundidade.

E, dessa forma, possa rever suas estratégias, alcances e limitações e, sempre que possível, buscar alternativas para o cuidado a quem está em sofrimento.

AGRADECIMENTOS

À querida Karla Gaspar, minha supervisora e professora do coração, que muito me ensinou sobre tantas coisas.

Aos pacientes que tive a oportunidade de acompanhar e aprender ao longo do aprimoramento, e a todas as pessoas especiais que fizeram parte dessa vivência.

BIBLIOGRAFIA

Academia Nacional de Cuidados Paliativos. (2013). *Cuidar na essência – uma conversa sobre cuidados paliativos.* Editora Dínamo. Recuperado de: <http://www.casadocuidar.org.br/site/pdfs/cuidados_paliativos.pdf>. Último acesso em 20 de outubro de 2014.

Angerami, V. A. (2013). A subjetivação do câncer. In: Angerami, V. A.; Gaspar, K. C. (Orgs.). (2013). *Psicologia e* câncer. São Paulo: Casa do Psicólogo.

Angerami, V. A. (Org). (2010). O psicólogo no hospital. In: Angerami, V. A. et al. (Orgs.). (2013). *Psicologia hospitalar: teoria e prática.* 2. ed. São Paulo: Cengage Learning.

Barreto, T. S.; Amorim, R. C. (2010). A família frente ao adoecer e ao tratamento de um familiar com câncer. *Rev. Enfermagem UERJ 18* (3), 462-467.

Benjamin, A. (1986). Estágios. In: _______. *A entrevista de ajuda.* 4 ed. São Paulo: Martins Fontes.

Botega, N. J.; Silveira, I. U.; Mauro, M. L. F. (2010). Por telefone. In: _______. *Telefonemas na crise: percursos e desafios na prevenção do suicídio.* Rio de Janeiro: ABP Editora.

Brasil. (1990). Ministério da Saúde. Secretaria Nacional de Assistência à Saúde. ABC do SUS: Doutrinas e Princípios. Brasília, DF. Recuperado de: <http://www.pbh.

gov.br/smsa/bibliografia/abc_do_sus_doutrinas_e_principios.pdf>. Último acesso em 21 de novembro de 2014.

Brasil. (2014). Instituto Nacional do Câncer (Inca). Estimativa 2014: incidência de câncer no Brasil. Recuperado de: <http://www.inca.gov.br/estimativa/2014/>. Último acesso em 14 de outubro de 2014.

Cavini, J. M. T. G.; Gaspar, K. C. (2013). Dilemas emocionais dos familiares de pacientes com câncer. In: Angerami, V. A.; Gaspar, K. C. (Orgs.). (2013). *Psicologia e* câncer. São Paulo: Casa do Psicólogo.

Coronel, M. K.; Werlang, B. S. G. (2010). Resolução de problemas e tentativa de suicídio: revisão sistemática. *Rev. Brasileira de terapias cognitivas 6* (2), 58-79.

Dalgalarrondo, P. (2000). Funções psíquicas compostas e suas alterações: consciência e valoração do eu, esquema corporal e identidade. In: ______. *Psicopatologia e semiologia dos transtornos mentais*. Porto Alegre: Artes Médicas.

Dantas, M. C. A. (2013). *Os sistemas familiares e a experiência de cuidar de um familiar com câncer: contribuições do pensamento sistêmico.* Trabalho de conclusão de curso apresentado no Centro de Ciências Biológicas e da Saúde da Universidade Estadual da Paraíba, Campina Grande.

David, A.; Windlin, I.; Gaspar, K. C. (2013). O paciente oncológico e a terapêutica quimioterápica: uma contribuição da psicologia. In: Angerami, V. A.; Gaspar, K. C. (Orgs.). (2013). *Psicologia e* câncer. São Paulo: Casa do Psicólogo.

Farinhas, G. V.; Wendling, M. I.; Dellazzana-Zanon, L. L. (2013). Impacto psicológico do diagnóstico de câncer na família: um estudo de caso a partir da percepção do cuidador. *Rev. Pensando Famílias 17* (2), 111-129.

Ferreira, N. M. L.; Dupas, G.; Costa, D. B.; Sanchez, K. O. L. (2010). Câncer e família: compreendendo os significados simbólicos. *Ciência, Cuidado e Saúde 9* (2), 269-277.

Figueiredo, L. C. (2007). A metapsicologia do cuidado. *Rev. Psychê 11* (21), 13-30.

Floriani, C. A.; Shramm, F. R. (2006). Cuidador de idoso com câncer avançado: um ator vulnerado. *Cad. Saúde Pública 22* (3), 527-534.

Fongaro, M. L. H.; Sebastiani, R. W. (2011). Roteiro de avaliação psicológica aplicada ao hospital geral. In: Angerami, V. A. (Org.). (2011). *E a psicologia entrou no hospital.* São Paulo: Cengage Learning.

Gaspar, K. C. (2011). Psicologia hospitalar e a oncologia. In: Angerami, V. A. (Org.). (2011). *Psicologia da saúde – um novo significado para a prática clínica.* 2. ed. São Paulo: Cengage Learning.

Gaspar, K. C. (2013). A mobilidade do psicólogo no contexto hospitalar e a intersecção com a oncologia: considerações clínicas a partir de um estudo de caso. In: Angerami, V. A.; Gaspar, K. C. (Orgs.) (2013). *Psicologia e* câncer. São Paulo: Casa do Psicólogo.

Krüger, L. L.; Werlang, B. S. G. (2010). A dinâmica familiar no contexto de crise suicida. *Rev. Psico-USF 15* (1), 59-70.

Kübler-Ross, E. (1996). A família do paciente. In: ______. *Sobre a morte e o morrer* (pp. 171-194). São Paulo: Martins Fontes.

Lamanno-Adamo, V. L. C. (2006). A família sob impacto. In: Botega, N. J. (Org.). (2006). *Prática psiquiátrica no hospital geral: interconsulta e emergência.* 2. ed. Porto Alegre: Artmed.

Laville, C.; Dionne, J. (1999). As estratégias de verificação. In: ______ (tradução de Monteiro, H.; Settineri, F.) *A construção do saber: manual de metodologia da pesquisa em ciência humanas.* Porto Alegre: Artmed; Belo Horizonte: Editora UFMG.

Lima, L. M.; Bielemann, V. L. M.; Shuwartz, E.; Viegas, A. C.; Santos, B. P.; Lima, J. F. (2012). Adoecer de câncer: o agir e o sentido do grupo familiar. *Revista Ciência, cuidado e saúde 11* (1), 106-112.

Macedo, M. M. K.; Werlang, B. S. G. (2007). Tentativa de suicídio: o traumático via ato-dor. *Rev. Psicologia: teoria e pesquisa 23* (2), 185-194.

Macedo, M. M. K.; Werlang, B. S. G. (2007). Trauma, dor e ato: o olhar da psicanálise sobre uma tentativa de suicídio. *Rev. Ágora 10* (1), 89-106.

Martins, C. B. S.; Filho, N. S.; Pires, M. L. N. (2011). Estratégias de *coping* e o impacto sofrido pela família quando um dos seus está em tratamento contra o câncer. *Mudanças - Psicologia da Saúde 19* (1-2), 11-18.

Melo, M. C. B.; Barros, E. N.; Campello, M. C. V. A.; Ferreira, L. Q. L.; Rocha, L. L. C.; Silva, C. I. M. G.; Santos, N. T. F. (2012). O funcionamento familiar do paciente com câncer. *Psicologia em revista 18* (1), 73-89.

Moffatt, A. (1982). A crise. In: ______. *Terapia de crise: teoria temporal do psiquismo.* Sao Paulo: Cortez.

Ortolan, P. E.; Gaspar, K. C. (2013). A importância do cuidado em oncologia: considerações acerca dos profissionais de saúde. In: Angerami, V. A.; Gaspar, K. C. (Orgs.). ((2013). *Psicologia e* câncer. São Paulo: Casa do Psicólogo.

Peteet, J. R.; Maytal, G.; Rokni, H. (2010). Unimaginable loss: contingent suicidal ideation in family members of oncology patients. *Psychosomatics 51* (2), 166-170.

Py, L. (2004). Cuidar do cuidador: transbordamento e carência. *Revista Brasileira de Cancerologia 50* (4), 346-350.

Sadock, B. J.; Sadock, V. A. (2007). Desenvolvimento humano ao longo do ciclo vital. In: ______. *Compêndio de psiquiatria: ciência do comportamento e psiquiatria clínica.* 9 ed. Porto Alegre: Artemed.

Santos, C. T.; Sebastiani, R. W. (2011). Acompanhamento psicológico à pessoa portadora de doença crônica. In: Angerami, V. A. (Org.). (2011). *E a psicologia entrou no hospital.* São Paulo: Cengage Learning.

Slaikeu, K. A. (2000). Teoria de la crisis: estructura general. In: ______ (tradução de

López, M. E. G.). *Intervención en crisis: manual de práctica e investigación.* 2. ed. México: Editorial El Manual Moderno.

Slaikeu, K. A.; Leff-Simon, S. L. (2000). Intervención en crisis por teléfono. In: ______ (tradução de López, M. E. G.). *Intervención en crisis: manual de práctica e investigación.* 2. ed. México: Editorial El Manual Moderno.

Souza, M. G. G.; Gomes, A. M. T. (2012). Sentimentos compartilhados por familiares de pacientes oncológicos em tratamento quimioterápico: um estudo de representações sociais. *Rev. Enfermagem UERJ 20* (2), 149-54.

Tavares, J. S. C.; Trad, L. A. B. (2010). Estratégias de enfrentamento do câncer de mama: um estudo de caso com famílias de mulheres mastectomizadas. *Ciência e Saúde Coletiva 15* (1), 1349-1358.

Trindade, E. S.; Azambuja, L. E. O.; Andrade, J. P.; Garrafa, V. (2007). O médico frente ao diagnóstico e prognóstico do câncer avançado. *Rev. Associação Médica Brasileira 53* (1), 68-74.

Volpato, F. S.; Santos, G. R. S. (2007). Pacientes oncológicos: um olhar sobre as dificuldades vivenciadas pelos familiares cuidadores. *Rev. Imaginário-USP 13* (4), 511-544.

Wanderbroocke, A. C. N. S. (2005). Cuidando de um familiar com câncer. *Psicologia argumento 23* (41), 17-23.

Winnicott, D. W. (2011). O relacionamento inicial entre uma mãe e seu bebê. In: ______ (tradução de Cipolla, M. B.). *A família e o desenvolvimento individual.* 4 ed. São Paulo: Martins Fontes.

Zimerman, D. E. (1999). A psicanálise contemporânea. In: ______. *Fundamentos psicanalíticos: teoria, técnica e clínica – uma abordagem didática.* Porto Alegre: Artmed.

Zimerman, D. E. (1999). As funções do ego. In: ______. *Fundamentos psicanalíticos: teoria, técnica e clínica – uma abordagem didática.* Porto Alegre: Artmed.

Zimerman, D. E. (1999). As sete escolas de psicanálise. In: ______. *Fundamentos psicanalíticos: teoria, técnica e clínica – uma abordagem didática.* Porto Alegre: Artmed.

CAPÍTULO 10
ASPECTOS PSICOLÓGICOS RELACIONADOS À OCULTAÇÃO DE DIAGNÓSTICO E PROGNÓSTICO EM ONCOLOGIA

PAULA ELIAS ORTOLAN
KARLA CRISTINA GASPAR

INTRODUÇÃO

Este capítulo propõe-se a abordar alguns dos aspectos relacionados à ocultação de diagnóstico e prognóstico em oncologia. Por serem considerados com diferentes aspectos em cada fase do processo do adoecimento, serão abordados separadamente.

A OCULTAÇÃO DO DIAGNÓSTICO EM ONCOLOGIA

O câncer é uma doença que afeta não só o paciente, mas também toda a dinâmica familiar. Atualmente, em nossa sociedade, existem diversas considerações sobre o conceito de família. Com o estreitamento afetivo das relações sociais, as pessoas mais próximas adquirem a conotação de família e também são implicadas no processo do acometimento do câncer.

Quando um sujeito recebe um diagnóstico de câncer, nem sempre as pessoas que fazem o papel de cuidadores são os familiares e isso pode ocorrer por diversas razões. Em famílias que construíram uma dinâmica estruturada e unida, os membros primários podem tornar-se os cuidadores principais. Entretanto, em decorrência de inúmeros fatores que podem ocorrer ao longo da vida, alguns familiares adotam a postura de afastamento físico e emocional, cedendo lugar às pessoas próximas do paciente, que adquirem o papel de rede de apoio e cuidadores principais.

Segundo Cavini e Gaspar (2013), quando o vínculo familiar está fragilizado, os familiares podem demonstrar resistência em prestar auxílio ao paciente adoecido. Dessa maneira, a dinâmica familiar sofre uma reestruturação a partir da postura de todos os membros. Essas vivências podem aproximar os familiares do paciente ou afastá-los, e tal atitude varia de acordo com a história de vida das pessoas envolvidas e dos conflitos familiares existentes. O etilismo, a drogadição, a história pregressa de doença na família, como o câncer, o abuso e a violência doméstica, os divórcios, os conflitos no relacionamento entre os familiares, as dificuldades financeiras etc. são fatores importantes associados à postura do paciente adoecido e dos familiares frente aos cuidados decorrentes do câncer.

No enfrentamento diário dos desafios inerentes à existência humana, o homem é ávido por respostas e repleto de questionamentos sobre si mesmo (Perdicaris; Silva, 2008). A busca do autoconhecimento torna possível a expressão dos sentimentos, que influencia a convivência com as pessoas. Nesse sentido, a comunicação de um diagnóstico de câncer é uma relação delicada, atravessada pelo contexto cultural do paciente. Através da comunicação verbal e não verbal, o médico pode identificar a percepção do paciente e dos familiares, o que estes sabem, o que desejam saber, se mantêm uma postura de negação ou de enfrentamento. É uma balança delicada entre a autonomia e o quanto o paciente poderá se beneficiar ou não com as informações ou ocultações. Um paciente que não recebe informações claras sobre seu diagnóstico pode não ter a habilidade necessária para decidir sobre os riscos e benefícios do tratamento proposto.

Segundo Pergert e Lützén (2012), alguns familiares optam por ocultar a verdade do paciente, a fim de protegê-lo de um impacto negativo, por acreditarem que as informações poderão influenciar e desencadear um importante sofrimento psicológico. A comunicação clara e verdadeira é um pré-requisito para a relação médica, pois a comunicação não verbal pode contradizer a mensagem da comunicação verbal. Além disso, tal comunicação pode auxiliar o paciente a se preparar, cooperar e lidar com a situação. Ao perceber o interesse e a disponibilidade do médico para conversar sobre um diagnóstico, o paciente pode sentir que o médico está de fato disponível para ele, como um aliado nessa nova caminhada que será iniciada – um caminho que denota um sentimento de real solidão, tendo em vista que apesar de existir a possibilidade do apoio de familiares e pessoas próximas, pode levar à fantasia da morte, de que ficará acamado ou internado no hospital durante longos períodos, sentirá dores e de que precisará modificar a rotina diária que tinha antes do câncer. Quando o paciente sente que o médico e a equipe de saúde estão disponíveis para ele, o sentimento de desamparo pode diminuir e ceder lugar à sensação de que existe algo a ser feito em relação ao diagnóstico recebido, e a esperança pode ser consolidada. Segundo Shamidi (2010), transtornos psicológicos podem ser extremamente comuns em pacientes que não foram informados sobre seu diagnóstico de câncer diretamente por seus médicos e o descobrem em decorrência do tratamento.

Revelar pode produzir uma postura colaborativa, com comportamentos de enfrentamento e esperança ou de aceitação da morte. Com a ocultação de informações, o paciente pode imaginar possibilidades mais graves em relação ao diagnóstico, criando uma identificação com outros casos de câncer que conhece através de seus relacionamentos interpessoais ou pela mídia. Entretanto, em algumas situações, a comunicação clara pode diminuir a esperança do paciente, causando sofrimento físico e psicológico. A autenticidade de uma notícia de diagnóstico de câncer é atravessada pela permissão aparente que o médico percebe no paciente e nos familiares. Alguns pacientes podem demonstrar relutância para serem informados de maneira clara sobre seu diagnóstico. O médico pode identificar isso através das características individuais do sujeito adoecido, reveladas por meio de comportamentos verbais e não verbais. O paciente que não deseja de fato saber sobre seu câncer adota posturas de negação e resistência, não faz perguntas, não demonstra interesse em saber sobre o tratamento, pode não aderir, faltando nas consultas, exames e procedimentos médicos agendados. Muitas vezes, o paciente assume essa postura de negação devido às crenças pré-existentes e aos conteúdos simbólicos e imaginários relacionadas ao câncer. Entrar em contato com o diagnóstico é também entrar em contato com o que acredita que pode *ter causado* o câncer. Quando os familiares adquirem essa percepção sobre o desejo do familiar adoecido, eles podem solicitar que o médico não comunique determinadas notícias.

Em uma pesquisa realizada por Dégi (2009), maior índice de ocultação de diagnóstico e maior dificuldade na comunicação com o médico foram associados com maior idade, menor grau de escolaridade e menores condições socioeconômicas. Os pacientes que não foram informados sobre seu diagnóstico demonstraram índices de sintomas depressivos significativamente maiores em relação aos que foram informados. A depressão em pacientes acometidos pelo câncer pode ser associada a prejuízos na qualidade de vida, maior índice de suicídio e dificuldade na aderência ao tratamento. O olhar e a escuta do psicólogo no hospital são essenciais neste momento, para realizar um acolhimento e diferenciar se o paciente apresenta uma depressão reativa (como uma reação ao momento vivenciado) ou se há história pregressa de depressão.

Comunicar aos familiares e ao paciente um diagnóstico de câncer é uma das tarefas mais difíceis para o médico e para a equipe de saúde, e é importante trabalhar os sentimentos e reações de angústia, medo do desconhecido, da morte e do tratamento que será iniciado. Apesar de ser um momento delicado, é também um importante componente do processo, pois é quando o vínculo de confiança começará, estendendo-se até o final do período do tratamento.

A maneira como a comunicação será feita dependerá de inúmeros fatores, tais como: a postura do paciente (citada anteriormente), a condição socioeconômica, o grau de instrução e a instituição onde o paciente é atendido. Existem *guidelines* publicadas na literatura especializada que abordam a maneira pela qual a comunicação deve ser realizada. É importante que a linguagem utilizada seja clara, sem o uso de termos científicos muito elaborados, com informações precisas e em local calmo. Devido à complexidade do momento para o médico que realiza a comunicação, questões pessoais relacionadas à própria finitude, aos medos, às angústias, à impotência diante de quadros clínicos complicados, utilizar uma linguagem científica muito específica e uma postura distante emocionalmente podem ser comportamentos resultantes de defesas psicológicas (negação e resistência, por exemplo), para não entrar em contato com a realidade do paciente, de maneira a evitar um sofrimento. É claro que o médico deve ter cautela para não se envolver afetivamente com cada paciente, com cada notícia que precisar comunicar, de maneira a respeitar até mesmo a ética de sua profissão. Entretanto, uma postura *alienada* ou distante demais, resultando em certa frieza e rigidez, pode ser indício da dificuldade emocional que permeia o ambiente da oncologia. A profissão do médico é considerada por algumas pessoas, até os dias atuais, como algo que transcende o poder humano em algumas situações, especialmente porque o acesso aos tratamentos médicos tornou-se uma realidade para todos, e os tratamentos avançaram, possibilitando maior incidência dos índices de cura de câncer. O médico é, muitas vezes, visto como a pessoa capaz de curar, mesmo quando apenas é possível cuidar (Ortolan; Gaspar, 2013). Com isso, atribui-se, muitas vezes, grande responsabilidade ao médico. Alguns pacientes demonstram-se frágeis demais perante os médicos, gerando um clima de desconforto, angústia, e solicitam respostas que não existem como garantias. Essas posturas do paciente e dos familiares podem ser trabalhadas pela equipe e, principalmente, pelo psicólogo. As comunicações relacionadas ao câncer podem precipitar uma situação complexa de crise, que envolve todos os aspectos do funcionamento do paciente: biológico, psicológico, social e espiritual. As reações psicológicas mais comuns à revelação do diagnóstico são de medo, choque, ansiedade, depressão, hostilidade e tensão. Além disso, idade, condição socioeconômica, valores culturais, estratégias de enfrentamento, mecanismos de defesa do ego, traços de personalidade e história de vida são fatores diretamente associados e que influenciam os comportamentos do paciente.

A presença do psicólogo hospitalar é de extrema importância em todas as fases do tratamento, mas, principalmente, nesse momento da comunicação do diagnóstico. Faz-se necessário realizar um acolhimento com o paciente e seus familiares, após a comunicação do diagnóstico ou no momento em que o paciente chega ao ambulatório para ser consultado, proporcionando um suporte psicológico capaz de conter as angústias imediatas, para que consigam pensar com clareza, tomar decisões, desenvolver uma postura de enfrentamento frente à nova realidade, e trabalhar os aspectos psicológicos relacionados às fantasias e às vivências do momento. O psicólogo pode realizar um acolhimento e, quando necessário, uma psicoterapia de apoio. Além disso, pode auxiliar a equipe de saúde a lidar com todas as dificuldades e sentimentos que podem emergir diante dessa realidade diária que ocorre nos ambulatórios de oncologia.

A OCULTAÇÃO DO PROGNÓSTICO EM ONCOLOGIA

Assim como para a comunicação do diagnóstico, também existem diretrizes no formato de *guidelines*, disponibilizadas na literatura especializada, que orientam sobre a comunicação dos prognósticos, que varia de acordo com o país e o código de ética de medicina vigente (Khalil, 2013). No Brasil, é dever do médico realizar a comunicação, de forma clara, respeitando a integridade, a autonomia e o respeito ao paciente (bioética). A não comunicação só é permitida na área pediátrica ou em casos nos quais o paciente não demonstra condições físicas ou psicológicas para compreender.

As atitudes do sujeito acometido pelo câncer e dos familiares durante o tratamento podem ser influenciadas pela maneira como é realizada a comunicação do diagnóstico pelo médico. É importante considerar quem será comunicado sobre o diagnóstico do câncer e do tratamento – curativo ou paliativo. Noticiar um câncer progressivo é algo extremamente delicado para o médico, o paciente e os familiares. Revelar um prognóstico, com informações claras e reais, envolve um sofrimento, podendo ser uma fonte geradora de estresse para os familiares, que precisam lidar com o processo do adoecimento e também auxiliar o paciente.

De maneira geral, a ocultação do prognóstico pode ser observada de duas maneiras: o paciente pode optar por não desejar revelar à família as notícias relacionadas ao tratamento – a existência ou não da possibilidade da cura (tratamento curativo ou paliativo) ou a família demonstra para o médico que prefere ocultar as informações do membro adoecido.

Conversar sobre uma doença grave pode fazer emergir a possibilidade da angústia da morte e do estigma que envolve a palavra câncer em todos os envolvidos no processo do adoecimento. Portanto, alguns pacientes ou familiares demonstram o desejo de ocultar o prognóstico de uma doença que expõe as condições humanas: a fragilidade da saúde física, a finitude, as dores emocionais e a perda do controle. As notícias relacionadas ao prognóstico da doença desestabilizam através de uma exposição forçada, o corpo e as emoções advindas dos medos, incertezas, dores e desconfortos gerados pelo tratamento, principalmente se o prognóstico é complicado ou se não existem indícios de chances de cura. Comunicar notícias que comprometem gravemente a vida de uma pessoa é angustiante ou, no mínimo, difícil, também para o médico. Revelar essas informações é como *tirar a esperança* do paciente, é como antecipar a ideia mais real e próxima à morte, por meio da perda da fantasia de controle sobre algo que é incontrolável.

Nos casos de prognósticos desfavoráveis, o paciente pode desejar ocultar as informações de seus familiares por desejar não causar sofrimento a eles ou por dificuldade e resistência em abordar essas questões. Essa postura poderá ser influenciada pelo papel que o paciente ocupa diante da dinâmica familiar e se esta tem um funcionamento mais paternalista e protetor. Após receber um diagnóstico de câncer, o paciente precisará mobilizar recursos psicológicos para enfrentar o período do tratamento. Enfrentar (ou *coping)* significa realizar um esforço adaptativo para lidar com as modificações físicas, psicológicas e socioeconômicas impostas pelo tratamento. Esse enfrentamento pode ser observado em diferentes comportamentos, que dependem do contexto individual e da estrutura da personalidade do paciente. Por exemplo: busca ou negação das informações, que permitem *resolver* um problema e tomar decisões ou esquivar-se dele pela ameaça que representa. A postura do paciente poderá influenciar a conduta dos familiares e da equipe de saúde, especificamente do médico, em relação à quantidade e intensidade das informações associadas ao prognóstico. Por outro lado, a estratégia de enfrentamento que o paciente utilizará pode estar relacionada ao prognóstico – favorável ou desfavorável.

A percepção de alguns familiares de que o membro adoecido é frágil e sem condições internas de lidar com uma doença ainda estigmatizada como uma sentença de morte influencia a postura de esconder informações. Entretanto, ao iniciar o tratamento, o sujeito adoecido encontrará outros pacientes no mesmo ambulatório – de oncologia –, gerando a confirmação sobre o câncer. Além da postura do paciente (quando demonstra que não deseja saber), os familiares podem demonstrar e solicitar ao médico a ocultação de informações. Nessas situações, é importante realizar um trabalho psicológico com a família, para abordar, compreender e elaborar (termo utilizado na teoria psicológica – psicodinâmica –, que se refere a proporcionar um espaço psíquico para a expressão dos conflitos e angústias) quais são os significados para a restrição das informações, os obstáculos emocionais e as fantasias que acompanham tal desejo. Alguns membros familiares podem preferir ocultar as informações, principalmente se a pessoa acometida pelo câncer for idosa. Diante disso, é essencial entrar nessa família, conhecê-la melhor, conhecer os papéis de cada um, estabelecendo relações mais sensíveis e empáticas, que reforcem o vínculo e preservem a relação médico e paciente, independente da decisão sobre ocultar.

Para trabalhar com os membros familiares, pode ser importante abordar algumas questões, quando eles optam por ocultar o prognóstico do paciente, tais como: o que significa para a família a ocultação do prognóstico? Por que ocultar? Será que os familiares sentem que poderão aumentar o sofrimento psicológico do paciente ao revelar as informações de maneira clara? Será que são os familiares que não conseguem lidar com as notícias relacionadas ao câncer, devido aos aspectos que essa doença envolve em relação ao paciente e aos familiares? O significado da ocultação e o que acompanha tal postura é algo particular, referente a cada família, com o acréscimo de qual é o papel que a figura do paciente ocupa dentro da estrutura familiar.

Além desses fatores, a ocorrência de história pregressa de câncer na família, em pessoas próximas, ou até mesmo notícias de pessoas acometidas pelo câncer abordadas pela mídia são capazes de interferir na decisão de ocultar informações sobre o prognóstico e o tratamento que deverá ser realizado, pois geram um impacto sobre a expectativa. Com as notícias associadas ao prognóstico do câncer, emergem as defesas e resistências psicológicas, influenciando os comportamentos de todos envolvidos na condição do adoecimento.

As ocultações de prognóstico são extremamente delicadas, pois os comportamentos não verbais denunciam os medos, as inseguranças, as incertezas e a gravidade da situação. O paciente acometido pelo câncer necessita de pessoas afetuosas ao seu lado, que o apoiem, que compreendam a perda da identidade e da autonomia decorrentes das limitações causadas pelo tratamento. Algumas pessoas se escondem atrás de sorrisos forçados, de medicações sedativas, de tecnologias, de falsas esperanças, para não entrarem em contato com todas as angústias de morte que o câncer desperta (Moraes, 2003).

Segundo McCabe et al. (2010), um paciente que não recebeu informações claras sobre seu prognóstico é privado da decisão entre os riscos e benefícios do tratamento. Os familiares podem preferir ocultar informações do membro acometido pelo câncer por resistência ou motivados pelo desejo de protegê-lo, que, se questionado, pode não desejar ser protegido. A consideração do médico às tradições familiares demonstra respeito, que pode fortalecer a relação de confiança e promover certo conforto em um momento tão delicado para o paciente e sua família. Entretanto, é importante também compreender as preferências do paciente para comunicar as informações. O médico pode perguntar ao paciente, desde o momento da comunicação do diagnóstico, como gostaria de ser informado sobre os resultados dos exames, se gostaria que o médico solicitasse a presença de um familiar durante as consultas seguintes. O paciente pode preferir discutir diretamente com o médico, pode desejar que a família seja incluída em todas as consultas relacionadas à discussão dos resultados e dos tratamentos, ou pode sentir-se mais acolhido ouvindo as notícias mais importantes ou graves dos familiares.

Apesar de alguns pesquisadores considerarem a depressão ou a morbidade psicológica como uma justificativa para a ocultação do prognóstico, ainda não há consenso na literatura sobre os benefícios que a ocultação pode trazer ao paciente. De acordo com Wang Dian-Can et al. (2013), alguns pesquisadores tentaram identificar uma associação entre escolaridade e ocultação de diagnóstico de câncer. Alguns estudos afirmaram que famílias com educação menos paternalistas assumem uma postura mais honesta em relação à comunicação. Segundo os autores, a justificativa considerada mais importante para a família ocultar o diagnóstico é a preocupação com a morbidade psicológica, que resulta em um impacto psicológico negativo de notícias consideradas ruins. Os familiares demonstraram preferir ocultar o diagnóstico do sujeito adoecido nos casos em que o prognóstico é de fato desencorajador, por medo de influenciar o estado psicológico do paciente, elevando índices de depressão, ansiedade, estresse e tentativa de suicídio. Entretanto, alguns protocolos e *guidelines*, recomendados na literatura, orientam que comunicar as notícias do prognóstico com clareza produz um impacto psicológico negativo mínimo.

Alguns pacientes demonstram relutância para serem informados de maneira clara acerca de seu prognóstico e isso sugere a importância de revelar as informações conforme as características individuais (Mauri et al., 2009). Apesar dos aspectos negativos, podem ocorrer alguns benefícios com a revelação do prognóstico, como: redução do estresse e da ansiedade, melhor manejo da dor, aderência ao tratamento, melhor ajustamento à doença, aumento do desejo de cura e da esperança, cooperação e diminuição da morbidade psicológica.

Segundo Shamidi (2010), ao comunicar um prognóstico de câncer que evoca questões de vulnerabilidade, o médico pode ter a sensação de estar perdendo o controle sobre as emoções e a confiança do paciente. Uma comunicação clara é difícil não somente para o paciente e seus familiares, mas para o médico também, que se depara com a pressão psicológica de transmitir, muitas vezes, notícias tristes e difíceis. Devido ao estigma ainda presente em nossa sociedade, é como se o médico não pudesse sustentar a esperança. Para o manejo de uma comunicação mais tranquila, é importante que os médicos consigam desenvolver habilidades para lidar com as suas próprias emoções relacionadas ao câncer e à morte. Informar o paciente sobre um prognóstico desfavorável pode ser interpretado pelo médico como uma inabilidade para curar.

A notícia de um prognóstico grave pode ser devastadora para o paciente e para a família. Nos casos de prognósticos desfavoráveis, nos quais o tratamento é paliativo, os familiares podem ter a necessidade de mudar de uma esperança específica para uma esperança generalizada. Trocar o desejo da cura para a esperança de uma boa morte demanda que a equipe que cuida do paciente esteja convencida de que isso é possível e inspire tais atitudes. Além disso, quando o prognóstico é desfavorável e a conduta possível é a de cuidados paliativos, é importante que o paciente e a equipe de saúde tenham estabelecido um vínculo de confiança, até mesmo para a decisão de cuidar no domicílio do paciente ou no hospital. É evidente que no domicílio é possível proporcionar um ambiente de maior conforto, privacidade e autonomia para o paciente e seus familiares. Mas, para isso, é importante considerar se o paciente dispõe de recursos sociais e apoio familiar. Para que seja possível, é essencial que haja uma comunicação clara e objetiva entre a equipe de saúde, os familiares e o paciente, até mesmo para que sejam respeitados os desejos deste.

CONSIDERAÇÕES FINAIS

Para estabelecer uma conduta adequada de comunicação com o paciente, é importante que o médico encontre um equilíbrio entre os seus conhecimentos científicos, os princípios éticos e as necessidades e preferências do paciente e de seus familiares. As ocultações de diagnósticos são difíceis também para o médico e a equipe de saúde. Entretanto, ao considerar os aspectos socioculturais de cada paciente, é possível realizar uma comunicação de notícias difíceis com compaixão e sensibilidade, compreendendo a autonomia que o paciente exerce ao demonstrar quais informações consegue saber e lidar.

As ocultações de diagnóstico e prognóstico são temas delicados por envolverem aspectos éticos importantes, que influenciam a relação construída entre médico, equipe de saúde e paciente. Devido a isso e à escassez de literatura relacionada ao assunto, estudos futuros são necessários e poderão contribuir para a área de conhecimento e a prática clínica ambulatorial diária da realidade hospitalar.

BIBLIOGRAFIA

Cavini, J. M. T. G.; Gaspar K. C. (2013). In: Angerami. V. A.; Gaspar K. C. (Org.). (2013). *Psicologia e* câncer. São Paulo: Casa do Psicólogo.

Dégi, C. L.(2009). Non-disclosure of cancer diagnosis: an examination of personal, medical, and psychosocial factors. *Support Care Cancer 17*, 1101-1107.

Khalil, R. B. (2013). Attitudes, beliefs, and perceptions regarding trhuth disclosure of cancer -related information in the Middle-East: a review. *Palliative and Supportive Care 11*, 69-78.

Mauri, E. et al. (2009). An exploratory study on the Italian patients' preferences regarding how they would like to be told about their cancer. *Support Care Cancer 17*, 1523-1530.

McCabe, M. S. et al. (2010). When the family requests whithholding the diagnosis: who owns the truth?. *Journal of Oncology Practice 6* (2), 94-96.

Moraes, M. C. (2003). In: Carvalho, M. M. M. J. (Coord.).(2003). *Introdução à psiconcologia*. Campinas: Livro Pleno.

Ortolan, P. E.; Gaspar, K. C. (2013). In: Angerami, V. A.; Gaspar, K. C. (Org.). (2013). *Psicologia e* câncer. São Paulo: Casa do Psicólogo.

Perdicaris, A. A. M.; Silva, M. J. P. (2008). In: Carvalo, V. A. et al. (Org.).(2008). *Temas em psico-oncologia*. São Paulo: Summus Editorial.

Perget, P.; Lutzén, K. (2012). Balancing truth-telling in the preservation of hope: a relational ethics approach. *Nursing Ethics 19* (1), 21-29.

Shamidi, J. (2010). Not telling the truth: circumstances leading to concealment of diagnosis and prognosis from cancer patients. *European Journal of Cancer Care 19*, 589-593.

Wang, D. et al. (2013). When clinicians telling the truth is de facto discouraged, what is the family's attitude towards disclosing to a relative their cancer diagnosis?. *Support Care Cancer 21*, 1089-1095.

CAPÍTULO 11
O CÂNCER EM RELAÇÃO: VIVÊNCIAS CONJUGAIS ADVINDAS DO ADOECIMENTO

ANA PAULA CHACON
KARLA CRISTINA GASPAR

INTRODUÇÃO

O percurso deste capítulo traz à luz duas questões essenciais que compõem a realidade humana: o corpo suscetível ao adoecimento e o relacionamento interpessoal.

As reflexões aqui apresentadas são científicas e poéticas, uma vez que as vicissitudes da vida exigem diferentes olhares. São fragmentos de teorias e de experiências encarnadas. De sofrimentos brutos e de interpretações simbólicas. De histórias reais e de fantasias inconscientes, tão verdadeiras quanto o mundo concreto para aqueles que as experimentam. De caminhos previsíveis que encontraram o inesperado.

Tais escritos serão desenhados por dois lápis: o adoecimento (câncer) e o relacionamento (conjugal). As duas pontas se encontrarão e escreverão sobre o enlace desses dois temas.

A DOENÇA E SEUS CAMINHOS NO PSÍQUICO

Do que se tem medo? Da morte foi sempre a resposta.
E de todos os males que possam antecipá-la, recordá-la aos mortais...
De todos os entes reais e imaginários que sabemos ou cremos dotados de poder de vida e de extermínio: da natureza desacorrentada, da cólera de Deus, da manha do Diabo, da crueldade do tirano, da multidão enfurecida...
Da loucura que rouba a placidez... (...) Temos medo do esquecimento e de jamais poder deslembrar...
Temos medo do ódio que devora e da cólera que corrói, mas também da resignação sem esperança, da dor sem fim e da desonra...
Marilena Chauí

O adoecimento do corpo traz à luz uma verdade: a realidade humana é marcada pela fragilidade. Tal fato irá imergir o mundo psíquico em uma experiência específica, muitas vezes, permeada pelo desamparo, pela desilusão, pela ruptura da ordem cristalizada até então.

Quayle e Lucia (2007) trazem a ideia de que o corpo saudável é um corpo silencioso. O silêncio não perturba. Tal aspecto gera, em alguns momentos, uma inconsciência deste corpo, o qual está "adormecido". A doença, realidade factual da vida, surge como uma circunstância que incomoda esse sono. Acorda o homem para as vicissitudes de se estar vivo, que é, necessariamente, estar suscetível. O ser humano pode acordar assustado quando percebe que seu corpo não mais lhe obedece, pelo contrário, impõe-lhe limitações, cerceando sua própria vontade.

Tais ideias são passíveis de vinculação com a perspectiva de Carvalho (1996), que apresenta um olhar marcado pela experiência do desamparo. No adoecimento, há uma destituição psíquica, caracterizada por um golpe violento que retira o sujeito das posições anteriormente ocupadas por ele. Acontece uma queda da imagem na qual a subjetividade se sustentava. Assim, o indivíduo, tal como um exilado, é deslocado daquele lugar – concreto e subjetivo – conhecido por ele.

A doença surge, então, como um fato inesperado que pode desalojar o indivíduo da posição de dono de seu destino, passando para a posição de objeto, à mercê dele. Surge, assim, uma vivência de falta de garantia e de sentido. É uma destituição selvagem, por meio da qual o sujeito é chamado a advir na urgência e com urgência. As imagens e as palavras caem. Torna-se difícil uma representação (Carvalho, 1996).

Nesse contexto emocional, o sujeito pode ser envolvido pela angústia. É como cair no mundo sem os braços da garantia e das certezas. Pode-se chamar tal circunstância de ferida narcísica, ou seja, uma lacuna na onipotência do homem que, inconscientemente, se concebe indestrutível. Pode-se pensar que respostas, crenças e seguranças vacilaram em suas funções de proporcionarem uma certeza ilusória de estar preservado do imprevisto e da tragédia.

Moura (1996) auxilia tal reflexão ao trazer que as situações de perda, seja de pessoas queridas (morte), seja da condição de sadio (doença) ou da condição de inteiro (cirurgia), se caracterizam por rupturas e descontinuidades que levam a pessoa a se perguntar: Quem sou eu agora? E, ao mesmo tempo, a se deparar com a quebra das certezas e das ilusões que a sustentavam: Por quê? Por que comigo? São situações que revelam a ilusão de que este "eu" seria "ao menos um" que não sofreria como o resto dos mortais.

Tais ideias auxiliam a adentrar a subjetividade de uma pessoa enferma, compreendendo a trama emocional em que ela está envolvida.

A DOENÇA: O CÂNCER

Entre tantas doenças que podem encontrar o homem ao longo de sua trajetória, o câncer é uma delas.

O câncer encontra-se no rol das doenças crônicas. Ele pode apresentar características particulares, como: longo período de duração, riscos de complicações, rigoroso controle de cuidados permanentes, sequelas e incapacidades funcionais significativas. Seu tratamento pode ser extremamente invasivo, agressivo e de alto risco (Borges et al., 2006). Diante desse quadro, o câncer pode adquirir, na maioria das vezes, uma representação negativa no universo psíquico das pessoas.

Sendo assim, apesar dos avanços da medicina e da possibilidade de bons prognósticos, verifica-se que, por trás de uma concepção biológica da doença, existem pessoas e suas respectivas subjetividades, o que faz com que em torno da palavra câncer sejam agregados diferentes significados. Nesse sentido, essa doença ainda equivale, muitas vezes, a uma "sentença de morte", comumente associada à dor, ao sofrimento e à degradação. A literatura nos mostra que o câncer sempre foi percebido como algo vergonhoso, sujo, contagioso e sem cura, sendo uma doença tradicionalmente relegada pela sociedade (Venâncio, 2004).

Dessa forma, o diagnóstico de câncer e todo o processo da doença podem ser vividos pelo paciente e pela sua família como um momento de intensa angústia, sofrimento e ansiedade (Carvalho, 1998). Entre as apreensões vivenciadas por essas pessoas, estão: perda do controle sobre a vida, mudanças na autoimagem, receio frente à dependência, estigmas, medo do abandono, raiva, isolamento e possibilidade de morte (Pollin, 1995).

A partir desses dados, é possível vislumbrar um pouco a complexidade das experiências psíquicas que vivenciam aqueles que passam pelo diagnóstico e pelo tratamento de um câncer, o que anuncia a possível necessidade de um apoio psicológico capaz de oferecer um suporte adequado diante dos impactos emocionais que podem vir a ser suscitados.

CONJUGALIDADE

O presente capítulo também aborda o tema da conjugalidade. Assim, para ampliar a compreensão do mesmo, torna-se relevante adentrar esse universo, o qual será o cenário para as experiências abordadas.

DEFINIÇÕES POSSÍVEIS

"O estado conjugal é... uma imagem completa do céu e do inferno que podemos experimentar nessa vida"
Richard Steele

Conjugalidade é um termo permeado por diversas significações. Seja no âmbito popular ou no aspecto científico, tal palavra envolve uma rica gama de possibilidades e de interpretações, podendo-se partir de diferentes pressupostos: culturais, afetivos, religiosos, psicológicos... No intuito de explorar tal conceito, será percorrido um caminho que apontará para diferentes concepções para o tema.

Magalhães (2003) define conjugalidade como uma situação de oscilação entre momentos de fusão e de diferenciação pessoal, sendo o produto do jogo contínuo entre intrapsíquico e interpessoal.

Rogers (1979), por sua vez, afirma que a vivência conjugal é um processo, o qual constitui vários outros processos, como: intimidade, vida sexual, trabalho, procriação, partilha de responsabilidade, entre outros pontos.

Outro aspecto é trazido por Féres-Carneiro (1998). A autora lembra que todo fascínio e toda dificuldade de ser casal reside no fato de este encerrar em sua dinâmica, ao mesmo tempo, duas individualidades e uma conjugalidade, ou seja, de o casal conter dois sujeitos, dois desejos, duas inserções no mundo, duas percepções desse mundo, duas histórias de vida, duas identidades que, na relação amorosa, convivem como uma conjugalidade.

Na visão de Minuchin e Fishman (1990), na formação da conjugalidade, cada um dos cônjuges tem um conjunto de valores e expectativas, explícitos ou inconscientes, que vão desde aspectos da vida, como decisões e valores, até coisas banais do dia a dia. Assim, lembram que à medida que os companheiros abrem mão de parte de suas ideias e preferências, acabam perdendo um pouco de individualidade, mas ganham em pertença.

A partir de tais definições, foi possível perceber uma ênfase para a questão do individual que adentra um campo comum. Dessa maneira, duas pessoas se encontram e formam um elo, expressado pela convivência. A convivência é o palco concreto onde ocorre a interação. Nas "coxias e camarins" da vida, há a presença do mundo subjetivo de cada um.

Nesse sentido, pode-se dizer que no momento do "sim", ou seja, da decisão em permanecer junto ao outro, independente de qual seja o acordo expressado, é certo que cada um leva consigo um contrato secreto, constituído pelos motivos que cada qual tem escondidos em seu inconsciente (Campos, 2000).

Assim, é possível dizer que, analisando as relações conjugais em seu aspecto mais minucioso, são encontrados mecanismos inconscientes que "guiam" ordenada ou desordenadamente as alianças formadas. É possível dizer que esses "engenhos" intrapsíquicos se manifestam nas trocas cotidianas entre os casais, apresentando-se, de forma concreta, no espaço cotidiano da relação.

Complementando tais aspectos inconscientes, há estudos e reflexões que levam em consideração motivações, expectativas, percepções e representações... E que também ajudam a compreender a experiência da conjugalidade.

MOTIVAÇÕES PARA O CASAMENTO... FUNÇÕES DO CASAMENTO...

> *Procurei o amor, primeiro porque ele traz o êxtase – um êxtase tão intenso que muitas vezes eu teria sacrificado o resto da vida por algumas horas desse prazer. Procurei-o depois porque alivia a solidão – aquela terrível solidão, onde o consciente, trêmulo e frio, olha por sobre a borda do mundo para o abismo gelado e insondável. Eu o procurei, finalmente, porque vi na união amorosa, numa miniatura mística, a visão prefigurada do céu que santos e poetas imaginam.*
>
> **Bertrand Russell**

Segundo Cardella (2009), uma das motivações para muitas pessoas escolherem o casamento é a valorização da experiência compartilhada e íntima, ou seja, existe o desejo autêntico de compartilhamento e parceria com o outro. Outra motivação apontada por Jablonsky (2001) diz respeito ao preconceito de algumas pessoas em relação àquelas que não se casam; assim, muitos buscam o relacionamento conjugal para fugirem do *status* de "solteirões" ou "solteironas", como se fossem incapazes e fracassados.

Para Miller (1995) e Bauman (2004), o investimento em uma relação reside, muitas vezes, na esperança das pessoas em encontrarem apoio e segurança emocional. Nesse sentido, pode-se dizer que a relação conjugal também teria como motivação evitar ou aliviar a solidão. Outras pessoas buscam a vida conjugal partindo de idealizações construídas, como a de amor eterno e único, vendo o cônjuge como alma gêmea, que completa o seu ser (Cardella, 2009). Outro fator de grande importância que leva as pessoas a se unirem de forma conjugal é a necessidade de constituição de uma família, conforme observado nos resultados das pesquisas realizadas por Féres-Carneiro (1998) e Magalhães (1993).

Nota-se que muitas pessoas são levadas ao casamento pela expectativa de que ele possa lhe garantir: apoio, segurança, companhia, construção de uma família, felicidade. Tais aspectos mostram que há diversas expectativas em torno dessa palavra, ou seja, para cada pessoa e cada casal, o casamento tem por "missão" suprir ou fornecer expressivas doses de satisfação, a nível pessoal e social.

Refletindo sobre essas "missões" da conjugalidade, os sociólogos Berger e Kellner (1988), citados em Féres-Carneiro (1998), trazem que o casamento tem a função social de criar uma estrutura para que as pessoas possam experimentar a vida com certo sentido. Para eles, o casamento é útil contra a desorganização pessoal do indivíduo. Ao casar-se, cria-se um papel na vida da pessoa que casa – o papel de esposa ou de marido – e, assim, passam a ter um nome.

Nesse aspecto de "organização e sentido de vida", Silva et. al. (2012) pesquisaram as representações acerca do casamento para cada parte do casal, encontrando que as experiências vividas pelos participantes homens e mulheres apresentam certa similaridade; a opção pelo casamento foi devida a uma busca pela felicidade. Para a mulher, a felicidade ocorre à medida que o homem pode ser um companheiro e um cúmplice; para o homem, quando a mulher é o porto seguro e assume um comportamento ativo no casamento. Os grupos reconhecem que, para se alcançar essa felicidade, ocorrem algumas interferências; um fator citado por ambos os grupos é a dificuldade de lidar com o outro (cônjuge) no cotidiano conjugal, exigindo-se constantes negociações, que trazem à tona a questão da simetria ou assimetria entre o casal.

CONFLITOS E NEGOCIAÇÕES

A má ressalva é que nenhum casal de adultos consegue
causar tanto mal um ao outro quanto marido e mulher.
A boa ressalva é que o amor pode sobreviver ao ódio.
Judith Viorst

Sobre as negociações necessárias na vivência da conjugalidade, Broadbury et al. (2000) trouxeram uma contribuição afirmando que é a forma pela qual os casais abordam, administram e resolvem o conflito, mais do que o conteúdo ou a gravidade dos mesmos, que resulta em satisfação conjugal ou em problema conjugal.

Dentro do âmbito do conflito, Beach (2001) argumenta que é a maneira como os parceiros ajustam suas percepções de si mesmo e do outro, e como essas modificações influenciam mutuamente ambos os cônjuges, que decide se o conflito em potencial surgirá ou não. Para Minuchin e Fishman (1990), sempre haverá pontos de atrito na vida a dois e deve ocorrer uma constante adaptação; eventualmente, um comportamento que difere daquele que se tornou costume será sentido como uma ofensa ou uma traição, mesmo que nenhum dos cônjuges tenha consciência do que seja o problema. Nesse âmbito de atritos e conflitos, Garcia e Tassara (2003) apontam para a importância de administrar: diferenças, distintas expectativas de vida, dificuldades de comunicação, entre outros pontos.

A partir desses trabalhos e dessas reflexões, é possível utilizar a experiência desses pesquisadores, teóricos e clínicos para compreender melhor o universo formado por duas pessoas em constante interação, o que naturalmente significa encontros e desencontros. Com base nessas ideias, torna-se possível adentrar histórias reais de casais que vivenciaram o câncer dentro da relação conjugal. E assim apresentaremos alguns casos a seguir.

ESTUDOS DE CASOS

LÍVIA E JORGE; LUCAS E ISADORA; TIAGO E ROBERTA

A partir de agora ilustraremos o desenrolar do adoecimento por câncer dentro da história de vida de alguns pacientes. Demonstramos que são incontáveis as vivências subjetivas acarretadas pela realidade do câncer, determinadas por tantas variáveis que seria impossível controlá-las. Lição de humildade que coloca todos em uma posição de aprendiz diante do inédito da vida.

Assim, declara-se a impossibilidade de interpretar a doença, e apenas ela, sem adentrar o subjetivo do doente. Pode-se dizer que o mundo psíquico do enfermo oferecerá o tom, a cor e o ritmo da vivência emocional. Assim, dizer que alguém tem câncer pouco esclarece sobre seu sofrimento (ou não) subjetivo. Dessa maneira, é exigida uma posição de escuta diante daquele individuo único e inteiramente original em sua experiência.

As histórias aqui exploradas são de indivíduos dentro de seu espaço conjugal. Compreende-se que o adoecimento não atinge apenas um sujeito, ele se espalha alcançando a dinâmica relacional do mesmo.

Dentro dessa dinâmica, sabe-se que em cada relacionamento construído há diferentes aspectos atuantes: jogos de poder, estabelecimento de papéis, alianças conscientes e inconscientes, dinâmicas relacionais, acordos dentro do âmbito doméstico, do aspecto financeiro, de planos e sonhos de vida, entre outros pontos. Tais questões serão envolvidas pelo processo do adoecimento e tratamento, podendo adquirir diferentes configurações, as quais serão exemplificadas adiante.

Os casais apresentados aqui foram atendidos pelo serviço de psicologia instalado em um hospital, sendo que um dos membros de cada casal estava em tratamento oncológico. Tais participantes assinaram um termo de consentimento livre e esclarecido, a fim de tomarem conhecimento do uso de suas histórias para a construção deste trabalho. Aqui, suas identidades serão preservadas a título de proteção.

Paciente* oncológico	**Idade do (a) paciente**	**Localização do câncer**	**Cônjuge***	**Idade do (a) cônjuge**	**Tempo de casados**	**Número de filhos do casal**
Lívia	54 anos	Intestino	Jorge	56 anos	36 anos	4
Lucas	44 anos	Região cortical frontal -esquerda	Isadora	41 anos	19 anos	3
Tiago	31 anos	Testículo	Roberta	28 anos	7 anos	1

Tabela 1: *Caracterização dos pacientes oncológicos, dos cônjuges e das relações conjugais*
* *nomes fictícios*

Lívia e Jorge: a doença como a concretização das barreiras entre o casal

[...] Sobrou desse nosso desencontro
Um conto de amor
Sem ponto final
Retrato sem cor
Jogado aos meus pés
E saudades fúteis
Saudades frágeis
Meros papéis [...].
Chico Buarque

Lívia buscou o serviço de psicologia, alegando que gostaria que seu marido recebesse atendimento psicológico, sem especificar o motivo dessa necessidade. Parecia um gesto para "empurrá-lo" ao profissional, numa tentativa de que o trabalho psicológico pudesse "dar um jeito" nele.

O marido assustado

Ao marido, aqui chamado de Jorge, foi proposto um primeiro contato com o serviço psicológico, a fim de ouvi-lo para compreender qual seria a queixa trazida. No contato inicial com a profissional, adentrou a sala de atendimento e fechou a porta imediatamente, fazendo questão de resguardar sua privacidade. Ele apresentava um olhar de desespero, uma feição de quem estava profundamente amedrontado, como se estivesse escondendo-se de algo muito perigoso.

Em seu discurso, falava sobre um relacionamento extraconjugal que mantinha. Trazia um sentimento muito forte de culpa, em especial pelo fato da esposa estar doente. Além disso, falava sobre o medo do julgamento das pessoas.

Havia outros receios: de ser descoberto e de ser assassinado (por sua esposa ou pelo filho de sua amante). Jorge também imaginava que, se rompesse com sua amante, ela poderia suicidar-se.

Expressava tais vivências assumindo um posicionamento de vítima, como se não tivesse uma saída possível. Sentia-se preso àquele emaranhado de sentimentos. Pode-se dizer que todos esses receios estavam enraizados na culpa sentida, a qual ia se concretizando em um medo de ser julgado, atacado e, até mesmo, assassinado.

Diante desse quadro emocional, é possível pensar em um mecanismo psíquico de retaliação, a partir do qual nasce um sentimento de persecutoriedade.

O temor da retaliação advém da fantasia de que o mal dispensado ao outro voltará contra o agressor. Jorge estava frequentemente com medo de ser vítima de diferentes agressões: morais e físicas. É possível pensar que parte dos ataques que Jorge imaginava tinham sua origem em fantasias punidoras advindas da culpa.

Segal (1973) explica tais ideias referindo-se ao instinto de morte que o bebê projeta para fora e, a partir desse mecanismo, o ambiente passa a ser sentido como ameaçador. Surge, então, um constante sentimento de perseguição. Durante o atendimento a Jorge, era possível sentir que ele esperava que a terapeuta lhe desse uma "bronca", lhe punisse, dissesse que ele estava errado. Jorge alimentava uma expectativa de que a profissional "desse um jeito em sua vida", conforme ele mesmo expressou em um atendimento. Ou seja, a profissional também foi colocada em uma posição de quem o atacaria por sua conduta.

É possível pensar que toda essa atmosfera de ameaça também tinha por função colocá-lo em uma posição de vítima, atenuando, significativamente, seu sentimento de culpa. Em outras palavras, psiquicamente, para Jorge parecia ser mais "vantajoso" enxergar-se como vítima – "coitado" – do que como responsável por seus atos, o que, em sua visão, corresponderia a ser culpado.

Aos poucos, foi sendo possível elucidar-lhe o quanto tais sentimentos provinham de seu próprio mundo mental, pois seu desejo era que a terapeuta endereçasse a ele as punições que ele próprio fazia a si mesmo.

Certamente, Jorge não procurou no atendimento psicológico um espaço para reflexão e compreensão de seu estado emocional. Seu objetivo era que a profissional lhe indicasse uma solução para seu problema, mostrando-lhe a melhor maneira de sair dessa situação. Jorge dizia que tinha pensado em tomar veneno, pois era a única forma de resolver seu conflito. Porém, não concretizava o suicídio, pelo fato de não se sentir no direito de tirar a própria vida.

Seu discurso podia ser simbolicamente equiparado à imagem de um nó. Sua expressão vocal dava-se como se ele tivesse um "nó na garganta". Sentia-se preso, amarrado. As situações que ele ia trazendo também pareciam emaranhadas. Ele mesmo aparentava confusão. Parecia estar em um labirinto sem encontrar um acesso à saída: uma solução possível para sua história.

Quando ele refletia sobre a possibilidade de terminar o seu casamento, tal ideia lhe parecia impensável no momento. Pode-se dizer que o adoecimento da esposa teve sua contribuição para isso, uma vez que se tornou inadmissível, para Jorge, que um marido "abandone" a mulher quando ela está com câncer.

Tal perspectiva é bastante relevante, na medida em que há um imaginário popular que ressalta a importância do doente ser preservado das possíveis intempéries da vida, como uma separação. Há uma tendência a se considerar que a fidelidade ao pacto conjugal deve se fortalecer quando algum dos membros encontra-se numa situação de maior fragilidade, como o adoecimento. É como se o adoecimento exigisse um maior compromisso entre o casal. Porém, quando esse pacto não é anterior ao adoecimento, surge uma ideia maior de obrigação, endividamento.

Ao mesmo tempo em que era inconcebível uma separação, Jorge também não conseguia se desligar da amante, o que lhe gerava intensa culpa. De fato, parecia que ele chegou ao atendimento num ponto em que a culpa paralisava toda possibilidade de reflexão.

Aos poucos, foi possível oferecer-lhe um espaço no qual sua ansiedade pudesse ser amenizada, ainda que momentaneamente. O *setting* terapêutico era um lugar protegido para que ele pudesse receber uma ajuda, a fim de conseguir organizar-se emocionalmente. Era um espaço em que ele podia falar de seus sentimentos, sem alimentar os temores persecutórios de suas fantasias, o que possibilitava uma melhor condição de enxergar o cenário no qual estava inserido. Aos poucos, suas falas foram se desenrolando e outros conteúdos referentes à sua realidade conjugal foram surgindo.

A bolsa de colostomia e o bloqueio relacional

Jorge referiu que buscou uma relação extraconjugal pelo fato de sua esposa utilizar bolsa de colostomia.

A colostomia é um tipo frequente de ostomia. Esta última se refere a uma abertura cirúrgica necessária quando se deve desviar, temporária ou permanentemente, o trânsito normal da alimentação ou evacuações. No caso da colostomia, ocorre a exterioridade do cólon por meio da parede abdominal, com o objetivo da eliminação fecal (Guimarães, 2008). Onde há essa abertura, instala-se uma bolsinha para armazenamento fecal. Jorge dizia que não conseguia aproximar-se dessa bolsa. Relatou o quanto aquilo lhe impedia de desejar sexualmente sua esposa, além de temer que uma relação sexual pudesse machucá-la ou prejudicá-la em sua saúde. Ele criou uma aversão à bolsa de colostomia. Contava isso logo após acompanhar a esposa em uma consulta médica, na qual o médico quis examinar a bolsa. Jorge relatou sobre os sentimentos ruins que o tomaram quando ele olhou para a colostomia da esposa. Era uma sensação de repulsa e, ao mesmo tempo, medo.

Diante desse quadro, eles pararam de se relacionar sexualmente e nunca conversaram sobre isso, como se tivesse uma área dentro da relação conjugal que era intocável. Nem ele, nem Lívia tocavam no assunto. Estavam bloqueados. Jorge colocava a bolsa de colostomia como "responsável" por esse bloqueio e pelo fato de ele buscar relações sexuais fora de seu casamento. Referia que era impossível fazer sexo com a esposa. Em sua mente havia uma justificativa clara e inalterável para o distanciamento do casal: a presença da bolsa de colostomia.

De forma resumida, a queixa trazida por Jorge estava baseada em alguns fatores, como: impossibilidade de ter relações sexuais com a esposa, busca por relações extraconjugais, a bolsa de colostomia como responsável por esse conflito, o medo e a culpa diante do cenário construído.

Os sentidos da sexualidade para o casal: Aproximando-se dos nós

A partir disso, tornou-se necessário uma exploração acerca da história da relação conjugal estabelecida entre Jorge e sua esposa. Nesse sentido, foi possível perceber que Jorge mantinha insatisfações dentro do âmbito sexual muito antes de sua esposa colocar a bolsa de colostomia. Ele apresentou questões, como: falta de intimidade, afeto e carinho, dizia que o sexo, dentro de seu casamento, era mecânico e frio.

Jorge dizia que não havia romantismo, tratava-se de um gesto automático. Contou que, caso buscasse Lívia com maior desejo, ela lhe impedia de se aproximar. Parecia que ele estava longe de ser, aos olhos da esposa, o grande conquistador viril que imaginava ser aos olhos da amante. Jorge definia sua amante como carinhosa; parecia, em seu discurso, alguém mais aberta ao envolvimento corporal, disposta a comportamentos que nutriam nele uma sensação de ser desejado, o que nunca lhe foi despertado na relação conjugal com sua esposa.

Então, foi possível perceber que o conflito no âmbito sexual é uma queixa antiga para Jorge e que não se instaurou a partir da utilização da bolsa de colostomia.

Ao discorrer sobre sua história conjugal, Jorge trouxe que ele já teve outras relações extraconjugais antes do adoecimento da esposa, porém, o momento atual lhe fazia sentir muito mais culpa do que em outros períodos da vida deles. A partir desses fatos, foi possível uma ampliação da queixa inicial.

A compreensão do caso estava mais clara. Conflitos sexuais já existiam nessa relação conjugal antes da instalação do câncer. O adoecimento e a colostomia tornaram-se a concretização dessas dificuldades. Pode-se dizer que a bolsa de colostomia foi responsabilizada pela crise deste casal, segundo a percepção do esposo. Porém, tal crise era antiga e ganhou uma materialização e "nome" pelo uso da colostomia.

Diante desse quadro, torna-se importante considerar e refletir alguns pontos, em especial, com relação ao câncer e os aspectos sexuais de um casal.

São escassos os estudos relacionando sexualidade e a utilização da bolsa de colostomia, grande parte dos trabalhos abordam a questão do câncer de mama e as consequências para a conjugalidade.

Sobre esse tema, Fernandes et. al. (2005) estudaram a experiência da sexualidade em mulheres mastectomizadas; eles perceberam que no momento em que a mulher e seu companheiro descobrem o câncer de mama, se veem diante de um episódio inesperado, a partir do qual várias reações emocionais poderão ocorrer. Eles referem que, em relação ao companheiro, pode haver uma negação ou uma ruptura abrupta da representatividade da mulher em sua vida; desse modo, muitos acabam se distanciando ou se anulando por não saberem como lidar com o fato.

Parece que isso foi acontecendo com Jorge. Pode-se pensar que a representatividade de mulher que Lívia tinha para ele já estava enfraquecida, mas tornou-se ainda mais apagada com o adoecimento.

Tal reflexão é importante, uma vez que, para muitos casais, a inserção do adoecimento faz com que o outro não possa mais ser enxergado como objeto de desejo sexual. Cria-se uma barreira. Pode-se dizer que a instalação da doença retira a possibilidade de vivência de uma sexualidade pelo fato do papel de doente anular o papel de uma pessoa ativa sexualmente, como se o enfermo fosse "assexual". Tal representação está no âmbito emocional, indo além do aspecto da doença atingir o corpo e, consequentente, poder limitá-lo em suas funções sexuais.

O estudo apresentado também confirmou que uma grande preocupação das mulheres era sobre o exercício da sexualidade após a mastectomia. Havia um temor da interrupção do exercício e do desejo sexual, e é possível afirmar que quando uma das partes se nega a ter uma relação com o outro se instaura uma queda na autoestima, podendo acarretar uma desestruturação emocional.

De fato, a inserção do adoecimento e, no caso, a utilização da bolsa de colostomia podem trazer limitações diversas às relações conjugais, como ocorreu nesse caso, cujo efeito foi a interrupção do exercício da sexualidade, seja na prática, seja no âmbito mental, pois esse aspecto do relacionamento tornou-se tal como uma lacuna para o casal, um sítio intocável, como se o câncer tivesse anunciado o fim de uma sexualidade, mesmo que seja no âmbito simbólico. Porém, o efeito que teve para este casal foi específico e esteve profundamente relacionado à maneira como eles viviam a sexualidade antes do adoecimento.

Assim, é possível dizer que a forma como o casal irá manejar tal questão depende muito de como era o âmbito sexual antes da instalação desse quadro.

No caso de Jorge e Lívia, verifica-se que havia conflitos escondidos no aspecto da sexualidade e que permaneceram silenciosos antes de emergência do adoecimento; porém, ao surgirem morbidades como as apresentadas por Lívia, as dificuldades ganharam novo sentido, embora permanecessem silenciadas.

Para Jorge, é possível pensar que, ao se deparar com sua esposa com câncer, tornou-se maior a culpa por manter uma relação fora de seu casamento. Ele dizia sentir-se um "monstro sujo". Nota-se que, antes do câncer de Lívia, o adultério tinha certa aceitação interna para Jorge, porém ficou inadmissível, em sua consciência, após a doença da esposa.

A partir disso, é possível pensar que a doença traz, para enfermo, uma representatividade de maior fragilidade, na qual todos em volta precisam cuidar para que outros problemas – que não o adoecimento – não cheguem ao conhecimento do indivíduo acometido. Cria-se um círculo de proteção.

Outro ponto trazido por Jorge foi a responsabilização da bolsa de colostomia pelos problemas sexuais do casal. Verifica-se que tal discurso tornou-se um artifício emocional importante para Jorge, uma vez que tinha por função amenizar sua angústia e culpa. Assim, externalizar o problema, colocando-o em um aspecto fora da relação, tira o casal da implicação. Cria-se uma defesa que impede a reflexão, uma vez que oferece uma resposta simplista para questões mais complexas. Porém, perceber tais questões e pensá-las pode despender maior disponibilidade emocional para perceber-se e criar alternativas frente aos novos desafios.

De fato, o problema era mais profundo, uma vez que havia uma lacuna no âmbito da sexualidade. De forma brusca, eles passaram a não se relacionar sexualmente, porém não conseguiam conversar sobre o tema e pensar formas de reconstruir suas relações sexuais.

Na história desse casal, nunca houve uma conversa sobre sexualidade e, no momento do adoecimento, não seria diferente; eles não "podiam" ou não "sabiam" falar sobre o assunto. Assim, tal ponto influenciou a maneira como ambos lidaram diante de limitações advindas do adoecimento e tratamento.

Em casos como desse casal, em que um dos membros necessita utilizar a bolsa de colostomia, diferentes questões podem ser trabalhadas dentro do âmbito emocional. Tratando-se da sexualidade, é importante auxiliar esses membros a buscarem ampliar o conceito de relação sexual a fim de alcançarem uma maior comunicação acerca de desejos e possibilidades de satisfação. Deve-se construir um caminho de redescoberta sobre o próprio corpo, sobre o corpo do outro e sobre a maneira de interação entre esses corpos. Mas, para que seja possível tal movimento de transformação e criatividade, é importante uma relação conjugal habituada a uma comunicação franca envolvendo aspectos íntimos da vivência da sexualidade. Ou, então, membros dispostos a reconstruir a maneira como vivenciaram a sexualidade até então.

LUCAS E ISADORA: CÂNCER, PAPÉIS E AUTONOMIA

Se na bagunça do teu coração
Meu sangue errou de veia e se perdeu
Chico Buarque

Lucas participou de uma primeira entrevista no serviço de psicologia, juntamente com sua esposa Isadora. Durante essa conversa inicial, foi possível perceber sentimentos de ansiedade, em especial, na esposa. Ela apresentou comportamentos como: fala acelerada, dificuldade de concentração, pensamento desorganizado, interrupção frequente da fala da terapeuta. Havia um clima de agitação. Parecia que havia muitos conteúdos que necessitavam de vazão. Os temas de suas falas eram relacionados ao histórico do adoecimento, ao percurso do casal até chegar no diagnóstico, aos trâmites do tratamento, às mudanças no cotidiano.

Além dessa característica de Isadora, foi possível perceber algo bastante importante na relação dela com Lucas: o esposo parecia ficar em "segundo plano", enquanto a mulher tomava à frente. Cada vez que uma pergunta era dirigida a Lucas, Isadora respondia antes de ele se pronunciar. Em outros momentos, ela corrigia ou complementava o que ele dizia. Lucas parecia não se importar com a postura da esposa, enxergando sua atitude como uma maneira de ajudá-lo.

Verifica-se aí um ponto importante da dinâmica desse casal. Parecia haver um movimento de sobreposição, em que Isadora encobria Lucas. Diante da esposa, o marido não tinha espaço para se expressar. Ele parecia escondido atrás de toda avidez demonstrada por ela. Por mais que se buscasse conhecer e aprofundar aspectos da experiência de Lucas com relação ao adoecimento, eles sempre surgiam por meio da perspectiva de Isadora. Podia-se dizer que estava instaurado um quadro de indiferenciação, como se houvesse uma mistura na qual não havia como distinguir as partes. Isadora "engolia" Lucas e ali não havia uma dupla, havia apenas um.

Trazendo isso para a conjugalidade, Bustos (1990) refere que, para alguns casais, o mundo se resume no par. Trata-se de indivíduos que, não conseguindo facilmente existir como pessoas individualizadas e tendo intensa ansiedade de separação, procuram parceiros igualmente ansiosos e, juntos, "se aderem", como se fossem um. Parecia que Lucas precisava aliar-se a alguém que conferisse a ele um papel secundário, o que lhe fazia perder certa autonomia, mas oferecia um ganho secundário, tal como um conforto emocional de ser submisso e ser dirigido.

Diante da dinâmica desse casal e da dificuldade de conhecer mais profundamente Lucas – pois a presença de sua esposa o ofuscava –, foi proposta uma segunda entrevista para o caso, na qual esteve presente apenas o marido, a pedido da psicóloga do serviço; proposta que, naturalmente, gerou certo estranhamento ao casal. Durante esse atendimento psicológico, Lucas pôde se expressar mais facilmente e trouxe como conteúdo questões familiares, em especial, sua relação com o filho.

Em outro momento, no qual a terapeuta chamou mais uma vez Lucas para o atendimento, ele referiu que gostaria que a esposa o acompanhasse, pois tinha dificuldade de se comunicar na ausência dela, e ela sabia explicar, da melhor forma, o que estava lhe acontecendo. Nesse momento, Isadora começou a dizer que quando Lucas foi atendido sozinho falou de coisas que não poderia dizer, uma vez que ele deveria falar sobre o câncer e não sobre o filho. Parecia que ela tinha a necessidade de controlar até mesmo os temas trazidos pelo marido durante o atendimento psicológico dele. Lucas, por sua vez, referiu ficar ansioso sem a presença da esposa.

Tal dinâmica já estava instalada nesse casal e era um modo de funcionamento que existia antes da manifestação do câncer. Porém, diante do adoecimento, essa forma de se relacionar se intensificou, como se estivesse confirmado a dependência de Lucas dos controles exercidos por Isadora.

Isso foi justificado pelo casal pelo fato de o tumor de Lucas ter atingido alguns pontos da região cerebral, o que o fez adquirir certas dificuldades, em especial, no que tange ao processamento da fala e do pensamento. Lucas teve alguns prejuízos na expressão de suas ideias, tinha dificuldades em organizar as frases, pois a construção do pensamento estava mais lentificada. Apesar dessas perdas, era possível uma comunicação coesa e lógica. As mudanças eram principalmente no ritmo dessa comunicação e não no conteúdo que ele queria comunicar. Entretanto, diante desse quadro, Lucas passou a ser percebido como incapaz, como aquele que sempre precisa da ajuda de alguém que possa falar e pensar por ele. Então, Isadora assumiu, de forma mais intensa, esse papel de sobreposição, que agora estava ancorado no adoecimento.

É possível pensar que o padrão de funcionamento de Isadora, marcado pela ansiedade e pela aceleração, veio ao encontro da lentificação de Lucas, que passou a ficar mais dependente da esposa. Ele não parecia importar-se com a postura controladora que a esposa assumiu, pelo contrário, enxergava tal posicionamento como um auxílio que ela lhe oferecia. De certo, a dinâmica desse casal favoreceu o ajustamento do mesmo diante das morbidades advindas do adoecimento. Isadora já assumia um lugar de maior dominação dentro da relação conjugal e, com a instalação do câncer, não foi exigida uma modificação nesse quadro de papéis; parece que o adoecimento surgiu como uma confirmação e cristalização da dinâmica pré-existente no casal.

O jogo de forças

Gomes e Porchat (2006) trazem algumas reflexões acerca desse tipo de vínculo. Tais autores consideram o estabelecimento da fusionalidade, que corresponde a um tipo de relação em que há uma confusão entre os dois membros. Quando se leva essa dinâmica inconsciente ao extremo, pode-se dizer que cada parceiro não está se relacionando com o outro, mas consigo próprio no outro. Isso ocorre por um mecanismo psíquico chamado projeção, no qual um membro da relação projeta em seu parceiro aspectos de si mesmo. Dessa maneira, esse parceiro torna-se, além de um objeto concreto e real, um objeto caracterizado pela fantasia de seu companheiro. Existindo a possibilidade de saírem desse pacto inicial, surge uma nova relação marcada por um eu-outro, na qual ocorre a percepção e o respeito pelas diferenças de cada um.

Aratangy (2007) traz diversas reflexões sobre esse tipo de relação, marcado pela fusionalidade. Essa autora, através de sua experiência clínica com casais, refere que é natural que uma pessoa frágil e insegura busque por alguém forte e protetor. A autora problematiza tal questão referindo que ninguém é completamente forte, nem completamente fraco. Traz que pode ser penoso estar ao lado de alguém muito dependente, porém essa relação pode alimentar certa vaidade pela grande importância que se assume perante o outro. A autora traz que muitos casais fazem esse pacto inconsciente: aquele que se mostrou fraco no início da relação permanecerá assim pra sempre. Cria-se certa imobilidade. Porém, ressalta que a vida é feita de movimentos, riscos, mudanças. Entre eles, pode-se citar, aqui, o adoecimento.

Sobre a questão da fusionalidade, Viorst (1990) traz a ideia de "casamentos complementares". Em tal união, as exigências do marido e da mulher combinam muito bem, sendo que, mesmo quando se parecem desastrosas, satisfazem às necessidades psíquicas das duas partes. A autora traz certos exemplos, como: dominado-dominador, ídolo-adorador, desamparado-eficiente, bebê -mamãe. Complementa dizendo que, embora esses papéis polarizados possam trazer conflitos ao casal, também são expressões de uma convicção compartilhada sobre a natureza do casamento.

No caso de Isadora e Lucas havia tal complementação de papéis, sugerindo a instalação de um conluio, o qual foi cristalizado pela instalação de certas limitações oriundas do câncer. Uma perda importante para Lucas foi o prejuízo no aspecto da comunicação, o que enfraqueceu seu papel de autonomia dentro da relação. Porém, tal enfraquecimento se deu, principalmente, porque, na história desse casal, ele já era abrandado.

Nessa relação, a doença atingiu a parte representada como a mais "frágil" da "gangorra-casamento", confirmando a posição de dependência de Lucas. Pode-se dizer que aumentou ainda mais a discrepância de poderes e controles existentes nesse casal.

Em outros exemplos de casais que vivenciam esse tipo de desequilíbrio, a doença pode atingir o membro considerado mais forte. Nesse caso, podem surgir outras dificuldades. A parte acometida – acostumada a estar sempre no controle – pode ter dificuldades para aceitar o posicionamento de quem necessita de ajuda, gerando-se um sofrimento pelo fato de se instalar um quadro de dependência ainda não experimentado na relação.

O membro – que era cuidado e que se tornou cuidador – pode se sentir perdido diante do novo cenário, em que precisa assumir um papel de maior autonomia e tomada de decisões, o que até então estava concentrado sobre o controle da outra parte. Tal mobilidade nos papéis pode gerar conflitos e necessita de ajuda no sentido de promover uma reorganização, seja no cotidiano da vida, com as responsabilidades diárias, seja no aspecto emocional, pois, por trás de cada papel assumido, existem diversos conteúdos psíquicos que o sustenta.

De fato, verifica-se que, nesses casais, em que há um conluio, qualquer mudança interior ou exterior pode representar uma ameaça para o delicado equilíbrio da relação.

No caso da Lucas e Isadora, eles apresentam um exemplo em que câncer acometeu a pessoa considerada mais "frágil" dentro da relação. De certa forma, é possível dizer que essa dinâmica pré-adoecimento facilitou a adaptação do casal diante das morbidades, pois a parte enferma assumiu naturalmente seu papel de dependência, confirmando o poder e o controle do outro que já estava no lugar de maior domínio.

TIAGO E ROBERTA: O AMARRAR DE UM LAÇO – A DOENÇA COMO FORMA DE CAPTURA

Eu te encarcerava
Te acorrentava
Te atava ao pé do fogão
Não te dava sopa, morena
Se eu fosse o teu patrão
Eu te encurralava
Te dominava
Te violava no chão
Te deixava rota, morena
Se eu fosse o teu patrão
Chico Buarque

Tiago foi um caso em que diferentes profissionais da equipe encaminharam para o serviço de psicologia, em especial, pelas queixas que a mãe trazia sobre ele: agressividade, risco de suicídio, comportamentos impulsivos e violentos. É possível dizer que esse caso tinha um grande potencial de mobilizar a equipe de saúde. Os profissionais ficavam envolvidos com as histórias trazidas pela mãe de Tiago e pediam auxílio constante ao serviço de psicologia. Parecia que havia um risco iminente de que o paciente pudesse machucar a si mesmo e isso assustava a todos. É importante verificar o quanto essa movimentação da equipe em torno do caso traz subsídios para se pensar a dinâmica emocional dessa família e os aspectos psicológicos de Tiago.

Roberta: o câncer como prisão

Antes de conversar com o paciente, a psicóloga entrou em contato com a esposa do mesmo, aqui chamada de Roberta, em um momento no qual ela estava chorando nos corredores no espaço ambulatorial. Roberta estava com um ar de desespero, dizia sentir muito medo de que Tiago cometesse suicídio. Contou que, quando o câncer foi diagnosticado, estava se concretizando a separação do casal. A partir disso, ela não teve mais coragem de deixá-lo, pois temia que ele pudesse se matar. Dessa forma, foi ficando cada vez mais presa ao ex-marido, sem ter como escapar, aos seus olhos, de ser a cuidadora principal dele.

Roberta contou sobre a história do casal, marcada por ciúme, pelo controle do esposo que não a deixava trabalhar, nem ter amigas, pelas muitas brigas e palavras que a tinham magoado. Assim, era uma relação marcada por conflitos e rompimentos. Ela contou que, depois do adoecimento, Tiago ficou mais agressivo, violento, controlador, inseguro. Roberta dizia que não conseguia afastar-se dele, pois quando ela expressava o menor movimento de separação, ele escrevia mensagens pelo celular dizendo que iria acabar com a própria vida, e ela interrompia qualquer uma de suas atividades pessoais para socorrê-lo.

Roberta contou tais fatos em meio a muito choro, dizia estar presa nessa situação. Parecia que, até o câncer surgir, ela estava conseguindo reconstruir a própria vida sem Tiago, o que já lhe era muito difícil, pois o casal estava há tempos tentando concretizar uma separação. Porém, no momento, Roberta havia interrompido seus planos para poder tornar-se a cuidadora do Tiago: referiu que havia começado um novo relacionamento, mas rompeu após o aparecimento do câncer.

Segundo Roberta, a separação nunca fora o desejo de Tiago e, estando ele em tratamento, ela lhe era inconcebível. Além disso, Roberta conta que os familiares dele não se preocupavam e nem assumiam os cuidados necessários pelo tratamento, pois não conseguiam admitir que o caso dele era grave, diziam ser algo simples e fácil de ser resolvido. Dessa forma, assumiam uma postura de distanciamento frente ao adoecimento. Roberta contou que precisou buscar a mãe dele e "implorar" para ela acompanhar o filho no hospital. Diante desse cenário, Roberta ficava ainda mais presa a Tiago, pois se enxergava como a única cuidadora possível. A própria família de Tiago dizia que ela deveria assumir esse papel.

Tiago: o câncer como esperança

Em conversa com Tiago, ele expressou que via em seu adoecimento uma chance de se aproximar de Roberta, pois seu maior objetivo de vida era reconquistar a esposa. Dizia que "há males que vêm para o bem", e assim interpretava o câncer em sua vida. Referiu saber como manter Roberta por perto: agrados, carinhos e presentes. Dizia que não gostaria de que ela cuidasse dele por pena, entretanto, acabava "armando laços" para segurá-la, e Roberta não conseguia, ou não queria, desfazer os mesmos.

De certa forma, eles já estavam "amarrados" antes do adoecimento, mas o surgimento do câncer tornou-se esse "nó" que poderia mantê-los juntos – na concepção de Tiago. Para ele, a doença era a salvação do casamento. Para ela, uma prisão que a impedia de continuar a própria vida, dessa vez, de forma independente de Tiago.

Pode-se dizer que o adoecimento de Tiago aumentou nele a insegurança e o medo de perder Roberta. Ele mesmo dizia, durante os atendimentos: "ela é o meu remédio". Ao mesmo tempo, pode-se dizer que o câncer despertou nele sentimentos de ser incapaz e inválido. Tais emoções afloraram o seu ciúme. Um ponto importante foi o fato de o câncer de Tiago ter acometido a região do testículo, parte da área genital, espaço concreto e simbólico marcado por uma representação de potência para a concepção masculina, o que era bastante importante na personalidade desse paciente.

A partir dessa perspectiva, é possível inferir algumas conjecturas acerca dos comportamentos e das palavras de Tiago. Havia um quadro recém-instalado antes do surgimento da doença: o desejo de separação da mulher, o que já poderia ter despertado sentimentos de insegurança, ameaçando sua condição de "homem especial" para Roberta. Ao mesmo tempo, o adoecimento, que atingiu a região genital, pode ter incrementado esse cenário, fazendo com que o paciente se sentisse ainda mais "incompetente" no quesito de fornecimento de satisfação à mulher. Além disso, a doença e o tratamento fizeram com que ele precisasse, momentaneamente, parar de trabalhar, colocando em cheque também sua condição de "provedor".

Com relação a tais aspectos, o autor Cuschnir, citado por Campos (2000), observa que os homens costumam fugir de qualquer assunto que coloque em risco a confirmação da sua sexualidade. Além disso, a óptica masculina costuma atribuir às mulheres o poder de julgar se seus esforços os qualificam como homens de verdade. Entre os homens, também circula, com força avassaladora, o mito da fonte da satisfação erótica, segundo o qual é total responsabilidade masculina a satisfação ou insatisfação da mulher no plano sexual. Somado ao papel sexual, a representação da masculinidade está atrelada à função de provedor, aquele capaz de proporcionar conforto material à mulher e aos filhos.

Tais possibilidades de análise estiveram presentes nos discursos de Tiago durante os atendimentos. Ele trazia seu desejo urgente de reconquistar sua esposa, assim como o de voltar a trabalhar. Contava sobre aspectos da sexualidade de ambos, trazendo-se na posição de virilidade, conquistador, aquele capaz de satisfazer. Além disso, contava "os grandes feitos" pelos quais era responsável em seu trabalho cotidiano, como que desejando demonstrar seus talentos, suas competências, sua força. Parecia uma maneira de reconquistar, ainda que discursivamente, um espaço marcado pela potência, mas que estava momentaneamente perdido.

Tiago também falava sobre seus momentos de maior tristeza, abatimento, desespero, e contou que, nessas horas, percebia seu descontrole. Nesses momentos, referiu que passava a ter comportamentos de riscos e ameaçava machucar-se. Nessas horas, dava um jeito de alertar Roberta sobre sua situação.

O desespero não pensado e a ação

> *"Quando é verdadeira, quando nasce da necessidade de dizer,*
> *a voz humana não encontra quem a detenha.*
> *Se lhe negam a boca, ela fala pelas mãos, ou pelos olhos,*
> *ou pelos poros, ou por onde for. Porque todos, todos, temos*
> *algo a dizer aos outros, alguma coisa, alguma palavra*
> *que merece ser celebrada ou perdoada."*
> **Eduardo Galeano**

Analisando psiquicamente o caso, parecia que Tiago tinha, em seu espectro emocional, aspectos pouco desenvolvidos. Diante da angústia, o paciente não possuía repertórios psíquicos para enfrentá-la. Havia uma demanda e ela gritava por satisfação. O espaço para reflexão era singelo, assim como sua tolerância à frustração. Dessa maneira, sobravam-lhe apenas ações impulsivas que proporcionavam uma satisfação instantânea: trazer Roberta para perto ou impedi-la de se afastar.

Acerca de tais ações impulsivas é possível uma reflexão. O contexto emocional marcado pela doença e pelo término do casamento acarretava grande carga de tensão e angústia. Diante disso, Tiago agia e suas atitudes de risco tinham uma função clara: acalmá-lo. Volich (2010), em seu livro *Psicossomática*, traz algumas ideias referindo-se a certos procedimentos chamados "autocalmantes" desempenhados pelos pacientes, cuja função é proporcionar uma descarga tensional, desviando a rota de uma possível reflexão. Esse autor traz que alguns procedimentos são comportamentos que buscam, paradoxalmente, restituir a calma por meio de uma busca repetitiva de excitação. São comportamentos que conseguem, por um tempo, acalmar, mas não geram a satisfação. Constituem ações que não passam pela via da fantasia e da representatividade, mas utilizam a realidade de forma bruta, sem carga simbólica. Cria-se um clima de urgência, de imperativo. É uma tentativa de fugir da experiência depressiva do vazio.

Tiago executava tais comportamentos, colocando-se em situações de risco. Era uma forma de "apaziguar" sua angústia, sem a necessidade de pensá-la. Pode-se dizer que sua única saída era atuar, no sentido psicanalítico de *acting out*. Havia um movimento de "ir para a ação" sem utilizar o pensamento, como se ele não tivesse uma mente capaz de suportar a dor emocional da frustração e, por isso, acabasse agindo na impulsividade. Era uma forma de escapar dos sentimentos dolorosos.

Sobre o tema, o psicanalista Zimerman (2004) traduziu o termo *acting* como uma forma de conduta, algo exagerado, que se manifesta como uma maneira única de substituir algum conflito ou angústia que não consegue ser lembrada, pensada, conhecida, simbolizada, verbalizada ou contida. Dentro desse aspecto, é possível uma observação: no início dos atendimentos psicológicos de Tiago, dificilmente ele trazia aspectos de sua angústia, embora fosse evidente seu sofrimento. Era como um "não saber" falar da dor, por não saber pensar a dor. O sofrimento daquele momento não passava pelo aspecto mental, encontrava uma forma abreviada de expressão: ação.

Diante da instalação desse quadro de atuação, Rugde (2008) trouxe a importância de discriminar a significação de cada ato impulsivo para cada sujeito. A autora traz que, quando se aborda o sofrimento que surge como consequência de atos impensados, compulsivos e/ou impulsivos, não existe uma chave única para compreendê-los. Refere, então, a necessidade de uma escuta cuidadosa para a compreensão da dinâmica de cada caso.

Nesse ponto, foi importante que, com a ajuda da terapeuta, as ações de Tiago puderam ser percebidas e significadas, a fim de que ele conseguisse compreender, com maior clareza, o motivo de estar agindo com tais comportamentos de risco. Assim, no caso de Tiago, o ato impensado tinha a intenção velada de poder controlar as ações de Roberta.

Quando Tiago contava de seus momentos de maior desespero, dizia de seu nervosismo, de sua agressividade, de seu desejo intenso de colocar um fim naquele desconforto profundo. Dizia do seu descontrole, mas não expressando intimidade com seus sentimentos, ou seja, não parecia familiarizado com a linguagem das emoções. Na verdade, era como se estivesse perdido nesse mundo do sofrimento. Despreparado, faltavam-lhe condições para conseguir lidar com aquela sensação amarga ainda não nominada. Era um quadro de desespero que se instalava, e Tiago não tinha aprendido, emocionalmente, a lidar com ele. De forma concreta e consciente, a dor advinha do afastamento de Roberta, e sentir a ex-esposa por perto era uma forma de acalmar seu nervosismo.

Nesse caso, pode-se perceber que Tiago encontrou, em seu adoecimento, uma maneira de segurar Roberta. Passou, então, a executar comportamentos por meio dos quais se colocava em risco – tal como a doença o colocava – para, enfim, conseguir concretizar o seu desejo: manter Roberta por perto e sob o seu controle. O menor movimento dela de afastamento enchia-lhe de sentimentos de desespero com os quais não sabia lidar. Assim, a maneira aparentemente mais prática, emocionalmente, era partir para uma ação que tivesse um efeito rápido e econômico, em termos de reflexão. Roberta retornava cheia de pesar e culpa, conforme foi possível percebê-la durante o atendimento psicológico.

(Im)possibilidade de comunicação: o nó e as palavras

A dor é muda.
Mas há de chegar o dia em que alguém
chame as coisas por seus nomes.
Shakespeare

É possível pensar que as ações de Tiago tinham esse efeito de "amarrar" Roberta. Interessante observar que, antes do câncer, a relação conjugal já era marcada por comportamentos que exerciam controle de um sobre o outro. Segundo os relatos de Roberta, Tiago sempre teve essa postura de querer submetê-la ao seu domínio, ditando regras para que ela pudesse seguir, como, por exemplo, a roupa que vestia.

Depois de alguns atendimentos psicológicos, Tiago pôde reconhecer seu perfil impulsivo e a função que tais comportamentos e ameaças tinham para ela: segurá-la, à força, ao seu lado. O foco da intervenção psicológica foi no sentido de reconhecimento dos sentimentos e de construção de maneiras de expressá-los, sem que fosse preciso utilizar do risco de suicídio como forma de comunicação da sua angústia e de controle das pessoas ao redor.

A intenção terapêutica foi uma tentativa de proporcionar caminhos para que pudesse nascer um desenvolvimento do mundo emocional de Tiago, até certo ponto, primitivo por não ter continente para suportar a angústia. Assim, foi importante o desenvolvimento de sua capacidade de comunicação para que pudesse expressar seu amor, sem a necessidade de forçar Roberta a estar com ele. É como se Tiago tivesse, aos poucos, aprendido o bê-á-bá dos sentimentos, tal como uma alfabetização, para que depois eles pudessem ser manejados por Tiago, de uma maneira melhor, a seu favor.

Aos poucos, as ameaças de suicídio foram desaparecendo. De certo, estava claro que seu desejo não era morrer, mas permanecer vivo, em especial, dentro da realidade de vida da Roberta. Os riscos de suicídio a que se submetia tinham uma função clara que não era de acarretar sua própria morte (nos atendimentos psicológicos, Tiago fazia planos para o futuro, alimentava profundas expectativas de cura e retomada de sua realidade de vida); na verdade, seu desejo era manter Roberta sobre o seu poder, estando presente em seus pensamentos, causando-lhes preocupações, fazendo-a se sentir culpada por se afastar dele.

O câncer salvador

"[...] Quase entendo a razão da minha falta de ar
Ao escolher palavras com que narrar minha
angústia, eu já respiro melhor. [...]"
Adélia Prado

Nota-se, nesse caso, que o câncer foi significado – dentro da concepção do paciente – como aquele que poderia salvar seu casamento. A partir disso, passou a utilizar seu estado de saúde como forma de controlar sua esposa. Para Tiago, o câncer surgiu como uma esperança, um "recado de Deus", que uniria novamente o casal. Para Roberta, a doença surgiu como uma corrente que a prendia ao ex-marido e que ela não sabia soltar.

Percebe-se também que o adoecimento assumiu tal conotação pelas características dessa relação conjugal antes do câncer: conflitiva, marcada por rompimentos não concretizados, por uma dinâmica de afastamentos e aproximações que ocorriam sem a possibilidade de reflexões. Eram decisões tomadas pelo "calor das emoções" e era dessa maneira que Tiago mantinha Roberta sobre o seu domínio.

Reconhecendo essa maneira de se relacionar de Tiago, é possível compreender melhor o motivo desse caso ter gerado tantas mobilizações emocionais na equipe de saúde, pois esta recorria ao serviço de psicologia dotada de angústias semelhantes às de Roberta. As ameaças de Tiago mantinham Roberta assustada, assim como os membros da equipe de saúde, os quais passavam a circundar o caso, oferecendo a ele o máximo de sua atenção, como se precisassem ficar vigilantes e temerosos de que o paciente pudesse cometer atos agressivos. Porém, esses sentimentos despertados advinham da própria dinâmica psíquica de Tiago, que, sem recursos emocionais para conseguir se expressar, utilizava de comportamentos impulsivos para poder comunicar seu sofrimento e se manter presente nos pensamentos e preocupações das pessoas.

Em um atendimento psicológico, Tiago referiu ter ameaçado suicidar-se em um dia e, logo em seguida, sua casa estava cheia de amigos que foram visitá-lo. Pode-se pensar que as ameaças traziam consigo um desejo de "arrastar" as pessoas até ele e deixá-las a sua volta, como fazia com Roberta, como fazia com a equipe de saúde. Tiago despertava na equipe sentimentos de angústia e desespero, contexto emocional no qual o próprio paciente estava imerso.

Tal situação pode ser traduzida, em termos técnicos, como uma identificação projetiva. Consiste em um mecanismo psíquico, no qual, através de uma dinâmica inconsciente, o paciente projeta nas pessoas a sua volta aspectos de seu próprio mundo mental. Tais pessoas ficam expostas recebendo todo o conteúdo emocional e podendo identificar-se com o mesmo. A partir disso, começam a agir sob influência de tais conteúdos. Dessa maneira, os indivíduos que se relacionam com o paciente ficam "contaminados" e "controlados" pelas partes expelidas (Segal, 1973).

Assim, pode-se pensar que sentimentos trazidos por Tiago, como angústia de morte e receio de afastamento das pessoas, eram lançados àqueles que o acompanhavam e estes passavam a se sentir responsáveis pela manutenção da vida de Tiago, como se cada movimento dele fosse de grande perigo e todos estivessem segurando a "corda" que evitaria a tragédia de sua morte. Dessa maneira, Tiago mantinha a todos assustados e, a partir desse sentimento, controlados.

Com relação à influência do paciente sobre a equipe de saúde, Volich (2010) traz uma ideia de que todo terapeuta, ou seja, qualquer membro da equipe, independente de sua vontade, passa a fazer parte do universo de relações do paciente, estando sujeito a diferentes mobilizações emocionais. Sendo assim, ainda que, em contextos de saúde, haja um forte discurso de assepsia quanto à contaminação emocional, torna-se praticamente impossível ficar imune a seus efeitos, sendo essencial sua identificação e manejo.

Torna-se importante o profissional de saúde mental nesse contexto para que possa trazer à luz tais mecanismos psíquicos, a fim de instrumentalizar a equipe para lidar com essa enxurrada de sentimentos a que está sujeita, assim como auxiliar o próprio paciente em seus processos conscientes e inconscientes, para que consiga desenvolver comportamentos mais adaptativos de expressão de suas angústias.

PENSAMENTOS COMPLEMENTARES

Os fragmentos das histórias relatadas propiciam uma aproximação da vivência do câncer dentro das relações conjugais. São possibilidades de acesso aos diferentes conteúdos emocionais e experienciais desses indivíduos e desses casais. Esboçam caminhos para reflexões humanas e científicas. São recortes de biografia, delineados pela subjetividade de cada pessoa e de cada par.

Enfim, demonstram as alternativas possíveis que tais pessoas encontraram para lidar com a ruptura daquilo que antes era organizado ou, ao menos, adaptado. São apenas três histórias, mas que propiciam vislumbrar a abertura de caminhos para tantas outras realidades marcadas pela vinculação entre doença e relacionamento.

É possível observar que o câncer acaba por acarretar diferentes mudanças no dia a dia de um casal, afetando diversas áreas compartilhadas entre eles, como: rotina de trabalho, responsabilidades domésticas, relações sexuais, divisão de papéis e obrigações, atividades de lazer, administração das finanças, objetivos e planos, assim como, aspectos relacionados aos papéis, funções, representações de cada membro.

Outro ponto que contribui para essa mudança é o quanto tal experiência pode mobilizar e desorganizar o âmbito emocional, gerando vivências de estresse, ansiedade, medo, tristeza.

A maneira como o casal irá gerir tais mudanças está muito relacionada à forma como ele vivenciava tais aspectos da conjugalidade antes do adoecimento acontecer.

A partir disso, pode-se inferir que a forma como o câncer será significado pelo casal, como, por exemplo, causador de conflitos ou salvador do casamento, está muito atrelada à dinâmica daquela relação conjugal antes da instalação do adoecimento.

Assim, a história do casal será muito importante no manejo da nova situação. Não apenas a história como ordem cronológica dos fatos, mas todas as circunstâncias sociais, afetivas, econômicas, morais, culturais.

Tais aspectos abrangem: divisão de papéis e funções, assim como expectativas criadas, alimentadas, frustradas entre os membros; além de alianças e pactos construídos, consciente e inconscientemente, dentro do laço conjugal. Lembrando que tal laço não está isento de ter, em sua fita, diferentes nós, os quais podem ser explícitos e secretos, falados ou silenciados, percebidos ou camuflados. Nesse sentido, verifica-se que, muitas vezes, conflitos até então dormentes e pouco relevantes, ou que se diluíam na rotina de convivência, acabam por ganhar uma significância extra, gerando pontos de impasses, além do próprio estresse advindo do adoecimento e tratamento.

A partir disso, uma palavra importante é flexibilidade. O câncer é um elemento novo que invade a intimidade de casal. A partir disso, mudam-se rotina, planos, cotidianos, horários, responsabilidades, acordos, rumos, orçamentos. É possível que emerja a necessidade do estabelecimento de novos pactos e de uma maleabilidade até então desnecessária, mas que se faz relevante no cenário do adoecer. Assim, abre-se a possibilidade para que se construam-reformulem-negociem-consertem alianças, a partir das necessidades, dos ritmos, das possibilidades, dos recursos de cada um.

Dessa maneira, diante da possível desorganização e instabilidade gerada pelo inesperado do câncer, há de se construir fortificações, que sirvam de amparo e refúgio, assumam a função de segurança e proteção, ofereçam o suporte necessário para permitir a continuidade do caminhar, apesar das intempéries.

E que no caminhar surjam alternativas concretas e simbólicas para a dor. E que a criação dessas opções seja função de todos.

Ainda que o caminho seja, muitas vezes, tortuoso, há se de buscar garantir que o trajeto não seja solitário, mas encontre a companhia – nem sempre perfeita – de um par.

Na reflexão de Rubens Marcelo Volich (2010): "Desfiladeiros silenciosos, sombrios, muitas vezes, única passagem para cada um de nós compreendermos o sofrimento que aponta a necessidade de ser outro, para o outro... ser".

BIBLIOGRAFIA

Aratangy, L. D. (2007). *O anel que tu me deste: o casamento no divã*. São Paulo: Atemeios.

Bauman, Z. (2004). *Amor líquido: sobre a fragilidade dos laços humanos*. Rio de Janeiro: Jorge Zahar.

Beach, S. R. H. (2001). Expanding the study of dyadic conflict: the potential role of self -evaluation maintenance processes. In: Booth, A.; Crouter, C.; Clements, M. (Orgs.). (2001). *Couples in conflict*. Mahwah, NJ: Lawrence Erlbaum, p. 83-94.

Berger, P.; Kellner, H. (1988). Marriage and the construction of reality. In: Dreiazel, P. H. (Org.). *Recent sociology*. New York: The Mac Millow Company. In: Féres-Carneiro, T. (1998). Casamento contemporâneo: o difícil convívio da individualidade com a conjugalidade. *Psicologia: Reflexão e Crítica*, n.11, v.2, Porto Alegre, p.379-394.

Borges, A. D. V. S.; Silva, E. F.; Mazer, S. M.; Toniollo, P. B.; Valle, E. R. M.; Santos, M. A. (2006). Percepção da morte pelo paciente oncológico ao longo do desenvolvimento. *Psicologia em estudo*, v.11, n.2, p. 361-369.

Bradbury, T. N.; Fincham, F. D.; Beach, S. R. (2000). Research on the nature and determinants of marital satisfaction: a decade in review. *Journal of Marriage and the Family*, n. 62, p. 964-980.

Bustos, D.M. (1990). *Perigo... Amor à vista*. São Paulo: Aleph.

Campos, R. (2000). *A nova fórmula do casamento*. São Paulo: Segmento. Ano VII, n. 87, p. 20-25.

Cardella, B. H. P. (2009). Laços e nós: o amor e intimidade nas relações humanas. São Paulo: Ágora.

Carvalho, M. M. (Org.).(1998). *Psico-oncologia no Brasil: resgatando o viver*. São Paulo: Summus.

Carvalho, S. C. (1996). Na angústia do desmame – o surgimento do sujeito. In: Moura, M. D. (Org). (1996). Psicanálise e hospital. Rio de Janeiro: Editora Revint.

Chauí, M. (1985). Sobre o medo. In: Novaes, A. (Org.). (1985). *Os sentidos da paixão*. São Paulo: Schwartz.

Féres-Carneiro, T. (1998). Casamento contemporâneo: o difícil convívio da individualidade com a conjugalidade. *Psicologia: Reflexão e Crítica*, v.11, n.2, Porto Alegre, p. 379-394.

Fernandes, A. F. C.; Silva, R. M.; Bonfim, I. M.; Santos, J. V. M. (2005). Mulher mastectomizadas: vivenciando a sexualidade. *Revista Rene*, v.6, n.1, Fortaleza, p.69-76.

Franks, L. M. (1990). O que é o câncer? In: Franks, L. M; Teich, N. (1990). *Introdução à biologia celular e molecular do câncer*. São Paulo: Roca, p. 1-24.

Garcia, M. L. T.; Tassara, E. T. O. (2003). Problemas no casamento: uma análise qualitativa. *Estudos de Psicologia*, v.8, n.1, Campinas, p.127-133.

Gomes, P. B.; Porchat, I. (2006). *Psicoterapia do casal*. São Paulo: Casa do Psicólogo.

Guimarães, J. R. (2008). *Manual de oncologia*. 3 ed., v.1. São Paulo: BBS.

Hugues, J. (1987). *Cancer and emotion*. Great Britain: John Wiley and Sons.

Jablonski, B. (2001). Atitudes frente à crise do casamento. In: Féres-Carneiro, T. (Org.). (2001). *Casamento e família: do social à clínica*. Rio de Janeiro: Ed. NAU, p. 81-95.

Kovács, M. J. (2003). *Educação para a morte: temas e reflexões*. São Paulo: Casa do Psicólogo, Fapesp.

Magalhães, A. S. (1993). *Individualismo e conjugalidade: um estudo sobre o casamento contemporâneo*. Dissertação de mestrado em psicologia, apresentada na PUC-Rio.

Magalhães, A. S. (2003). Transmutando a subjetividade na conjugalidade. In: Féres-Carneiro (Org.). (2003). *Família e casal: arranjos e demandas contemporâneas*. Rio de Janeiro: Puc-Rio, p.225-245.

Miller, M. V. (1995). *Terrorismo íntimo: a deterioração da vida erótica*. Rio de Janeiro: Francisco Alves.

Minuchin, S.; Fishman, H. C. (1990). *Técnicas de terapia familiar*. Porto Alegre: Artes Médicas.

Moura, M. D. (Org.). (1996). *Psicanálise e hospital*. Rio de Janeiro: Editora Revint.

Pollin, I. (1995). Medical crisis counseling: short- term therapy for long-term illness. New York: W.W. Norton.

Quayle, J.; Lucia, M.C.S. (2007). *Adoecer: as interações do doente com sua doença*. São Paulo: Atheneu. 2. ed.

Rogers, C. (1979). *Novas formas do amor*. Rio de Janeiro: José Olympio

Rudge, A. M. (2008). Que atos são esses? Luto e *acting out*. *Psyche*, v.12, n.22, São Paulo.

Segal, H. (1973). Introdução à obra de Melanie Klein. Rio de Janeiro: Imago.

Silva, P. O. M.; Trindade, Z. A.; Junior, A. J. (2012). As representações sociais de conjugalidade entre casais recasados. *Estudos de Psicologia*, v.17, n.3, Universidade Federal do Espírito Santo, p.435-443.

Venâncio, J. (2004). Importância da atuação do psicólogo no tratamento de mulheres com câncer de mama. *Revista Brasileira de Cancerologia*, v. 50, n. 1, INCA, p. 55-63.

Viorst, J. (1990). *Perdas necessárias*. 2. ed. São Paulo: Melhoramentos.

Volich, R. M. (2010). *Psicossomática*. 7 ed. São Paulo: Casa do Psicólogo.

Zimerman, D. E. (2004). *Manual de técnica psicanalítica: uma re-visão*. Porto Alegre: Artmed.

CAPÍTULO 12
O CUIDADO COM O CUIDADOR: UMA EXPERIÊNCIA COM GRUPOS DE ACOMPANHANTES EM SALA DE ESPERA DE QUIMIOTERAPIA

KARLA CRISTINA GASPAR
MARIANA DOS SANTOS CURI
GINA COLOMBO FEIJÓ SOUZA

INTRODUÇÃO

A psicologia hospitalar tem, nos dias de hoje, um crescente reconhecimento diante de sua necessidade em contextos de saúde. Existem múltiplas possibilidades de se fazer psicologia em um hospital.

Este capítulo discorrerá sobre o cuidado oferecido aos familiares e acompanhantes de pacientes oncológicos, por meio de grupos de acolhimento e orientação.

Sabe-se que o acometimento por câncer vem carregado de estigmas e de tantas outras questões que acabam por mudar a dinâmica familiar, assim como os papéis desempenhados pelos membros familiares. Trata-se, portanto, de um adoecimento coletivo e dificilmente o cuidador do doente consegue desvencilhar-se de um envolvimento profundo regado de obrigações que podem desencadear um esgotamento emocional importante.

Pensando no cuidado de um modo amplo, torna-se visivelmente necessário um olhar atento aos cuidadores, e ofertar um *setting* em que possam ser estimulados a expressar suas angústias, medos e dúvidas frente ao novo papel de cuidador informal se faz essencial.

Dessa forma, o objetivo deste capítulo é descrever os principais temas abordados em grupo pelos cuidadores no que se refere aos cuidados informais a pacientes com câncer.

CARACTERÍSTICAS EMOCIONAIS PREDOMINANTES DOS CUIDADORES EM SALA DE ESPERA DE QUIMIOTERAPIA

Diante do número significativo de tratamento quimioterápico prescrito aos pacientes oncológicos no ambulatório de oncologia clínica, tem-se em concomitância um número significativo de acompanhantes desses mesmos pacientes em sala de espera. Assim como os pacientes, os cuidadores estão carregados de expectativas, medos e sobrecarga emocional pela circunstância vivenciada. Aguardam, em sala de espera, que a infusão de quimioterápico tenha efeitos positivos quanto à evolução da doença, ao mesmo tempo em que temem pelos efeitos colaterais desencadeados pelo medicamento.

Seguindo com a ideia de intervenção breve e oportuna descrita no **Capítulo 9**, a sala de espera é um ótimo espaço dentro do hospital para encontrar demandas emocionais que, por ventura, escaparam do fluxo dos atendimentos estabelecidos.

Dessa forma, os acompanhantes são convidados a participarem espontaneamente do grupo de acolhimento e orientação que ocorre semanalmente no ambulatório de oncologia. Trata-se, portanto, de um grupo heterogêneo e aberto.

BREVE ESBOÇO TEÓRICO SOBRE GRUPOS

Verifica-se que é da natureza humana a tendência em estabelecer vínculos com seus semelhantes, com o intuito de compartilhar ações e objetivos, a fim de receber apoio e ajuda. A constituição da família é a base primeira da necessidade de cuidado. Quando criança necessita de cuidados para reconhecer e compreender o mundo a sua volta e, mesmo quando adulto, necessita sentir-se apoiado, amado, estimado, compreendido, valorizado, informado e cuidado (Mello Filho, 2000).

Para Mello Filho (2000), existem inúmeros sistemas de suporte que implicam em padrões duradouros de vínculo que contribuem significativamente para que o homem mantenha sua integridade física e psicológica. O autor faz menção a Sidney Cobb que, já em 1976, havia publicado um artigo sobre efeitos moderadores do suporte social sobre o estresse, discutindo o conceito de suporte social e definindo-o como uma determinada forma de relacionamento grupal em que prevalecem trocas afetivas, cuidados mútuos e comunicação franca e precisa entre os indivíduos, resultando em um sentimento coeso e de apoio que inaugura ao grupo elementos que auxiliam no enfrentamento da realidade e age como fator moderador do estresse. Observa-se, dessa forma, que há muitos anos vem sendo discutida e pesquisada a importância da formação de grupos e benefícios que essa prática pode trazer para o ser humano.

Zimerman (2007) traz contribuições importantes quando o assunto é a assertividade da prática de grupos para a saúde mental de seus participantes. Menciona que a importância do conhecimento e a utilização da psicologia grupal é advinda da própria vivência do ser, pois o indivíduo, na maior parte do tempo, convive e interage com grupos distintos, desde o início de sua vida, começando por grupos como a família nuclear, passando por escolas, e se renovando e ampliando na vida adulta.

Todo indivíduo é formado por um mundo interior e exterior, sendo um a continuidade do outro. Isso acontece também com o que é individual e social, ou seja, não existem separadamente, pelo contrário, complementam-se e confundem-se entre si. Dessa forma, Zimerman (2007) afirma que todo indivíduo é um grupo por ser formado de personagens introjetados, como pais, irmãos, e pessoas de seu convívio. Da mesma maneira, todo grupo pode vir a se comportar como uma individualidade e adquirir uma identidade.

Uma formação grupal é sempre composta por pulsões libidinais, agressivas e narcisísticas que se manifestam sob a forma de necessidades, demandas e desejos. Tal formação também conta com ansiedades resultantes tanto de conflitos internos como de frustrações inevitáveis e necessárias impostas pela realidade externa.

Em consequência disso, para que seja possível lidar com tais ansiedades, cada participante do grupo mobiliza mecanismos defensivos, sejam eles mais primitivos, como negação, dissociação, projeção, idealização, defesas maníacas, como também defesas mais elaboradas, como deslocamento, isolamento e formação reativa (Zimerman, 2007). Outro aspecto referente à formação grupal que o autor traz é a importância de um campo ativo de identificações, tanto projetivas como introjetivas, formando um sentimento de identidade para o indivíduo ali inserido.

A comunicação e o desempenho de papéis acompanham essa constituição do grupo e fazem parte da estruturação grupal. Cada vez mais, existe uma valorização do modo como são formados os vínculos em um campo grupal, e como manifestam-se e articulam-se entre si. Zimerman (2007) se refere ao campo grupal como uma galeria de espelhos, em que cada indivíduo inserido no grupo pode refletir nos outros e ser refletido pelos outros. Sendo o indivíduo reflexo ou refletor, quando um grupo é iniciado, existe a necessidade de sentir-se pertencente a ele, portanto, é possível fazer uma associação ao conceito de *holding* de Winnicott (2010).

O *holding* é o resultado dos cuidados que a mãe oferece ao bebê. Suas necessidades são percebidas empaticamente e atendidas, dando-lhe amor em forma de cuidado físico. Constitui uma sustentação que faz com que o bebê sinta-se seguro em desenvolver-se em direção ao ser. Os cuidados são internalizados fazendo com que a criança acredite em seus próprios recursos de enfrentamento de modo realista e confiante. O não cuidado pode gerar um sentimento de desintegração, causando angústia de aniquilamento e caos. O relacionamento mãe-bebê é baseado na empatia e, mais do que isso, no cuidado (Campos, 2000).

Essa necessidade de um *holding* estende-se por toda vida do indivíduo, passando a expressar-se através da necessidade de relações sociais que se caracterizem por afeto, segurança e empatia, permitindo que o indivíduo possa sentir-se apoiado e estimulado, tornando-o capaz de afirmar sua individualidade.

Tudo isso faz com que a vivência em grupo seja pautada nessas questões, uma vez que um grupo de acolhimento é constituído por características semelhantes ao *holding* materno, espera-se o acolhimento perante o grupo e a possibilidade de desenvolvimento a partir de vivências façam os sujeitos sentirem-se seguros.

A partir de um *holding* adequado, surge também um *self* bem estruturado. O suporte social vem ao encontro como mantenedor da estrutura do *self*, e todas as características de um grupo que provê suporte social fazem com que o indivíduo tenha subsídios para reestruturar sua individualidade.

Diante de um grupo de acolhimento, existem alguns pontos que são esperados também da parte do coordenador, como uma postura empática, acolhedora e, ao mesmo tempo, ativa à frente da dinâmica grupal, garantindo que os participantes se beneficiem de uma maneira adequada daquele espaço. O coordenador do grupo serve como continente diante das questões expostas e, além do ouvir, acolher e proporcionar uma possível reflexão, pode também auxiliar na comunicação entre paciente/cuidador/equipe.

Sintetizando a formação de um grupo de acolhimento, é necessário que as pessoas envolvidas estejam juntas de modo relativamente constante, pois não há suporte se não há encontro. O sentimento amoroso, de cuidado, carinho, acolhimento, aceitação e respeito pelo outro também são imprescindíveis.

O objetivo final é que possa haver troca de informações de maneira aberta, buscando e dando esclarecimentos claros e precisos (Campos, 2000).

GRUPO DE ACOLHIMENTO AOS CUIDADORES EM SALA DE ESPERA DE QUIMIOTERAPIA: RELATO DE EXPERIÊNCIA

Seguindo esses pressupostos teóricos, há proposta de um grupo de acolhimento e orientação ao cuidador de pacientes oncológicos que estão realizando quimioterapia no ambulatório de oncologia clínica.

É objetivo do grupo de acolhimento ser um espaço facilitador da empatia entre os participantes, a fim de que possam falar sobre suas vivências e seus sentimentos, resultando, assim, na troca de experiências que possibilitem aos participantes, em última instância, sentirem-se amparados por pessoas que compartilham situações parecidas, sejam essas melhores ou piores.

Entendemos que o cuidador informal é aquela pessoa fundamental para uma boa ou má condução das orientações médicas sobre o tratamento fora do contexto hospitalar (Gaspar, 2011). Ou seja, geralmente é o cuidador informal que ministrará os cuidados necessários ao seu familiar doente, portanto, é um indivíduo que carrega responsabilidades por um período indeterminado e, por isso, está passível de adoecer física e psicologicamente.

UM POUCO DE HISTÓRIA DA FORMAÇÃO DO GRUPO DE ACOLHIMENTO AOS CUIDADORES EM SALA DE ESPERA DE QUIMIOTERAPIA

O grupo de acolhimento aos cuidadores em sala de espera de quimioterapia teve seu início em 2008 com o objetivo de oferecer um espaço de escuta ao cuidador. O intuito era de compreender quais seriam as dúvidas e sofrimentos que eles carregavam frente aos seus familiares adoecidos por câncer e em tratamento quimioterápico. E, a partir dessas informações, a equipe de profissionais poder colaborar na minimização daqueles sentimentos.

A princípio, havia a presença de um representante de cada especialidade no ambulatório, sendo elas: nutrição, enfermagem, serviço social, farmácia e recepção. Sendo a psicologia a facilitadora do grupo.

O grupo acontecia uma vez por semana, na parte da manhã, com duração de aproximadamente uma hora. Os próprios profissionais, principalmente a assistente social, eram responsáveis por convidar os cuidadores em sala de espera a participarem do grupo. A explicação rápida durante a abordagem era de que se tratava de um grupo no qual poderiam falar sobre os seus sentimentos frente ao que estavam vivenciando com o adoecimento de seu familiar.

Importante ressaltar que esse formato de grupo com todas as especialidades apresentou muitos ganhos em relação ao entrosamento e cumplicidade da equipe de profissionais, pois a cada término do encontro do grupo uma discussão era realizada quanto às questões emocionais desencadeadas em cada profissional. Além disso, a troca de informações especializadas a partir das dúvidas do cuidador era também esclarecedora para o colega de outra especialidade. Afirmamos, sem medo de errar, que nesse momento conseguíamos vivenciar o conceito de interdisciplinaridade.

Com o passar do tempo, foi tornando-se cada vez mais difícil conciliar as atividades de cada profissional presente no ambulatório com o funcionamento do grupo, restringindo-se, então, a um grupo realizado apenas por psicólogos e assistentes sociais a partir de 2012.

O grupo continua ativo, abrangendo questões psicossociais, mas quando surgem dúvidas que não sabemos responder, encaminhamos o cuidador ao profissional detentor do conhecimento para as devidas explicações e esclarecimentos.

DO LADO DE DENTRO DO GRUPO DE CUIDADORES

O grupo de cuidadores tem como característica ser aberto e heterogêneo. A participação dos cuidadores está vinculada, em sua grande maioria, nos esquemas de quimioterapia propostos e agendados aos pacientes. Ou seja, dependendo do tratamento de quimioterapia que realizam, é estabelecida uma frequência semanal, quinzenal ou mensal para completarem o ciclo quimioterápico. No entanto, foram observadas situações esporádicas em que os cuidadores iam ao ambulatório para participar exclusivamente do grupo de acolhimento, sem agendamento prévio de quimioterapia, ou seja, quando não estavam comprometidos em acompanhar seu familiar doente. Isso revelou, de certa forma, a importância de um grupo com essas características.

Ao receber os cuidadores na sala de grupo, é feita uma breve apresentação do psicólogo e da assistente social. Em seguida, comenta-se o objetivo de todos estarem reunidos para incentivar a expressão dos sentimentos e pensamentos dos participantes e, ao mesmo tempo, sintonizá-los na proposta do grupo, com a seguinte colocação motivadora: "Realizamos esse grupo por entender que quem acompanha o paciente com câncer em seu tratamento e dia a dia também tem um sofrimento. Não é só quem adoece que passa por mudanças e dificuldades. Esse é um espaço de vocês, para falarem sobre o que quiserem em relação a esse momento, podendo ser ouvidos e também escutar outras experiências".

Após esse primeiro direcionamento, a palavra é passada para os participantes, a fim de que comecem contando sobre suas vivências. Geralmente, o silêncio é a primeira comunicação, mas não demora muito para que haja um(a) participante que inicie com o seu relato de experiência.

O grupo muitas vezes abre possibilidades ao cuidador para expressar emoções e pensamentos aprisionados em seu ser. De certa forma, o cuidador entende que não pode reclamar da situação vivida, pois isso estaria depondo contra o sentimento que tem pelo familiar doente. Esclarecer que o fato de estar cansado pelas exigências do cuidar e o bem-querer que tem por seu familiar são sentimentos diferentes, é fundamental e, em última instância, propicia alívio. O contrário também ocorre quando o cuidador se sente obrigado a cuidar do familiar doente, mas relata que não há afetos positivos pela história de vida que tiveram. Esse aspecto é passível de acolhimento pelos sentimentos ambivalentes presentes.

Vale ressaltar que em alguns casos se faz necessário propor atendimento individual após o encerramento do grupo, pois o coletivo poderá desencadear emoções e queixas mais profundas que somente o acolhimento e as orientações serão insuficientes. O choro pode ser um dos indicativos dessa necessidade, sendo algo que deve chamar a atenção do coordenador do grupo.

O gráfico a seguir aponta os principais graus de parentesco dos participantes do grupo com relação aos seus familiares em tratamento quimioterápico. Em seguida, será apresentado um esquema comentado sobre os assuntos que emergiram ao longo desses anos de grupo.

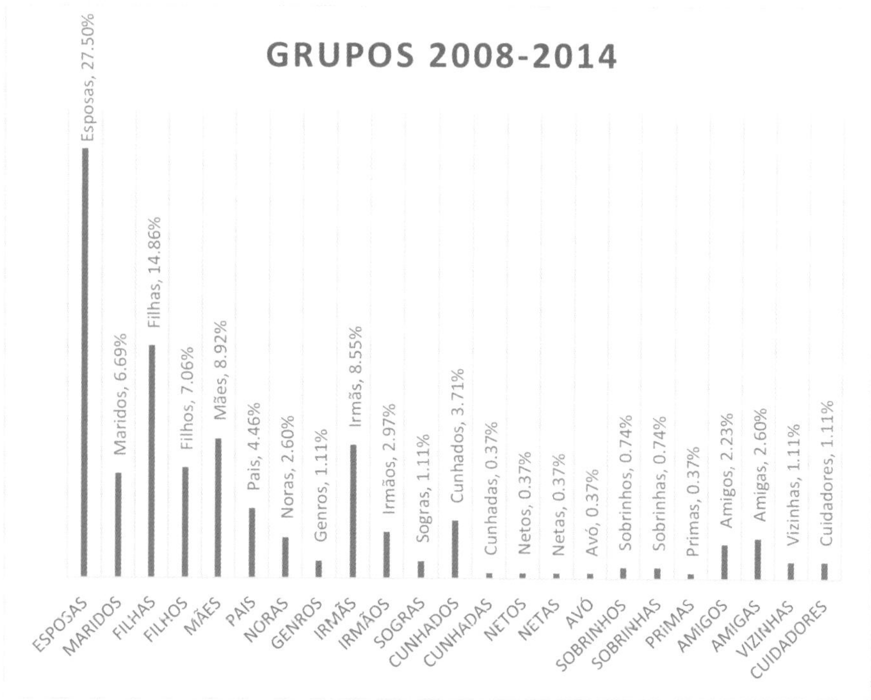

Gráfico sobre o grau de parentesco dos cuidadores com relação aos pacientes em tratamento quimioterápico.

É possível constatar que o maior número de participantes é de esposas (27,5%) dos pacientes em tratamento quimioterápico, seguidas de filhas (14,8%), de mães (8,9%) e de filhos (7,06%). Portanto, há predominância do gênero feminino entre os cuidadores. Isso se justifica pelo fato dos casos tratados no ambulatório de oncologia clínica serem de homens com câncer de cabeça e pescoço, enquanto que as mulheres acometidas por câncer ginecológico e de mama são tratadas e cuidadas em ambulatórios especializados. Certamente, se o ambulatório de oncologia clínica recebesse as mulheres com câncer de mama e ginecológico, esse dado prevalente do sexo feminino seria inferior, dada a incidência do câncer de mama e ginecológico. Mas a prevalência de mulheres cuidadoras não seria diferente da encontrada no grupo. A atitude de cuidar parece estar vinculada diretamente ao sexo feminino.

Os principais temas serão apresentados e comentados a seguir.

Câncer relacionado à fragilidade emocional	Situações de estresse como desencadeadores.
Escolha do tratamento	Possibilidade de ter que optar por algum tratamento ou por não realizar um tratamento.
Sobrecarga dos acompanhantes/cuidadores	Ficam sobrecarregados diante da nova configuração. Auto cuidado prejudicado.
O cuidador "escolhido"	É comum que exista uma pessoa que se sente responsável pelo paciente. Sobrecarga.
Autonomia do paciente	A importância de conservar/reconquistar a autonomia e o receio dos familiares.
Mudança de humor do paciente	Tanto a rotina de cuidados como a medicação podem afetar o humor do paciente.
Preocupação com o paciente abatido	Cuidadores/familiares e o medo de que "desanimem" ou desistam do tratamento.
Religião	Meio de enfrentamento mais comum diante da situação de adoecimento
Relatos de experiências relacionadas ao adoecimento	Relatos de adoecimento vindos de outras pessoas nem sempre de forma adequada.
Tratamentos alternativos	A opção que por vezes soa como esperança, mas que é necessário informação.
Questões sociais	Falta de medicação, atrasos com o transporte, dificuldades com suplementação e legislação.

Esquema de assuntos recorrentes no grupo de acolhimento e orientação de cuidadores em sala de espera de quimioterapia.

O DIAGNÓSTICO DE CÂNCER RELACIONADO À FRAGILIDADE EMOCIONAL

No momento em que o diagnóstico de câncer é recebido, como se sabe, inúmeras incertezas invadem a mente não apenas daquele que está recebendo o diagnóstico de câncer, como também aqueles que cercam o paciente.

Essa temática recorrente ao grupo refere-se à urgência emocional dos cuidadores na busca por uma explicação: "por que isso aconteceu com ele?".

A busca angustiante para uma resposta sobre o que causou câncer no familiar, na maioria das vezes, vem revestida de culpa e associações errôneas frente à real definição do câncer. As situações de fragilidade emocional são frequentes como explicação ao surgimento do câncer; os traumas emocionais (seja a morte de alguém, seja uma depressão), o stress e até mesmo o castigo por ter feito algo que posteriormente julgou-se inadequado são os principais eleitos como resposta.

A intervenção do profissional de saúde nesse momento é importante para esclarecer que a causa do câncer é multifatorial, ou seja, envolve a combinação de aspectos do funcionamento do organismo do indivíduo, assim como questões genéticas e do ambiente no qual se vive. Há concordância que a própria definição do câncer, por não ser tão precisa, pode causar ansiedade, no entanto, é preciso ajudar o cuidador a lidar com essa indefinição.

Ressalta-se que a linguagem do coordenador é fundamental para se fazer compreendido pelos participantes, assim como obter uma cultura geral sobre a doença câncer. Lembrando que se houverem dúvidas mais específicas, é papel do coordenador buscar o profissional que terá a competência de esclarecer o cuidador, após o término do grupo.

A associação feita pelos leigos de que o surgimento do câncer tem relação com a fragilidade emocional, provavelmente é oriunda de algumas literaturas psicológicas que afirmam, sem nenhuma responsabilidade, esse tipo de explicação simplista, sem o embasamento de estudos sérios, e que se propagam pela população, tornando-se um desserviço e, em última instância, alimentando a culpa no sujeito que recebeu o diagnóstico de câncer. A ideia que passa é de que ele foi vítima dele mesmo, por isso, a associação com o castigo.

ESCOLHA DO TRATAMENTO: FAZER OU NÃO?

Assim como a notícia do diagnóstico de câncer permeia intensos sentimentos, a proposta de tratamento é revestida de ambivalências; se, por um lado, traz alívio por ser o câncer tratável, por outro, há o medo dos efeitos colaterais da radioterapia e da quimioterapia associadas ou não com cirurgia.

A escolha de se fazer o tratamento deve ser do paciente, o cuidador, algumas vezes, vivencia a escolha do paciente com bastante angústia. O medo do efeito colateral é unânime, porém há cuidadores que relatam um otimismo maior, enfatizando o desejo da cura de seu familiar, e associando a quimioterapia a um "bom remédio", enquanto outros se apresentam mais cautelosos no sentido de antecipar que os efeitos colaterais serão piores do que a própria doença, e que a morte poderá chegar como resultado dos efeitos do tratamento quimioterápico.

De qualquer forma, retomamos que o grupo é um espaço para expressão do sofrimento que o cuidador sente ao assistir o seu familiar em uma situação de tamanha vulnerabilidade, na qual as opções de escolhas são sempre carregadas de incertezas. É importante incentivar que o cuidador converse com o seu familiar doente sobre essa escolha a partir das orientações médicas que recebeu. De outro lado, é necessário que o paciente possa fazer aquilo que ele entende como bom para si. E essa é uma importante questão a ser abordada em um grupo de cuidadores: a garantia de preservação da autonomia do paciente ao escolher sobre como quer ser tratado com relação a sua doença. O respeito que o cuidador deve oferecer ao familiar doente, muitas vezes, pode ser fonte de sofrimento para ele (cuidador), contudo, a probabilidade do cuidador infantilizar o seu familiar adoecido é muito grande, mesmo que recheado de boas intenções, ele poderá se colocar em uma posição que sabe o que é melhor para o seu familiar e perder a oportunidade de ouvir e conversar sobre os motivos do paciente ao escolher ou não o tratamento quimioterápico.

SOBRECARGA FÍSICA E EMOCIONAL DOS CUIDADORES: E O AUTOCUIDADO?

Após o início do tratamento de quimioterapia e os cuidados clínicos solicitados, é comum a queixa dos cuidadores de se sentirem sobrecarregados quanto à somatória de tarefas que acumulam em seu dia a dia.

O grupo propicia aos cuidadores sentirem-se livres para expressarem sobre a sobrecarga que estão vivenciando, sem o receio de serem repreendidos ou julgados. De certa forma, percebem que é um espaço onde serão acolhidos e, muitas vezes, ao ouvirem histórias semelhantes a sua também se encorajam para narrar a sua história.

Diante disso, é possível auxiliar o cuidador na tentativa de conciliar os seus afazeres com os cuidados dispensados ao seu familiar. Grande parte dos cuidadores narram que deixaram de se cuidar corretamente, abrindo mão do lazer até negligências mais importantes, como o cuidado com sua própria saúde. A justificativa é não ter tempo. A ideia central dessa atitude parece estar ligada à onipotência de que o cuidador não pode ficar doente.

Quando esse discurso aparece, é necessário pontuar a importância do autocuidado, apelando, em última instância, à seguinte indagação: "quem cuidará de você se adoecer?". Dessa forma, é possível estimular a preocupação em manterem-se conscientes no que diz respeito a sua própria saúde. Portanto, é uma temática bastante recorrente e passível de orientações.

Concomitante ao aspecto do autocuidado, existe a inversão de papéis, ou seja, quem era o cuidador, passa a ser o cuidado, e quem sempre recebeu cuidados, torna-se cuidador. A partir dessa desorganização no âmbito familiar, o sentimento de desamparo e a falta de direção tendem a emergir. Para esses casos, além da participação no grupo, é necessário o acompanhamento psicológico e o incentivo à busca de redes de apoio para que consiga se estruturar diante dessa nova situação imposta.

O próprio grupo funciona como rede de apoio, pois é muito comum ao término dos encontros, observarmos os cuidadores em sala de espera conversando e criando vínculos para além do grupo.

O CUIDADOR ESCOLHIDO

A sobrecarga física e emocional geralmente fica concentrada em um único cuidador. E qual é a função de um cuidador? Cabe a essa pessoa acompanhar as consultas médicas, tratamentos e repassar informações aos outros famíliares. Esse novo "cargo" que a pessoa ocupa tende a não ser compartilhado, ou seja, é comum ouvir relatos de que não é possível contar com o apoio de outros familiares.

Observa-se que o cuidador escolhido é aquele que apresenta uma característica psicológica mais centralizadora. Essa percepção vem do fato de que ao sugerir possibilidades para a reorganização dessa função de cuidador, geralmente obstáculos são colocados para que a situação não seja modificada e ganhos secundários sejam atendidos. Esse aspecto é fundamental que seja percebido pelo coordenador do grupo para que seja desconstruído, pois ter ganhos secundários atendidos poderá custar a própria saúde.

De outro lado, há aqueles cuidadores que se prontificam a esse papel e nem são da família, geralmente um vizinho generoso, um amigo de muitos anos, um "irmão" da igreja, enfim, para todos os cuidadores há uma motivação para escolher ocupar esse papel, sejam esses motivos conhecidos ou mascarados, guiados por afetos positivos ou não. Mas de qualquer forma necessitam de acolhimento e orientação.

AUTONOMIA DO PACIENTE

Como apresentado no gráfico, existe uma predominância de pacientes homens e de cuidadoras que são mulheres. A partir desses dados, pode-se pensar sobre a inversão de papéis que ocorre na vida dessas pessoas envolvidas. O homem, em sua maioria, ocupa o papel de provedor, com o adoecimento se vê impossibilitado de trabalhar e até mesmo de se cuidar, dependendo do grau da gravidade de sua doença; por isso, tende a se angustiar pelo sentimento de impotência que vê aflorar.

A autonomia é um dos pilares de sustentação de um bem-estar psicológico. Ter essa condição restringida por um adoecimento é uma realidade que poderá gerar conflitos. Esses conflitos são alimentados, geralmente, pelo fato dos cuidadores adotarem posturas superprotetoras diante do familiar doente. E essa superproteção está vinculada à infantilização.

Assim como os cuidadores podem ter ganhos secundários ao adotarem uma posição centralizadora, alguns pacientes também poderão adotar posturas mais infantilizadas para obterem os ganhos secundários. Mas isso é importante frisar que não se trata de uma atitude negativa que mereça represália, pelo contrário, o psicólogo atento que identifica esse movimento perigoso lança mão de sua habilidade técnica para intervir nessa ceara bastante perigosa para os envolvidos, e que poderá minar a autonomia tanto do cuidador como do familiar doente.

Dúvidas relacionadas às restrições impostas pelo adoecimento devem ser conversadas com o médico. Por outro lado, o paciente precisará reconhecer em seu próprio corpo quais são as dificuldades e possibilidades que ele identifica em si. Essa consciência corporal do paciente aliada a um cuidador atento às reais necessidades de ajuda de seu familiar doente poderá sustentar uma nova autonomia que emerge nessa nova circunstância de adoecimento. Essa elucidação poderá minimizar a sobrecarga do cuidador que terá consciência de sua real necessidade de ajuda, sem cometer os excessos de ajuda que poderão impedir o paciente de experimentar as novas possibilidades de autonomia. Isso significa afirmar que nutrir a nova configuração de autonomia do paciente faz com que ele possa se dar conta de que ainda consegue realizar algumas atividades, de que é capaz de produzir e fazer algo por si e para si mesmo. Nessa compreensão, o psicólogo consegue minimizar o sofrimento tanto do cuidador como do paciente.

ALTERAÇÃO DE HUMOR NO PACIENTE

A alteração do humor do paciente oncológico é uma queixa frequente apresentada pelos participantes do grupo. É sabido que alguns quimioterápicos poderão gerar alguma alteração de humor nos pacientes. Isso é fundamental ser explicado ao grupo, para tanto se reforça a ideia do psicólogo obter conhecimentos gerais sobre os efeitos da quimioterapia.

A irritabilidade do paciente é o principal estado emocional descrito pelos cuidadores. Somado a isso, o cuidador relata o quanto é difícil lidar com essa reação emocional. É importante orientar os cuidadores que a mudança de humor também está associada às mudanças na rotina do paciente, o fato de ter que ir ao hospital para fazer quimioterapia é um elemento estressor que contribui para a alteração do humor.

A preocupação do cuidador nesses casos apresenta-se pela indagação se a forma como estão cuidando de seu familiar está errada, ou seja, o cuidador traz para si a causa da alteração de humor do paciente. O cuidador sente-se, muitas vezes, na obrigação de animar o seu familiar. É importante orientar o grupo de que essa atitude sim poderá deixar o paciente mais irritado e se impor uma responsabilidade que não depende dele cuidador. Ao invés disso, perguntar ao familiar o que ele gostaria de fazer para minimizar tais sentimentos, abre a possibilidade para conversarem sobre as mudanças que estão ocorrendo na vida de ambos, atitude que poderá propiciar uma aproximação de cumplicidade entre os envolvidos. Se ocorrer essa aproximação, a relação entre eles poderá ser norteadora de bons momentos vividos.

A partir dessas orientações, as reações emocionais dos cuidadores estão sendo levadas em consideração. É no grupo de acolhimento que ele poderá expressar, pois, no papel de cuidador, é o depositário da carga emocional, e por ser solitário nessa função, como vimos no item "cuidador escolhido", as orientações devem buscar esse enfeixamento.

Além de animar o paciente, o cuidador se sente responsável por fazer o paciente pensar positivo. Tal conduta é aprisionadora e, ao contrário do que se espera, é uma atitude que distancia o cuidador de seu familiar doente. Momentos de pessimismo e vontade de desistir ocorrerão, e a abertura para expressão de sentimentos é ainda o melhor a se fazer. O cuidador, ao incentivar o seu familiar doente a não desaminar, poderá sentir que está controlando a situação, mas é um falso controle sobre o percurso da doença. A angústia gerada nesses momentos é material de trabalho para o acolhimento e a orientação que o grupo oferece.

FÉ E RELIGIÃO

A fé e a religião são temáticas bastante comuns apresentadas pelo grupo. Por vezes, é possível presenciar discursos pautados na fé que sabemos ser um recurso de enfrentamento significativo diante da circunstância que envolve adoecimento com risco de morte.

O discurso da fé, principalmente, é observado como um forte antídoto sobre todo o sofrimento que atormenta o cuidador, quase se pode acreditar que haverá um milagre que poderá retirar cuidador e paciente da situação vivida. Sabemos que a crença pessoal é algo que necessita ser respeitado e, em certa medida, traz amparo, conforto e esperança.

RELATOS DE EXPERIÊNCIA DE "VIZINHOS" RELACIONADOS AO CÂNCER

Esse tópico diz respeito a relatos geralmente trágicos trazidos por "vizinhos" que conheciam uma pessoa que tinha câncer e que teve todos os efeitos colaterais possíveis no tratamento com quimioterapia, ficou péssima e morreu, e ao final de seu "causo" diz ao cuidador que tenha esperança pois tudo dará certo. Parece irônico, mas trata-se de relatos comuns de pessoas que querem "ajudar" ou "dar uma força" ao cuidador e acabam angustiando ainda mais as pessoas envolvidas.

A orientação necessária para essa queixa é de que todas as histórias de tratamento para o câncer têm suas particularidades. Nem todos os tratamentos com quimioterapia são feitos com os mesmos remédios, nem todo organismo responde da mesma forma a um mesmo remédio e, por fim, existem vários tipos de câncer. Assim sendo, o objetivo é desarticular a história ouvida pelo "vizinho" da história do cuidador com seu familiar doente. Ressaltar aos cuidadores que as melhores orientações são oferecidas pela equipe de profissionais que acompanha o seu familiar doente, principalmente o médico que está acompanhando o caso e saberá detalhes e particularidades do quadro clínico do paciente.

TRATAMENTOS ALTERNATIVOS DO CÂNCER

O desespero pode acometer o cuidador e o paciente oncológico de forma bastante perigosa no que diz respeito à escolha de tratamentos alternativos à quimioterapia. Por enquanto, não se conhece outra forma de tratar o câncer se não por quimioterapia, a radioterapia e, em alguns casos, a cirurgia.

Soluções mágicas, receitas milagrosas para a cura do câncer são as principais fontes de tratar não o câncer, mas o desespero de ser diagnosticado pela doença. Nenhuma comprovação científica foi feita para os tratamentos alternativos, ao contrário, muitas vezes podem ser um risco à saúde.

A orientação dada sobre essa temática aos cuidadores é de que busquem informações com os médicos sobre outros tratamentos que possam querer realizar. Além disso, discutir com o grupo que a busca desenfreada e a qualquer custo pela cura do câncer vem pelo cansaço de se fazer o tratamento, e o medo em última instância de morrer, o que pode cegar o bom senso e a avaliação sobre o que é correto fazer.

BREVE RELATO SOBRE A ATUAÇÃO DA ASSISTENTE SOCIAL NO GRUPO DE CUIDADORES

GINA COLOMBO FEIJÓ DE SOUSA

O assistente social é um profissional que atua na formulação e execução das políticas sociais. Dentro de uma instituição hospitalar, é papel desse profissional a compreensão dos aspectos sociais, econômicos e culturais que interfiram no processo saúde/doença. Busca por meio de ações estratégicas com vistas à superação enfocar o direito social à saúde.

No serviço de atendimento ao SUS, verifica-se a crescente demanda que traz consigo o reflexo da precarização das políticas públicas e a dificuldade na obtenção e efetivação dos direitos.

A experiência profissional junto ao grupo de cuidadores/acompanhantes de pacientes em tratamento oncológico no HC-Unicamp demonstrou as extensas possibilidades de intervenção social.

Em um serviço no qual o foco de atenção é o paciente com doença crônica, muitas vezes os familiares/cuidadores carecem de espaços para elaborar e discutir suas dúvidas, medos, inseguranças, trocar experiências, formar vínculos, se fortalecer com as histórias dos outros e buscar incentivo para o autocuidado. Ao término de cada encontro, ficava a sensação de união e fortalecimento conjunto, na qual os cuidadores/acompanhantes sentiam que tinham um espaço para dividir suas experiências e que não estavam sozinhos.

As principais questões sociais discutidas durante os encontros foram referentes ao atraso nos transportes, falta de medicamentos na rede básica, dificuldades na obtenção de suplementos nutricionais e falta de legislação que ampare o cuidador.

Nesse trabalho, tanto os participantes quanto a equipe puderam estabelecer vínculos que favoreceram a convivência institucional , amenizando o impacto causado pelo processo de adoecimento. A abertura de espaços qualificados para atender a essa demanda deve fazer parte do projeto ético-político e profissional do assistente social.

CONSIDERAÇÕES COMPLEMENTARES

CUIDA(DORES), CUIDA DE DORES...

O grupo de acolhimento e orientação aos cuidadores de pacientes em tratamento quimioterápico propicia a expressão e a troca de sentimentos, pensamentos e fantasias entre os participantes. Cumpre o propósito de ser rede de apoio aos cuidadores, facilita a interação dos participantes, não só do lado de dentro do grupo como em sala de espera. Busca, por meio das orientações, criar um ambiente de acolhimento e referência para esclarecimento de dúvidas. Incentiva a aproximação de cumplicidade entre cuidadores e seus familiares doentes. Desmistifica e informa sobre os efeitos gerais da quimioterapia. Aproxima a equipe de saúde dos cuidadores. Identifica demandas emocionais dos cuidadores que precisam ser observadas em atendimento psicológico individual. Identifica também questões sociais importantes.

Enfim, cuidando do cuidador cuidamos também do paciente oncológico e cumprimos o objetivo central da psicologia hospitalar: não medir esforços na busca pelo cuidado de pessoas em sentido amplo.

BIBLIOGRAFIA

Campos, E. P. (2000). Grupos de suporte. In: Mello Filho, J. (Org.). (2000). *Grupo e corpo: psicoterapia com pacientes somáticos.* Porto Alegre: Artmed, p. 117-130.

Gaspar, K. C. (2011). Psicologia hospitalar e a oncologia. In: Angerami, V. A. (Org.) (2011). *Psicologia da saúde – um novo significado para a prática clínica.* São Paulo: Cengage Learning.

Mello Filho, J. (2000). Histórico e evolução da psicoterapia de grupo. In: Mello Filho, J. (Org.) (2000). *Grupo e corpo: psicoterapia com pacientes somáticos.* Porto Alegre: Artmed, p. 29-62.

Mioto, R. C. T. (2009). Serviço Social: direitos sociais e competências profissionais. Brasília: CFESS/ABEPSS.

Zimerman, D. (2007). A importância dos grupos na saúde, cultura e diversidade. *Vínculo*, v.4 n.4, p. 1-16. Recuperado de: <http://pepsic.bvsalud.org/scielo.php?script=sci_arttext&pid=S1806-24902007000100002&lng=pt&tlng=pt>. Últimmo acesso em 13 de dezembro de 2014.

Winnicott DW. (2010). Holdin e interpretação. São Paulo: Ed. Martins Fontes.

AGRADECIMENTOS ESPECIAIS

À equipe multidisciplinar do ambulatório de oncologia clínica pela participação nos primeiros anos do grupo: nutricionista Maristela com suas aprimorandas, farmacêutica Cristina, assistente social Gina e suas aprimorandas, enfermeiros (as) Milia, Carlos, Sônia e Carlos com suas aprimorandas, e os (as) ex-aprimorandos (as) da psicologia: Juliana Todescato, Messias Rospendowsky, Ana Paula Chacon, Maria Martins, Larissa Lemos, Carol Montoya Raniero e, em 2015, a aprimoranda Ana Paula Mangonaro, e tantos outros que virão.

PARTE 5:
CÂNCER DE MAMA E A INTERVENÇÃO GRUPAL

CAPÍTULO 13
MULHERES DE PEITO ABERTO: EXPERIÊNCIAS GRUPOTERÁPICAS COM MULHERES COM CÂNCER DE MAMA

CARMEN MARIA BUENO NEME

A MULHER E O CÂNCER DE MAMA

Receber um diagnóstico de câncer costuma ser uma experiência impactante para qualquer pessoa, em qualquer fase da vida. Para a mulher, ser informada de que tem um câncer de mama evoca não só os sentimentos e temores comuns a todos os doentes com câncer, mas também uma série de emoções e sentimentos associados aos significados culturais e pessoais dos quais se revestem as mamas.

Símbolo da feminilidade, sexualidade, sensualidade e da maternidade, a mama, ao ser atingida por um câncer, afeta a mulher como um todo. Atinge sua identidade de gênero, gera inúmeras preocupações e temores relacionados a sua corporeidade e evoca sentimentos estreitamente ligados ao estigma do qual o câncer ainda se reveste: uma doença letal e vergonhosa, associada, no passado, à promiscuidade e à culpa.

Por sua incidência, os cânceres de mama femininos ainda se constituem problemas de saúde pública. Mais de um milhão de casos novos são constatados a cada ano, tornando o câncer de mama a segunda maior causa de morte entre as mulheres, especialmente quando o diagnóstico é tardio e o tempo decorrido entre este e o início dos tratamentos é prolongado, como ocorre frequentemente entre mulheres menos privilegiadas socioeconomicamente (Neme; Lipp, 2010; Neme, 2010).

Entre os tratamentos indicados, a quimioterapia, pelo risco de alopécia, e a mastectomia, pela desfiguração da mama, geram as maiores aflições e sentimentos de perda (Piot-Ziegler et al., 2010; Meyerowitz, 1980). A cirurgia reparadora da mama não deve ser tomada como panaceia universal para as consequências emocionais da mastectomia. A literatura não indica diferenças significativas entre as mulheres que restauram ou não a mama de imediato (Oliveira et al., 2010). Nos casos mais graves, quando é feito o esvaziamento axilar ou linfadenectomia, surge o linfedema, levando a mulher a abandonar atividades que exigem movimentos ou força com o braço homolateral, além de dor, depressão, ansiedade e isolamento, comprometendo sua qualidade de vida (Alegrancel et al., 2010).

Resultados de pesquisas e a experiência clínica de atendimento de mulheres de diferentes idades, com diversos diagnósticos e estadiamentos de câncer de mama e em diferentes momentos do tratamento, mostram a similaridade de temores e crenças sobre a doença entre as pacientes, bem como as peculiaridades das vivências e modos de enfrentamento de cada uma (Neme; Kato, 2003; Neme et al., 2003; Neuber, et al. 2007; Neme; Lipp, 2010). Para Rossi e Santos (2003), é necessário compreender as diferentes repercussões psicológicas da doença e de cada etapa do tratamento para a formulação de atendimentos adequados à mulher com câncer. Cada fase do tratamento e suas diferentes exigências adaptativas exigem flexibilização e adequação do *setting* e dos recursos terapêuticos às necessidades específicas de cada caso (Neme, 2005).

O ATENDIMENTO PSICOLÓGICO À MULHER COM CÂNCER DE MAMA

Independentemente da modalidade de atendimento psicológico oferecido, é fundamental que possam ser abordados os principais aspectos geradores de ansiedades e angústias, respeitando-se as condições e reações psicológicas de cada paciente. Neme (2010) relatou as modalidades de intervenções psicológicas e psicoterápicas mais frequentemente utilizadas em sua experiência, na assistência a pacientes com câncer, em sua maioria, formada por mulheres com diversos diagnósticos de câncer de mama, em diferentes etapas do tratamento, até o controle do câncer ou a morte. A avaliação das diferentes modalidades de atendimento individual oferecidas mostrou que os pacientes referem ganhos classificados como gerais e inespecíficos, com intervenções breves e pontuais, ou como mais objetivos e específicos, com psicoterapias breves.

A psicologia existencial foi o referencial de base nas entrevistas clínicas interventivas e nos processos de psicoterapias breves, pautados numa atitude fenomenológica de abertura ao fenômeno e ao vivido, aliada à flexibilidade interpretativa permissiva de um diálogo interteórico, quando necessário, e à utilização de recursos terapêuticos ecléticos (Azevedo, 1988; Neme, 2005). Para Angerami (1999), independente de sua orientação teórica, a psicoterapia visa auxiliar o paciente em seu autoconhecimento e autocrescimento, bem como curar ou aliviar seus sintomas.

Bechelli e Santos (2002) referem a não existência de superioridade de um tipo de psicoterapia em relação a outros quanto ao embasamento teórico. Ressaltam o consenso entre os pesquisadores quanto à superioridade das psicoterapias comparativamente à ausência de tratamento. Na maioria das condições clínicas, todas as psicoterapias são equivalentes, sendo a relação terapêutica o fator mais importante no resultado do processo e na adesão ou não dos pacientes ao tratamento (Neme, 1991).

Quanto à comparação entre as formas individuais e grupais de psicoterapia, Toseland e Siporin (1986), em sua revisão bibliográfica, concluem que a psicoterapia de grupo é tão eficaz quanto a individual. Segundo Bechelli e Santos (2002), para a adesão do paciente ao grupo, é importante a obtenção de uma boa relação terapêutica, estabelecida numa entrevista individual antes do funcionamento do trabalho grupal.

Devido à maior complexidade do contexto grupal, as necessidades e condições orgânicas e psíquicas específicas dos pacientes precisam ser bem conhecidas, norteando o terapeuta em suas intervenções e no manejo de ocorrências desestabilizadoras que possam fragilizar os participantes, especialmente quando já se encontram fragilizados por uma doença crônica grave como o câncer de mama.

A GRUPOTERAPIA

A despeito de já ter sido vista com desconfiança no passado por psicanalistas e psicoterapeutas temerosos de suas genuínas possibilidades terapêuticas, a psicoterapia de grupo ou grupoterapia, bem como diferentes modalidades de estratégias grupais, tem se firmado, nas ultimas décadas, como práticas úteis e efetivas no contexto da saúde em geral (Santos, 2009). Diferentes modalidades de psicoterapias de grupo ou formas de atendimentos grupais com objetivos terapêuticos variados têm sido praticadas nos últimos anos, em ambulatórios de saúde mental, em diferentes clínicas médicas com pacientes "somáticos", em hospitais e outras instituições de saúde, e em novos contextos, atendendo pacientes de várias faixas etárias e tipos de diagnósticos. O aumento no número de publicações nas últimas décadas nessa área, como apontado por Scheidlinger (2000), demonstra a maior aceitação das práticas grupais.

Ao revisar o desenvolvimento histórico das práticas grupais, Bechelli e Santos (2004) mostram que, desde sua origem, no início do século XX, a psicoterapia de grupo foi aplicada a diferentes demandas e populações, passando por períodos evolutivos teórico-práticos e consolidando-se e amadurecendo nas décadas de 70 a 90. Em sua evolução recente, registra-se o desenvolvimento de novos modelos, destinados ao atendimento de populações específicas, em termos de suas diversas condições sociais e de saúde, evidenciando uma tendência de maior especificidade em sua utilização.

Quanto à abordagem teórica utilizada pelos psicoterapeutas de grupo, Bechelli e Santos (2004) apontam que, após sua fase intuitiva inicial em 1905 com Pratt, trabalhando com pacientes tuberculosos, e com Moreno, nos primórdios do psicodrama, a teoria psicanalítica predominou por muitos anos. Com o fortalecimento gradual de outros enfoques, foi se configurando uma pluralidade teórico-técnica nas grupoterapias, principalmente a partir da década de 50 (Souza; Santos, 2009). Encontra-se, na atualidade, uma diversidade de aplicações das práticas grupais a diversos objetivos, com pacientes com diversos diagnósticos médicos.

Embora não se pretenda substituir a psicoterapia individual pela de grupo, algumas pesquisas mostram que ela pode ser tão eficiente quanto a modalidade individual, em diferentes casos. Segundo Bechelli e Santos (2005), a reunião de pessoas sofrendo de condições semelhantes e com objetivos comuns facilita a identificação, a revelação de intimidades e a disponibilização do apoio entre os participantes grupais, potencializando a resolução das dificuldades e desafios mais ou menos comuns. Os chamados grupos de autoajuda ou ajuda mútua organizam-se sem a presença de profissionais e, por meio do compartilhamento de problemas semelhantes, visam oferecer apoio mútuo, trocar experiências e informações, e auxiliar o doente, seus familiares e amigos (Bechelli; Santos, 2002). A experiência clínica também mostra que, em geral, o sentimento de pertencimento a um grupo reduz o isolamento social, favorece o desenvolvimento de novos laços afetivos e fortalece os recursos individuais de enfrentamento. O conhecimento de que seu problema não é único e exclusivo e que outras pessoas também partilham da mesma ou semelhante condição pode minimizar sensivelmente o sofrimento do paciente.

Há diferentes tipos e conceitos de grupos. O que distingue um grupo terapêutico de outros grupos é sua finalidade. Em linhas gerais, a busca por autoconhecimento, a necessidade de resolver ou enfrentar problemas pessoais, interpessoais ou de saúde, e de promover mudanças em seu modo de ser ou reagir às vicissitudes da vida, dentre outras demandas psicossociais, caracterizam os grupos terapêuticos. Ao abordar a dificuldade de se conceituar grupo, dada sua complexidade e variabilidade, Zimerman (2000) clarifica que um grupo não é a simples somatória de indivíduos, mas uma entidade dinâmica que possui leis e mecanismos específicos. Zimerman identifica alguns requisitos que, reunidos harmonicamente, são necessários para o nascimento de um grupo: objetivos e tarefas comuns; estabilidade e cumprimento de certas combinações ou enquadre; constituir-se uma unidade que se manifesta como totalidade, abarcando ansiedades, angústias, fantasias, identificações, papéis, dentre outros elementos subjetivos e objetivos do contexto grupal.

Segundo Souza e Santos (2009), ao planejar um grupo terapêutico, deve-se considerar cuidadosamente seus objetivos e os potenciais benefícios que ele pode trazer aos seus participantes. Ao formar um grupo, o terapeuta precisa utilizar critérios claros e funcionais quanto a aspectos como idade, gênero, classe social, escolaridade, personalidade, diagnósticos, condições biopsicossociais, entre outros parâmetros para favorecer a consecução dos objetivos e o andamento do grupo (Salvendy, 1996).

A homogeneidade e a heterogeneidade dos membros quanto a critérios relevantes para seu funcionamento também devem ser levadas em conta na composição do grupo, potencializando a adesão dos participantes e a consecução dos objetivos do tratamento. A despeito de que todos os grupos são, em realidade, heterogêneos, a homogeneidade quanto ao diagnóstico comum facilita o funcionamento do grupo terapêutico, a identificação e as ações de cunho colaborativo dos participantes entre si e a tarefa do psicoterapeuta, conforme Zimerman (2000) e outros pesquisadores.

O bom desempenho do grupo depende de todos que o compõem. O paciente deve passar a ser o agente de sua própria mudança ou recuperação (Becheli; Santos, 2002). Ao terapeuta cabem o planejamento adequado do grupo, a disponibilidade terapêutica e sua habilidade e flexibilidade em coordenar as ações e em lidar com aspectos contextuais que possam prejudicar a coesão ou o funcionamento colaborativo grupal. Cabe, a ele, auxiliar os pacientes a participarem, a expressarem suas vivências e a mobilizarem seus próprios recursos saudáveis para sua recuperação, criando um clima favorável à autorrevelação e à aprendizagem de uns com os outros. O contexto no qual transcorrem as atividades do grupo também deve ser considerado pelo terapeuta, pois, segundo Becheli e Santos (2002), influencia seu funcionamento, interferindo na possibilidade de sua continuidade ou existência.

Ao se analisar o campo das psicoterapias grupais, constata-se que se trata de um campo aberto e em pleno desenvolvimento, cuja vitalidade assemelha-se ao campo das psicoterapias em geral que, crescentemente, apresentam novas alternativas ou modalidades psicoterapêuticas, como ressalta Fiorini (1987). Mesmo as psicoterapias analíticas de grupo, de mais forte tradição no campo das grupoterapias, também se apresentam sob variadas formas, insuficientemente definidas (Py, 1987, p. 19). Para o autor, suas técnicas foram aprendidas a partir da própria experiência dos psicoterapeutas, não existindo, assim, uma técnica universalmente aceita. Ressalta-se que, à medida que os profissionais de saúde mental vão sendo chamados a atuar em diferentes instituições e níveis de atenção em saúde, uma diversidade de modelos grupais tem sido criada no próprio contexto da prática, evidenciando a rica profusão de experiências desenvolvidas a serem avaliadas e difundidas.

EXPERIÊNCIAS GRUPOTERÁPICAS COM MULHERES COM CÂNCER DE MAMA

Em nossa prática na área da psicologia hospitalar, em algumas clínicas médicas, em diferentes hospitais, bem como, por cerca de vinte anos, na psico-oncologia, evidenciou-se a necessidade de se instituir programas grupais de atendimento, não apenas pelo excessivo número de pacientes a serem atendidos, mas também para oportunizar aprendizagens e trocas mútuas aos mesmos. No hospital, especialmente na oncologia, aprendemos a flexibilizar objetivos e técnicas, a desenvolver adaptações necessárias ao contexto de atendimento e às necessidades e realidades específicas dos pacientes, assim como a lidar com a morte, situação bastante frequente nesse contexto. Desenvolvemos programas e modalidades de atendimento a pacientes de todas as idades, tipos e estádios de diagnóstico de câncer, acamados ou em ambulatório de quimioterapia e radioterapia, e a seus familiares e cuidadores (Neme, 2010).

Na população feminina, a alta incidência dos cânceres de mama levaram à necessidade de uma atenção especial às pacientes, além das psicoterapias breves individuais quando estas se aplicavam e era possível realizá-las. O estigma do câncer, aliado ao comprometimento na autoimagem e à profunda ferida na autoestima dessas mulheres, configurou, para nós, a existência de diferenças importantes entre esta população e os pacientes com outros diagnósticos de câncer ou de outras doenças. Muitas dessas mulheres realizavam grande esforço para esconder sua doença e se envergonhavam de seus amigos e companheiros. Temiam a rejeição e o abandono, como se fossem culpadas de sua condição, o que maximizava significativamente seu sofrimento psíquico. Assim, ao iniciar o planejamento para o atendimento grupal de mulheres com câncer de mama, emergiram algumas questões: Quais modalidades de enfoque grupal mais auxiliariam essas mulheres? Quais deveriam ser os objetivos ou expectativas no atendimento grupal? Como as mulheres comunicariam, em grupo, aspectos tão delicados de sua experiência, como a sexualidade, a vergonha e os temores, mesmo para outras mulheres com o mesmo diagnóstico? Seria mais fácil ou efetivo trabalhar com grupos abertos (novos pacientes entram no grupo em diferentes momentos) ou grupos fechados (não há entrada de novos pacientes após início do processo)? O grupo poderia acolher, dar suporte e se manter caso alguma participante tivesse sua condição agravada ou viesse a morrer? O contexto grupal abarcaria ou seria continente às necessidades mutantes da mulher com câncer, que ora se fecha e ora deseja narrar sua história e experiências com a doença? Enfim, a grupoterapia poderia promover a elas benefícios terapêuticos significativos?

Apoiada em algumas poucas experiências com psicoterapia de grupo em consultório particular, ao considerar os possíveis ganhos com a experiência grupal pelas mulheres com câncer de mama, planejamos trabalhar, inicialmente, com um grupo "homogêneo" de mulheres mastectomizadas. Elas eram ligadas a uma associação local que oferecia assistência social a pessoas com câncer e que solicitou nossa ajuda para disponibilizar também atendimento psicológico. A maioria dos usuários dessa associação era composta por mulheres com cânceres femininos e grande contingente de mulheres mastectomizadas. A partir do primeiro grupo, nos dois anos seguintes, organizamos mais dois grupos "fechados" de mulheres mastectomizadas (um por ano), na mesma entidade assistencial que ofereceu espaço para seu funcionamento. Após três anos, esse trabalho foi interrompido devido a outros compromissos com a universidade.

Cerca de oito anos depois, realizamos novo programa de atendimento grupal no próprio hospital no qual mantínhamos o serviço de psico-oncologia. Este grupo tinha características de "grupo aberto", admitindo-se a entrada de novas participantes a qualquer momento do andamento grupal, priorizando-se pacientes em fase de fechamento diagnóstico e início dos tratamentos médicos, conferindo um caráter também preventivo a esse trabalho. Após dois anos, o hospital foi encampado pelo Estado, e o atendimento oncológico na cidade passou por grandes reformulações. Com essas mudanças, encerramos o serviço de psico-oncologia e implementamos um serviço de plantão psicológico, na clínica universitária, aberto a pacientes com câncer.

Portanto, nosso trabalho com grupoterapia de mulheres com câncer de mama consistiu de três experiências com grupos "fechados" de mulheres mastectomizadas, por três anos consecutivos, e uma experiência com um grupo "aberto", por dois anos consecutivos, o qual teve pouco rodízio de participantes durante o tempo que funcionou no hospital. Enquanto projetos de extensão, ensino e pesquisa, nessas experiências, sempre contamos com a presença e a participação ativa de estagiários da universidade.

Em ambas as modalidades de grupos terapêuticos, planejamos realizar uma sessão semanal com duração de uma hora e meia, com um número máximo de cerca de vinte participantes na faixa etária de 30 a 65 anos, independentemente de escolaridade, estado civil ou tratamento atual. Todos os grupos tinham a terapeuta e, em cada sessão, duplas de supervisionandos observadores que se revezavam ao longo do ano, registrando o acontecer grupal, as falas das participantes e outros aspectos relevantes.

Para a composição de cada grupo "fechado", mulheres que atendessem os critérios estipulados foram convidadas pela assistente social da associação que frequentavam para uma entrevista com a psicóloga. Todas as mulheres foram entrevistadas individualmente pela terapeuta e alunos/estagiários participantes do projeto, no início do ano letivo. Na entrevista, obtinha-se informações sobre o diagnóstico e tratamentos médicos; condições pessoais, familiares, de trabalho, de rotina e de vida em geral, e se realizava a proposta do atendimento grupal, explicitando-se sua natureza e objetivos, os aspectos éticos e outras informações. Na entrevista, algumas dessas mulheres se mostraram temerosas em participar, e outras manifestaram-se receptivas e interessadas em participar do grupo terapêutico, esperando conhecer outras mulheres na mesma situação, poder desabafar e aprender com as companheiras.

O grupo "aberto" foi proposto como parte das atividades do serviço de psico -oncologia hospitalar e foi divulgado no ambulatório de quimioterapia e radioterapia e entre os profissionais do hospital. Algumas mulheres queriam participar para poder ajudar outras mulheres com câncer, já que julgavam ter superado suas dificuldades. Algumas mulheres manifestavam o desejo de participar, porém acompanhado por dúvidas e temores quanto a conseguirem falar no grupo, a ficarem deprimidas por se tocar muito no assunto da doença, a terem vergonha de contar suas experiências íntimas ou pessoais, dentre outros receios.

Em ambas as experiências grupoterápicas, ao serem informadas de que ficariam à vontade e que poderiam permanecer em silêncio quando desejassem, muitas mulheres se sentiam mais tranquilas e aceitavam participar. Algumas recusavam a proposta justificando falta de tempo, distância, fase do tratamento em que se encontravam, além de suas dúvidas e temores quanto à participação no grupo.

EXPERIÊNCIAS COM GRUPOS FECHADOS DE MULHERES MASTECTOMIZADAS

As participantes dos três grupos de mulheres mastectomizadas, em sua maioria, não havia feito a cirurgia reparadora da mama. Cerca de 50% dos casos tinha retirado toda a mama. Algumas mulheres haviam retirado também os gânglios axilares e tinham desenvolvido o linfedema. Parte das mulheres tinha realizado a mastectomia há menos de um ano, algumas tinham se submetido à cirurgia há cerca de três anos, e as demais há mais tempo. A faixa etária variou de 34 a 65 anos, sendo a maioria casada, com filhos; e as demais, solteiras, separadas ou viúvas. No total, iniciaram as atividades grupais 36 mulheres (média de 12 por grupo/ano). No total, oito não aderiram e uma mudou de cidade, permanecendo 27 mulheres até o final dos grupos (média de nove mulheres por grupo/ano). A maioria das participantes pertencia a camadas sociais desprivilegiadas, tinha escolaridade de primeiro grau, era do lar ou tinha empregos domésticos ou não especializados e estavam afastadas do trabalho. Muitas não voltaram a trabalhar após a mastectomia, especialmente as que desenvolveram linfedemas.

Nas primeiras sessões, evidenciou-se a dificuldade das mulheres em abordar aspectos mais pessoais de suas experiências, ficando suas falas circunscritas a autoapresentações superficiais e a relatos impessoais ou gerais. A questão do câncer e o impacto do diagnóstico apareceu desde a primeira sessão, observando-se a necessidade em algumas participantes de contar sua história com a doença e tratamentos desde seu início, e a atitude de outras, mantendo-se atentas, porém silenciosas.

Aos poucos, foram surgindo identificações entre as mulheres e a tensão inicial foi se dissipando, revelando um clima grupal claramente mais participativo e aberto. A atitude empática e colaborativa foi se firmando nas relações grupais, o que incentivou a expressão de emoções e sentimentos, o relato de vivências pessoais com o diagnóstico de câncer, com os tratamentos, com a perda da mama, com o medo da morte e com o pânico diante da perspectiva de deixar filhos ainda dependentes. Mesmo as mulheres mais esquivas, inseguras e temerosas em expor suas experiências foram se abrindo ao sentirem-se mais apoiadas e conseguiram partilhar suas vivências, trocar experiências e aprender novas formas de lidar com suas dificuldades subjetivas, familiares e sociais.

Alguns excertos das falas das participantes, anotados pelas observadoras, ilustram a abordagem dos temas categorizados mais recorrentes abordados nos grupos.

O DIAGNÓSTICO E AS PRIMEIRAS IDENTIFICAÇÕES NO GRUPO

"Comigo foi igual a ela... levei um choque enorme quando me falaram que eu tinha câncer de mama".

"Me senti como ela falou: como vou ficar sem mama? Vou ficar aleijada? Mas fui pensando, orando, e entendi que o seio é uma parte do corpo e que vida é tudo".

"Eu também não queria saber desse diagnóstico. O médico me matou quando me deu o diagnóstico".

A PRESENÇA DA MORTE AO SE SABER COM CÂNCER

"Como elas falaram, eu também me senti assim: tinha certeza de que ia morrer, porque nunca vi ninguém ficar vivo com esta doença".

"Todo mundo que ficava sabendo que eu tinha câncer, me olhava com dó, sabia que eu ia morrer".

"Pensava com desespero nos meus filhos e pedia pra Deus não me levar porque o que ia ser deles? Entrei em pânico".

"Mesmo o médico falando, mesmo a psicóloga explicando que hoje não é assim, que meu câncer estava no comecinho, eu não acreditava. Pensava que ia morrer, que os tratamentos eram só enganação. Fiquei deprimida, só chorava".

"Sofri demais da conta, mas aí pensei: quer saber? Morrer nós vamo mesmo... Então, pensei, deixa eu viver... na hora que for pra morrer, aí eu morro... não vou ficar morrendo antes da hora: quero viver".

A MASTECTOMIA, A ESTRANHEZA DO PRÓPRIO CORPO E A REPOSIÇÃO DA MAMA

"Eu me olhava no espelho, passava a mão naquele buraco do peito e chorava... Não me achava mais mulher... mas hoje já mudou, dou outra importância pras coisas".

"Eu já sou mais velha, já passei dos sessenta, já vivi muita coisa boa e ruim. A doença me pegou de surpresa, mas me preocupei mais com a quimio do que ficar sem a mama".

"Estranhei muito, mas já não tenho mais tanta vaidade... O que eu quero mesmo, agora, é ficar livre dessa doença, mesmo sem mama, poder ver meus netos crescerem... É isso que eu mais quero agora... Se puder, mesmo assim não quero operar para pôr a mama".

"Me sinto feia, deformada. Mas tenho medo da doença voltar e ter que tirar a mama de novo. Já fez 4 anos, mas vou esperar mais pra tentar a reposição da mama".

"No começo eu chorava muito, não sabia como ia fazer sem mama. Podia ser feia, mas era minha e era importante. Pra mulher, mesmo mais velha, o seio é muito importante".

O LINFEDEMA E AS LIMITAÇÕES PARA O TRABALHO

"O que mais dói é não poder mais fazer meu tricô, meu crochê...".

"Eu gosto de cozinhar, de limpar a casa, deixar tudo limpinho. Mas agora, não consigo mais fazer o que fazia. Fiquei sem força ...".

"Tenho que tratar ... Dói e incomoda demais. Tive que abandonar o trabalho e muitas coisas que fazia; não dá mais. Tomara que eu volte a conseguir...".

RELAÇÕES AFETIVAS E SOCIAIS

"Me afastei das pessoas, não abraço mais, não chego muito perto. Tenho medo que elas tenham nojo ou pensem que vão pegar a doença. Tem gente que acha que pega...".

"Eu sei que os outros olham... e pensam... 'olha aquela lá, tá com aquela doença ruim'...".

"A gente se sente mal, diminuída, não quer mais sair, conversar com as pessoas... Me afastei mesmo... Parece que olham pra gente e só veem a doença...".

"Logo que soube que tinha câncer, queria me esconder de todo mundo. Terminei meu namoro dando uma desculpa. Sofri muito. Ele me procurava, mas eu fugia. Não sei o que vai dar, mas não quero passar por essa vergonha, não quero que tenham pena".

A EXPERIÊNCIA ESTÉTICA

"No começo, me odiava, sem cabelo, operada ... Pensava até em morrer ... Ainda não gosto, acho que todos reparam. Mas estou acostumando, aprendendo a gostar de mim".

"Perdi cabelo, perdi a mama, mas uso maquiagem, me arrumo... amarrava um lenço bonito na cabeça, punha uns brincos grandes de argola... o enchimento (prótese) no sutiã... e ia... As pessoas me olhavam, mas passei a me sentir bonita, a dar mais valor a minha vida do que ao seio...".

"Pensava: com o seio foi embora minha doença e estou curada! Ainda não operei para colocar a mama, mas uso a prótese e me sinto bem. Uma hora eu vou atrás disso. Agora, quero terminar os tratamentos certinho...".

"Quando eu via meu cabelo caindo em chumaço no vento e no travesseiro, foi horrível. O que vou fazer agora? Nem tirava a camisola mais, nem queria me arrumar...".

A SEXUALIDADE E AS RELAÇÕES CONJUGAIS

"Eu não quero mais saber de sexo. A cirurgia acabou comigo, mas eu sei que precisava ficar livre do tumor. A quimio judia muito... meu marido é bem fechado e não fala nada ... Então, é mais difícil. Por enquanto é assim...".

"Tenho vergonha de mostrar o corpo... Não sei qual vai ser a reação... Ah! É feio! Porque é uma parte da mulher que é muito importante pra tudo: beleza, sexo...".

"Acho que tudo depende da reação do esposo. Se a gente sentir que ele continua gostando, mesmo sem a mama, a gente vai tendo dificuldade, mas vai acostumando...".

"Meu marido mudou de cama. Fala que é para não me machucar, pra eu ficar mais livre na cama. Mas sei que não é só isso... (choro)...".

"Graças a Deus meu esposo me ajudou muito. Eu ainda não mostro meu peito pra ele, prefiro o escurinho (risada), mas estou conseguindo superar".

"Gente, sexo não é só seio, só corpo bonito. Se tiver amor, se tiver bem da cabeça, o sexo continua bom. Claro que no começo é difícil, mas depois fica tudo bem".

VIVÊNCIAS TRAUMÁTICAS

"Quando operei e fiquei no hospital, vi uma mulher morrer do meu lado. Foi aquela correria, mas eu vi e fiquei mais traumatizada ainda. Já estava pensando em morte e pensei que era aquilo que ia acontecer comigo. Não dormia mais... Não quero nunca mais ir pro hospital".

"Operei em São Paulo há três anos e até hoje não consegui refazer a mama. Passei por horrores quando tirei a mama e o médico me obrigou a ficar sem roupa na frente dos alunos pra mostrar a cirurgia (porque era de graça). Me senti um bicho, um animal exposto, sem nenhum valor. Ali tinha moços da idade do meu filho... Queria me cobrir, queria que o chão se abrisse para eu fugir... Chorei muito, mas para eles era tudo normal... Se pudesse, matava aquele médico. Ele me matou mais do que o câncer, mais do que ter ficado assim mutilada... Minha sorte foi ter um marido e dois filhos me apoiando. Senão, já teria morrido ou me matado. Não aceito e não perdoo o que me fizeram...".

As vivências traumáticas reveladas por esta participante mobilizaram o grupo, resultando em outras revelações entre as que se mantinham mais silenciosas. Também fortaleceu a coesão e a disponibilidade de ajuda mútua no grupo do qual participava. Realizamos contatos, encaminhamentos e acompanhamos, com a ajuda da assistente social, o processo para a obtenção da cirurgia reparadora desta paciente.

Outra participante, com muito sofrimento, relatou que o marido passou a dormir em outro quarto, por medo de ser contaminado e ficar com câncer, logo após seu diagnóstico. As relações conjugais nunca mais foram retomadas, mesmo com a orientação recebida por ele de que o câncer não é contagioso.

Tais relatos trazem à tona o montante de sofrimento que se esconde no silêncio de muitas mulheres com câncer, que se sentem impotentes diante das numerosas perdas e da violência com que são atingidas pelo estigma da doença, bem como por um modelo de saúde que cuida a doença e, insensivelmente, ignora o doente.

PARTICIPAÇÃO NO GRUPO

"Eu achava que não ia conseguir participar. Não sou de me abrir... Escondi o máximo que pude minha doença. Mas estou vendo que não sou só eu, que a gente fica mais leve e mais calma quando fala e ninguém fica olhando esquisito. Tá sendo muito bom...".

"Eu adorei essa ideia desse grupo. Não dá pra sair falando por aí o que a gente passou com essa doença. Mas no meio de outras com a mesma doença, fica mais fácil. A gente precisa ter onde desabafar, falar das dificuldades, aprender coisas novas...".

"Eu vim só pra ver, experimentar. Achei que nem ia voltar. Mas voltei e fui ficando, no começo, bem nervosa, tímida. Mas todas foram falando, se abrindo ... Me senti bem, ver as histórias umas das outras... Está sendo muito importante pra mim".

"Mudei bastante. Hoje não guardo mais as coisas que me chateavam só para agradar os outros. Aprendi aqui a viver diferente... A família tá estranhando. Mas nunca mais volto a ser aquela boba que eu era...".

"Quando me chamaram e eu conversei com a psicóloga, falei que vinha, mas não queria vir... Acha que eu ia conseguir falar? Mas minha filha insistiu, falou que o tratamento psicológico era bom e foi a melhor coisa que eu fiz... Hoje não quero mais que acabe".

Por meio dos relatos das participantes, percebe-se as vivências comuns e compartilhadas e a variabilidade de experiências positivas e negativas entre as diferentes mulheres, evidenciando a riqueza da grupalidade para a promoção de apoios, reflexões e mudanças. Numa das sessões finais de um dos grupos de mulheres mastectomizadas, uma das participantes mobilizou as demais para uma "sessão de beleza". Trouxeram maquiagem, brincos, lenços, perucas e se ajudaram mutuamente a lidarem com os aspectos estéticos que incomodavam muitas delas. As que tinham habilidade ensinaram as demais a se "produzirem", estimulando-as a resgatarem a autoestima, a retomarem a dimensão do feminino, que muitas sentiam ter perdido com a doença e a mastectomia. A experiência foi avaliada como gratificante e muito importante pelas participantes, mesmo entre as que não se achavam vaidosas.

Entre as mulheres destes três grupos, seis estavam "fora de tratamento", de cinco a oito anos sem recidivas ou intercorrências. Sua contribuição foi valorosa para promover força de luta e esperança entre as companheiras. Todas eram casadas e ressaltaram que o apoio familiar e, principalmente, o apoio de seus cônjuges/companheiros foi fundamental para sua recuperação. Apontaram também a importância de pensar positivamente, de aceitar ajuda, de ter fé, de participar do tratamento ativamente, e de ter coragem e paciência para superar os desafios.

As participantes que haviam feito a mastectomia há mais tempo e as que já haviam reconstruído a mama mostravam-se mais abertas e seguras, e, em geral, iniciavam a abordagem do tema da sexualidade, relatando alguns exemplos de superação. Porém, para a maioria das mulheres, a retirada da mama levou à diminuição do interesse e do prazer sexual, com redução importante na frequência de relações sexuais, tal como apontado em estudo de revisão de Cesnik e Santos (2012). Algumas mulheres relataram melhoras gradativas no funcionamento sexual. Os relatos mais positivos foram de grande valor, pois fortaleceram a esperança e a mudança de perspectivas de outras participantes mais deprimidas e fragilizadas, fortalecendo o clima mais esperançoso e de superação, impresso pelas mulheres nessas experiências grupais.

GRUPOTERAPIA COM MULHERES EM DIFERENTES ETAPAS DO DIAGNÓSTICO E TRATAMENTO

Este grupo iniciou-se com dezoito mulheres e foi caracterizado como "aberto", porém estruturou-se como parcialmente aberto, pois não se observou o rodízio de participantes teoricamente esperado. Novas participantes aderiram ao grupo após as férias de duas semanas de julho e janeiro (doze mulheres, em dois anos), quando também algumas mulheres não retornaram ao grupo (quinze mulheres, em dois anos). As participantes deste grupo eram mulheres em fase de fechamento do diagnóstico de câncer de mama ou em fases iniciais do tratamento de quimioterapia e/ou radioterapia. Cerca de 40% já havia feito a cirurgia da mama e, em sua maioria, a cirurgia conservadora.

Algumas dessas mulheres já haviam feito a cirurgia reparadora e as demais se preparavam para este procedimento assim que possível.

Os dados demográficos das participantes mostram que pertenciam à faixa etária de 38 a 59 anos e bom nível de escolaridade, com cerca de 55% com escolaridade de nível médio, 30% com nível fundamental e 15% com nível superior. A maioria era casada, com filhos, quatro eram separadas, duas eram solteiras e uma era viúva.

Os diagnósticos de câncer foram feitos mais precocemente e os tratamentos foram iniciados mais rapidamente nesta amostra de mulheres, comparativamente ao que ocorreu com as mulheres mastectomizadas dos grupos anteriores. O nível de escolaridade também era superior e a faixa etária, na média, era inferior ao encontrado nos grupos de mulheres mastectomizadas. Maior escolaridade é frequentemente associada a diagnósticos mais precoces e a estadiamentos do câncer de menor gravidade, de acordo com Neme (2005).

O clima grupal, inicialmente mais tenso, tornou-se frequentemente mais positivo do que negativo, observando-se o esforço para elevar a esperança de sucesso nos tratamentos e a possibilidade de recuperação total da doença, a despeito das queixas, referentes, principalmente, à quimioterapia e à perda dos cabelos quando ela ocorria. A participação no grupo era referida como oportunidade para novas aprendizagens e troca de experiências, além da possibilidade de dar e receber apoios. Como mencionado, algumas mulheres, ao se apresentarem ao grupo, declararam estar lá para ajudar as outras, negando parcialmente suas próprias necessidades de apoio e ajuda, as quais foram se revelando no decorrer das sessões.

O manejo deste grupo foi mais difícil para a terapeuta, tendo em vista a necessidade de readaptações na dinâmica grupal a cada semestre, com a entrada de novas participantes, além do fato de que o grupo era mais heterogêneo quanto à etapa do tratamento das pacientes e de que havia mulheres que se expressavam de forma bastante aberta, e, em outro extremo, algumas mulheres bastante fechadas e temerosas quanto à autoexposição no grupo. Houve o cuidado para que as primeiras não monopolizassem o espaço grupal e para que todas pudessem se expressar e, realmente, fazer parte do grupo. As participantes mais inseguras, temerosas e silenciosas eram, principalmente, as que estavam em fase diagnóstica ou no início do tratamento, lidando, ainda, com o medo da morte, com o estigma social e familiar do câncer e com as mudanças na rotina de vida após o diagnóstico. As que já estavam em fases mais adiantadas do tratamento, mostravam-se mais "experientes" e seguras, buscando manter a confiança e expectativas de cura e incentivar as mais preocupadas e inseguras.

De modo geral, nesta experiência grupoterápica, os temas que emergiram foram similares aos que surgiram na experiência anterior, conforme categorizados e ilustrados por excertos das falas das participantes.

O DIAGNÓSTICO

"O diagnóstico foi o maior choque: nunca pensei que teria esta doença".

"Quando te falam que está com câncer, o que você pensa? Vou morrer, chegou minha hora".

QUIMIOTERAPIA E RADIOTERAPIA

"Passo muito mal com a quimioterapia. Já vomito antes... Quando chega o dia, tenho vontade de largar tudo".

"Quando vejo o soro vermelhinho, já fico nervosa. Este é triste. É muito forte...".

"Tenho que me controlar muito para não sair correndo daquela sala de radioterapia. É horrível, parece a morte...".

QUEDA DOS CABELOS

"Eu sabia que ia cair. O médico me avisou. Então, mesmo chorando, fui e mandei passar a máquina zero na minha cabeça. Preferi assim do que ver meu cabelo cair".

"Eu tinha a maior vergonha de sair de casa. Depois, com a peruca, melhorou um pouco".

FEMINILIDADE, SEXUALIDADE E ESTÉTICA

"Esta doença é muito dura para a mulher. Mexe em tudo o que é importante para nós: perde o seio, cai o cabelo, a pele fica feia... Nem pensa mais em sexo...".

"Me sinto diferente, como se não fosse mais uma mulher... A gente tem vaidade, né?".

"Será que a mama vai ficar certinha com a cirurgia? Acho que não...".

"Perdi a vontade de sexo, não me sinto mais atraente. Não gosto de ser vista pelo meu companheiro...".

"Para mim, acho que não mudou... Aceitei com a ajuda do meu marido...".

RELAÇÕES AFETIVO-CONJUGAIS

"Meu marido nega, mas no começo eu senti que ele ficava de longe, não me tocava mais como antes... senti como uma rejeição. Ele fala que era preocupação... não sei...".

"Olha, a gente precisa conversar com o marido, tirar as minhocas da cabeça. Quando a gente sente que ele apoia e que vê a gente como antes, tudo fica bem melhor...".

"Se o cara muda, se nessa hora não dá apoio, é bom mesmo que caia fora. A gente tem que dar a volta por cima, se valorizar e não ficar deprimida...".

SENTIMENTO DE CULPA

"Fiquei tentando entender porque eu estava com esta doença. Pensei que era devido a um aborto que fiz há alguns anos e que me culpo muito. Será que era castigo? A psicóloga me ajudou muito a tirar isso da cabeça. Não penso mais assim".

"Me culpo muito de ter demorado para ir no médico quando notei um carocinho. A cirurgia seria menor e não teria essa quimio".

"O médico dizia que não era nada. Eu insisti, insisti, mas ele não ligou. Demorei pra mudar de médico e aí... foi isso ... Tenho raiva e me culpo de ter sido ignorante e boba".

RELAÇÕES SOCIAIS E TRABALHO

"Não quero que minhas vizinhas ou colegas saibam que estou com câncer. Meu marido e minha filha falam que é bobagem, que ninguém tem nada com isso, que hoje ninguém tem preconceito mais dessa doença. Mas eu não penso assim. Prefiro me isolar mesmo".

"Quero voltar logo a trabalhar. Gosto do que faço e ia me sentir inválida se não pudesse voltar. Se ficar em casa, fica pensando...".

"No começo fiquei meio assim de falar para os parentes, amigos etc... mas depois me acostumei, vi que não era um bicho de sete cabeças, que passa até na novela... e hoje dou graças a Deus, pois tenho o maior apoio e ajuda de todos".

PARTICIPAÇÃO NO GRUPO

"Comentei com minha filha sobre o grupo e disse que não viria... Nunca fui em psicólogo e ainda mais em grupo. Mas ela me incentivou e disse que psicólogo era para ajudar a superar a doença e que eu ia me acostumar no grupo. Vim e foi isso mesmo!".

"Acho que todas as mulheres com esta doença deveriam ter a oportunidade de ter atendimento psicológico. Achei que no grupo não seria tão bom, mas me enganei".

"Adoro o dia de vir no grupo, não falto por nada. É de muita ajuda este grupo pra mim".

"Cadê aquela pessoa que ficava no canto, com medo de falar, de participar? Acabou! E é assim que eu quero ser daqui para a frente: alguém que participa da vida, de tudo, que ocupa o seu espaço... O grupo me ajudou demais...".

Observa-se a similaridade de algumas vivências e as peculiaridades no modo de ser e de lidar com o momento vivido revelada pelas participantes, bem como o esforço empreendido para lutar conta o câncer, mantendo o bom humor e as expectativas de cura. O papel e reações do cônjuge ou companheiro são fortemente evidenciados no relato das participantes, confirmando a literatura (Neuber et al., 2010).

Em ambas as experiências grupoterápicas ocorreu o fenômeno da não adesão à psicoterapia, com cerca de 30% de abandonos, principalmente nas primeiras sessões. Estes índices são considerados baixos, de acordo com a literatura sobre não adesão a tratamentos de saúde, incluindo as psicoterapias, a qual indica índices gerais de 30 a 70% de não adesão, mais frequente nas fases iniciais do tratamento (Neme, 1991).

Ao ser frequentemente lembrada e retomada, a questão da confidencialidade, elemento fundamental do enquadramento terapêutico, bem como a atitude de abertura e acolhimento às vivências reveladas, certamente promoveram mais confiança e segurança para a adesão e troca de ideias e experiências.

A análise do funcionamento e desenvolvimento dos processos grupoterápicos relatados mostra que, gradativamente, falas mais genéricas e impessoais foram substituídas por revelações mais íntimas. Relatos difíceis foram aparecendo, como os sentimentos de vergonha, de rejeição e de abandono, levando à deterioração da autoestima e à profunda dor ligada ao estigma social do câncer, que, em alguns casos, levaram as mulheres a se sentirem culpadas ou repulsivas.

Observou-se um movimento na dinâmica dos grupos, no qual eles foram amadurecendo e as participantes assumiam, gradativamente, um papel mais ativo, tornando-se menos dependentes da participação da terapeuta. Ofereciam e recebiam ajuda, apoio e *feedbacks* mútuos e, aos poucos, esboçavam novas atitudes e comportamentos, revelavam seus sentimentos e segredos e ressignificavam as experiências pessoais que não podiam ser modificadas.

Inicialmente num papel mais ativo, a terapeuta buscou estimular e criar um ambiente aberto, empático e potencialmente terapêutico, orientando e estimulando a criação de um contexto com papéis definidos e uma estrutura delimitada, fazendo emergir o clima emocional e a cultura de cada grupo. A terapeuta atuou no sentido de colaborar para a manutenção e o amadurecimento dos grupos, facilitando a participação e o diálogo de seus membros, mantendo o foco grupal, mediando possíveis embaraços comunicacionais, estimulando a expressão de sentimentos e emoções e o diálogo entre as participantes. Para Bechelli e Santos (2005), a interação entre os participantes de um grupo deve ser considerada mais relevante do que entre eles e o terapeuta, de forma que os participantes sejam, de fato, agentes de sua própria mudança.

As intervenções verbais da terapeuta foram pautadas no rol das intervenções descritas por Fiorini (1987) e Erthal (1994), especialmente: dar informações e sugestões; realizar clarificações, assinalamentos, indicações, sínteses parciais de sessões ou conjuntos de sessões; fazer intervenções diretivas como prescrição de certos comportamentos; retificar ou ratificar percepções das pacientes, dentre outras intervenções. As intervenções não verbais foram constituídas de práticas de relaxamento e de visualização, utilizadas para acalmar, aumentar a autoconfiança, trabalhar com a imagem corporal, diminuir o estresse e preparar as participantes para cirurgias, quimioterapia, radioterapia e outros procedimentos médicos, ou reduzir dor e sintomas neurovegetativos, além de estimular a autoexpressão e o autoconhecimento.

No decorrer dos processos grupoterápicos, as participantes foram ocupando seus espaços no sistema grupal, assumindo lideranças e mostrando maior segurança para interagirem e lidarem com suas dificuldades. A variabilidade de experiências pessoais e interpessoais, bem como o estilo particular de cada participante ao enfrentar a doença, tratamentos e consequências, evidenciam a importância dos aspectos subjetivos na vivência do câncer. Tal variabilidade, aliada às intervenções terapêuticas, oportunizou o estabelecimento de confrontos entre as experiências individuais e de reflexões sobre outras possibilidades de ser e de agir, tornando o grupo um contexto efetivamente terapêutico, extremamente rico e facilitador da independência e autonomia que, em síntese, são os objetivos de quaisquer formas de psicoterapia.

O amadurecimento das participantes e dos grupos foi visível, transitando da inautenticidade, caracterizada pelo ocultamento, temor, desconfiança e fechamento em si mesmas, para vivências autênticas de confiança, coragem e abertura a si e ao mundo, configurando-as, literal e simbolicamente, como "mulheres de peito aberto".

Ao lado de diversas ocorrências de melhora e de resultados positivos com os tratamentos em andamento pela maioria das mulheres dos grupos, também testemunhamos momentos mais difíceis com resultados menos promissores dos tratamentos médicos ou alguma piora no estado de saúde de poucas participantes. Nesses momentos, o grupo sempre acolheu, deu suporte e estimulou a força de luta das companheiras, funcionando como importante rede de apoio social, assim como a terapeuta buscou aprimorar a escuta à vida que caracterizou, em essência, o propósito dessas propostas grupoterápicas.

CONSIDERAÇÕES FINAIS

As avaliações realizadas no final de cada processo grupal mostram que todas as participantes identificaram benefícios com a terapia, podendo-se também classificá-los em ganhos gerais e inespecíficos e ganhos mais objetivos e específicos. Todos os alunos que participaram desses projetos também avaliaram positivamente sua participação, a aprendizagem diferenciada obtida e o amadurecimento pessoal que alcançaram como testemunhas dessas mulheres guerreiras. Para a terapeuta, as experiências grupoterápicas com mulheres com câncer de mama são avaliadas como insubstituíveis pelo montante de aprendizagem profissional e humana que proporcionaram.

BIBLIOGRAFIA

Alegrancel, F. C.; Souza, C. B.; Mazzei, R. L. (2010). Qualidade de vida e estratégias de enfrentamento em mulheres com e sem linfedema pós-câncer de mama. *Revista Brasileira de Cancerologia. 56* (3), 341-351.

Angerami,V. A. (1999). Psicoterapia e fenômeno humano. In: Angerami,V. A. (Org). (1999). *A prática da psicoterapia*. São Paulo: Pioneira.

Azevedo, M. A. S. B. (1988). Psicoterapia dinâmica breve: saúde mental comunitária. *Enciclopédia Aberta da Psique*. São Paulo: Vértice.

Bechelli, L. P. C.; Santos, M. A. (2002). Psicoterapia de grupo e considerações sobre o paciente como agente da própria mudança. *Rev Latino-Americana de Enfermagem, 10* (3), 383-391.

Bechelli, L. P. de C.; Santos, M. A. (2004). Psicoterapia de grupo:como surgiu e evoluiu. *Rev Latino-americana de Enfermagem 12* (2), mar.-abr., 242-249.

Bechelli, L. P. de C.; Santos, M. A. (2005). O terapeuta na psicoterapia de grupo. *Rev Latino-americana de Enfermagem 13* (2), mar.-abr., 249-254.

Cesnik, V. M.; Santos, M. A. (2012). Mastectomia e sexualidade: uma revisão integrativa. *Psicologia: Reflexão e Crítica 25* (2), 339-349.

Erthal, T. C. S. (1994). *Treinamento em psicoterapia vivencial*. Rio de Janeiro: Vozes.

Fernández-Delgado, J.; López-Pedraza, J.; Blasco, A.; Andrade-Aragones, E.; Sánchez-Méndez, J. I.; Sordo-Miralles, G.; Reza, M. M. (2008). Satisfaction with and psychological impact of immediate and deferred breast reconstruction. *Ann. Surg. Oncology. 19*, 1430-1434.

Fiorini, H. J. (1987). *Teoria e técnica* de *psicoterapias*. 7. ed. Rio de Janeiro: Francisco Alves.

Meyerowitz, B. E. (1980). Psychosocial correlates of breast cancer and its treatment. *Psychology Bull. 87* (1):108-131.

Neme, C. M. B. (1991). *Abandono prematuro da psicoterapia: um estudo exploratório comparando motivos alegados por pacientes que abandonaram ou não a psicoterapia*. Dissertação de mestrado. Campinas: Pontifícia Universidade Católica.

Neme, C. M. B.; Lipp, M. E. N. (2010). Estresse psicológico e enfrentamento em mulheres com e sem câncer. *Psicologia: teoria e pesquisa 26* (3), jul.-set., 475-483.

Neme, C. M. B.; Kato, S. (2003). Mulheres com câncer de mama: crenças sobre a doença e temores quanto ao tratamento. In: Neme, C. M. B.; Rodrigues, O. M. P. R. (2003). *Psicologia da Saúde: perspectivas interdisciplinares*. São Carlos: Rima.

Neme, C. M. B.; Soliva, S. N.; Ribeiro, E. J. (2003). História prévia de eventos de estresse e câncer de mama, útero e ovários. In: Neme, C. M. B.; Rodrigues, O. M. P. R. (2003). *Psicologia da Saúde: perspectivas interdisciplinares*. São Carlos: Rima.

Neme, C. M. B. (2005). Ganhos terapêuticos com psicoterapia breve em serviço de psico-oncologia hospitalar. In: Simon, C. P.; Melo-Silva, L. L.; Santos, M. A. e cols. (2005). *Formação em psicologia: desafios da diversidade na pesquisa e na prática*. São Paulo: Vetor.

Neme, C. M. B. (2010). Psico-oncologia: caminhos, resultados e desafios da pratica. In: Neme, C. M. B. (Org.) (2010). *Psico-oncologia:* caminhos e perspectivas. São Paulo: Summus, pp 19-57.

Neuber, L. M. B.; Neme, C. B.; Rodrigues, J.R.P.; Pessoa, E.C.; Kamiya, C.P.; Véspoli, H.M.; UEMURA, G. (2007). Aspectos Psicossociais e Afetivo-Conjugais em Mulheres Com e Sem Câncer de Mama. *Revista Brasileira de Mastologia*, v. 17, p. 156-162.

Neuber, L. M. B.; Neme, C. M. B.; Uemura, G. (2010). A mulher e o câncer de mama: estresse e conjugalidade. In: Neme, C. M. B. (Org.) (2010). *Psico-oncologia: caminhos e perspectiva*. São Paulo: Summus.

Oliveira, R. R.; Morais, S. S.; Sarian, L. O. (2010). Efeitos da reconstrução mamaria imediata sobre a qualidade de vida de mulheres mastectomizadas. *Rev Brasileira de Ginecologia e Obstetricia 32* (12), 602-608.

Piot-Ziegler, C. C.; Sassi, M. L.; Raffoul, W.; Delaloye, J. F. (2010). Mastectomy, body deconstruction and impact on identity: a qualitative study. *Br J Psychology 15*, 479-510.

Py, L. A. (Org). (1987). Grupo sobre grupo. Rio de Janeiro: Rocco.

Rossi, L.; Santos, M. A. (2003) Repercussões psicológicas do adoecimento e tratamento em mulheres acometidas pelo câncer de mama. *Psicologia: ciência e profissão* [on-line]. Vol. 23, n.4, p. 32-41.

Salvendy J. T. (1996). Seleção e preparação dos pacientes e organização do grupo. In: Kaplan, H. I.; Sadock, B. J.(Eds.). *Compêndio de psicoterapia de grupo*. Porto Alegre: Artes Médicas.

Santos, A. M. (2009). O trabalho com grupos no contexto da saúde. *Anais*. VI Jornada de Psicossomática e Psicologia Hospitalar e II Encontro de Psicologia da Saúde. Bauru: Unesp, p. 11-17.

Scheidlinger, S. (2000). The group psychotherapy movement at the millenium: some historical perspectives. *Int J Group Psychotherapy 50*, 315-339.

Souza, L.V.; Santos, M. A. (2009). Grupo terapêutico para jovens com fobia social. *ver. Brasileira de Crescimento e Desenvolvimento Humanos 19* (2), 269-280.

Toseland, R.W.; Siporin, M. (1986). When to recommend group treatment: a review of the clinical and the research literature. *Int J Group Psychotherapy 36*, 171-201.

Zimerman, D. E. (2000). *Fundamentos básicos das grupoterapias*. Porto Alegre: Artmed.

PARTE 6:
A INTERDISCIPLINARIDADE NO TRATAMENTO DE PACIENTES ONCOLÓGICOS

CAPÍTULO 14
O CÂNCER DE CABEÇA E PESCOÇO E A AUTOIMAGEM: CONSIDERAÇÕES PSICOLÓGICAS

CAROL MONTOYA RANIERO
KARLA CRISTINA GASPAR

ASPECTOS GERAIS SOBRE CÂNCER DE CABEÇA E PESCOÇO: DEFINIÇÃO, FATORES DE RISCOS, EPIDEMIOLOGIA E INCIDÊNCIAS

O Instituto Nacional de Câncer (Inca) realizou estudos que apontam para a ocorrência de aproximadamente 576 mil casos novos de câncer no Brasil em 2014 e 2015 e estimativas globais para 2030 de 21,4 milhões (Brasil, 2014).

Dentre os tipos de cânceres, existem aqueles que compõem o câncer de cabeça e pescoço conhecidos como CCP. Este é um termo coletivo definido por bases anatômico-topográficas para descrever tumores malignos do trato aerodigestivo superior. Os sítios anatômicos que estão incluídos nesse grupo de neoplasias constituem a cavidade oral, que compreende mucosa bucal; gengivas; palato duro; língua; soalho de língua; faringe, que inclui: orofaringe, nasofaringe, hipofaringe; cavidade nasal e seios paranasais; laringe glótica e supraglótica; e glândulas (Colombo, Rahal, 2008; Alvarenga et al. 2008).

O conhecimento do perfil epidemiológico do câncer de cabeça e pescoço é de fundamental importância para o entendimento de seus aspectos etiológicos relacionados a cada tipo específico de neoplasia. Contudo, a descrição do câncer de cabeça e pescoço nos estudos baseados em dados de registros hospitalares ou populacionais é realizada de forma generalizada, de maneira que o estudo desses tumores como um só grupo não permite uma análise detalhada do perfil epidemiológico do CCP em relação ao estadiamento, que avalia o grau de disseminação, ao diagnóstico, ao tratamento e ao prognóstico. Assim, por apresentar terapêutica distinta e sobrevida que varia 30 a 90% em 5 anos, não é possível avaliar em uma série temporal se algum subssítio anatômico está diminuindo de frequência e outro aumentando (Bergamasco et al., 2008; Silva et al., 2011).

Apesar disso, em termos epidemiológicos, estudos apontam que o câncer de cabeça e pescoço representa aproximadamente 5% de todas as neoplasias e atinge cerca de 1,7% da população brasileira. De acordo com as regiões anatômicas afetadas , observa-se que 40% dos tumores de cabeça e pescoço localizam-se na cavidade oral, 15% na faringe e 25% na laringe (Silva et al., 2011).

O CCP acomete ambos os sexos e todas as raças, sendo até 3 a 4 vezes mais frequente em homens do que em mulheres e mais comum em negros e asiáticos. Contudo, o aumento de incidência em mulheres foi observado nos últimos anos e é atribuído ao aumento do tabagismo e etilismo entre elas (Vilar; Martins, 2012).

A incidência do CCP aumenta com a idade e sua ocorrência é maior em pessoas acima de cinquenta anos. Este tipo de tumor é raro em pacientes jovens, apenas 4 a 6% ocorrem em indivíduos com menos de quarenta anos. Entretanto, a incidência vem aumentando em vários países, e os mecanismos envolvidos na carcinogênese nesta faixa etária ainda são pouco conhecidos (Alvarenga et al. 2008).

FATORES DE RISCO

O desenvolvimento do CCP resulta da interação de diversos fatores de risco, tratando-se, portanto, de uma doença multifatorial.

Entre esses fatores estão:

1. tabagismo;
2. etilismo;
3. papilomavírus humano (HPV);
4. alimentação;
5. ambientais;
6. higiene e ocupação profissional;
7. genética.

TABAGISMO

O tabagismo é o principal fator associado ao desenvolvimento de CCP. O cigarro contém nitrosaminas e hidrocarbonetos policíclicos carcinogênicos genotóxicos. Esses elementos podem alterar o perfil molecular dos indivíduos e causar mutações que podem aumentar o risco de doença (Galbiatti et al., 2013).

Por apresentar-se como fator principal, encontra-se que 90% dos pacientes possuem história prévia de tabagismo, estando relacionado principalmente ao câncer localizado em laringe e assoalho da boca. O hábito de fumar cachimbo está particularmente associado ao carcinoma de lábio, da língua e também do assoalho da boca. Da mesma forma, cheirar e mascar tabaco também influi nos tumores citados acima (Vilar; Martins, 2012).

ETILISMO

Com relação ao etilismo, observa-se que o álcool age como solvente para aumentar a exposição da mucosa a agentes carcinogênicos, elevando a absorção celular dos mesmos. O acetaldeído, um metabólito do álcool, pode formar adutos de DNA que interferem na síntese e no reparo do DNA. Vale ressaltar que o tabagismo e o etilismo têm sido consistentemente associados a um aumento do risco de CCP, de modo que os dois fatores associados podem elevar quarenta vezes o risco da doença (Gillison, 2007).

PAPILOMAVÍRUS HUMANO (HPV)

Nas últimas décadas, tem-se associado a relação da infecção pelo HPV e seu envolvimento na etiologia do tumor em questão. O elo etiológico entre HPV e o CCP foi corroborado pela detecção de DNA de HPV em lavados orais e anticorpos HPV específicos em casos de câncer de cabeça e de pescoço. Acredita-se que a infecção oral possa ser adquirida através do contato oral, orogenital ou por autoinfecção (Bisht; Bist, 2011; Zonta, 2012).

ALIMENTAÇÃO

Fatores nutricionais também podem estar relacionados com o aparecimento do CCP. Fortes evidências indicam que a ingestão de carne e pimenta vermelha, uma dieta carente de frutas, vegetais e em vitamina A, C e betacaroteno são consideradas fatores de risco para o câncer de cabeça e pescoço (Chuang et al., 2012).

AMBIENTAIS

Outros fatores que podem contribuir para a carcinogênese de cabeça e pescoço incluem fatores ambientais, como a poluição ambiental e a exposição à radiação solar. Mostram-se como riscos extremamente importantes com relação ao câncer de lábio e de pele localizado em região de cabeça-pescoço (Colombo; Rahal, 2008).

HIGIENE E OCUPAÇÃO PROFISSIONAL

A respeito da higiene, é constatado que uma má higiene oral, com formação de placas dentárias e irritação crônica do revestimento da boca, é considerada fator de risco que pode influenciar no desenvolvimento do CCP. Outros fatores de risco estão relacionados à ocupação profissional em que certas condições de trabalho, como as associadas à indústria de metalúrgica e petroquímica, podem contribuir no surgimento da doença (Galbiatti et al., 2013).

GENÉTICA

A influência genética também pode indicar um papel para os fatores de risco. Isolada ou associada ao tabagismo pode manifestar-se na herança de síndromes de suscetibilidade ao câncer claramente definidas, como defeitos de reparo do DNA, alterações da capacidade de metabolização do carcinógeno ou alterações nas respostas imunológicas do hospedeiro (Vilar; Martins, 2012).

TRATAMENTO

As opções de tratamento são variadas, sendo as principais a cirurgia, a radioterapia e a quimioterapia. Em muitos casos, mais do que um tratamento ou a combinação deles podem ser utilizados. Entretanto, devem ser considerados os fatores relativos ao local da doença, estádio e acessibilidade anatômica do tumor, juntamente com aqueles relativos ao estudo nutricional, idade e o bem-estar geral do paciente (Santos et al., 2011; Oncoguia, 2015).

Em relação à terapêutica cirúrgica, pode-se afirmar que o local e a extensão da cirurgia definirão a provável morbidade. Apesar da obtenção de margens negativas ser o objetivo primário da cirurgia de cabeça e pescoço, o alcance dessa meta pode ser impossível em alguns casos, devido à infiltração de estruturas vitais, como artéria carótida ou fáscias pré-vertebrais. As margens cirúrgicas positivas, que são aquelas que ainda contêm massa tumoral, são associadas à redução da sobrevida, de forma que pacientes nessa situação devem, se possível, ser reoperados para a remoção completa do tumor. Contudo, a obtenção de margens negativas pode levar a importantes disfunções em áreas como mastigação, deglutição e fala, afetando adversamente a qualidade de vida do paciente, sendo a reabilitação importante na fase pós-operatória. (Vilar; Martins, 2012; Galbiatti et al., 2013).

Quanto à radioterapia, pode-se afirmar que se constitui em uma modalidade terapêutica que utiliza as radiações ionizantes no combate às neoplasias. A radiação é aplicada em um determinado tempo, a um volume de tecidos que engloba o tumor, de forma a erradicar as células tumorais, com o menor dano possível às células normais. Pode ser utilizada com intuito curativo ou paliativo, podendo ser o único tratamento, ou realizada em combinação com a cirurgia e quimioterapia. O modo de aplicação dependerá da dose total calculada e da avaliação do radioterapeuta. Vale ressaltar a existência de efeitos colaterais desse tratamento, que pode incluir como efeitos agudos a mucosite, diminuição do paladar e descamação da pele. Efeitos tardios também podem ocorrer, como, por exemplo, a ulceração da mucosa, lesões vasculares, atrofia dos tecidos, fibrose, edema, necrose dos tecidos moles, perda de dentes e diminuição do fluxo de saliva. Esses efeitos agudos e tardios da radioterapia podem causar desconfortos aos pacientes que dificultam ou limitam as suas atividades diárias (Sawada et al., 2006).

A quimioterapia é o método que utiliza compostos químicos chamados quimioterápicos. Estes não atuam exclusivamente sobre as células tumorais, atingem também as estruturas normais que se renovam constantemente, como a medula óssea, os pelos e a mucosa do tubo digestivo. No entanto, como as células normais apresentam um tempo de recuperação previsível, ao contrário das tumorais, é possível que a quimioterapia seja aplicada repetidamente, desde que observado o intervalo de tempo necessário para a recuperação da medula óssea e do tubo digestivo. Pode apresentar como efeitos colaterais vômitos, náuseas, mucosite, malestar, alopecia e mielossupressão, que consiste na diminuição da produção de células sanguíneas e de plaquetas na medula óssea (Brasil, 2015).

Vale ressaltar que a associação da radioterapia com quimioterápicos produz um efeito sinérgico, potencializando também a severidade das alterações inflamatórias da mucosa oral (Santos et al., 2011).

MUDANÇA DA AUTOIMAGEM NO TRATAMENTO DO CÂNCER DE CABEÇA E PESCOÇO

Nosso corpo não é apenas uma entidade natural, o corpo é também uma dimensão produzida pelos efeitos da cultura. A nossa sensação física passa, obrigatoriamente, pelos significados e elaborações culturais que um determinado ambiente social nos proporciona. O significado de corpo varia de acordo com a sociedade e a função do indivíduo em determinado contexto. Dessa forma, o contato com o outro, na convivência social, vai formando a nossa noção de imagem do corpo (IC), de maneira que o olhar se torna fator fundamental e estruturante na nossa relação com o mundo e, consequentemente, na nossa autoimagem, que se refere à representação cognitiva e emocional do corpo que é aprendida pelo indivíduo (Mostardeiro, 2010; Silveira e Silva, Kern de Castro, Chem, 2012).

A imagem corporal (IC) é definida como sendo o que nós sentimos e pensamos sobre o nosso corpo e nossa aparência corporal. Pode ser compreendida por três elementos: o modo pelo qual percebemos e sentimos o nosso corpo (realidade do corpo), como o nosso corpo responde ao nosso comando (apresentação do corpo), e o padrão internalizado pelo qual os dois aspectos anteriores são julgados (ideal do corpo). As pessoas são influenciadas pelas normas socioculturais ao desenvolverem diferentes significações do ideal do corpo que é avaliado em relação a uma imagem ideal. As normas pessoais desse corpo ideal estão relacionadas com: conforto, contornos, tamanho e peso, idade, proporções, odores, coordenação, força e função, confiança e controle (Pedrolo, Zago, 2000).

Existe também o termo imagem corporal alterada (ICA) que se refere a qualquer alteração significativa na IC que ocorre fora dos domínios do desenvolvimento. O modo como o indivíduo reagirá à ICA dependerá das estratégias de enfrentamento, da origem da alteração, da importância da nova imagem para o futuro da pessoa, e dos tipos e possibilidades de apoio que poderá receber enquanto ajusta-se a sua nova imagem (Hannickel et al., 2002).

Os pacientes com câncer da região de cabeça e pescoço, além de estarem com uma doença que carrega um forte estigma e que ameaça suas vidas, precisam lidar com o impacto de seu tratamento sobre aspectos funcionais e estéticos. Dessa forma, como já foi dito anteriormente, tanto a radioterapia associada ou não à quimioterapia – que pode ocasionar efeitos colaterais transitórios podendo ser limitantes ao paciente –, como a cirurgia – que em determinadas situações pode gerar mutilações permanentes, perda de órgãos e/ou alteração de suas funções, como a fala, deglutição, audição e respiração, relacionados à interação social – pode interferir de maneira significativa na visão que o indivíduo possui de si no mundo (Melo Filho et al., 2013).

Assim, as cicatrizes e alterações severas causadas pelo tumor e/ou impacto do tratamento, principalmente na região facial, mais do que em outras regiões, são fatores que podem desencadear danos psicológicos e alterações significativas na autoimagem e qualidade de vida do sujeito. Tais alterações também influenciam na convivência social, o que demonstra a importância dos aspectos psicossociais na vida desses pacientes (Amar et al., 2002).

ASPECTOS PSICOSSOCIAIS PRESENTES NA ELABORAÇÃO DA AUTOIMAGEM EM PACIENTES COM CÂNCER DE CABEÇA E PESCOÇO

O tratamento do câncer, até o final dos anos 80, visava maximizar a sobrevida do paciente, dando pouca ênfase ao aspecto psicossocial de cada indivíduo. O impacto do tratamento era avaliado primordialmente através dos dados biológicos do paciente, como tamanho do tumor, estadiamento, controle do crescimento local e sobrevida. Havia pouca preocupação com as consequências do tratamento na qualidade de vida do doente. Atualmente, o interesse pelos aspectos psicossociais dos pacientes tem aumentado e a reabilitação funcional do indivíduo tornou-se fator importante no tratamento dos pacientes oncológicos (Achette et al., 2009).

A qualidade de vida (QV) pode ser considerada como a forma que o sujeito encara os diferentes aspectos de sua vida como um todo. Está relacionada ao grau de satisfação encontrada na convivência familiar, amorosa, social e ambiental e ao sentido existencial. Os sentimentos e atitudes relacionadas à imagem corporal formam um conceito de corpo importante para a qualidade de vida, pois a IC é um aspecto central na autoestima do sujeito (Melo Filho et al., 2013).

Na compreensão do contexto biopsicossocial do paciente de CCP, admite-se que frente a sua realidade, ele pode enfrentar grandes dificuldades como a alteração da rotina diária em virtude do tratamento, maior dependência de cuidados de terceiros e mudança de hábitos, como tabagismo e etilismo, principais fatores de risco do câncer em questão. Além disso, ao contrário de outros tipos de câncer, as alterações na IC do CCP, muitas vezes, não podem ser cobertas ou escondidas, pois consistem também em alterações externas, sendo visível ao olhar de todos. Dessa forma, as consequências psicológicas relacionadas a essa alteração da IC e autoimagem manifestam-se no dia a dia desses indivíduos (Oliveira, 2004; Santana, et al., 2008).

Independente da maior ou menor gravidade da situação em que o sujeito se encontra, as respostas emocionais vão variar de maneira singular. A autoimagem está relacionada à insatisfação, distorção, depreciação e preocupação com o seu corpo, sendo todos esses itens, como citado anteriormente, influenciados por questões socioculturais, fazendo com que essa experiência emocional seja variada. Alguns sintomas podem ser observados em pessoas com perdas e/ou mudanças importantes no corpo, como dificuldade nos relacionamentos íntimos e interpessoais, diminuição de relações sociais, sentimentos de isolamento e de constrangimento (Oliveira, 2004).

Assim, pode-se dizer que os aspectos psicossociais presentes na elaboração da autoimagem do paciente de CCP incluem três tipos de adaptação às sequelas e alteração de imagem devido ao tumor e/ou impacto do tratamento: as físicas, podendo incluir dificuldade de mastigação ou deglutição, respiração, fala, visão, paladar e audição; sociais, devido à imagem do corpo ideal influenciada pela sociedade, podendo haver por parte do indivíduo medo da rejeição e não aceitação de sua imagem, problemas para comer, beber e engolir, que podem limitar a vontade do indivíduo de comer fora ou se distrair com outras atividades sociais; e as emocionais, ao deparar-se com todas as questões citadas, desencadeando no sujeito sentimentos de medo, ansiedade, depressão, isolamento social, incerteza quanto ao futuro e insatisfação com a imagem corporal e manifestação de pensamentos de desesperança (Santana et al., 2008; Oncoguia, 2015).

Todos esses aspectos estão intimamente ligados à qualidade de vida (QV) do indivíduo. Apesar de a QV ser um termo de difícil definição, devido ao caráter subjetivo, a avaliação da mesma na oncologia pode auxiliar na decisão sobre a efetividade do tratamento, melhorar a tomada de decisão do paciente através do esclarecimento dos efeitos colaterais, servir como fator prognóstico para analisar os sintomas e/ou as necessidades de reabilitação, identificar os aspectos de impacto na sobrevida dos pacientes, melhorar a organização e a qualidade do cuidado, e conhecer as prioridades dos pacientes. Mais especificamente em pacientes com câncer de cabeça e pescoço, a determinação de QV implica avaliar fatores da função psicossocial e bem-estar físico, além de aspectos funcionais específicos (Andrade, 2005).

Assim, para os profissionais de saúde, é de extrema importância atuar em conjunto, como equipe integrada, de maneira a estar junto do paciente em todas as fases de evolução da doença, tratamento e reabilitação. Segundo Silveira e Silva et al. (2012), o apoio psicológico recebido durante o processo do adoecimento, tratamento, principalmente antes da cirurgia, facilita o enfrentamento da ICA pós-cirúrgica, bem como reduz o período de internação hospitalar. O acompanhamento psicológico preventivo tem como objetivo detectar alguns indicadores precoces de risco e de dificuldades singulares explícitas tanto do paciente quanto de seus familiares. Concomitante a isso, é importante que a equipe interdisciplinar esteja atenta e tenha uma boa comunicação entre seus membros, para que possa de fato ajudar o paciente e oferecer a assistência adequada ao mesmo e a sua família.

BIBLIOGRAFIA

Achette, D. et al. (2009). Avaliação da qualidade de vida dos pacientes com câncer de laringe no pós-operatório tardio. *Sociedade Brasileira de Psico-Oncologia.* Ano IV, Vol. 3.

Alvarenga, L. de M. et al . (2008). Avaliação epidemiológica de pacientes com câncer de cabeça e pescoço em um hospital universitário do noroeste do estado de São Paulo. *Revista Brasileira de Otorrinolaringologia 74* (1), 68-73.

Amar, A. et al. (2002). Qualidade de vida e prognóstico nos carcinomas epidermóides de cabeça e pescoço. *Revista Brasileira Otorrinolaringologia 68* (3), 400-403.

Andrade, S. S. C. A. (2005). *Avaliação da condição de saúde bucal e da qualidade de vida de pacientes com câncer de cabeça e pescoço.* Dissertação de mestrado apresentada na Faculdade de Odontologia, da Universidade Federal do Rio Grande do Sul. Porto Alegre.

Bergamasco, V. D. et al. (2008). Perfil epidemiológico do câncer de cabeça e pescoço no estado de São Paulo. *Revista Brasileira de Cirurgia da Cabeça e Pescoço 37*(1), 15-19.

Bisht, M.; Bist, S. S. (2011). Human papilloma virus: a new risk factor in a subset of head and neck cancers. *Journal of Cancer Research and Therapeutics 7* (3), 251-255.

Brasil. (2014). Instituto Nacional do Câncer (Inca). *Estimativa de incidência de Câncer no Brasil 2014*. Recuperado de http://www.inca.gov.br/estimativa/2014/sintese-de-resultados-comentarios.asp, em 02 de março de 2015.

Brasil. (2015). Instituto Nacional do Câncer (Inca). *Quimioterapia*. Recuperado de http://www.inca.gov.br/conteudo_view.asp?id=101, em 02 de março de 2015.

Chuang, S. et al. (2012). Diet and the risk of head and neck Cancer: a pooled analysis in the Inhance Consortium. *Cancer Causes & Control: CCC 23* (1), 69-88.

Colombo, J.; Rahal, P. (2008). Alterações genéticas em câncer de cabeça e pescoço. *Revista Brasileira de Cancerologia 55* (2), 165-174.

Galbiatti, A. L.S. et al. (2013). Câncer de cabeça e pescoço: causas, prevenção e tratamento. *Brazilian Journal Otorhinolaryngology 79* (2), 239-247.

Gillison, M. L. (2007). Current topics in the epidemiology of oral cavity and oropharyngeal cancers. *Head & Neck, Wiley InterScience, 29* (8), 779-792. Recuperado de: <http://www.sbccp.org.br/arquivos/HN_08-2007_topics_epidemiology_oral_oropharyngeal_cancers.pdf>. Último acesso em 01 de março de 2015.

Hannickel, S. et al. (2002). O comportamento dos laringectomizados frente à imagem corporal. *Revista Brasileira de Cancerologia 48* (3), 333-339.

Melo Filho, M. R. et al. (2013). Qualidade de vida de pacientes com carcinoma em cabeça e pescoço. *Brazilian Journal of Otorhinolaryngology 79* (1), 82-88.

Mostardeiro, S. C. T. S (2010). O cuidado em situações de alterações da imagem facial: implicações na formação dos enfermeiros. Tese de doutorado apresentada na Escola de Enfermagem da Universidade Federal do Rio Grande do Sul. Porto Alegre.

Oliveira, R. A. (2004). O sujeito e o corpo perante a incapacidade física. *Revista Portuguesa de Psicossomática* 6 (1), 63-67.

Oncoguia. *Tipos de câncer: câncer de cabeça e pescoço*. Recuperado de <http://www.oncoguia.org.br/conteudo/guia-detalhado/2920/122>. Último acesso em 11 de março de 2015.

Oncoguia. *Tipos de câncer: câncer de cabeça e pescoço*. Recuperado de <http://www.oncoguia.org.br/conteudo/a-cabeca-e-o-pescoco/2556/122/>, em 01 de março de 2015.

Pedrolo, F. T.; Zago, M. M. F. (2000). A imagem corporal alterada do laringectomizado: resignação com a condição. *Revista Brasileira de Cancerologia 46* (4), 407-415.

Santana, J. J. R. A.; Zanin, C. R.; Maniglia, J. V. (2008). Pacientes com câncer: enfrentamento, rede social e apoio social. *Paidéia 18* (40), 371-384.

Santos, R. C. S. et al. (2011). Mucosite em pacientes portadores de câncer de cabeça e pescoço submetidos à radioquimioterapia. *Revista da Escola de Enfermagem da USP 45* (6).

Sawada, N. O.; Dias, A. M.; Zago, M. M. F. (2006). O efeito da radioterapia sobre a qualidade de vida dos pacientes com câncer de cabeça e pescoço. *Revista Brasileira de Cancerologia 52* (4), 323-329.

Silva, L. M. R. B. et al. (2011). Carcinogênese de cabeça e pescoço: impacto do polimorfismo MTHFD1 G1958A. *Revista da Associação Médica Brasileira 57* (2), 194-199.

Silveira, E.; Silva, M.; Kern De Castro, E.; Chem, C. (2012) Qualidade de vida e auto -imagem de pacientes com câncer de cabeça e pescoço. *Universitas Psychologica 11* (1), Bogotá

Vilar, C. M. C; Martins, I. M. (2012). Câncer de cabeça e pescoço. In: Vieira, S. C. et al. (2012). *Oncologia* básica. Teresina: Fundação Quixote.

Zonta, M. A. et al. (2012). Infecção oral pelo HPV em mulheres com lesão escamosa de colo uterino no sistema prisional da cidade de São Paulo, Brasil. *Brazilian Journal Otorhinolaryngology 78* (2), 66-72.

CAPÍTULO 15
A FONOAUDIOLOGIA NOS CASOS ONCOLÓGICOS DE CABEÇA E PESCOÇO

ALINE BOTEGA DE CAMARGO

"Cada pessoa que passa em nossa vida, passa sozinha e não nos deixa só, porque deixa um pouco de si e leva um pouquinho de nós. Essa é a mais bela responsabilidade da vida e a prova de que as pessoas não se encontram por acaso"
Charles Chaplin

INTRODUÇÃO

A fonoaudiologia atua com a comunicação humana e seus distúrbios. Ao profissional fonoaudiólogo compete prevenir, avaliar, diagnosticar, aperfeiçoar e/ou reabilitar as alterações observadas na fala, na linguagem oral e escrita, na audição, na função auditiva periférica e central, na função vestibular, na voz, na deglutição e nas alterações miofuncionais orais.

As alterações fonoaudiológicas compreendidas na fala, voz e na deglutição podem estar presentes em diversos tipos de câncer, principalmente nos que acometem a região de cabeça e pescoço.

As áreas envolvidas nas regiões entre a cabeça e o pescoço, ao serem acometidas pelo câncer, podem causar alterações importantes em diversas funções, tornando necessária a intervenção de profissionais de várias especialidades. Para que o tratamento multidisciplinar seja eficaz, é fundamental que os profissionais envolvidos trabalhem em conjunto e compreendam as atuações e as limitações de cada área.

A equipe multidisciplinar geralmente é composta por cirurgião de cabeça e pescoço, radioterapeuta, oncologista, buco-maxilo, dentista, nutricionista, fisioterapeuta, assistente social, psicólogo e, também, o fonoaudiólogo.

A troca de informações entre os membros da equipe sobre o tipo de cirurgia, possíveis intercorrências e o estado clínico e emocional do paciente será de suma importância para definir as melhores condutas e o momento de intervenção de cada especialidade.

A localização do tumor, sua extensão, bem como o tratamento indicado ao paciente oncológico, tais como o cirúrgico, a radioterapia e/ou a quimioterapia, serão determinantes no processo de reabilitação fonoaudiológica, visto que o objetivo terapêutico e as condutas fonoaudiológicas serão decididos de acordo com cada caso.

Caberá ao fonoaudiólogo maximizar, restabelecer ou adaptar a comunicação oral, a voz e a alimentação do paciente a partir do tratamento indicado pela equipe e a partir das condições clínicas observadas em avaliação.

A conduta fonoaudiológica, durante o processo terapêutico, deverá considerar o contexto social, familiar, emocional e profissional do paciente para auxiliá-lo a restabelecer seu bem-estar físico e emocional após as intervenções necessárias, favorecendo, assim, suas relações sociais, culturais e a sua qualidade de vida.

Embora seja possível, em diversos casos, reconstruir as áreas afetadas pela mutilação decorrente das cirurgias e favorecer a reabilitação dos pacientes de modo funcional, é importante ressaltar que as áreas afetadas e os tratamentos realizados afetam funções, tais como a fala e a alimentação, que interferem diretamente nas relações sociais e cotidianas das pessoas e de seus familiares, pessoas estas já impactadas ,e muitas vezes, fragilizadas desde o diagnóstico.

O PROCESSO TERAPÊUTICO FONOAUDIOLÓGICO...

Os fatores de risco do câncer de cabeça e pescoço, tais como o tabagismo, ingestão de álcool, os cuidados com a higiene oral e a hereditariedade, devem ser de conhecimento do profissional e informados aos pacientes e familiares como forma de prevenção, tratamento e diagnóstico precoce.

A intervenção fonoaudiológica no paciente com diagnóstico de câncer de cabeça e pescoço deverá ser iniciada na fase pré-cirurgica. Nesse momento, o objetivo será estabelecer um vínculo de confiança com o paciente e sua família, bem como orientá-los, a partir do seu conhecimento prévio sobre as cirurgias e tratamentos que serão realizados. O paciente será esclarecido sobre as possíveis sequelas na fala, voz e alimentação que poderão ocorrer em função do tratamento previsto, tais como a perda ou alteração na voz, a necessidade permanente ou temporária de traqueostomia e seus cuidados, a dificuldade na deglutição e na mastigação dos alimentos, entre outras informações. Nessa fase, além de conscientizar e informar, será importante para que o fonoaudiólogo encontre a abordagem terapêutica mais adequada às condições do paciente.

No momento do pós-cirúrgico imediato, o fonoaudiólogo buscará informações sobre a extensão da cirurgia realizada, estadiamento do tumor, reconstruções das estruturas e possíveis complicações sobre o quadro do paciente. A partir das condições clínicas e psicológicas observadas, será realizada uma visita inicial para esclarecer dúvidas, avaliar de modo clínico as funções estomatognáticas (sucção, mastigação, respiração, deglutição) e solicitar, se possível, uma avaliação abjetiva da deglutição através de videofluoroscopia e nasofibroscopia. Essa avaliação inicial fornece informações à família sobre as áreas afetadas e possíveis sequelas, bem como informa a equipe sobre as condutas a serem tomadas no processo de reabilitação.

É importante ressaltar que o fonoaudiólogo também é importante junto aos pacientes submetidos à radioterapia e à quimioterapia, visto que podem apresentar sequelas agudas ou crônicas e permanentes como efeitos colaterais desses tratamentos, nas quais o fonoaudiólogo terá papel fundamental na orientação da equipe e na realização de condutas para minimizar os efeitos causados na comunicação e na alimentação.

A avaliação fonoaudiológica inicia-se a partir de uma anamnese bem completa, com dados sobre a saúde pregressa, tratamentos realizados, histórico de cirurgias, doenças pulmonares, dificuldades para a deglutição de saliva e alimentos, número de refeições, perda de peso, hábitos e vícios, situação profissional e contexto familiar. Após a anamnese, é possível iniciar a avaliação clínica do sistema estomatognático, das condições da comunicação e da voz, bem como da deglutição frente às diferentes consistências de alimentos.

A avaliação deverá considerar os dados levantados anteriormente em anamnese e também as condições clínicas e emocionais do paciente. A avaliação da deglutição deverá ser realizada antes da retirada da via de alimentação (sonda). Será observado se o paciente é capaz de deglutir alimentos e líquidos sem risco de aspiração, o tempo que leva para deglutir o alimento, sinais de penetração ou aspiração de alimentos, qualidade da voz após a deglutição, eliminação de alimento pelo traqueostoma, entre outros fatores relevantes a cada caso. Complementa a avaliação clínica da deglutição os dados obtidos por avaliação objetiva, como videofluoroscopia e a endoscopia da deglutição.

A avaliação deverá oferecer dados capazes de responder ao fonoaudiólogo o que foi alterado após a cirurgia e por que essas alterações estão ocorrendo, a fim de que seja possível propor uma conduta terapêutica específica ao paciente, considerando sua individualidade.

Nos casos de câncer de cabeça e pescoço, o foco principal da terapia fonoaudiológica geralmente está relacionado à reabilitação da deglutição, que é primordial para a vida. A partir da recuperação do paciente e do tipo de cirurgia realizada, no decorrer do tratamento, será enfatizada a terapia específica para reabilitação de fala e também da voz, quando necessário.

A REABILITAÇÃO FONOAUDIOLÓGICA NAS CIRURGIAS DE CABEÇA E PESCOÇO

O objetivo do capítulo será informar sobre a atuação do fonoaudiólogo nos casos de câncer de cabeça e pescoço, sem a pretensão de descrever técnicas fonoaudiológicas específicas, mas sim trazer conhecimento sobre as sequelas causadas e as possibilidades de condutas fonoaudiológicas em diversos tipos de cirurgias realizadas, visando aumentar as capacidades de comunicação, alimentação, relações socioculturais e afetivas dos pacientes.

Já foi mencionada a importância do trabalho em equipe e a necessidade de atuação no momento pré e pós-cirúrgico, a partir de uma anamnese e avaliação fonoaudiológica inicial para que seja iniciada a reabilitação propriamente dita.

Dentre as cirurgias de cabeça e pescoço, serão abordadas:

- cirurgias realizadas na cavidade oral e na orofaringe;
- cirurgias na laringe.

Estas áreas estão ilustradas na **Figura 1**:

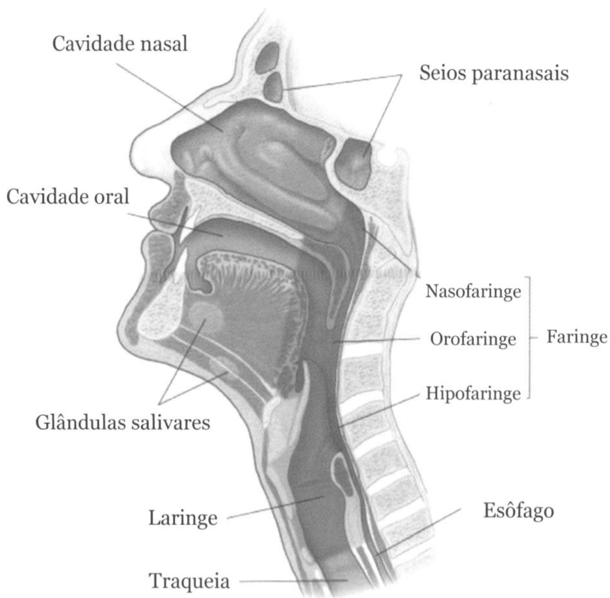

Figura 1

NEOPLASIAS NA CAVIDADE ORAL E OROFARINGE

A cavidade oral é delimitada pelo vermelhão dos lábios até os pilares amigdalianos. Já a orofaringe compreende a região do palato mole, úvula à base da língua e valécula.

Em se tratando de incidência, esse tipo de câncer ocorre com maior frequência na população masculina, acima de 40 anos de idade. Geralmente a população é tabagista e/ou etilista. Os sintomas mais frequentes são dor e presença de "ferida" na boca, além da dificuldade em abrir a boca com a presença de sangramentos.

TUMORES NOS LÁBIOS

Tumores no lábio inferior são os mais frequentes.

Em ressecções parciais de lábios, não são observadas alterações funcionais, ou seja, o paciente consegue falar e se alimentar sem grandes dificuldades. Já nas cirurgias completas de lábios, há dificuldade em controlar o escape salivar e dos alimentos, a produção oral de fonemas /p/, /b/, /m/ e das vogais /ó/, /u/ e /o/ também fica alterada. Algumas funções como assoprar e assobiar também se prejudicam.

A conduta fonoaudiológica será a realização de exercícios miofuncionais orais para favorecer a mobilidade, a tonicidade e a sensibilidade das áreas tratadas e reconstruídas. Também poderão ser realizados alongamentos, massagens e treino articulatório.

GLOSSECTOMIAS PARCIAIS E TOTAIS

A localização, extensão e tamanho do tumor determinarão a cirurgia necessária à língua.

Por ser um órgão muscular, a língua desempenha funções essenciais à fala e à deglutição. As cirurgias podem acarretar desde dificuldades funcionais mínimas até alterações bastante significativas.

As glossectomias parciais correspondem às ressecções realizadas em até 50% da língua, em lesões acometidas na região anterior ou lateral. As glossectomias subtotais se referem às ressecções realizadas em tumores em torno de três quartos ou mais da língua. As cirurgias realizadas em áreas maiores são denominadas de glossectomias totais. Observa-se que as cirurgias realizadas no terço anterior da língua acarretam maiores prejuízos à oralidade, à mastigação, bem como à higiene oral do paciente. As cirurgias realizadas em áreas mais posteriores da língua causam dificuldades relacionadas à deglutição.

Sendo assim, nas glossectomias poderemos encontrar como sequelas a ausência do controle e de propulsão do bolo alimentar e da saliva, o aumento de tempo no trânsito do alimento até o esôfago, o acúmulo de alimentos na cavidade oral, dificuldades na mastigação e lateralização dos alimentos na boca, dificuldades na higiene oral, imprecisão articulatória, alteração na produção de fonemas, como /t/, /d/, /k/,/g/,/n/, /s/, /z/, /r/, /R/, /e/, /i/, /o/, prejuízos no estado nutricional e a ocorrência pneumonias.

A terapia fonoaudiológica deverá focar tanto a deglutição quanto a fala por meio de exercícios isométricos e isotônicos para a mobilidade e o tono da língua remanescente, dos lábios, dos músculos bucinadores e da mandíbula. Também são utilizadas técnicas de posicionamento de cabeça para facilitar a ejeção do bolo alimentar, é orientado que se faça alteração de consistências de alimentos, manobras de proteção de via aérea respiratória, e também de deglutição, exercícios de sobrearticulação, diminuição de velocidade de fala e também de articulação compensatória, através de outros ressonadores como os dentes e os lábios, readaptando a fala.

Em alguns casos, o paciente poderá se beneficiar de próteses rebaixadoras de palato duro, melhorando o contato com a língua remanescente, facilitando a alimentação e a emissão de sons da fala.

Nas glossectomias totais é imprescindível um trabalho que utilize as estruturas remanescentes, para adaptação da fala e facilitação da deglutição.

TUMORES DE MANDÍBULA

As cirurgias de ressecção na mandíbula são chamadas de mandibulectomias.

Os tumores de mandíbula também podem estar associados aos tumores de orofaringe, língua ou soalho da boca. A reconstrução também pode ser realizada através de próteses metálicas e enxertos de costela ou crista ilíaca.

Uma das principais funções da mandíbula está relacionada à mastigação e à ressonância. Nas mandibulectomias marginais não são observadas alterações importantes, o paciente pode apresentar pouca dificuldade em mastigar do lado da lesão. Nas cirurgias segmentares, poderão surgir dificuldades de mastigação, assimetria facial e dificuldade na fase preparatória da deglutição que envolve a mastigação. Em cirurgias de mento, além das sequelas já citadas, o paciente também apresentará imprecisão articulatória, travamento e alterações na voz.

A terapia fonoaudiológica deverá facilitar a fase oral da deglutição e a mastigação, através de exercícios para sensibilidade, tonicidade, vocalizações e manobras específicas, aprimorando também a articulação.

Vale ressaltar que o prognóstico funcional nas cirurgias segmentares sem reconstrução é limitado.

TUMORES EM PALATO E MAXILA

As ressecções realizadas em palato duro trarão prejuízos à mastigação, à fase preparatória da deglutição e refluxos nasais de alimentos. Quanto mais anterior a ressecção, maiores serão as dificuldades articulatórias na fala, relacionadas à falta de apoio para fonemas palatais. Cirurgiões dentistas, atualmente, confeccionam prótese obturadoras com o objetivo de corrigir as sequelas anatômicas, minimizando significativamente as alterações causadas.

Já na cirurgia do palato mole, observa-se como sequela a hipernasalidade vocal, refluxo gastresofágico, prejuízos na inteligibilidade de fala, trismo (limitação dos movimentos).

A terapia inicial será focada na reabilitação da deglutição e posteriormente na reabilitação das funções articulatórias. Caso ainda não tenha sido encaminhado para prótese, o fonoaudiólogo deverá encaminhar o paciente, visto que a prótese terá crucial importância na reabilitação. Serão utilizadas posturas compensatórias de cabeça, alterações nas consistências de alimentos, temperaturas, técnicas específicas à deglutição, exercícios para diminuição da hipernasalidade, exercícios mioterápicos para adequação das funções de mastigação, uso de calor, massagens específicas para alongamento e isometria.

RESSECÇÃO DE REGIÃO RETROMOLAR

São cirurgias realizadas entre as arcadas dentárias, atrás dos últimos molares. Como principais sequelas observam-se dificuldades na mastigação, refluxo nasal, imprecisão articulatória, trismo, voz hipernasal. Nos casos mais simples, de ressecção apenas da região dos molares, a disfagia é temporária, sem necessidade de fonoterapia.

Após a avaliação e necessidade de cada caso, a terapia geralmente abrange a estimulação tátil-térmica da orofaringe, exercícios isotônicos e isométricos de bochechas, língua, manobras protetivas de via aérea, sobrearticulação, treino com fonemas velares e articulações compensatórias para redução da nasalidade.

RESSECÇÃO DA RAIZ DA LÍNGUA

Esses casos podem ser tratados com radioterapia e/ou cirurgia, dependendo do estadiamento do tumor, envolvendo também a ressecção de outras áreas, como o esvaziamento cervical, por exemplo. Tumores T4 são considerados irressecáveis, tendo a radioterapia como conduta.

Os pacientes submetidos a esse tipo de ressecção poderão apresentar dificuldades na produção de alguns fonemas como /k/, /g/, alterações na qualidade vocal e na alimentação, a depender do grau, da extensão e do local atingido.

Como conduta, sempre será necessário entender primeiro a extensão da lesão para compreender as dificuldades e possibilidades de intervenção.

O trabalho pretenderá maximizar a sensibilidade e a mobilidade da língua remanescente, através de exercícios de mobilidade, estimulação tátil sinestésica, exercícios/manobras para deglutição e proteção de vias aéreas para evitar a aspiração de alimentos.

LARINGECTOMIAS

As cirurgias que extirpam a totalidade ou parte da laringe são denominadas laringectomias, e podem ser totais ou parciais. Nas laringectomias totais, como o próprio nome diz, toda a laringe é removida, a via respiratória é totalmente separada da digestiva e o paciente passa a respirar pelo traqueostoma (Figura 2).

Nas laringectomias parciais, a ressecção pode ser realizada no plano vertical, englobando desde as cordectomias (cirurgia nas pregas vocais) até cirurgias mais amplas, tais como laringectomia frontal, laringectomia frontolateral e hemilaringectomias, ou podem ser no plano horizontal, nas quais geralmente são realizadas as cirurgias de estruturas supraglóticas (epiglote, pregas ariepiglóticas, ventrículos da laringe, aritenoides, falsas cordas).

LARINGECTOMIAS TOTAIS

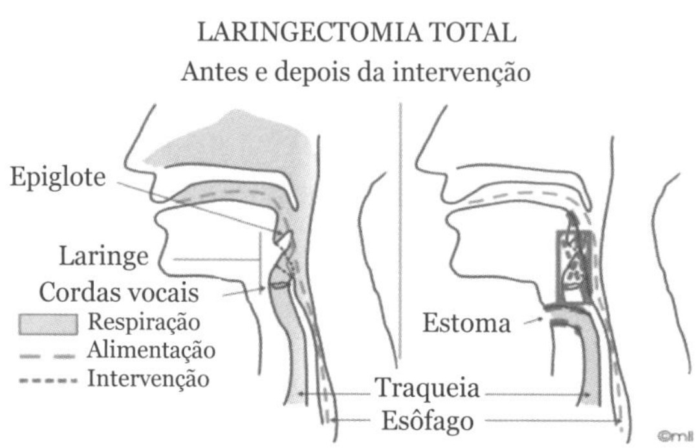

Figura 2: Laringectomia total

O sujeito que necessita da total remoção da laringe perderá sua capacidade de produzir a voz naturalmente e necessitará de traqueostomia para manter sua função respiratória para toda a vida.

Do ponto vista fisiológico, serão observadas sequelas, como a alteração da via respiratória, pela presença da traqueostomia, diminuição do olfato e paladar, pela inibição do fluxo de ar pela cavidade nasal, afonia, pela perda total da voz e diminuição na atividade motora da cintura escapular.

Do ponto de vista psicossocial, os pacientes apresentam dificuldades relacionadas à autoestima, à imagem corporal, às atividades sociais e à vida diária, como, por exemplo, não poder mergulhar em piscinas ou mar devido à presença do traqueostoma.

Geralmente o paciente não apresenta dificuldade relacionada à deglutição nesse tipo de câncer, visto que a via respiratória é totalmente separada da digestiva, porém, quando a disfagia ocorre, geralmente está relacionada ao processo de cicatrização ou ao tratamento radioterápico. Durante o período de cicatrização, o paciente permanece com sonda de alimentação nasogástrica ou nasoesofágica.

A reabilitação fonoaudiológica terá como objetivo oferecer alternativas para a comunicação, buscando uma nova voz e favorecendo a reintegração social do paciente. Caso o paciente apresente disfagia (dificuldades na deglutição) após a cicatrização, o médico deverá ser informado, provavelmente haverá a presença de fístulas que comuniquem faringe/traqueia ou esôfago/traqueia.

As orientações no pré-operatório deverão esclarecer sobre o mecanismo de produção oral e as mudanças anatômicas e funcionais causadas pela cirurgia, a permanência e os cuidados com a traqueotomia, dificuldades para levantar peso, as propostas para desenvolver uma nova voz e as vantagens e desvantagens de cada método.

A terapia poderá ser iniciada assim que houver liberação médica, geralmente a fonoterapia inicia após a cicatrização.

No caso de disfagia, o fonoaudiólogo poderá propor exercícios para maximizar a mobilidade e a sensibilidade das estruturas remanescentes, trabalhar a mastigação, o revezamento de consistências, as posturas de cabeça para ejetar bolo alimentar e as manobras específicas de deglutição para favorecer o trânsito do alimento sem riscos de aspiração.

Dentre os recursos terapêuticos utilizados na reabilitação vocal pós-laringectomia total, citaremos a voz esofágica, a laringe eletrônica e as próteses traqueosofágicas. Vale ressaltar que as questões econômicas e socioculturais fazem com que os pacientes sejam submetidos à colocação de próteses traqueosofágicas como uma segunda opção quando ocorre fracasso na reabilitação para aquisição da voz esofágica.

VOZ ESOFÁGICA

Após a laringectomia total, a primeira tentativa para reabilitação vocal do paciente geralmente é a voz esofágica, ou seja, a fonte sonora para a produção da voz será o esôfago, o ar será introduzido no esôfago, depois será expulso e articulado à boca, produzindo "voz". São descritos três métodos para desenvolver a voz esofágica:

- método de deglutição de ar;
- método de aspiração;
- método de injeção.

Em todos os métodos, o princípio é introduzir o ar até o esôfago, por meio da deglutição, da sucção ou aspiração do ar, ou através de movimentos de língua ou produção de fonemas oclusivos (/p/,/t/,/k/). A expulsão do ar deverá ser articulada seguindo as diferentes técnicas trabalhadas. A escolha do melhor método a ser empregado em cada caso depende exclusivamente da facilidade do paciente, podendo-se usar técnicas mistas.

A voz esofágica é mais natural, não demanda custos ao paciente, porém demanda tempo de terapia para aprendizado e uma taxa que varia de 25 a 95% de insucesso. Nem todos os pacientes conseguem produzir "som", por ordem psicológica ou por questões físicas e até mesmo por fibroses.

LARINGE *ELETRÔNICA*

A laringe eletrônica, também conhecida como vibrador elétrico ou eletrolaringe, consiste em um amplificador movido à bateria ou à pilha que emite uma onda sonora contínua. Essa vibração sonora é transmitida ao ressonador buconasofaringeo produzindo uma "voz" que será articulada pelos órgãos articuladores de fala.

Existem dois modelos, uma prótese intraoral e uma justacervical. Na intraoral, a onda sonora é produzida em um estojo de mão ou bolso que é posicionado na cavidade bucal em forma de cachimbo ou piteira. O vibrador justacervical é posicionado na região submandibular ou na porção mediana do pescoço (Figura 3).

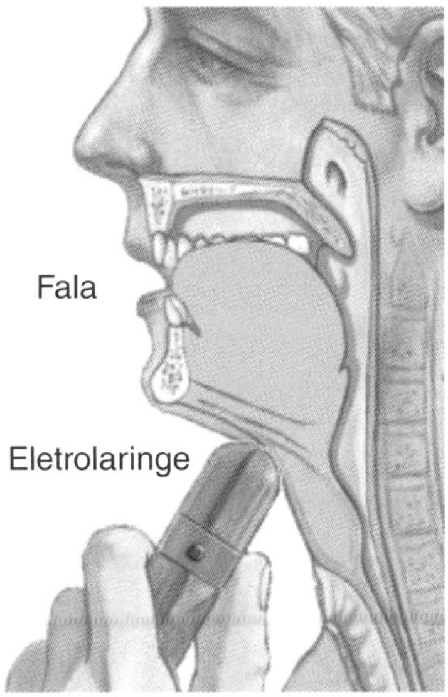

Figura 3: Vibrador justacervical

A eletrolaringe produz uma voz robotizada e necessita que o paciente segure o aparelho nas mãos e o posicione sempre que queira falar, entretanto, seu manuseio é de fácil aprendizado e pode ser utilizado logo após a cirurgia, acelerando o processo de comunicação oral sem inibir ou desmotivar o paciente para o aprendizado da voz esofágica.

PRÓTESES TRAQUEOSOFÁGICAS

As próteses traqueosofágicas são colocadas a partir da criação de uma fístula cirúrgica comunicando a traqueia, na altura do traqueostoma, ao esôfago. Nesse local é inserida uma pequena prótese valvulada que permite o fluxo do ar da taqueia ao esôfago, impedindo a passagem de líquidos e alimentos ao pulmão. O funcionamento se dá com o bloqueio do traqueostoma durante a expiração, fazendo com que o fluxo de ar vibre o esfíncter esofágico superior e produza uma voz de boa qualidade ao ser articulada via oral.

A terapia vocal é indicada logo que for retirada a sonda nasogástrica, e orientações para o refinamento vocal, o aumento da inteligibilidade de fala e da naturalidade da emissão são fundamentais para a melhora da comunicação.

As próteses são opções bastante satisfatórias para reabilitação em curto prazo e quando o paciente não desenvolve a voz esofágica (Figura 4).

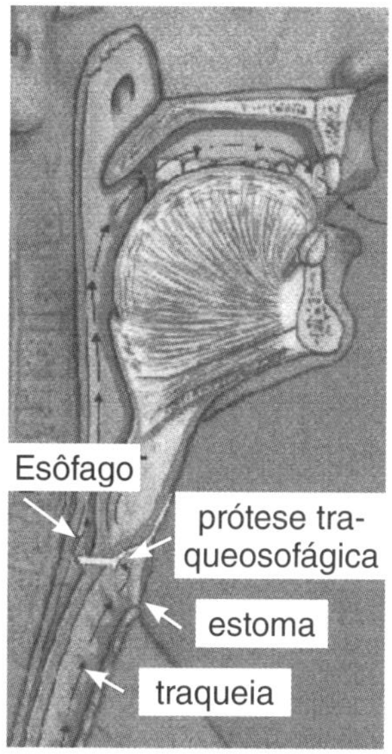

Figura 4: Prótese traqueosofágica

LARINGECTOMIAS PARCIAIS

A terapia fonoaudiológica nas laringectomias parciais será efetuada mediante as ressecções cirúrgicas que foram necessárias, ou seja, a ressecção poderá trazer limitações a uma ou a todas as funções da laringe, como a fonação e a respiração, e a função esfincteriana, influenciando o processo da deglutição.

A fonoaudiologia deverá buscar a redução das alterações de fonação e deglutição, já que a respiração geralmente é preservada nesses casos. Como já citado, as laringectomias parciais podem ser verticais ou horizontais.

Laringectomias parciais verticais

Esse tipo de laringectomia geralmente é indicado para tumor primário de prega vocal (cordectomia), podendo se estender para região supraglótica, rima da glote ou cavidade intraglótica. Os procedimentos cirúrgicos são acompanhados de reconstrução das áreas atingidas, facilitando a mobilidade das estruturas remanescentes e aumentando o controle da respiração e coordenação pneumofonoarticulatória.

Os pacientes geralmente não apresentam aspiração, chegando à fonoterapia já se alimentando por via oral. As alterações encontradas geralmente estão relacionadas à voz do paciente, podendo ser soprosa, com fraca intensidade, sensação de falta de ar, às vezes com tosse e engasgo.

A conduta fonoaudiológica nesses casos deverá focar a reabilitação vocal por meio da estimulação da participação de estruturas remanescentes, a partir de técnicas que melhorem a qualidade global da comunicação oral, tais como empuxo, vibração de lábios ou língua, deglutição incompleta, entre outras.

Laringectomias parciais horizontais

As laringectomias parciais horizontais são cirurgias que envolvem a remoção da região imediatamente acima das pregas vocais até a cartilagem epiglótica, podendo atingir a raiz da língua e as cartilagens aritenoides. São cirurgias que afetam a deglutição dos pacientes em vários graus, devido à retirada de mecanismos protetores de vias aéreas no ato de deglutir.

Praticamente todos os pacientes aspiram durante a deglutição nesse tipo de laringectomia, podendo levar alimentos ou líquidos até os pulmões. É muito comum os pacientes iniciarem a terapia no pós-operatório ainda com sonda nasogástrica.

Dessa forma, a sequela mais importante será a disfagia (dificuldade em deglutir), podendo também apresentar a qualidade da voz de normal a tensa, visto que, por medo de engasgar, os pacientes podem executar mecanismos compensatórios tensionando pregas vocais. É comum a piora da voz após o início da fonoterapia, devido às técnicas utilizadas para a melhora na deglutição, que é primordial nesses casos.

As condutas terapêuticas objetivam reduzir os desvios permanentes das funções de deglutição alterados pela cirurgia. É necessário maximizar a função das estruturas remanescentes, melhorando a proteção da via aérea inferior e o trânsito alimentar, adequando deglutição e fonação.

São realizados exercícios de mobilidade e tono dos órgãos fonoarticulatórios, favorecimento da coaptação de pregas vocais, mobilidade vertical de laringe, manobras de proteção de vias aéreas, mudança de postura de cabeça.

Em caso de traqueostoma, é importante observar a presença de resíduos ou secreções após deglutição.

Deve-se ter muito cuidado e monitorar a ingestão de alimentos via oral em terapia, para que a deglutição ocorra de modo seguro.

O paciente geralmente está fazendo uso de sonda de alimentação nasogástrica, nasoesofágica ou nasoentérica durante o processo de reabilitação fonoaudiológica. Em alguns casos, devido aos tempo de terapia e à severidade da doença, opta-se pela realização de gastrostomia, como via de alimentação não oral, o que muitas vezes, na rotina fonoaudiológica, facilita a realização dos exercícios devido à liberação da narina do paciente.

CONSIDERAÇÕES FINAIS E UM BREVE RELATO

Na ocasião em que escrevia este capítulo, lembrei-me do atendimento de uma paciente que apresentava o diagnóstico de câncer em sistema nervoso central, em região cerebelar, F..C., 32 anos de idade. Como sequelas às cirurgias realizadas, apresentava dificuldades na mobilidade, déficit de equilíbrio, fala disártrica, incoordenação pneumofônica e disfagia. A proposta terapêutica focou, inicialmente, a adequação da alimentação, por meio de exercícios e manobras para evitar os engasgos e manter seu quadro nutricional, a fim de que a paciente deglutisse de modo seguro. Posteriormente, a respiração e a fala propriamente dita também foram trabalhadas em terapia. Tivemos progressos terapêuticos referentes à deglutição e à fala.

Devido às dificuldades que impossibilitavam a independência motora, a paciente vinha sempre acompanhada pelo esposo. Embora o caso fosse grave e irreversível, sendo apenas controlado pela quimioterapia, era cercada de cuidados, não faltava aos atendimentos, e sua opinião e sentimentos eram respeitados por todos os familiares.

Em terapia, com a participação do esposo, além das técnicas fonoaudiológicas realizadas, que nem sempre atingiam o objetivo, frente às grandes dificuldades, a paciente tinha a oportunidade de se expressar, sorrir, contar fatos engraçados e até mesmo de confessar pequenas travessuras que fazia, fugindo às orientações da terapeuta. O marido relatava que mesmo quando a esposa não estava sentindo-se bem, devido às reações da quimioterapia, ela não queria faltar às sessões da fono, porque ali sentia-se melhor, ali ela tinha voz. Foram observados progressos na alimentação, na comunicação e na socialização, a paciente passou a atender o telefone, dar instruções aos empregados da casa, e participar de reuniões familiares, inclusive as que eram permeadas pelos momentos de refeições.

Infelizmente, o esposo da paciente, demonstrando uma extrema consideração e gentileza em um dos piores dias de sua vida, compareceu ao consultório no dia e no horário de terapia de sua esposa, informando-me sobre o seu falecimento que havia acontecido naquele mesmo dia, decorrente da infecção por uma bactéria muito resistente.

O motivo desse sucinto relato é o fato dele ter me feito perceber, na prática, que promover a reabilitação da comunicação e as questões relacionadas à alimentação em pacientes com câncer está muito além do emprego das técnicas fonoaudiológicas para reabilitar as sequelas funcionais observadas na clínica e na literatura. Nosso trabalho favorece a qualidade de vida, as interações sociais e culturais, a esperança dos pacientes, o apoio necessário aos cuidadores, que também estão fragilizados em todo o processo da doença e seu tratamento.

Oferecer a escuta, a atenção e o nosso carinho, respeitando a fragilidade e as dificuldades dos pacientes e de seus familiares, faz toda a diferença no processo terapêutico. O vínculo estabelecido em terapia favorece o planejamento das condutas, visto que, a partir das informações trazidas pelos pacientes e familiares, contextualizando a terapia às reais necessidades relatadas e observadas, o paciente sente-se motivado para o tratamento.

Já era sabido desde o início que o caso não se tratava de um câncer curável, e que a paciente poderia vir a óbito durante o tratamento, no entanto, desenvolver esse trabalho me proporcionou um enorme aprendizado, como pessoa e como fonoaudióloga, em relação ao tratamento do câncer, a importância da equipe multidisciplinar, o apoio à família e aos cuidadores e, principalmente, ao fato de entender que devemos tratar A PESSOA e não somente a doença e suas sequelas.

BIBLIOGRAFIA

Behlau, M.; Pontes, P. (1995). *Avaliação e tratamento das disfonias*. São Paulo: Editora Louise.

Behlau, M.; Gonçalves, M. I. (1997). Atendimento fonoaudiológico nas laringectomia parciais. In: Lopes Filho, O. *Tratado de fonoaudiologia*. São Paulo: Roca.

Carrara De Angelis, E., Furia, C. L. B., Mourão, L. F., Kowalski, L. P. (2000). *Atuação da fonoaudiologia no* câncer de *cabeça e pescoço*. São Paulo: Lovise.

Estrela, F.; Elias, V.; Martins, V. (2004). Reabilitação do paciente disfágico em cirurgia de cabeça e pescoço. In: Jacobi, J. S.; Levy, D. S.; Silva, L. M. C. (Orgs.) (2004). *Disfagia: avaliação e tratamento*. Rio de Janeiro: Revinter.

Fundação Oncocentro de São Paulo (2000). *Fonoaudiologia em cancerologia*. São Paulo: Fundação Oncocentro de São Paulo Comitê de Fonoaudiologia em Cancerologia.

Fúria, C. L. B.; Mourão, L. F.; Angelis, E. C. (2000). Reabilitação fonoaudiológica nas laringectomias totais. In: Angelis, E. C.; Fúria, C. L. B.; Mourão, L. F.; Kowalski, L. P. (2000). *A atuação da fonoaudiologia no câncer de cabeça e pescoço*. São Paulo: Lovise.

Gonçalves, M. N.; Behlau, M. (1997). Laringectomia total – perspectivas de reabilitação vocal. In: Lopes Filho, O. (1997). *Tratado de fonoaudiologia*. São Paulo: Roca.

Vicente, L. C.; Gonçalves, M. N.; Gonçalves, A. J. (1997). Laringectomias quase totais – reabilitação fonoaudiológica. In: Lopes Filho, O. (1997). *Tratado de fonoaudiologia*. São Paulo: Roca.

Vicente, L. C.; Forte, A. P.; Martins, L.; Soneghet, R. (1997). Tumores de cavidade oral e orofaringe atuação fonoaudiológica. In: Lopes Filho, O. (1997). *Tratado de fonoaudiologia*. São Paulo: Roca.

Fontes consultadas

Instituto Nacional do Câncer (Inca): <http://www.inca.org.br/cancer>

CAPÍTULO 16
O DESAFIO NO MANEJO DO PACIENTE COM CÂNCER DE CABEÇA E PESCOÇO – ASPECTOS NUTRICIONAIS

ANA CLÁUDIA DO PRADO FERREIRA

INTRODUÇÃO

Atualmente, o câncer é responsável por mais de 12% de todas as causas de óbito no mundo. Segundo previsão da *International Union Against Cancer* (UICC), estima-se que a incidência de câncer alcançará mais de 15 milhões de pessoas em 2020. É nítido o aumento da prevalência de cânceres associados ao melhor nível socioeconômico – mama, próstata, cólon e reto –, mas ao mesmo tempo vemos taxas elevadas de incidência de tumores em geral associados à pobreza – colo de útero, pênis, estômago e cavidade oral. Essa distribuição provavelmente resulta da exposição a diferentes fatores ambientais relacionados ao processo de industrialização, das condições de vida que variam em função da desigualdade social, e da carga genética. Hoje se reconhece que o aparecimento de câncer está ligado a uma questão multifatorial à qual o indivíduo é exposto.

Câncer de cabeça e pescoço é um termo coletivo para descrever tumores malignos do trato aerodigestivo superior. Essa região inclui: cavidade oral, faringe (que compreende a orofaringe, a hipofaringe e a nasofaringe) e laringe. Há um subgrupo desse tipo de câncer que é denominado como "câncer oral" e ataca as mucosas da boca (lábios, base da língua, língua, assoalho bucal e palato duro). Estatísticas do Instituto Nacional do Câncer (Inca) mostram que cerca de 40% dos cânceres de cabeça e pescoço ocorrem na cavidade oral, 15% na faringe, 25% na laringe e o restante nos sítios remanescentes, e o tipo histológico mais frequente é o carcinoma espinocelular (presente em mais de 90% dos casos). Essa doença constitui a sexta causa de morte por câncer no mundo. Aproximadamente 200 mil casos novos de câncer de cabeça e pescoço são diagnosticados por ano no mundo.

A taxa de mortalidade é estimada em aproximadamente 12 mil mortes por ano e a sobrevida é de apenas 40 a 50% para pacientes com diagnóstico de câncer de cabeça e pescoço. Esse tipo de tumor é mais raro em pacientes jovens, estudos epidemiológicos mostram que a sua incidência aumenta com a idade. O tabagismo e o etilismo são fatores de risco bem estabelecidos para esse tipo de tumor.

ASPECTOS NUTRICIONAIS

Dentre os fatores de risco para o desenvolvimento do câncer, estão associados os hábitos alimentares inadequados, o sedentarismo, o sobrepeso e a obesidade. A relação entre o estado nutricional e o câncer tem sido bastante estudada, e a má nutrição afeta diretamente a causa de morte pelo câncer. Na maioria dos casos, os pacientes perdem peso durante o curso de sua doença e alguns evoluem para a caquexia do câncer, um distúrbio progressivo de perda de peso involuntária. A incidência de desnutrição varia de 40 a 80%, sendo mais evidente nos pacientes com câncer de cabeça e pescoço.

A caquexia do câncer é uma síndrome que se caracteriza por perda de peso progressiva (intenso consumo do tecido muscular e adiposo), anorexia, definhamento e fraqueza generalizada, imunossupressão, índice metabólico basal alterado e anormalidade no metabolismo energético e de líquidos. A etiologia desse distúrbio metabólico complexo não é completamente entendida e pode-se manifestar tanto em indivíduos com doença metastática como naqueles com doença localizada.

Os efeitos clínicos da desnutrição se manifestam por diminuição da resposta ao tratamento, dificuldade de cicatrização, aumento do risco de infecção e toxicidade do tratamento, diminuição da qualidade de vida e sobrevida, maior demanda de cuidados e custos hospitalares, entre outros.

TRATAMENTO DO CÂNCER E IMPLICAÇÕES NUTRICIONAIS

As propostas de tratamento para o câncer podem incluir: cirurgia, quimioterapia, radioterapia ou a associação deles. Cada uma dessas opções pode afetar o estado nutricional, principalmente por seus efeitos colaterais.

A quimioterapia é uma terapia sistêmica que afeta o corpo todo, diferente da cirurgia e da radioterapia, que são usadas para tratamento localizado. A ação dos quimioterápicos afeta não só células malignas, mas também células normais. Os sintomas que afetam o impacto nutricional na quimioterapia são: anemia, fadiga, náuseas, vômitos, perda de apetite, mucosite, xerostomia (secura na boca), alterações no paladar e olfato, disfagia e alteração na função intestinal (diarreia, constipação ou inibição da motilidade intestinal). Diante de todos esses sintomas, a ingestão dietética é influenciada. A gravidade dos efeitos colaterais depende do agente quimioterápico utilizado, da duração e do número de ciclos de tratamento, das substâncias associadas, da resposta individual e do estado de saúde atual do paciente.

A radioterapia utiliza radiação ionizante em múltiplas doses. Ela afeta apenas o tumor e a área que o circunda, assim, os efeitos colaterais limitam-se normalmente ao local específico que está sendo irradiado. A radioterapia de cabeça e pescoço pode causar uma variedade de sintomas nutricionais agudos: sensibilidade na boca, paladar e olfato alterados, disfagia (dificuldade de deglutição) e odinofagia (dor para engolir), mucosite, xerostomia, anorexia, fadiga e perda de peso.

A cirurgia pode ser utilizada como único meio de tratamento ou pode combinar-se à quimio ou à radioterapia. A maioria dos efeitos colaterais é temporária. Os pacientes com câncer de cabeça e pescoço geralmente manifestam mastigação e deglutição prejudicadas pela intervenção cirúrgica ou pela massa tumoral. A cirurgia necessita, muitas vezes, de suporte enteral, incluindo alimentação por sonda, seja nasoenteral ou via gastrostomia. Modificações como mudança na consistência da alimentação devido a problemas de deglutição também devem ser consideradas.

O PAPEL DO NUTRICIONISTA

O nutricionista é de fundamental importância dentro da equipe multiprofissional responsável pelo tratamento do paciente oncológico. Cabe a este profissional assegurar uma adequada ingestão alimentar, orientação dietética com adequação de macro e micronutrientes, e o monitoramento do peso e do estado nutricional. As estratégias para terapia nutricional do paciente com câncer de cabeça e pescoço incluem: orientação dietética com a adequação de acordo com as queixas do paciente, a utilização de suplementos nutricionais e a terapia nutricional enteral.

O sucesso na terapia nutricional do paciente oncológico requer um esforço dos familiares e de todos os profissionais envolvidos. É de extrema importância a integração entre a equipe multiprofissional no tratamento oncológico. Vale ressaltar que problemas com alimentação englobam não só a nutrição, mas, por exemplo, questões psicológicas. A atuação dos nutricionistas, enfermeiros, fisioterapeutas, psicólogos, médicos, entre outros, é fundamental. Tanto os aspectos éticos e psicológicos, bem como o nível de esclarecimento, a forma de abordagem e o entrosamento dos profissionais são essenciais para o paciente e seus familiares.

O nutricionista é um dos profissionais que pode auxiliar na evolução favorável do paciente. Frequentemente, depara-se com verdadeiros impasses em relação à conduta dietoterápica, seja por questões fisiológicas, sociais ou psicológicas do paciente.

Os principais objetivos da terapia nutricional são: prevenir ou tratar a desnutrição, melhorar a qualidade de vida e reduzir o número de complicação proveniente dos tratamentos.

AVALIAÇÃO NUTRICIONAL

A avaliação nutricional é realizada no início do acompanhamento nutricional. Todos os pacientes com câncer de cabeça e pescoço apresentam risco nutricional e devem ser acompanhados. Ela tem como objetivo determinar o estado nutricional em estágios do paciente, assim como evidenciar possíveis deficiências de nutrientes. Com a avaliação, poderemos determinar a proposta de intervenção nutricional para melhoria do estado do paciente. As variáveis geralmente consideradas na avaliação são: antropometria (peso, altura, índice de massa corpórea – IMC, dobras cutâneas, circunferência e área muscular do braço), exames laboratoriais (proteínas viscerais, hemograma, eletrólitos) e recordatório de consumo habitual para quantificação do consumo calórico e dos demais nutrientes ingeridos.

Um instrumento muito utilizado e validado para avaliação nutricional é a Avaliação Subjetiva Global Produzida pelo Próprio Paciente (ASG-PPP) que é utilizada especificamente para pacientes oncológicos. Nela define-se perda de peso nos últimos meses, sintomas como alteração no paladar, xerostomia, disfagia, mudanças na alimentação, sintomas gastrintestinais e modificação de atividade diária. Essa avaliação é uma grande aliada do nutricionista, auxiliando na definição da proposta terapêutica. A ASG-PPP é preenchida pelo próprio paciente e, no final, complementada pelo profissional.

A avaliação nutricional deve ser repetida sempre que necessário e o acompanhamento nutricional do paciente com câncer de cabeça e pescoço deve ser constante. Deve-se monitorar peso, IMC, massa muscular, exames laboratoriais, eficácia da terapia nutricional proposta, e satisfação e qualidade de vida do paciente.

NECESSIDADES NUTRICIONAIS

As necessidades energéticas dos pacientes com câncer dependem do grau de desnutrição e do estresse metabólico, mas também das perdas de energia e do nível de atividade física. É recomendável que o cálculo das necessidades considere as características individuais, dependendo de diversos fatores, como, por exemplo, a perda de peso. A meta principal é a manutenção ou recuperação do peso. O paciente deve ser monitorado de perto e as necessidades energéticas adequadas de acordo com a evolução do mesmo.

TRATAMENTO DOS SINTOMAS DE IMPACTO NUTRICIONAL

Os sintomas que influenciam no estado nutricional de pacientes com câncer de cabeça e pescoço incluem náuseas, vômitos, alterações no paladar e olfato, alterações intestinais, disfagia, anorexia, dor e fadiga (Almeida, 1995; Mahan, Scott-Stump, 2004).

O primeiro passo é determinar a via da terapia nutricional. Essa determinação é individual e deve considerar o estado, as queixas e os sintomas do paciente. As metas nutricionais devem ser específicas para cada paciente e delimitadas visando à recuperação do estado nutricional do paciente, mas sempre respeitando sua opinião e visando incentivar sua colaboração. É de extrema importância a conversa com o paciente e com familiares e cuidadores acerca da importância da terapia nutricional e da cooperação dos mesmos.

ESTRATÉGIAS DE TRATAMENTO NUTRICIONAL ORAL

Deve-se sempre preferir a via de alimentação oral em primeiro caso, mesmo que, às vezes, o paciente resista devido aos inúmeros sintomas que o afligem. As estratégias para modificação da ingestão de nutrientes dependem do problema de alimentação e da queixa do paciente. A ingestão oral pode ser encorajada com modificações simples nos alimentos e na sua apresentação. A modificação na consistência, na forma de preparo e numa melhor apresentação visual do alimento pode ajudar o paciente a sentir mais atração pela comida e se alimentar melhor.

O tratamento nutricional oral visa oferecer calorias de acordo com as necessidades energéticas individuais. A mudança na consistência da dieta vai variar de acordo com o paciente, podendo ser dieta branda, pastosa, líquida ou dieta livre, conforme aceitação do mesmo. É importante que seja observado o fracionamento da dieta (aproximadamente cinco refeições por dia), alimentação saudável, balanceada, respeitando as preferências alimentares para maior aceitação da dieta.

Os pacientes com alteração no paladar (disgeusia) podem se beneficiar com o uso de temperos naturais e aromatizantes que realcem o odor do alimento, por exemplo. O uso de carnes com sabor mais ameno também auxilia, como, por exemplo, a preferência por frangos e peixes em detrimento da carne vermelha. Os pacientes com mucosite ou disfagia se beneficiam com a mudança na consistência da dieta, ingerindo alimentos mais macios, pastosos ou liquefeitos, e de preferência em temperatura ambiente ou frios.

Em caso de xerostomia, há a opção de salivas artificiais e estimulantes de saliva, além do uso de alimentos com alto teor de líquido e do aumento do consumo de líquidos (água, sucos, chás, vitaminas etc.) durante o dia. Em caso de diarreia, os pacientes podem se beneficiar com dietas restritas em lactose, gorduras e fibras, e a ingestão de alimentos obstipantes (como frutas obstipantes, leites sem lactose, alimentos mais secos, dieta sem resíduos, entre outros). Em caso de constipação intestinal, indica-se inclusão de fibras, frutas laxativas, vitaminas e o aumento da ingestão de líquidos.

A apresentação do alimento também deve ser levada em consideração. Diante de uma série de sintomas, o paciente oncológico se torna extremamente inapetente. Alimentos com uma apresentação melhor, mais coloridos e atraentes visualmente, podem ajudar o paciente a melhorar a vontade de se alimentar. Escolher alimentos mais atraentes, cozinhá-los de forma que preservem mais a cor, combiná-los criativamente podem tornar um prato monótono em um prato atraente e apetitoso. A visão e o olfato fazem parte do momento da alimentação, assim como a própria ingestão do alimento. Cuidadores e familiares devem estar atentos e se empenharem no preparo dos alimentos, pois um simples ato como este pode melhorar o estado nutricional do paciente oncológico. Hospitais podem investir na gastronomia hospitalar com a mudança na apresentação das dietas para esse tipo de paciente.

O momento da apresentação do alimento também se torna importante. Os pacientes com câncer relatam dificuldade para se alimentar ao longo do dia, o que significa, em geral, que a manhã é o melhor momento para a alimentação. Esse fenômeno pode ser atribuído ao esvaziamento gástrico e à digestão lentos decorrentes da fadiga, da produção diminuída de secreções digestivas, e até por atrofia da mucosa gastrointestinal, que pode ocorrer devido à doença ou ao tratamento. Então, incentivar a alimentação pela manhã pode ser um aliado no tratamento nutricional.

Os sintomas mais queixados pelos pacientes com câncer são o cansaço físico, lentidão e falta de disposição, o que afeta diretamente a alimentação. Por isso, os pacientes devem ser encorajados a consumirem várias refeições durante o dia, divididas em menores volumes, com ênfase no período da manhã, como dito anteriormente. A dor também pode influenciar negativamente no apetite, assim como problemas psicológicos. Para melhor eficácia do tratamento nutricional, se faz necessária uma boa integração com a equipe multiprofissional, uma vez que a falta de apetite e de vontade de comer pode estar ligada a diversos fatores.

Quando a ingestão alimentar não é suficiente e não atinge as calorias necessárias, uma alternativa é o uso de suplementação via oral. Cabe ao nutricionista avaliar o paciente quanto a sua ingestão, perda de peso e outros paramentos citados anteriormente, para verificar a necessidade de suplementação.

É necessário verificar também a presença de sintomas gastrointestinais, problemas de digestão, presença de outras doenças, como diabetes, doença renal, entre outras, para a indicação do suplemento adequado a cada paciente. Vale ressaltar que a prescrição de suplementação é individual e específica para cada paciente, devendo ser feita pelo profissional.

Aversões a determinados alimentos também podem existir, uma vez que o paciente pode associar o momento das refeições e lanches ao aparecimento dos efeitos colaterais, principalmente náuseas, vômitos e diarreias. Essas aversões ocorrem quando alimentos específicos são associados a sintomas desagradáveis (náuseas e vômitos) e até a estímulos psicológicos como a ansiedade.

NUTRIÇÃO ENTERAL

Quando há a incapacidade do paciente em atingir suas necessidades nutricionais em virtude da doença e dos inúmeros sintomas que impedem a alimentação adequada, outras vias de terapia nutricional precisam ser consideradas. Se o intestino estiver funcionante, a nutrição enteral é a preferida para suporte nutricional. Esse tipo de nutrição ajuda a preservar a imunidade e a função da barreira intestinal. Em pacientes com câncer de cabeça e pescoço que recebem a radioterapia, a colocação de uma sonda de alimentação e o suporte nutricional enteral antes do início da terapia têm mostrado preservar a perda de peso e reduzir as interrupções do tratamento e as hospitalizações por desidratação.

Uma vez que a radiação é feita na região de cabeça e pescoço, a maioria dos pacientes durante o tratamento ficam impossibilitados de se alimentar. Seja pela própria radioterapia, seja por obstrução do tumor, disfagia, mucosite ou inapetência. A nutrição enteral se torna uma grande aliada e deve ser indicada quando o paciente tem impossibilidade de se alimentar por via oral, quando o suprimento alimentar for insuficiente, quando houver problemas de má absorção ou indigestão, processos inflamatórios na boca e na garganta.

É importante a conversa entre profissional e paciente. Grande parte dos pacientes temem a colocação de sonda, seja por medo do incômodo, da dor, por dificuldade no preparo e na administração, ou por um imaginário de que é um procedimento que ficará a longo prazo. O correto esclarecimento de pacientes e cuidadores é fundamental para o sucesso da terapia nutricional enteral, assim como a constante avaliação e acompanhamento da mesma. Dúvidas e dificuldades devem ser esclarecidas a fim de melhorar o estado nutricional.

As sondas de alimentação nasogástrica ou nasojejunal são mais comumente usadas para administração de dietas enterais a curto prazo. Já as sondas por gastrostomia ou jejunostomia são utilizadas quando o suporte de nutrição enteral é indicado a longo prazo (mais de quatro semanas).

São considerados para a escolha da fórmula enteral: capacidade funcional do intestino, estado nutricional, relação custo-benefício e características físicas da fórmula (como osmolalidade, densidade enérgica, proteica, entre outros). Existem dois tipos de dietas enterais: as industrializadas e as artesanais. As artesanais, em geral, são feitas a partir de ingredientes que o paciente possui em casa, como o leite em pó, clara de ovo, óleo vegetal, entre outros. Elas são indicadas quando o paciente tem a impossibilidade de acesso à fórmula industrializada por diversos fatores (principalmente, por questões socioeconômicas), e devem ser minuciosamente orientadas a fim de evitar erros e contaminações por serem manipuladas. Além disso, em geral, a dieta enteral artesanal não é completa em vitaminas e minerais, como a industrializada, então se faz necessário o uso de polivitamínicos e poliminerais.

As fórmulas enterais industrializadas disponíveis no mercado, em geral, são preparadas para atender à maioria das necessidades. São nutricionalmente completas, sem necessidade de suplementação de vitaminas e minerais, a não ser que haja uma deficiência pré-existente no paciente. Há a opção de fórmulas poliméricas, elementares ou fundamentadas em peptídeos, assim como as fórmulas suplementadas. Por exemplo, o uso de fórmulas nutricionais enterais suplementadas em arginina, glutamina e ácido graxo ômega-3, que aumentam a imunidade, têm mostrado reduzir as complicações pós-cirúrgicas.

Para decisão da necessidade de sonda e a duração do tratamento com nutrição enteral (NE), se faz necessária a integração com a equipe multiprofissional. A atenção ao paciente com NE deve ser constante.

PACIENTES EM CUIDADOS PALIATIVOS

Entende-se como cuidado paliativo a atenção ao paciente quando não é considerada uma proposta terapêutica de cura, nem pela equipe médica, nem pelo paciente. Os objetivos são: qualidade de vida, aliviar os sintomas físicos, suavizar o isolamento e ajudar o paciente a se sentir o mais confortável possível. A nutrição é importante nesse momento de cuidados paliativos. As metas do tratamento nutricional devem objetivar o alívio dos sintomas de impacto nutricional, como dor, fraqueza, perda de apetite, constipação e saciedade precoce. Outra meta é o alívio da fadiga e a manutenção de força e energia para que o paciente consiga desempenhar suas atividades.

A nutrição deve ser fornecida conforme tolerada ou desejada, respeitando sempre a vontade e desejos do paciente. Dessa maneira, os aspectos agradáveis da alimentação devem ser enfatizados, sem preocupação com a quantidade ou o teor de nutrientes e energia. O uso do suporte nutricional enteral e hidratação em pacientes com câncer avançado e incurável é um assunto difícil e complicado e, em geral, controverso, que deve ser analisado individualmente em cada caso.

A via preferencial será sempre a via oral, desde que o trato gastrintestinal esteja íntegro e o paciente apresente condições de realizá-la e deseje a mesma. Assim como os outros tratamentos em cuidados paliativos, a alimentação deve priorizar oferecer conforto ao paciente.

BIBLIOGRAFIA

Alvarenga, L. M.; Ruiz, M. T. et al. (2008). Avaliação epidemiológica de pacientes com câncer de cabeça e pescoço em um hospital universitário no noroeste do estado de São Paulo. *Rev. Bras. Otorrinolaringol. 1* (74).

Angelo, A. R.; Medeiros, A. C. (2010). Qualidade de vida em pacientes com câncer na região de cabeça e pescoço. *Rev. Odontol Unesp 39* (1).

Correa, P. H.; Shibuya, E. (2007). Administração da terapia nutricional em cuidados paliativos. *Rev Bras Cancerol.53* (3), 317-323.

Franceshi, S.; Bidoli, E. et al. (2000). Comparision of cancers of the oral cavity and pharnyx worldwide: etiological clues. *Oral Oncology 36*, 106.

Lopes, M. J.; Robinson, P.; Madden, T.; Highbarder, T. (1994). Nutritional support and prognosis in patients with head and neck cancer. *J Surg Oncol. 55*.

Mahan, L. K.; Escott-Stump, S. (2010). *Krause, alimentos, nutrição e dietorerapia*. Rio de Janeiro: Elsevier, 2010.

Ministério da Saúde. (2005). Instituto Nacional do Câncer (Inca). *Estimativa 2006: Incidência de Câncer*. Rio de Janeiro.

Nitemberg, G.; Raynard, B. (2000). Nutritional support of the cancer patient: issues and dilemas. *Rev Oncol Hematol. 36*, 137-168.

Oliveira, T. (2007). A importância do acompanhamento nutricional para pacientes com câncer. *Rev Prática Hospitalar*, ano IX. n. 51.

Santos, A. F. L.; Ramos, A. M. (2007). Nutrição e câncer. *Rev Prática Hospitalar*, ano IX. n. 50.

Silva, M. P. N. (2008). Síndrome da anorexia-caquexia em portadores de câncer. *Rev Bras Cancerol. 52* (1).

CAPÍTULO 17
A ODONTOLOGIA NO CONTEXTO ONCOLÓGICO

MARIA ELVIRA P. CORREA
RAÍZA VIEIRA

INTRODUÇÃO

A saúde bucal é necessária a todos os indivíduos, porém, grande parte dos indivíduos acredita que, durante o tratamento odontológico, serão submetidos a algum tipo de desconforto. Esse provável desconforto inclui as expectativas antecipadas de sensação de dor ou o medo dos estímulos variados, como visão da agulha da anestesia, dos instrumentos e dos equipamentos odontológicos. Além desses, existe ainda o receio dos efeitos relacionados aos procedimentos odontológicos, como inchaço prolongado, sangramentos, entre outros. Esse comportamento, associado a fatores socioeconômicos e culturais, resulta no adiamento da ida ao dentista, o que estabelece uma situação de reforço positivo da própria crença, tornando-a mais difícil de ser eliminada.

Associado a outros fatores, esse comportamento resulta, em geral, um estado de saúde oral comprometido na população brasileira. Pesquisa do Levantamento de Saúde Oral do Brasil, publicada em 2010, mostra, entre outros, os dados relativos à prevalência da cárie dentária, usualmente avaliada a partir do índice CPO (número de dentes cariados, perdidos e obturados). Os resultados desse levantamento mostram que entre os idosos de 65 a 74 anos, por exemplo, o CPO foi de 27,5, o que significa que, dentre os 28 dentes permanentes avaliados de cada indivíduo, 27,5 deles estavam comprometidos, sendo o componente "extraído" o mais frequente (ou seja, a maioria dessa população é desdentada).

No que diz respeito às condições periodontais, avaliadas pelo Índice Periodontal Comunitário (CPI), os dados desse mesmo levantamento mostraram que esses problemas aumentam, de modo geral, com a idade. Os resultados indicaram que o percentual de indivíduos sem nenhum problema periodontal foi de 63% para a idade de 12 anos, 50,9% para a faixa de 15 a 19 anos, 17,8% para os adultos de 35 a 44 anos, e somente 1,8% dos idosos de 65 a 74 anos não apresentavam doença periodontal nos poucos dentes que restavam na boca.

Esses resultados exemplificam o quanto a saúde bucal da população brasileira, principalmente a dos adultos, é comprometida.

Dentro desse contexto, essa mesma população está sujeita ao desenvolvimento do câncer. Tomando o câncer de boca como exemplo, segundo a Estimativa 2014 para a Incidência do Câncer no Brasil, do Inca, estima-se cerca de 12 mil novos casos de câncer de cavidade bucal, o que representa um risco estimado de 11,54 casos novos a cada 100 mil homens, e 3,92 casos novos a cada 100 mil mulheres. A estimativa de outros tumores pode ser vista no mesmo relatório.

Portanto, a associação entre a pobre saúde oral, com a incidência do câncer na população, e as complicações inerentes ao tratamento antineoplásico reforça, sobremaneira, a necessidade da participação do cirurgião dentista em equipes multidisciplinares de tratamento do câncer.

A boca não só pode apresentar tumores primários, mas também pode apresentar manifestações agudas e tardias secundárias ao tratamento antineoplásico. Cabe ao cirurgião dentista trabalhar na identificação e no tratamento do envolvimento bucal do câncer e do seu tratamento. Entretanto, como nem todas as equipes possuem o cirurgião dentista disponível, o reconhecimento dessas manifestações orais pela equipe multiprofissional pode auxiliar não somente no tratamento, mas também na indicação do paciente para a avaliação odontológica.

As manifestações orais, associadas às abordagens odontológicas, podem ser divididas em três principais etapas, baseadas no período de tratamento antineoplásico:

FASE PRÉ-TRATAMENTO

A boca tem um grande potencial de ser uma das maiores fontes de complicações agudas e tardias do tratamento do câncer. Uma avaliação apropriada e a eliminação de focos infecciosos antes do início da terapia antineoplásica é fundamental, pois bactérias originais da boca podem ser a causa de bacteremia ou septecemia durante o tratamento antineoplásico (Brennan, Woo et al., 2008).

Pacientes com câncer podem apresentar uma grande variedade de sintomas na boca. Distinguir esses sintomas entre infecções agudas de origem dentária ou periodontal daquelas originadas pela presença do tumor, principalmente na área de cabeça e pescoço, se faz importante para o tratamento geral do paciente (Brennan, Woo et al., 2008)

Na fase inicial do tratamento antineoplásico, o principal objetivo da intervenção odontológica é o diagnóstico de manifestações orais da doença de base e a remoção de focos infecciosos bucais.

A eliminação ou estabilização da boca tem como objetivo minimizar os riscos de infecções locais ou sistêmicas decorrentes de infecções orais prévias, durante o curso do tratamento. A terapia citoredutora geralmente leva à diminuição do número das células de defesa (células brancas sanguíneas), em particular dos neutrófilos (neutropenia), o que aumenta a susceptibilidade do paciente às infecções. A maioria das infecções orais, como a cárie e a doença periodontal, são de origem bacteriana, por isso a eliminação prévia desses sítios, durante esse período de tratamento, é um fator importante na prevenção de infecções sistêmicas de origem oral, ou ainda, na prevenção da exacerbação de infecções orais pré-existentes. A presença de focos infecciosos orais pode também levar a infecções sistêmicas (Heimdahl, 1999).

Além dos focos infecciosos, a remoção de fatores traumáticos intraorais, como aparelhos ortodônticos, dentes com coroas quebradas, entre outros, também devem ser avaliados previamente ao início do tratamento. A presença desses fatores traumáticos pode potencializar os danos teciduais causados pela quimio e/ou radioterapia, principalmente na presença da mucosite oral (Brennan, Woo et al., 2008).

A radioterapia na região de cabeça e pescoço leva, em longo prazo, a um aumento do risco de cárie dentária e a uma redução da capacidade de cicatrização óssea (Vissink, Burlage et al., 2003). Para esses pacientes, a presença de dentes com cárie profunda, de dentes com doença periodontal grave e aqueles elementos dentários presentes no campo da radiação devem ser extraídos. Apesar do possível impacto negativo inicial desse procedimento, essa atitude faz parte do grupo de estratégias preventivas de complicações futuras, como a osteonecrose induzida pela radioterapia (Vissink, Burlage et al., 2003; Brennan, Woo et al., 2008).

Esse é um momento muito delicado do tratamento odontológico, não só para o paciente como também para o profissional. Em uma interpretação livre, gostaria de fazer uma reflexão baseada na experiência clínica no tratamento do paciente com câncer. Com certeza, o objetivo maior do paciente com câncer e de toda equipe envolvida no seu tratamento é o de proporcionar a cura da doença e, consequentemente, uma boa qualidade de vida durante o período de tratamento. Entretanto, quando o paciente recebe notícia de que tem de passar pelo cirurgião dentista antes ou durante o seu tratamento, é comum ouvirmos a questão: "Por que devo ir ao dentista se vim aqui tratar da minha doença?". Nesse momento parece haver um "resgate" de todo aspecto sociocultural-psicológico daquelas experiências vivenciadas ou "adquiridas", principalmente em relação ao "medo do dentista". Associado a isso, quando o paciente recebe a notícia de que deverá ser submetido a extrações dentárias, muitas vezes, a remoção de quase todos os dentes, o sentimento de "mutilação da boca" também pode ser associado a toda complexidade psicológica relacionada ao tratamento do câncer. Em pacientes portadores de tumores na região de cabeça e pescoço, não é rara a remoção cirúrgica de estruturas orofaciais que colocam o câncer e a mutilação causada pelo seu tratamento "visíveis a todos os olhos". Portanto, nesse momento, o envolvimento de toda equipe multiprofissional é extremamente importante no suporte ao paciente. O cirurgião dentista deve ter sensibilidade para perceber aquele paciente que apresentar maior dificuldade nessa fase e encaminhá-lo ao serviço de psicologia ou a outro profissional da equipe, no sentido de oferecer o melhor suporte possível ao paciente e aos seus familiares. Da mesma forma, qualquer profissional da equipe deve encaminhar ao cirurgião dentista aquele paciente que necessitar da intervenção daquele profissional. A comunicação entre os profissionais da equipe é de fundamental importância no suporte ao paciente com câncer.

Idealmente, todos pacientes deveriam ser referidos ao cirurgião dentista antes do início do tratamento antineoplásico. O encaminhamento a este profissional pode e deve ser feito por qualquer membro da equipe multidisciplinar. É importante que nesse encaminhamento contenha o plano de tratamento antineoplásico a ser instituído, assim como o planejamento do campo a ser envolvido pela radioterapia na região de cabeça e pescoço.

DURANTE O PERÍODO AGUDO PÓS-QUIMIOTERAPIA E/OU RADIOTERAPIA

Nessa fase, a cavidade bucal pode apresentar sinais clínicos representativos das toxicidades diretas e indiretas do tratamento antineoplásico.

A mucosite oral é a manifestação aguda mais frequente observada nos pacientes submetidos a quimio e/ou radioterapia e naqueles submetidos ao transplante de células-tronco hematopoiéticas. A mucosite oral apresenta-se com diferentes aspectos clínicos, como edema, eritema, ulcerações, alteração da saliva, disfagia, alteração do paladar e, principalmente, dor. Infecções secundárias fúngicas, bacterianas e/ou virais podem estar presentes. Essas lesões são extremamente dolorosas e podem impactar o tratamento antineoplásico, principalmente pelo aumento do risco de infecções locais e sistêmicas (Lalla, Peterson, 2005; Treister, Sonis, 2007). A literatura mostra que pacientes com mucosite oral possuem maior risco de apresentar dor grave e perda de peso, quando comparados com outros pacientes sem mucosite oral (Vera-Llonch, Oster et al., 2006).

Clinicamente, a mucosite oral apresenta-se com eritema na mucosa oral, que invariavelmente pode evoluir para erosão e ulceração. Essas ulcerações são tipicamente recobertas por uma membrana de fibrina. A mucosite oral apresenta uma evolução temporal, ou seja, as lesões cicatrizam-se aproximadamente duas a quatro semanas após a última dose de quimioterapia ou da radioterapia. Em pacientes imunossuprimidos, como os pacientes submetidos ao transplante de células-tronco hematopoiéticas, a resolução da mucosite oral usualmente se dá simultaneamente à recuperação medular, sendo coincidente com a recuperação dos neutrófilos. Entretanto, essa relação temporal pode ou não ser casual. Diversos fatores podem afetar o curso da mucosite oral. Inicialmente, a mucosite oral está relacionada ao uso de agentes quimioterápicos com alto potencial mucotóxico, como os antimetabólitos e agentes alquilantes (Barasch, Peterson, 2003; Thomas, Zalcberg, 1998; Aggarwal, Bansal et al., 2014). Nos pacientes submetidos à radioterapia, a mucosite oral está associado à sobreposição das sessões de radiação, sendo que as lesões são limitadas aos tecidos do campo de irradiados e sua gravidade está diretamente relacionada à dose de radiação administrada.

Outros fatores, como a presença de infecções oportunistas, como o herpes simples (HSV), e de infecções fúngicas, podem alterar o curso clínico e a gravidade da mucosite oral (Aggarwal, Bansal et al., 2014).

Apesar de todo conhecimento da fisiopatologia da mucosite oral, pouco pode ser feito para sua prevenção ou mesmo para o seu tratamento, sendo este, na grande maioria, paliativo. Esses tratamentos envolvem basicamente o controle da dor, o suporte nutricional e a manutenção da higiene oral. Alguns tratamentos são recomendados para tratamentos específicos, como, por exemplo, a crioterapia. Esta pode ser utilizada para aqueles tratamentos, utilizando drogas de rápido metabolismo, como 5-fluoracil e melfalan. Fatores de crescimento, agentes anti-inflamatórios, agentes antioxidantes e o laser de baixa intensidade são medidas que mostraram influenciar no curso e gravidade da mucosite oral (Lalla, Bowen et al., 2014).

Existe uma série de manuais publicados pela Multinational Association of Supportive Care in Cancer/International Society of Oral Oncology (MASCC/ISOO) que podem auxiliar no manejo das complicações orais do tratamento do câncer, principalmente da mucosite oral.

O reconhecimento do envolvimento da mucosite oral no curso do tratamento antineoplásico por toda equipe multiprofissional é de fundamental importância. Orientação e suporte devem ser dados aos pacientes e familiares, envolvendo todos os aspectos dessa fase difícil e extremamente importante do tratamento do câncer.

EFEITOS TARDIOS

Mesmo com o término do tratamento antineoplásico, a cavidade bucal continua sendo alvo de manifestações secundárias à terapia. Incluem-se aqui a hiposalivação, a alteração do paladar, o aumento da incidência de cárie dentária, além do risco de desenvolvimento de necrose óssea induzida pela radioterapia, do aparecimento de segundos tumores, entre outros.

HIPOSALIVAÇÃO

A hiposalivação, sentida pelo paciente como "boca seca" (xerostomia), é uma complicação comum secundária ao tratamento antineoplásico em geral.

Agentes quimioterápicos podem causar danos transitórios em glândulas salivares, mas cerca de 40% desses pacientes podem relatar xerostomia (Wolff, Atkinson et al., 1990; Boer, Correa et al., 2010). É frequente observarmos a presença de saliva viscosa, mesmo em pacientes submetidos ao tratamento quimioterápico. A presença da saliva viscosa se dá em função da toxicidade secundária dos quimioterápicos aos ácinos mucosos das glândulas salivares, o que leva à sensação de boca seca. Da mesma forma, a associação de múltiplos medicamentos, durante todo período de tratamento antineoplásico, à presença da mucosite e, por vezes, à respiração bucal pode também influenciar a presença da xerostomia (Han, Suarez-Durall et al., 2015).

Quando as glândulas salivares maiores, parótica, submandibular e sublingual são incluídas no campo de radiação, sofrem efeitos danosos irreversíveis (em doses maiores que 50Gy). Esses danos resultam em inflamação e degeneração das células acinares, alteração no epitélio ductal e fibrose do tecido conectivo das glândulas salivares (Franzen, Funegard et al., 1992). Essas alterações levam a uma alteração permanente na produção e secreção da saliva (Pinna, Campus et al., 2015). As mudanças na saliva iniciam após a primeira semana da radioterapia, quando 50 a 60% do fluxo salivar pode estar comprometido. Após sete semanas do início do tratamento radioterápico, o fluxo salivar diminui para 20% (Franzen, Funegard et al., 1992).

A hiposalivação pode levar à dificuldade de deglutição (disfagia), dificuldade na mastigação e fala. Alteração no paladar também é frequente nesses pacientes (Boer, Correa et al., 2010). Na presença das alterações orgânicas e inorgânicas salivares, os tecidos orais ficam friáveis e mais susceptíveis à irritação traumática e inflamação. A consequência direta é refletida na dificuldade de reabilitação oral, na manutenção das próteses dentárias e no aumento da incidência de infecções orais, como cárie e doença periodontal. Além disso, os pacientes também podem apresentar dificuldades na alimentação.

O controle da hiposalivação pode ser realizado com o emprego de substitutos salivares e com a adequada hidratação do paciente (Plemons, Al-Hashimi et al., 2014).

ALTERAÇÃO DO PALADAR

A alteração do paladar pode ser observada desde o início do tratamento quimio e/ou radioterápico. Essa alteração está relacionada à toxicidade nos botões gustativos e pode ser transitória ou permanecer por longo tempo, mesmo após o término do tratamento. Pacientes submetidos ao transplante de células-tronco hematopoiéticas podem também apresentar alterações no paladar permanente (Boer, Correa et al., 2010).

CÁRIE

O risco do aumento de cárie dentária após o tratamento do câncer está associado às alterações orgânicas e inorgânicas salivares, além da diminuição do fluxo salivar. A redução das propriedades antimicrobianas, da capacidade tampão da saliva e da redução do potencial de remineralizacão dentária contribuem para o aumento da incidência de cárie e infecções periodontais nesse grupo de pacientes (Goncalves, Palma-Dibb et al., 2014).

Portanto, a manutenção de uma boa higiene oral e o acompanhamento de um cirurgião dentista, que conheça os envolvimentos orais no tratamento do câncer, é fundamental no apoio a longo tempo desses pacientes.

OSTEORRADIONECROSE

Osteonecrose induzida pelo tratamento radioterápico (osteroradionecrose) é uma complicação que, infelizmente, pode ser observada em pacientes submetidos à radioterapia na região de cabeça e pescoço. A perda da vitalidade óssea ocorre secundariamente aos danos induzidos pela radiação aos osteócitos, osteoblastos e em vasos, o que leva à redução da capacidade de recuperação do tecido ósseo após uma injúria (Deshpande, Thakur et al., 2015; Spiegelberg, Braks et al., 2015).

A osteroradionecrose pode se apresentar em áreas de traumas constantes (sobre próteses totais, por exemplo) ou aparecer espontaneamente, mas, principalmente, após procedimentos odontológicos invasivos, como a extração dentária. Está também relacionada com a presença de infecções periodontais. Clinicamente, apresenta-se com uma área de osso necrótico exposto em cavidade bucal, que, na presença de infecção local, pode apresentar dor, sequestro ósseo, parestesia ou anestesia local e formação de fístula extraoral.

A osteoradionecrose não tem um tratamento definitivo. O emprego de antibióticos e remoção de espículas ósseas podem ser empregados, inclusive o tratamento com câmera hiperbárica (Deshpande, Thakur et al., 2015; Tahir, Westhuyzen et al., 2015).

Entretanto, na maioria das vezes, a doença segue um curso evolutivo, onde procedimentos cirúrgicos podem ser necessários. Sendo assim, a prevenção pode incluir a completa remoção dos dentes na área a ser irradiada.

RECIDIVA OU NOVO TUMOR NA CAVIDADE BUCAL

O tratamento antineoplásico aumenta o risco de surgirem primeiros tumores em cavidade oral. Pacientes submetidos ao tratamento quimioterápico ou ao transplante de células-tronco hematopoiéticas também podem apresentar tumores em cavidades bucais, como consequência tardia do tratamento (Mawardi, Elad et al., 2011).

Para os pacientes submetidos à radioterapia na região de cabeça e pescoço, as alterações induzidas nas estruturas da cavidade oral pela toxicidade do tratamento antineoplásico, além de outros fatores relacionados ao próprio paciente, fazem com que esses pacientes apresentem alto risco para o desenvolvimento de segundos tumores na cavidade bucal (Effinger, Migliorati et al., 2014). A reavaliação periódica e por longo tempo após o término do tratamento é fundamental para a vigilância dessas ocorrências.

É fundamental que o paciente seja orientado a procurar a equipe se houver qualquer alteração na cavidade bucal, como lesões ulceradas, avermelhadas ou esbranquiçadas, dor e edema localizados.

CONCLUSÃO

Pacientes submetidos ao tratamento antineoplásico frequentemente apresentam manifestações orais do tratamento, ou mesmo da doença de base. O reconhecimento desse envolvimento pela equipe multiprofissional se faz importante, principalmente para o atendimento global do paciente. A integração do cirurgião dentista nas equipes multiprofissionais é cada vez mais frequente, o que facilita, sobremaneira, a identificação e o tratamento das complicações orais do câncer.

BIBLIOGRAFIA

Aggarwal, R.; Bansal, D. et al. (2014). HSV-1 as well as HSV-2 is frequent in oral mucosal lesions of children on chemotherapy. *Support Care Cancer 22* (7), 1773-1779.

Barasch, A.; Peterson, D. E. (2003). Risk factors for ulcerative oral mucositis in cancer patients: unanswered questions. *Oral Oncol 39* (2), 91-100.

Boer, C. C.; Correa, M. E. et al. (2010). Taste disorders and oral evaluation in patients undergoing allogeneic hematopoietic SCT. *Bone Marrow Transplant 45* (4), 705-711.

Brennan, M. T.; Woo, S. B. et al. (2008). Dental treatment planning and management in the patient who has cancer. *Dent Clin North Am 52* (1), 19-37.

Deshpande, S. S.; Thakur, M. H. et al. (2015). Osteoradionecrosis of the mandible: through a radiologist´s eyes. *Clin Radiol 70* (2), 197-205.

Effinger, K. E.; Migliorati, C. A. et al. (2014). Oral and dental late effects in survivors of childhood cancer: a children´s oncology group report. Support Care Cancer 22 (7), 2009-2019.

Franzen, L.; Funegard, U. et al. (1992). Parotid gland function during and following radiotherapy of malignancies in the head and neck. A consecutive study of salivary flow and patient discomfort. *Eur J Cancer 28* (2-3), 457-462.

Gonçalves, L. M.; Palma-Dibb, R. G. et al. (2014). Radiation therapy alters microhardness and microstructure of enamel and dentin of permanent human teeth. *J Dent 42* (8), 986-992.

Han, P.; Suarez-Durall, P. et al. (2015). Dry mouth: a critical topic for older adult patients. *J Prosthodont Res 59* (1), 6-19.

Heimdahl, A. (1999). Prevention and management of oral infections in cancer patients. *Support Care Cancer 7* (4), 224-228.

Lalla, R. V.; Bowen, J. et al. (2014). MASCC/ISOO clinical practice guidelines for the management of mucositis secondary to cancer therapy. *Cancer 120* (10), 1453-1461.

Lalla, R. V.; Peterson, D. E. (2005). Oral mucositis. *Dent Clin North Am 49* (1), 167-184.

Mawardi, H.; Elad, S. et al. (2011). Oral epithelial dysplasia and squamous cell carcinoma following allogeneic hematopoietic stem cell transplantation: clinical presentation and treatment outcomes. *Bone Marrow Transplant 46* (6), 884-891.

Ministério da Saúde (2012). SB Brasil 2010. *Pesquisa Nacional de Saúde Bucal.* Resultados principais. Recuperado de: <http://bvsms.saude.gov.br/bvs/publicacoes/pesquisa_nacional_saude_bucal.pdf>. Última visita em março 2015.

Pinna, R.; Campus, G. et al. (2015). Xerostomia induced by radiotherapy: an overview of the physiopathology, clinical evidence, and management of the oral damage. *Ther Clin Risk Manag 11*, 171-188.

Plemons, J. M.; Al-Hashimi, I. et al. (2014). Managing xerostomia and salivary gland hypofunction: executive summary of a report from the American Dental Association Council on Scientific Affairs. *J Am Dent Assoc 145* (8), 867-873.

Spiegelberg, L.; Braks, J. A. et al. (2015). Hyperbaric oxygen therapy as a prevention modality for radiation damage in the mandibles of mice. *J Craniomaxillofac Surg 43* (2), 214-219.

Tahir, A. R.; Westhuyzen, J. et al. (2015). Hyperbaric oxygen therapy for chronic radiation-induced tissue injuries: Australasia's largest study. *Asia Pac J Clin Oncol 11* (1), 68-77.

Thomas, D. M.; Zalcberg, J. R. (1998). 5-fluorouracil: a pharmacological paradigm in the use of cytotoxics. *Clin Exp Pharmacol Physiol 25* (11), 887-895.

Treister, N.; Sonis, S. (2007). Mucositis: biology and management. *Curr Opin Otolaryngol Head Neck Surg 15* (2), 123-129.

Vera-Llonch, M.; Oster, G. et al. (2006). Oral mucositis in patients undergoing radiation treatment for head and neck carcinoma. *Cancer 106* (2), 329-336.

Vissink, A.; Burlage, F. R. et al. (2003). Prevention and treatment of the consequences of head and neck radiotherapy. *Crit Rev Oral Biol Med 14* (3), 213-225.

Wolff, A.; Atkinson, J. C. et al. (1990). Oral complications of cancer therapies. Pretherapy interventions to modify salivary dysfunction. *NCI Monogr* (9), 87-90.

CAPÍTULO 18
ENFERMAGEM EM ONCOLOGIA: REFLEXÕES DA ASSISTÊNCIA

SONIA MARIA CAVINATO

INTRODUÇÃO

Peço um momento dos leitores para que compreendam o meu objetivo ao redigir este capítulo. Obrigo-me a este preâmbulo, pois o convite para escrever sobre um tema tão complexo supõe uma expertise fundamentada por uma formação acadêmica em oncologia. Não é o meu caso. Reconheço-me, porém, como uma enfermeira com certa prática na área, principalmente pelo grande interesse no cuidado ao paciente oncológico desde os tempos da graduação. Foi nesse período que me chegaram às mãos os primeiros textos que referenciavam a importância do enfermeiro no tratamento. Tudo era muito novo. Vale ressaltar que a especialidade de oncologia clínica surgiu apenas nos anos 80, oriunda das experimentações quimioterápicas durante as três décadas anteriores. Trabalhar em oncologia, portanto, era ao mesmo tempo algo muito inovador e muito incerto. Acredito que essa incerteza levantava julgamentos diversos entre as estudantes de enfermagem. O interesse pela área era visto, muitas vezes, como uma "excentricidade", pois, na época, a associação indissolúvel do câncer com a morte confrontava com os ideais do cuidado para a vida, objetivo primordial da minha formação, assim como o das minhas jovens colegas enfermeiras. Contudo, a assistência aos pacientes oncológicos sempre esteve presente, considerando-a minha primeira opção de cuidado, sempre que possível.

Durante alguns anos, trabalhei no ambulatório de quimioterapia antineoplásica dentro de um hospital universitário. Essa vivência proporcionou-me momentos de tristeza, mas também de plena satisfação por estar envolvida nessa especialidade.

A tristeza por reconhecer que o sofrimento do paciente, evento que o enfermeiro entende como algo a ser imediatamente contido e dominado, tantas vezes escapa do nosso controle e nos desafia emocionalmente. Desafio inúmeras vezes agravado pela peculiaridade da doença, pelas limitações do tratamento, da instituição e do Sistema Único de Saúde (SUS), entre outros obstáculos.

Por outro lado, a satisfação relacionada com a oportunidade de trabalhar em uma equipe multidisciplinar implicou em muitos ganhos, especialmente em uma ampliação dos sentidos do cuidar. Essa visão ampliada foi-se construindo por meio do apoio mútuo, nas discussões dos casos dos pacientes e, em muitas vezes, nas francas diferenças de opiniões. Essa vivência foi igualmente motivadora para escrever este texto.

Buscaremos discorrer sobre a importância da consulta do enfermeiro em oncologia, por meio de sugestões de cuidados que auxiliem o paciente em seu percurso terapêutico. Além disso, discutiremos brevemente as interfaces da enfermagem com o serviço social, por sua cooperação na elaboração do plano de cuidados singularizado, e com a nutrição, por sua importância na manutenção primordial da vida, a alimentação, quando se faz necessária a enteral. Ao final, relataremos sobre as dificuldades e os desafios na assistência aos pacientes atingidos pelas neoplasias de cabeça e pescoço e as consequentes cirurgias. Trataremos especificamente da autoimagem, uma condição seriamente alterada pela maioria das cirurgias dessa especialidade. Tais situações são exemplos que foram escolhidos na extensa amplitude de ações que os profissionais que se dedicam à oncologia enfrentam diariamente.

Dessa forma, esse honroso convite para escrever sobre enfermagem em oncologia terá muita influência da experiência profissional acumulada nesses 30 anos de profissão, assim como nas vivências atuais como enfermeira de otorrinolaringologia, cabeça e pescoço. Espero que a formatação deste texto, modestamente considerado como um relato de experiência, possa justificar a ausência da descrição detalhada de técnicas e de protocolos de cuidados, tão necessários e tão caros a nossa profissão. Essa lacuna não significa reduzir a importância da atuação inestimável da enfermagem, que vai muito além dos limites destas linhas. Ao contrário, busca apontar para as múltiplas possibilidades de cuidados que o enfermeiro, científica e, muitas vezes, intuitivamente, elege como fundamentais no momento de sua consulta com o paciente oncológico, considerando que esse encontro é, acima de tudo, centrado *neste* paciente e *neste* momento. Assim, tenho a sincera pretensão de não formatar a consulta de enfermagem como algo pronto, estático. Ao mesmo tempo, jamais considerá-la um devaneio, e sim fundamentada no conhecimento científico que estimule a constante reflexão sobre a criatividade do cuidar.

Dedico este capítulo aos pacientes e as suas famílias que tão generosamente me deram a oportunidade de entrar em suas vidas, confiando no meu trabalho. E, naturalmente, à equipe multidisciplinar do serviço de oncologia do Hospital de Clínicas da Unicamp pelo mesmo motivo. A assistência de enfermagem teria sido terrivelmente solitária na ausência destes parceiros.

O ENFERMEIRO NA ASSISTÊNCIA EM QUIMIOTERAPIA

O protagonismo do enfermeiro em oncologia, longe de considerá-lo mais ou menos "importante" dentro da equipe, se espelha na singularidade de ser o trabalhador da saúde que está diuturnamente ao lado do paciente. Assim, entre tantas outras atribuições, o enfermeiro é o elo com potência para "fazer girar" a roda do cuidado, pois dialoga com todos aqueles que, além do próprio paciente, fazem parte desta roda: os demais profissionais, os familiares e os cuidadores. Além disso, a enfermagem acompanha fisicamente o paciente durante todo o seu percurso terapêutico, independentemente do desenlace do mesmo. Essa característica é inalienável quando dentro do território hospitalar e promove inúmeras possibilidades de atenção que, acima de tudo, devem ter como base a segurança das boas práticas do cuidado.

A assistência em oncologia é um grande desafio, seja qual for o profissional que a escolha. É também uma especialidade extremamente dinâmica nas ofertas terapêuticas que surgem por meio das pesquisas clínicas que se proliferam nos grandes centros de tratamento oncológicos sob a forma de novos protocolos de quimioterapia, drogas com alta especificidade, cirurgias e radioterapia.

Apesar dos incontestáveis avanços e conquistas, observa-se que as necessidades dos pacientes oncológicos permanecem basicamente as mesmas no sentido do manejo das toxicidades do tratamento, nas demandas nutricionais e nas questões psicossociais. Por isso, a atuação de várias modalidades profissionais, longe de ser um "luxo", é um imperativo na assistência.

Traçaremos a seguir algumas considerações que refletem a importância da consulta do enfermeiro em oncologia, com enfoque na quimioterapia e sob a lógica da multidisciplinaridade.

A grande maioria dos quimioterápicos antineoplásicos apresentam uma vasta gama de reações colaterais induzidas principalmente por sua não especificidade, isto é, atingem não somente as células tumorais como também aquelas normais, de rápida divisão celular. Assim, essas medicações reconhecem qualquer célula que se multiplica rapidamente como uma célula cancerosa, podendo provocar danos aos demais sistemas do paciente em tratamento. Citamos as principais toxicidades do tratamento quimioterápico:

1. toxicidade hematológica;
2. toxicidade gastrintestinal;
3. cardiotoxicidade;

4. hepatotoxicidade;
5. toxicidade pulmonar;
6. neurotoxicidade;
7. disfunção reprodutiva;
8. toxicidade vesical e renal;
9. alterações metabólicas;
10. toxicidade dermatológica;
11. reações alérgicas e anafilaxia;
12. fadiga.

Tais eventos são avaliados pelo grau de intensidade apresentado e nem sempre ocorrem de maneira idêntica entre pacientes, mesmo entre os que usam drogas e dosagens muito parecidas. Alguns pacientes atravessam todo o tratamento com poucas reações sintomáticas, mantendo, inclusive, a atividade laboral. Outros necessitam de suporte hospitalar pela severidade das reações colaterais. Estes dados demonstram a necessidade da singularização do tratamento e do apoio sintomático ao paciente oncológico.

A INDICAÇÃO DE QUIMIOTERAPIA: A CONSULTA DE ENFERMAGEM

Uma grande parcela dos pacientes que recebem a notícia da necessidade da quimioterapia já conhecem, mesmo que de maneira superficial, algumas das toxicidades elencadas. O acolhimento do enfermeiro é fundamental para ouvir as demandas, elucidar as dúvidas e buscar diminuir o estresse emocional que acompanha a notícia da necessidade do tratamento. Esse é um momento particularmente delicado. A explicação deve ser realista sem, no entanto, antecipar uma sintomatologia dramática que o próprio imaginário do paciente pode trazer, seja aquela comumente mostrada em vários veículos de comunicação (filmes, livros, novelas, internet) ou atrelada ao conhecimento prévio de quem já se tratou com quimioterápicos. Como dito anteriormente, os efeitos adversos podem ter intensidades muito variáveis entre os pacientes. Uma sugestão a ser dada é ouvir mais do que falar e não oferecer demasiadas orientações técnicas. Não há "ouvido" para tudo nesse momento, e o paciente e seus familiares podem querer falar de outros assuntos, que muitas vezes se resumem em medos e esperanças e não apenas nas possíveis toxicidades.

Essa percepção fica mais evidente com a prática, e o enfermeiro desenvolve o seu modo de apreender as necessidades de orientação do paciente e de seus familiares com a escuta e a observação. Dois pontos, entretanto, devem sempre nortear a consulta do enfermeiro: o conhecimento e a sensibilidade. Mesmo com a função de informar aspectos técnicos, esta primeira consulta pode buscar, inicialmente, conhecer quais as ideias que o paciente traz sobre a quimioterapia, o que coloca em evidência a perspectiva do doente, com os seus receios (infundados ou não) e desejos. Algo que faça sentido para ele nesse momento da vida no qual a ameaça da doença contrapõe-se à necessidade de muito autocuidado.

Existem situações nas quais as dúvidas e questionamentos irrompem de maneira quase incontrolada e podem apontar para um estado de ansiedade. O excesso de informações que o paciente pede talvez não traga tantos benefícios quanto ouvi-lo e sugerir que ele escolha algumas dúvidas para serem orientadas num primeiro momento, aquelas que lhe causam mais inquietação. Acima de tudo, deixar claro ao paciente que essa não será a única oportunidade para esclarecimentos e que sempre haverá um profissional para acolhê-lo. O oposto desse caso são as situações de quietude: o paciente simplesmente não quer falar sobre isso neste momento, o que deve ser respeitado. Em qualquer das situações, a atuação do enfermeiro deve centrar na disponibilidade de sua orientação.

Por suas múltiplas atividades, o enfermeiro nem sempre dispõe do tempo que desejaria nesta primeira consulta. As atribuições exclusivas do profissional envolvem o gerenciamento da equipe de enfermagem, instalação de quimioterapias, retirada, cuidados com os cateteres, desempenhar e acompanhar procedimentos, vigilância constante das infusões e prevenção de extravasamentos, atendimento das intercorrências, dentre tantas outras funções.

É necessário, porém, refletir sobre as potencialidades da consulta de enfermagem. Ela inicializa e empodera o processo do cuidado e dá a forma do gerenciamento de assistência de enfermagem pretendido: funções bem definidas entre a equipe (quem faz), ambiência adequada (onde faz), cumprimento das normas reguladoras específicas em quimioterapia (como faz), atendimentos com hora marcada (quando faz), paciente, familiares e cuidadores orientados quanto ao esquema terapêutico proposto e aos cuidados necessários em casa (porque faz). Se isso de algum modo inicialmente "toma" mais tempo do enfermeiro, em contrapartida propõe uma participação mais ativa dos envolvidos, pacientes e cuidadores, em seu comprometimento no transcurso do tratamento. A consulta, portanto, não é um "despejar" de informações, mas tem por meta nortear o paciente e seus familiares para uma fase terapêutica que, de muito especializada, vem acompanhada de incertezas e por uma extensa variabilidade de efeitos adversos.

Além disso, essa abordagem deve ser feita o mais precocemente possível após a indicação médica e não no dia da primeira infusão. Isso exige um *timing* entre a assistência médica e de enfermagem, traduzido pelo sincronismo que a equipe mínima de assistência, representada por estes dois profissionais, deve estabelecer. É a base do trabalho multidisciplinar quando se privilegia *a segurança do paciente*, um objetivo muito discutido atualmente, mas que ainda sofre para ser instituído como uma meta tão necessária na assistência quanto um procedimento técnico bem desempenhado, por exemplo.

Não é uma tarefa fácil, seja pelas limitações nos serviços de saúde, especialmente pelo déficit de pessoal, seja pelas resistências culturais de uma assistência mais cristalizada. De qualquer forma, é o grande objetivo a ser alcançado, com benefícios inquestionáveis para o paciente e toda a equipe. Um roteiro com os principais cuidados já deve ser conhecido pelo profissional e, nunca é demais repetir, as orientações de enfermagem devem ser oferecidas durante todo o tratamento, quando o enfrentamento da doença se faz mais presente e o paciente e sua família têm muito a dizer. E é na disponibilidade da escuta pelo enfermeiro que se estabelece a imensa ajuda, essência do trabalho de enfermagem, que ao fim pode realizar um desejo, muitas vezes não verbalizado pelo sujeito adoecido: não deixá-lo sozinho – sem orientação, sem remédio, sem alívio – quando ele mais precisa.

Apesar de o enfermeiro ser o responsável pelas orientações em quimioterapia, toda a equipe de enfermagem deve estar preparada sobre os conceitos básicos e ter um discurso único no que se refere às questões de cuidados. A equipe técnica de enfermagem é decisiva na assistência e muitas vezes assume o papel de comunicante entre paciente, família e enfermeiro durante a quimioterapia. É quase de praxe que o técnico de enfermagem puncione uma veia periférica nos pacientes que não implantaram cateteres venosos. Esse é um momento que sempre traz ansiedade e a postura educada e hábil do técnico é fundamental. Enquanto o enfermeiro desempenha suas várias funções de cuidado, os técnicos de enfermagem estão sempre presentes na sala de quimioterapia. As sessões às vezes se estendem por muitas horas, por isso os vínculos entre equipe técnica, pacientes e familiares frequentemente assumem uma característica mais pessoal e íntima. O técnico de enfermagem bem preparado percebe que em muitas ocasiões o acolhimento adequado facilita a punção venosa. Essa é uma outra face do cuidado. As contribuições da equipe técnica na assistência são inumeráveis e insubstituíveis.

A prática evidencia que os pacientes apresentam preocupações diferentes perante à quimioterapia e que, mesmo sendo necessário um protocolo mínimo para as orientações, este jamais deve ser restrito à descrição das toxicidades amplamente divulgadas pela literatura e pela mídia. A peculiaridade de cada sujeito em tratamento deve ser respeitada, e as perguntas que emergem demonstram a riqueza de informações desejadas e a importância que o paciente dá a cada uma delas.

Alopecia, náuseas e vômitos são os mais comuns, porém a consulta de enfermagem pode evidenciar outras questões importantes que podem emergir: a incapacidade para trabalhar e, consequentemente, impedir o provimento familiar, a vergonha por estar doente, o "medo de ficar feio" e perder o interesse do parceiro, ser um peso para a família, perder a capacidade reprodutiva. Outras questões, especialmente as ligadas à sexualidade e geralmente pouco exploradas, revelam a importância do estabelecimento do vínculo de confiança entre o enfermeiro e os cônjuges que acompanham seus parceiros durante o tratamento. A seguinte pergunta foi feita pela esposa de um jovem paciente com câncer de testículo, no seu segundo ciclo de quimioterapia:

"Você me explicou sobre o tratamento e os efeitos; que os restos da quimio também saem pela urina, fezes. Mas que eu não preciso separar louça, talher. Vejo que ele (o marido) passa muito mal em casa, vomita bastante. Mas quando ele melhora, a gente quer transar. Eu fico com medo, sabe? Medo de que os restos da quimio também saiam pelo esperma e me façam mal quando entrar no meu corpo..."

A esposa foi orientada em sua demanda, e fica evidente que esse tipo de questionamento só é possível se há um ambiente – físico e humano – propício. Para tanto, um espaço privativo, tempo e pessoal são condições fundamentais para uma consulta de enfermagem realmente efetiva.

ALGUMAS SUGESTÕES PARA A PRIMEIRA CONSULTA

CONHECER O PROTOCOLO PROPOSTO

É a partir desse conhecimento que se desenha a consulta de enfermagem voltada ao cuidado que se estenderá por todo o tratamento. A consulta deve ser sempre individualizada, com a presença de pelo menos um cuidador. Assim sendo, sugerimos as seguintes orientações:

1. conhecer quais as informações que o paciente tem sobre quimioterapia;
2. avaliar a presença de dor;
3. orientar sobre as possíveis toxicidades *específicas* do protocolo prescrito;
4. orientar sobre a duração dos ciclos e a sua frequência;
5. orientar sobre a necessidade do acompanhamento laboratorial;

6. relatar os sinais e sintomas de neutropenia;
7. orientar sobre a importância da hidratação e alimentação;
8. orientar sobre a importância do descanso;
9. orientar sobre o que fazer em caso de toxicidades;
10. reforçar a importância da adesão ao tratamento;
11. fornecer telefone para contato e referência da enfermagem;
12. identificar a Unidade Básica de abrangência do paciente.

É igualmente importante conhecer se há concomitância de comorbidades. É muito comum o paciente julgar que as medicações de uso contínuo para outras doenças crônicas, como diabetes, hipertensão, asma, não podem "se misturar" com os quimioterápicos. Alguns pacientes podem suspender suas medicações nos dias de quimioterapia, ou mesmo abandoná-las. Verificamos essa tendência na afirmação abaixo, vinda de um dos pacientes, hipertenso grave e diabético, prestes a iniciar o seu tratamento quimioterápico:

" ...nem me lembro do diabetes, não há doença mais importante que o câncer".

Portanto, o paciente e a família também deverão ser orientados quanto à adesão e provisão dos medicamentos de uso contínuo, que poderão ser alterados apenas por critério médico.

A seguir, o enfermeiro deverá examinar a rede venosa periférica para avaliar a sua visibilidade e capacidade de perfusão. O garroteamento é uma medida simples e auxilia nesta avaliação. A rede deverá ser competente, especialmente nos pacientes que receberão protocolos que exigem longa duração infusional e que são compostos por drogas vesicantes. Na ausência desse critério, o enfermeiro deve avisar a equipe médica quanto à necessidade da colocação de cateter central.

A interface com o serviço social na elaboração da sistematização do cuidado dos pacientes em quimioterapia

A primeira consulta de enfermagem permite conhecer de maneira mais aprofundada as necessidades do paciente, as quais, pelo tempo mais restrito, nem sempre são plenamente avaliadas durante a consulta médica. Assim, o enfermeiro pode traçar um plano de cuidados singularizado, coerente com as possibilidades de compreensão e de recursos (materiais, rede de apoio familiar).

Contudo, em muitas situações, essa avaliação não é suficiente. Entre as muitas adversidades, a pobreza extrema, o estadiamento avançado da doença, a perda de provimentos pela suspensão da atividade de trabalho, o abandono da família (infelizmente um evento comum), apenas para citar alguns casos, competem com a complexidade do tratamento oferecido e são causas que contribuem para as falhas e perdas do seguimento terapêutico. Buscar possíveis colaboradores é uma tarefa indispensável para se estabelecer vínculo com outras redes de amparo (vizinhos, amigos, redes básicas de saúde, casas de apoio) que possam estar no dia a dia do paciente e são essenciais no decorrer do tratamento ou no momento da indicação de cuidado paliativo.

Aí se caracteriza a importância da colaboração da enfermagem com o serviço social, pois a atuação deste profissional nos dá uma visão extramuros do ambiente hospitalar e é fundamental para estabelecer um plano de cuidados que mais se aproxime da realidade – de fato – da vida do paciente. Um dos riscos de prejuízos no seguimento terapêutico pretendido pode residir justamente em ter apenas a visão unilateral do enfermeiro, ou de qualquer outro profissional, nessa avaliação. Poderíamos nos perguntar: até onde se "enxerga" o paciente fora do hospital? Nesse questionamento é desnecessário dizer a importância do assistente social para nos revelar, por meio de sua avaliação, quais as situações de risco, assim como as potencialidades, para o seguimento do percurso do tratamento. Como citados anteriormente, a adesão ao tratamento, a importância da alimentação e a possibilidade de tratamento de uma grande parte dos efeitos adversos no domicílio não dependem apenas da compreensão do doente e de seus cuidadores. Sem conhecer os recursos disponíveis, ou a falta deles, corremos o risco de idealizar uma situação perfeitamente plausível quando estamos protegidos pelo ambiente hospitalar, mas flagrantemente longe daquilo que o paciente e os familiares com graves dificuldades sociais vivenciam diariamente no enfrentamento da doença. Assim, podemos deduzir que a colaboração entre enfermagem e serviço social não apenas facilita o plano de cuidados, mas, em muitas situações, também o viabiliza.

Além disso, as garantias dos direitos sociais dos pacientes oncológicos, na forma de benefícios e questões ligadas à cidadania, não são conhecidas amplamente pelo paciente e necessitam da atuação especializada da assistente social para sua concretização. Ressalta-se que, em muitas ocasiões, estes benefícios são a única renda disponível para o paciente e sua família quando o adoecimento chega.

Por fim, a colaboração entre a enfermagem e o serviço social para o estabelecimento de vínculo com a rede básica e secundária de cobertura do paciente traz muitos benefícios. Isso implica na provisão de insumos, que vão desde a garantia de transporte para o tratamento à obtenção de medicações de apoio sintomático (antieméticos, antidiarreicos, antiálgicos, protetores gástricos), insumos nutricionais e o compartilhamento de cuidados como curativos, hidratações endovenosas e demais atenções que se fizerem necessárias. É consenso que, quanto mais precocemente for estabelecido este vínculo, maiores são as chances de apoio efetivo para o paciente e a família durante todo o tratamento. Além disso, devemos sempre ter em mente que o paciente oncológico é um potencial candidato aos cuidados paliativos em algum momento. É confortador saber-se conhecido por outros profissionais de saúde fora do hospital, na iminência desta realidade.

CONHECER A PATOLOGIA E O ESTADIAMENTO

Ter conhecimento sobre a patologia e o estadiamento da doença auxilia no direcionamento dos cuidados e no planejamento das intervenções de enfermagem posteriores. Os estadiamentos são extremamente variáveis entre os pacientes que chegam ao serviço, portanto, a consulta de enfermagem deve se adequar à situação clínica do momento. Por vários motivos, muitos pacientes iniciam seu tratamento com estádio avançado e com os agravos associados a essa condição. Nessa situação, destacamos que avaliar a presença de dor é o primeiro cuidado, passo fundamental para o conforto. Para tanto, as escalas visuais numéricas, que variam de zero (nenhuma dor) a dez (dor insuportável), são instrumentos bastante úteis, que permitem uma avaliação rápida e fidedigna e são comumente utilizadas na consulta médica para a prescrição antiálgica. A consulta de enfermagem permite verificar a adesão correta aos medicamentos, assim como avaliar, com maior frequência, a efetividade dos mesmos. Ainda enfrentamos dificuldades na condução da analgesia do paciente oncológico, especialmente pela avaliação inadequada e mesmo pelo conhecimento limitado no traquejo das opções medicamentosas, em especial, dos opiáceos. Assim, vivenciamos a experiência de dispor da morfina, via Sistema Único de Saúde (SUS), sem usufruir plenamente desta importante conquista.

Como demais ações, sugerimos orientar os familiares e cuidadores sobre a importância de atualizarem sua condição vacinal, pois a imunização dos contactantes diários do paciente oferece forte caráter protetor a ele.

São inúmeras as orientações e sugestões de cuidados de enfermagem para os pacientes que iniciam seu tratamento, e outras tantas no decorrer do mesmo. O mais importante, porém, é que o enfermeiro avalie o que o paciente traz a cada retorno, além dos resultados laboratoriais e exames de imagens. Indubitavelmente, são ferramentas de valor insubstituível e que norteiam as condutas médicas. Porém, devemos ter em mente que os sintomas da doença e os efeitos adversos do tratamento podem se confundir. Por isso, a escuta e a experiência do enfermeiro são fundamentais nessa avaliação, auxiliando a estabelecer a diferenciação nos dois casos. Encorajar o relato de possíveis toxicidades, portanto, é uma das principais orientações de enfermagem para a segurança do paciente.

Finalmente, pesar o paciente a cada retorno para a quimioterapia, além de ser o parâmetro para o cálculo das doses das drogas antineoplásicas, possibilita avaliar continuamente o seu estado nutricional. Essa medida simples é um dos principais cuidados na trajetória do tratamento e permite um diagnóstico precoce da desnutrição, acarretada pela anorexia induzida pela quimioterapia e/ou pela doença. Em muitas situações, a alimentação enteral é uma necessidade para a sobrevivência. Sobre isso discutiremos a seguir.

A necessidade da sonda nasoenteral (SNE) e suas implicações

A interface com a nutrição

O enfermeiro, na observação das condições clínicas, pode e deve sugerir a passagem de SNE junto à equipe médica e nutrição. O catabolismo induzido pelo câncer resulta na desnutrição severa que pode se instalar rapidamente. Muitas vezes, a consulta médica e nutricional não está aprazada em tempo hábil, e visto que o convívio com o paciente é mais frequente, a intervenção da enfermagem é preciosa.

Ressalta-se que a colocação precoce da sonda pode minimizar o agravamento das condições clínicas e das toxicidades e preservar a segurança do paciente, pois, além da alimentação e da hidratação, a administração de medicações por via enteral pode ser a única possibilidade em pacientes muito acometidos pela mucosite ou pelas neoplasias da cavidade oral. Além disso, a nutrição enteral colabora na manutenção do *status* clínico do paciente oncológico em vias de cirurgia. Infelizmente, percebemos que a indicação precoce da sonda nasoenteral ainda não é rotina, sobretudo para os pacientes em estágio inicial de desnutrição, ou mesmo com disfagia a sólidos que progredirá rapidamente devido à doença. A alimentação progressivamente comprometida parece não ser valorizada pela equipe médica, e a indicação da sonda geralmente vem nos estados avançados de desnutrição, algumas vezes na plena caquexia, ou nas patologias que podem levar à aspiração traqueobrônquica.

Apesar das inúmeras vantagens da sonda nasoenteral, sua indicação gera muita resistência por parte dos pacientes e, muitas vezes, por parte da família e cuidadores. Seu uso vem carregado por estigmas, em especial por aquele relacionado à terminalidade. Somam-se a isso as dificuldades que os cuidadores relatam para o preparo das dietas e para a obtenção de suplementos industrializados. Além disso, a visibilidade do artefato – atestando ao mundo uma doença e a gravidade da mesma – amplia o constrangimento ao qual o paciente oncológico frequentemente se vê submetido. A constatação da própria renúncia ao paladar traz mais dificuldades na aceitação dessa terapêutica.

Nesses momentos, verificamos a importância fundamental do compartilhamento de cuidados nutricionais e cuidados de enfermagem.

Como vimos, a indicação da SNE exige, muitas vezes, uma ação de convencimento. A prática nos ensina que, ao contrário dos pacientes em situações clínicas mais comprometidas, pacientes com quadros iniciais de desnutrição ou disfagia têm mais resistência em aceitar a dieta enteral. Os familiares geralmente fazem eco a essa negação, por inicialmente julgarem o preparo complicado, caro, e a passagem da dieta pela sonda algo demasiadamente técnico, ou mesmo perigoso.

Notamos que é comum – a exemplo de outros eventos de agravo à saúde – que a notícia da necessidade da sonda desencadeie um processo natural de defesa. Primeiramente, o paciente nega a sonda para, a seguir, iniciar um processo de barganha com o médico, nutricionista e/ou enfermeiro.

Vejamos o caso do Sr. Roberto, portador de uma neoplasia de nasofaringe. Estava com 44 quilos e havia perdido quatro quilos no último mês":

"Sonda, não! Que jeito eu vou dormir, andar na rua com esse negócio pendurado? E prá tomar banho?" Abaixa a cabeça por alguns instantes e diz em voz baixa:

"Me dá mais alguns dias? Eu prometo que vou comer".

Assim como qualquer profissional de saúde, o enfermeiro não pode obrigar a passagem da sonda, mas a atribuição da técnica compete a ele. Entender que o paciente recuse o sonda em um primeiro momento é natural, e estabelecer um "trato" pode ser uma boa prática de enfermagem. O conhecimento da evolução em casos como o do Sr. Roberto aponta que, mesmo com sua genuína intenção de se alimentar, isso não ocorrerá devido à invasão tumoral em nasofaringe. Essa situação exige uma atuação compartilhada com a nutrição: qual é o prazo para adiar essa sonda? Há outra possibilidade nutricionalmente segura até esse paciente retornar?

No caso do Sr. Roberto, ele retornou após quatro dias e acabou por solicitar a passagem da SNE, devido à perda ponderal contínua associada com a disfagia.

Verificamos que a apresentação da sonda e a explicação detalhada de suas vantagens, assim como a simplicidade de seu uso, podem impactar positivamente sobre a aceitação e a manutenção do artefato, embora não garantam sua aceitação. Pesar o paciente, no entanto, parece ser mais motivador. Frequentemente, a perda ponderal é muito maior do que o paciente acredita, e ele se imagina com um peso muito acima do real. O acompanhamento periódico com a nutrição é fundamental para a avaliação da dieta proposta, assim como a avaliação da enfermagem quanto aos cuidados e à manutenção da sonda nasoenteral. Antever a possibilidade da retirada da sonda no momento adequado para retornar à alimentação oral traz alívio e conforto, mas muitas vezes nem sempre é possível, como veremos a seguir.

Autoimagem e os pacientes portadores de câncer de cabeça e pescoço: a visibilidade da doença nas cirurgias oncológicas.

Estima-se que, em 2014, ocorreram no Brasil 11.280 casos novos de câncer da cavidade oral em homens e 4.010 em mulheres. Tais valores correspondem a um risco estimado de 11,54 casos novos a cada 100 mil homens, e 3,92 a cada 100 mil mulheres. Quanto às neoplasias malignas de laringe, estima-se 6.870 casos novos em homens e 770 em mulheres. O risco estimado é de 7,03 casos a cada 100 mil homens, e de 0,75 a cada 100 mil mulheres.

Tais patologias necessitam de múltiplas abordagens, como a radioterapia, a quimioterapia e as cirurgias, e a indicação terapêutica é relacionada com o estadiamento no qual o paciente chega ao serviço de saúde. A exemplo de muitas outras neoplasias, infelizmente, vivemos a realidade de receber pacientes em estágios avançados da doença. As cirurgias, se ainda passíveis de serem realizadas, frequentemente são extensas e mutiladoras, impactando profundamente a imagem corporal.

Ao acompanhar esses pacientes no ambulatório de otorrinolaringologia, cabeça e pescoço, vivenciamos, em muitas ocasiões, o choque dos pacientes e de seus familiares perante a gravidade da doença. Após a confirmação do diagnóstico, é realizada a consulta quando se explica a cirurgia ao paciente. Naturalmente, quanto maior a extensão da doença, mais agressivo costuma ser o procedimento cirúrgico. As explicações do médico são absolutamente isentas de qualquer omissão, pois em muitas situações a mutilação é muito extensa e o paciente pode recusar o procedimento. Daí a preocupação em esclarecer todas as dúvidas, apesar do imenso peso que isso acarreta ao paciente e a sua família.

Em muitas situações, ouvi famílias relatarem que o paciente não entendeu o que o médico disse. Essa situação é perfeitamente compreensível pela própria situação dolorosa: logo após um diagnóstico de câncer, a descrição do "que vem a seguir" mobiliza sentimentos imensuráveis de medo e angústia. O "não ouvir ou não entender", portanto, são reações esperadas. Eventualmente, ocorrem comentários das famílias pela maneira como o médico explica sua intenção cirúrgica. A exemplo do cuidado que se recomenda no momento de dar a notícia do diagnóstico de câncer, a explicação cirúrgica também é delicada. Infelizmente, isso nem sempre ocorre, e algumas considerações nas relações médico-paciente mereceriam ser trabalhadas neste momento. Ter um ambiente apropriado para isso colabora para a humanização que essa demanda impõe. A ausência de uma equipe multiprofissional, especialmente de apoio psicológico, é outra deficiência importante. Portanto, essa é a realidade de muitos serviços, e temos de considerar a dura tarefa que o cirurgião, sozinho, desempenha para colocar honestamente qual será o seu trabalho com aquele paciente. E, por mais empático que este profissional seja, seu papel nesse momento pode assumir matizes que resvalam na crueza.

"[...] a cirurgia será grande e tem que tirar a língua toda...".

"[...] o senhor nunca mais vai comer, só com a sonda".

Assim, como na expressão metafórica de Sontag que cita o câncer como "a barbárie dentro do organismo", vemos os desdobramentos desta barbárie no seu exterior.

Dessa forma, a ausência do apoio psicológico a esses pacientes e aos seus familiares fica muito evidente nas palavras e pelo sentimento de desamparo. Além disso, a equipe de enfermagem, que acompanha a pós-consulta médica, sente-se muito mobilizada pela situação vivida e pela pergunta feita por alguns pacientes: "*o que você faria no meu lugar?*". Nesses momentos, o significado da palavra grega *onkos* parece definir essa situação de sofrimento. O vocábulo, de onde a oncologia derivou seu nome, significa "carga, peso, massa", e designava a máscara usada frequentemente pelos atores nas tragédias gregas, indicando a carga psíquica que o personagem suportava. Da mesma forma, traduz o sentimento do paciente, da família e de muitos profissionais de saúde envolvidos nesse cuidar.

Alguns pacientes, como esperado, se assustam e, muitas vezes, não compreendem a necessidade de uma cirurgia tão grande. Afinal, o que eles veem é um "caroço" no pescoço, uma lesão pequena e dolorida embaixo da língua. Outros pacientes, no entanto, encontram-se em condições de dor oncológica tão insuportável que não vacilam em aceitar o procedimento, desde que não sofram mais. Além disso, demonstram uma imensa confiança no cirurgião, outorgando-lhe a decisão de fazer o que for necessário, a despeito da imagem física final. Assim revela o paciente abaixo numa mensagem, sem identificação, achada no ambulatório de otorrinolaringologia, cabeça e pescoço:

"Eu vi uma coisa muito feia no rosto de um amigo, uma cirurgia esquisita. Em mim eu gostaria que não ficasse tão feio. Eu não aguento tanta dor. Se sarar é ótimo, o sr. sabe fazer o serviço, e sabe também o que é melhor".

Uma vez definida a intenção da cirurgia, o período de internação é frequentemente longo até a alta hospitalar. Apesar desse hiato, percebe-se que o vínculo estabelecido no ambulatório pode ter bons desdobramentos, especialmente se houver a oportunidade de se continuar os cuidados no ambulatório. Garantir ao paciente a atenção de enfermagem no pós-cirúrgico tardio conforta e mantém uma linha de assistência. Curativos simples são técnicas que podem e devem ser ensinadas pelo enfermeiro aos familiares, assim como auxiliar no estabelecimento de ajuda via Unidades Básicas de Saúde (UBS), para compartilhar os cuidados, e no fornecimento de materiais. Inferimos que essas práticas ajudam no enfrentamento posterior, favorecendo a adaptação à nova realidade. Retirar a impessoalidade que um serviço de saúde de maior porte possa ostentar e compartilhar algumas ações terapêuticas do campo da enfermagem ampliam a segurança e oferecem conforto aos pacientes e suas famílias.

CONSIDERAÇÕES FINAIS

Os momentos mais difíceis para o paciente oncológico e sua família geralmente estão no lidar com as situações que descrevemos acima, ainda que exploradas de forma muito reduzida.

As inúmeras demandas do paciente oncológico e de seus cuidadores apontam a necessidade premente de maior diálogo entre todos os profissionais que atuam no cuidado, nos diversos níveis de atenção à saúde. A interdisciplinaridade no campo oncológico assume uma importância fundamental para a qualidade da assistência que se pretende entregar. Nos deparamos com o avanço de casos novos de câncer todos os dias nos serviços de saúde e se evidencia uma realidade cada vez mais complexa e pouco otimista no sentido de "dar conta" das necessidades dos doentes e de suas famílias. Podemos inferir que, diante dessa situação quase incontrolável, nossas próprias demandas – tratar e cuidar bem – ficam igualmente comprometidas. É nesse ponto que a equipe mutuamente pode apoiar a si mesma.

As potencialidades de um grande hospital terciário tornam-se limitadas se não houver o compartilhamento terapêutico junto aos níveis secundário e primário. Da mesma forma, a atuação do profissional das Unidades Básicas de Saúde é pouco reconhecida dentro da linha de cuidado, quando deveria ser a referência para o paciente e sua família, especialmente nas fases em que o cuidar recai sobre o território domiciliar.

Alcançar a qualidade de assistência que almejamos depende, entre tantas variáveis, de um trabalho diário baseado na competência, conhecimento, na relação profissional respeitosa e apoiadora. Cuidar bem envolve um profundo senso de atenção ao outro. Buscar fazer a diferença e almejar a cura de quem está doente faz parte do processo normal do cuidar. O enfermeiro de oncologia assume, por si, uma contradição nesse processo. As complicações do tratamento tornam-se algumas vezes tão graves quanto a doença, a qualidade de vida do paciente pode piorar imensamente, a cura ainda não é rotineira. Ao mesmo tempo, é nessa contradição que pode residir a essência máxima do cuidado: não importa do que cuidamos, quem e como auxiliamos neste período tão cheio de incertezas, humanamente, assumindo-as também como nossas.

AGRADECIMENTOS

À equipe técnica de enfermagem do ambulatório de otorrinolaringologia do Hospital das Clínicas da Unicamp, pela convivência e pela vontade de sempre fazer a diferença no cuidado.

Aos professores: Dr. Agrício Nubiato Crespo e Dr. Carlos Takahiro Chone, pelo apoio e incentivo às iniciativas de melhorar continuamente a assistência aos pacientes do ambulatório de otorrinolaringologia do Hospital das Clínicas da Unicamp.

A todos que, de alguma forma, escolheram ou foram escolhidos para cuidar dos pacientes oncológicos.

REFERÊNCIAS

Bonassa, E. M. A.; Santana, T. Rocha. (2005). Enfermagem em terapêutica oncológica. São Paulo: Atheneu, 3a. ed.

Arreguy-Sena C, Carvalho EC, Santos, C.B. (2008) Visualização e caracterização da rede venosa periférica: contribuição do garroteamento. Anna Nery Rev Enferm ; 12 (2): 299 - 303.

Shimada, C. S. (2009). Efeitos adversos no tratamento quimioterápico: uma visão para enfermeiros e farmacêuticos. São Paulo: Planmark, 1a ed.

INCA. Instituto Nacional do Câncer – Estimativa 2014 Incidência do Câncer da Cavidade Oral no Brasil: <http://www.inca.gov.br/estimativa/2014/sintese-de-resultados-comentarios.asp>.

Sontag, S. (1982). Doença como metáfora. São Paulo: Editora Graal, 3a edição, p. 82.

Mukherjee, S. (2012). O imperador de todos os males: uma biografia do câncer. São Paulo: Companhia das Letras, 1a ed., p. 68.

CAPÍTULO 19
TUMORES DO SISTEMA NERVOSO CENTRAL: ASPECTOS RELEVANTES PARA A EQUIPE MULTIPROFISSIONAL

VIVIAN C. ANTUNES DOS SANTOS

INTRODUÇÃO

Os tumores do sistema nervoso central (SNC) formam um grupo heterogêneo de neoplasias que se originam de diferentes células do sistema nervoso central, ou de outros tumores primários que metastizaram para o SNC. Essa heterogeneidade se traduz clinicamente em uma variedade de comportamentos clínicos, com diferentes sintomas, curvas de sobrevida e tratamentos.

Os sinais e sintomas causados por esses tumores decorrem, de forma simplificada, de três mecanismos básicos, sendo eles: invasão do tecido local pelo tumor, compressão de estruturas adjacentes e aumento da pressão intracraniana. As manifestações clínicas estão intimamente relacionadas com a função da área cerebral acometida pela doença, e, por esse aspecto, são muito variáveis. A adequada avaliação inicial desses pacientes deve incluir história clínica bastante detalhada, exame neurológico completo e exames diagnósticos de imagem apropriados (Gutin, 2000).

A equipe multidisciplinar tem papel fundamental no manejo de pacientes com lesões cerebrais, já que, em sua maioria, os pacientes experimentam tratamentos longos, repletos de efeitos colaterais e com morbidade substancial, além dos aspectos emocionais envolvidos no enfrentamento dessa enfermidade. Para que seja atingindo um tratamento de qualidade, é necessário que os profissionais envolvidos formem uma equipe coesa, com a prática de diálogos amplos, que resultem em decisões mais acertadas, e pacientes mais bem conduzidos nos diversos aspectos da doença.

O conhecimento da doença é condição fundamental no atendimento ao paciente oncológico, sendo assim preceito básico para a boa prática da equipe multidisciplinar. Desenvolvemos este capítulo com a proposta de revisar aspectos relevantes inerentes aos pacientes com tumores cerebrais, tendo em vista o enfoque para a equipe multiprofissional. Discutiremos, a seguir, a epidemiologia da doença, bem como suas manifestações clínicas e tratamentos em linhas gerais.

DADOS CLÍNICOS E EPIDEMIOLÓGICOS DOS TUMORES DO SNC

A incidência de tumores cerebrais primários e de sistema nervoso em adultos é estimada em 28 para cada 100 mil pessoas, conforme dados americanos coletados de 2007 a 2011 (Ostrom, 2014), sendo que cerca de um terço desses tumores são malignos. No Brasil, no ano de 2014, foram registrados 4.960 novos casos de câncer do SNC em homens e 4.130 em mulheres. Esses valores correspondem a um risco estimado de 5,07 novos casos a cada 100 mil homens, e 4,05 a cada 100 mil mulheres (Inca, 2014).

As metástases cerebrais são os tumores intracranianos mais comuns nos adultos, representando mais da metade dos tumores cerebrais malignos. Durante o tratamento de uma neoplasia, as metástases cerebrais ocorrem em 10 a 30% dos adultos (Jhonson, 1996), e os tumores primários mais comumente responsáveis por metástases cerebrais são os carcinomas, sendo os principais sítios pulmão, mama, rim, cólon/reto e melanoma (Sundemeyer, 2005; Paterson, 1992).

Nas últimas décadas, foi observado um aumento considerável na incidência de metástases cerebrais, fato este que pode estar relacionado tanto com a melhora na detecção de metástases pequenas por ressonância magnética, como pelo melhor controle da doença neoplásica extracerebral, resultante dos avanços na terapia sistêmica (Wen, 1999).

Com relação aos tumores primários do SNC, os gliomas são os mais frequentes, e representam cerca de 50% dos casos (Radhakrishnan, 1995). Esses tumores raramente apresentam metástases ou recidivas à distância. Em geral, apresentam baixa expectativa de vida devido à sua localização no SNC e à característica resistência a quimioterápicos, conferida, em boa parte, pela barreira hematoencefálica (Buckner, 2003).

A incidência de tumores cerebrais também varia com a idade, sendo que o pico de incidência dos tumores cerebrais primários ocorre ao redor dos cinquenta anos, embora séries retrospectivas sugiram que a incidência aumenta continuamente com o aumento da idade (Barnholtz-Sloan, 2004). De forma semelhante, a incidência do tumor maligno mais comum no cérebro adulto, o glioblastoma multiforme, eleva-se com o aumento da idade (Ostrom,2014).

Desde 1940 observa-se um aumento no número de casos de tumores cerebrais primários nos Estados Unidos, semelhante aos achados em outras partes do mundo, o que ocorreu em todas as faixas etárias e grupos raciais (Hoffman, 2006). A real etiologia do aumento na incidência de tumores cerebrais ainda não foi bem esclarecida, e parece ser multifatorial (Polednak, 1996).

Além dos avanços nas técnicas de diagnóstico por imagem, a melhoria no acesso aos cuidados de saúde para a população idosa, e o aumento na disponibilidade de neurologistas também são apontados como possíveis fatores que contribuíram para o aumento na incidência (Preston-Martin, 1996). No entanto, a magnitude do aumento observado na incidência dos tumores cerebrais supera a proporção da melhoria na capacidade de diagnóstico. Estes dados apontam para a possibilidade da existência de um componente relacionado à exposição ambiental, como responsável por parte do aumento da incidência de tumores cerebrais, o que ainda carece de validações futuras (Polednak, 1996).

PROGNÓSTICO DE TUMORES CEREBRAIS

Embora os tumores cerebrais sejam responsáveis apenas por 2% de todas as neoplasias, eles resultam em uma parcela desproporcionalmente alta de morbidade e mortalidade por câncer. O domínio dos dados prognósticos da doença é de extrema importância para todos os profissionais que formam a equipe de saúde responsável pelo cuidado desses doentes. Toda a equipe precisa estar preparada para lidar com os anseios frequentes trazidos por esses pacientes, que envolvem dúvidas quanto às suas incapacidades futuras, previsões possíveis sobre o que poderá acontecer, e até mesmo sobre seu tempo de vida. Nesse sentido, dedicaremos estes próximos parágrafos ao entendimento dos desfechos possíveis dos tumores cerebrais.

A sobrevida global mediana de tumores cerebrais malignos é de 34% em cinco anos. Para alguns tumores primários do sistema nervoso central e, sobretudo, para os subtipos histológicos mais frequentes, o prognóstico é bastante desfavorável. A sobrevida global mediana em cinco anos para o astrocitoma anaplásico e glioblastoma é de 27% e de 5%, respectivamente (Ries, 2011). Infelizmente, apesar de alguns avanços no tratamento dessa doença, a sobrevida global em pacientes com tumores cerebrais malignos não melhorou significativamente nos últimos cinquenta anos. É importante ressaltar que a idade, o *status* performance e o grau histológico tumoral permanecem como fatores prognósticos mais relevantes para os tumores cerebrais primários.

Com relação aos pacientes com tumores metastáticos em sistema nervoso central, a sobrevida média daqueles que recebem apenas tratamento de suporte é de aproximadamente 1-2 meses (Posner, 1992). Os principais parâmetros que determinam a sobrevida após o diagnóstico de metástases cerebrais são: *status* performance, extensão e controle da doença extracraniana, idade e tipo histológico do tumor primário.

Utilizando todos esses parâmetros, foi desenvolvida uma escala de prognóstico, que é uma ferramenta útil no delineamento do tratamento desses pacientes, capaz de prevenir intervenções fúteis e de apontar para os pacientes que são candidatos a técnicas mais invasivas. Esse sistema de classificação tem sido amplamente utilizado desde a sua descrição original. Nele, os pacientes são divididos em três grupos, o de bom prognóstico, o de prognóstico intermediário, e o de prognóstico pobre (Gaspar, 1997). As três classes de prognóstico estão descritas a seguir:

- Classe 1 (bom prognóstico): o melhor prognóstico foi visto em pacientes que tiveram um performance *status* maior ou igual a 70%, menos de 65 anos de idade, e tumor primário controlado, com sobrevida mediana de 7,1 meses.
- Classe 2 (prognóstico intermediário): pacientes com performance *status* de 70% ou mais, mas com outras características desfavoráveis (por exemplo, tumor primário não controlado, outras metástases extracranianas, mais de 65 anos). A sobrevida mediana neste grupo foi de 4,2 meses.
- Classe 3: pacientes com performance *status* menor que 70%. Constituiu o grupo de pior prognóstico e teve uma sobrevida mediana de 2,3 meses.

MANIFESTAÇÕES CLÍNICAS

Os tumores do SNC produzem sintomas decorrentes de invasão local, compressão de estruturas adjacentes e aumento da pressão intracraniana.

Entre as manifestações clínicas mais comuns, está a cefaleia, que ocorre igualmente em pacientes com tumores cerebrais primários ou metastáticos e é presente em aproximadamente 40 a 50% dos pacientes com lesões cerebrais.

As características da dor de cabeça que são sugestivas de um possível tumor cerebral incluem: náuseas e vômitos, uma mudança no padrão da dor habitual já apresentada anteriormente pelo paciente, a piora posicional e um exame neurológico alterado.

A disfunção neurológica motora focal é o sintoma de apresentação em 20 a 40% dos pacientes, sendo a hemiparesia a queixa mais comum. A disfunção cognitiva, incluindo problemas de memória e de humor ou alterações de personalidade, está presente em 30 a 35% dos pacientes. As alterações de comportamento são frequentemente subvalorizadas e interpretadas erroneamente nesses pacientes. É muito importante que equipe multiprofissional mantenha-se atenta para este sintoma, que pode indicar a existência de uma lesão cerebral. Outra manifestação clínica frequente em pacientes com tumores cebrebrais são as crises convulsivas, que resultam em grandes limitações e incapacidades, muitas vezes impedindo a manutenção da autonomia do doente (Sander et al., 1990).

As lesões cerebrais, sejam elas metastáticas ou primárias, têm características clínicas muito variáveis e devem ser suspeitadas em qualquer paciente com câncer que desenvolva algum dos sintomas neurológicos acima descritos, incluindo alterações de comportamento.

UMA VISÃO GERAL SOBRE O TRATAMENTO DE TUMORES DO SNC

O tratamento dos pacientes que possuem lesões cerebrais metastáticas e que se enquadram no grupo de prognóstico favorável se concentra na erradicação ou controle das metástases cerebrais. Esta abordagem inclui, habitualmente, a ressecção cirúrgica da lesão e alguma forma de radioterapia. Nos pacientes considerados de mau prognóstico, o tratamento se concentra no controle dos sintomas causados pelas metástases cerebrais, bem como na manutenção da função neurológica por maior tempo possível, sendo empregados frequentemente os corticoesteroides, anticonvulsivantes e analgésicos.

A terapia sistêmica com quimioterápicos é utilizada na maioria dos pacientes, já que a presença de metástases cerebrais de tumores sólidos raramente ocorre de forma isolada, sendo necessário o controle da doença neoplásica sistêmica.

No entanto, a quimioterapia tem muitas limitações no tratamento das metástases cerebrais, e embora possa ter alguma atividade, geralmente não é um tratamento adequado para metástases cerebrais. O uso de radioterapia cerebral é capaz de aumentar a sobrevida mediana desses pacientes, mas não erradica a doença (Posner, 1992; Wen, 1999).

O tratamento dos tumores primários mais comuns do sistema nervoso central, os gliomas de alto grau, compreende uma abordagem com modalidades combinadas, que incluem a ressecção cirúrgica máxima, a radioterapia adjuvante pós-operatória e a quimioterapia adjuvante. O tratamento inicial principal para essa doença é a ressecção cirúrgica máxima, devendo ser equilibrada com a preservação da função neurológica, que é uma meta importante no manejo desses pacientes (Salcman, 1998; Barker, 2005). Nesse cenário, vários avanços tecnológicos pré-operatórios e intraoperatórios, como a cirurgia com o paciente acordado, estão sendo empregados. Tais procedimentos permitem alcançar, cada vez mais, o objetivo almejado de obter ressecções amplas, seguras e menores deficiências neurológicas funcionais, permitindo ao doente uma melhor qualidade de vida e a manutenção das atividades básicas da vida diária.

"Conheça todas as teorias, domine todas as técnicas, mas ao tocar uma alma humana, seja apenas outra alma humana". (Carl Jung)

BIBLIOGRAFIA

Barker, F. G.; Curry, W. T. Jr.; Carter, B. S. (2005). Surgery for primary supratentorial brain tumors in the United States, 1988 to 2000: the effect of provider caseload and centralization of care. *Neuro Oncol 2005 7*: 49.

Barnholtz-Sloan, J. S.; Sloan, A. E.; Davis, F. G. et al. (2004). Incidence proportions of brain metastases in patients diagnosed (1973 to 2001) in the Metropolitan Detroit Cancer Surveillance System. *J Clin Oncol 22*: 2865.

Buckner, J. C. (2003). Factors influencing survival in high-grade gliomas. *Semin Oncol 30* (6), 10-4.

Estimativa de câncer no Brasil em 2014. Recuperado de: <http://www.inca.gov.br/estimativa/2014>. Último acesso em 02 de janeiro de 2015.

Gaspar, L.; Scott, C.; Rotman, M.; Asbell, S.; Phillips, T.; Wasserman, T.; McKenna, W. G.; Byhardt, R. (1997). Recursive partitioning analysis (RPA) of prognostic factors in three Radiation Therapy Oncology Group (RTOG) brain metastases trials. *Int J Radiat Oncol Biol Phys.37* (4):745.

Gutin, P. H.; Posner, J. B. (2000). Neuro-oncology: diagnosis and management of cerebral gliomas- past, present, and future. *Neurosurgery 47* (1), 1.

Hoffman, S.; Propp, J. M.; McCarthy, B. J. (2006). Temporal trends in incidence of primary brain tumors in the United States, 1985-1999. *Neuro Oncol 8*:27.

Ostrom, Q. T.; Gittleman, H.; Liao, P. et al. (2014). CBTRUS statistical report: primary brain and central nervous system tumors diagnosed in the United States in 2007-2011. *Neuro Oncol 16* Suppl 4.

Paterson, A. H.; Agarwal, M.; Lees, A. et al. (1982). Brain metastases in breast cancer patients receiving adjuvant chemotherapy. *Cancer 49*: 651.

Polednak, A. P. (1996). Interpretation of secular increases in incidence rates for primary brain cancer in Connecticut adults, 1965-1988. *Neuroepidemiology 15*: 51.

Preston-Martin, S.; Mack, W. J. (1996). Neoplasms of the nervous system. In: Shottenfeld, D.; Fraumeni, J. F. (Eds.)(1996). *Cancer Epidemiology and Prevention*. 2. ed. New York. Oxford University Press.

Radhakrishnan, K.; Mokri, B.; Parisi, J. E. et al. (1995). The trends in incidence of primary brain tumors in the population of Rochester, Minnesota. *Ann Neurol 37*: 67.

Ries, L. A. G., Eisner, M. P.; Kosary, C. L.; Hankey, B. F.; Miller, B. A.; Clegg, L.; Mariotto, A.; Fay, M. P.; Feuer, E. J.; Edwards, B. K. (Eds.). SEER Cancer Statistics Review, 1975-2001, National Cancer Institute. Bethesda, MD. Recuperado de: <seer.cancer.gov/csr/1975_2001>. Último acesso em junho de 2011.

Salcman, M. (1988). Surgical resection of malignant brain tumors: who benefits? *Oncology (Williston Park) 2*: 47.

Sander, J. W; Hart, Y. M.; Johnson; A. L.; Shorvon, S. D. (1990). National General Practice Study of Epilepsy: newly diagnosed epileptic seizures in a general population. *Lancet 336*, 1267-71

Sundermeyer, M. L.; Meropol, N. J.; Rogatko, A. et al. (2005). Changing patterns of bone and brain metastases in patients with colorectal cancer. *Clin Colorectal Cancer 5*: 108.

Wen, P. Y.; Loeffler, J. S. (1999). Management of brain metastases. *Oncology (Williston Park) 13*: 941.

PARTE 7: ASPECTOS MÉDICO-PSICOLÓGICOS EM CRIANÇAS E ADOLESCENTES COM CÂNCER E SEUS FAMILIARES

CAPÍTULO 20
O USO DE MEDICAÇÕES PSIQUIÁTRICAS EM CRIANÇAS E ADOLESCENTES COM CÂNCER

LEANDRO XAVIER DE CAMARGO SCHLITTLER
AMILTON DOS SANTOS JÚNIOR

INTRODUÇÃO

Doenças neoplásicas são raras em crianças, com uma ocorrência menor que 2% do total de casos de câncer diagnosticados anualmente nos EUA (aproximadamente 12 mil crianças). Entretanto, embora nas últimas décadas tenha havido uma melhora expressiva da sobrevida nos cinco primeiros anos após o início do tratamento, as neoplasias pediátricas, cujos tipos mais comuns são as leucemias (28%) e os tumores do sistema nervoso central (18%), ainda são a principal causa de morte nessa faixa etária (Kurtz, Abrams, 2011). Câncer entre adolescentes e jovens adultos (15-29 anos) é 2,5 vezes mais comum que entre as crianças com menos de 15 anos (Lauer, 2015).

A prescrição de medicações psiquiátricas para crianças e adolescentes é uma prática recente e, muitas vezes, controversa. Nos últimos anos, houve um crescente aumento na avaliação e diagnóstico de psicopatologias nas primeiras fases da vida, bem como na indicação de tratamentos psicofarmacológicos. Contudo, ainda são escassas as evidências científicas sobre eficácia, ação e efeitos colaterais dessas classes medicamentosas para uma população com características biológicas e psicológicas tão especiais (Apter et al., 2003). A carência de estudos adequados é ainda mais precária para os jovens em tratamento oncológico que vivenciam problemas emocionais e psiquiátricos graves.

O uso de psicofármacos no tratamento de transtornos mentais associados ao câncer em adultos precede em anos sua utilização entre os mais jovens (Kurtz, Abrams, 2011; Snyderman, Wynn, 2009). Adultos com câncer têm até quatro vezes mais chances de desenvolverem quadros depressivos do que a população geral, risco semelhante ao de outras doenças graves, como infarto do miocárdio e acidente vascular cerebral. Entre os adultos, a comorbidade psiquiátrica está mais associada aos casos de doença avançada, sintomas incapacitantes e presença de dores refratárias. Há evidência de que a depressão pode piorar as chances de tratamento definitivo eficaz e estar associada a piores prognósticos. Psicoterapia, antidepressivos e psicoestimulantes são possibilidades de tratamento. A escolha da modalidade terapêutica a ser adotada dependerá da apresentação dos sintomas depressivos, do tipo de câncer, de possíveis interações medicamentosas com o tratamento oncológico e do perfil de tolerância aos efeitos colaterais (Apter et al., 2003; Snyderman, Wynn, 2009).

Existem poucos dados científicos e ausência de protocolos para o diagnóstico, o tratamento e o impacto da depressão em populações oncológicas pediátricas (Snyderman, Wynn, 2009). Assim como em adultos, é comum que crianças e adolescentes com câncer apresentem sentimentos e atitudes de adaptação frente a situações de adoecimento, perda e tratamento extenuante, embora não necessariamente depressão clínica.

Um estudo com sobreviventes de tumor cerebral na infância observou que, após cerca de uma década do tratamento, adolescentes e jovens adultos mantêm um risco muito maior que a população não oncológica de mesma idade em relação à ideação suicida (11,7% *versus* 3,5%). História pregressa de depressão foi o fator de risco mais importante da amostra (Brinkman et al., 2013). Quando comparados com seus irmãos, crianças e jovens adultos, submetidos ao tratamento dos diversos tipos de câncer na infância, têm maiores chances de apresentarem sequelas cognitivas e transtornos de humor e ansiedade, principalmente os pacientes do sexo feminino (Ahomäki, Gunn, 2014).

Neste capítulo, descreveremos os mais recentes achados da literatura em relação à epidemiologia e ao possível manejo farmacológico de crianças e adolescentes em tratamento oncológico associados a transtornos mentais e comportamentais.

ASPECTOS PSIQUIÁTRICOS

DEPRESSÃO

Análises epidemiológicas de crianças e adolescentes com doenças clínicas graves e debilitantes não mostram maiores prevalências de sofrimento, ansiedade e depressão que entre seus pares de mesma idade na população geral (Pao et al., 2006; Phipps et al., 2011). Vários levantamentos confirmam essa baixa prevalência durante o diagnóstico (Allen et al., 1997) ou durante o tratamento oncológico (Pao et al., 2006; Phipps et al., 2011; Kersun, Elia, 2007).

Diversos estudos que avaliaram a prevalência de depressão nessa população apresentaram grandes dificuldades metodológicas, tais como: pequeno número de pacientes das amostras, impossibilidade de separar os resultados em relação a diferentes tipos de câncer, e ausência de instrumentos diagnósticos validados para esses pacientes (Portteus et al., 2006; Kersun, Elia, 2007). Ainda são incertos os valores reais da prevalência de transtornos de humor e ansiedade entre crianças e adolescentes em tratamento oncológico (Portteus et al., 2006). No entanto, diversos serviços especializados relatam a presença de uma minoria significante de indivíduos com graves dificuldades emocionais durante o tratamento, com sintomas que justificam a necessidade de psicoterapia e, em alguns casos, de psicofármacos (Pao et al., 2006; Kersun, Elia, 2007).

De forma geral, sabe-se que quadros depressivos em pacientes com doenças clínicas graves estão associados a piora da morbidade, internações prolongadas, queixas somáticas e comportamentos disfuncionais (Apter et al., 2003; Portteus et al., 2006).

É importante que o profissional de saúde envolvido esteja atento a sintomas somáticos que possam ser comuns tanto a um episódio depressivo quanto aos efeitos colaterais do tratamento oncológico (fadiga, falta de apetite e distúrbios do sono) (Pao et al., 2006; Phipps et al., 2011). Sintomas de cunho cognitivo, como anedonia, desesperança, pensamentos de morte e sentimentos de menos valia ou culpa têm preponderância na elaboração do diagnóstico, assim como a impressão clínica geral do avaliador (Apter et al., 2003; Portteus et al., 2006).

Deficiências nutricionais (ácido fólico e vitamina B12), anemia grave, hipotireoidismo, fármacos e outros agentes quimioterápicos utilizados no tratamento, tumores do SNC e meningites podem predispor o aparecimento de sintomas depressivos, e devem ser investigados (Apter et al., 2003; Ferrando et al., 2010).

Após confirmado o diagnóstico psiquiátrico comórbido, o tratamento é o mesmo daquele instituído para crianças e adolescentes sem câncer. A ênfase é dada nas intervenções de cunho psicossocial e na psicoterapia, embora haja um aumento na utilização de psicofármacos para casos cuidadosamente selecionados. A despeito de poucos estudos específicos sobre a eficácia de antidepressivos nessa população, os inibidores seletivos da recaptação de serotonina são as drogas de escolha para o início do tratamento, devido ao seu perfil mais brando de efeitos colaterais. Atualmente, além da indicação de suporte psicológico, o uso responsável e consciencioso de antidepressivos é cada vez mais aceito pelas equipes de cuidados oncológicos pediátricos (Pao et al., 2006; Kersun, Elia, 2007).

ANSIEDADE E DOR

Ansiedade antecipatória, náusea e vômito, prévios aos tratamentos mais invasivos, são comuns em crianças e adolescentes durante o tratamento do câncer. Como nos adultos, aqueles que experimentaram maiores efeitos colaterais da quimioterapia apresentarão maior risco de ansiedade prévios às próximas sessões (Kurtz, Abrams, 2011; Lauer, 2015; Snyderman, Wynn, 2009).

As primeiras intervenções terapêuticas propostas são de ordem comportamental, reassegurando o paciente sobre as etapas do procedimento de forma simples e clara para a sua idade, minimizando os efeitos ansiogênicos da separação dos pais (principalmente no caso de crianças pequenas), e instituindo medidas como relaxamento, distração, brinquedos e videogames nas salas de espera (Kurtz, Abrams, 2011).

Os clínicos são estimulados a, se necessário, tratar os efeitos colaterais da quimioterapia, para diminuir a chance de sintomas somáticos relacionados à ansiedade antecipatória (antieméticos potentes, corticoesteroides e benzodiazepínicos podem ser utilizados) (Kurtz, Abrams, 2011; Lauer, 2015; Pao et al., 2006).

A dor no tratamento do câncer é difícil de ser prevista, diferentemente das cirurgias, e a equipe de tratamento oncológico pediátrico deve pesquisar ativamente a presença desse sintoma, lembrando que bebês e crianças muito pequenas estão tão sujeitas a experiências dolorosas quanto os demais (Apter et al., 2003). A dor tem uma associação importante com ansiedade e medidas que visem a minimizá-la, como o uso de analgésicos sempre que necessário, de anestésicos tópicos antes de punções venosas e de sedação durante punções lombares e de medula óssea diminuem o risco de aparecimento de sintomas ansiosos (Kurtz, Abrams, 2011; Apter et al., 2003). Deve-se considerar que, por medo de novas consultas ou de voltarem ao hospital, ou ainda por serem muito pequenas, as crianças podem apresentar dificuldades em relatar quadros dolorosos (Apter et al., 2003).

Sintomas ansiosos e depressivos graves pioram a qualidade de vida e a adesão ao tratamento. Esses pacientes estão mais sujeitos a alterações da dose ideal de quimioterapia, e aumento na frequência de reavaliações (Lauer, 2015).

TRANSTORNO DE ESTRESSE PÓS TRAUMÁTICO – TEPT

Prevalências relativamente aumentadas (15%) de TEPT foram encontradas entre crianças em tratamento oncológico e entre seus pais (Apter et al., 2003; Taïeb et al., 2003). Na quinta versão do manual diagnóstico e estatístico de transtornos mentais (DSM-V), a ameaça de uma doença fatal está incluída como possível fator estressor para o desenvolvimento do TEPT. Aparentemente, procedimentos invasivos e dolorosos, o nível de ansiedade da criança, experiências traumáticas prévias, sexo feminino e suporte familiar e social inadequados são fatores de risco para o transtorno (Apter et al., 2003).

O modo como a mãe e os cuidadores lidam com o adoecimento e o tratamento parece estar bastante relacionado com o surgimento de sintomas pós-traumáticos e ansiosos. Em um trabalho que avaliou tais sintomas anos após o tratamento oncológico, os pais apresentaram uma maior prevalência de TEPT que os próprios pacientes (Taïeb et al., 2003). Uma rede social adequada e a possibilidade de dividir sentimentos e receios com os entes próximos associa-se a menores incidências desse transtorno (Apter et al., 2003).

A longo prazo, crianças que passaram por um tratamento oncológico não demonstraram maiores prevalências de TEPT que a população normal, enquanto índices de até 20% foram encontrados entre jovens adultos (18-37 anos) submetidos ao mesmo regime de tratamento. Jovens que apresentaram TEPT após um tratamento oncológico possuem mais chance de não se casarem, de relatarem mais sofrimento psicológico e de apresentarem menores pontuações nas escalas que avaliam qualidade de vida quando comparados com a população geral (Levenson, 2010).

DELIRIUM E PSICOSE

Delirium é definido como um quadro agudo de confusão mental de causa orgânica. Na clínica oncológica existem diversos fatores que podem induzir a confusão mental, podendo advir da própria doença, do tratamento ou das complicações de ambos: tumores e metástases no sistema nervoso central, alterações metabólicas e hidroeletrolíticas, febre, infecção, dor não tratada (Apter et al., 2003), quimioterápicos, opioides, corticoides e anti-histamínicos (Ferrando et al., 2010). Quando ocorrem mudanças bruscas e repentinas no comportamento de crianças e adolescentes em tratamento de câncer, quadros de *delirium* devem ser sempre pesquisados e, se presentes, devem ter suas etiologias investigadas e tratadas (Apter et al., 2003).

SINTOMAS PSIQUIÁTRICOS RELACIONADOS AO TRATAMENTO ONCOLÓGICO

CORTICOSTEROIDES

Medicações corticosteroides são rotineiramente usadas na clínica oncológica infantil, elas são de extrema importância na quimioterapia de linfomas e leucemias, mas em altas doses predispõem ao aparecimento de diversos sintomas psiquiátricos, como alterações do sono, do humor, e no apetite (Kurtz, Abrams, 2011).

Por serem mais comuns, o conhecimento sobre os efeitos colaterais psiquiátricos dos corticosteroides e seu tratamento está mais embasado pelos estudos, em adultos, e em crianças com graves doenças imunológicas (pulmonares, renais e gastrointestinais) (Kurtz, Abrams, 2011).

Com orientação, apoio e suporte psicológico ao paciente e sua família, casos leves de irritação e insônia durante o período de uso da medicação podem ser tolerados. Com o surgimento de sintomas mais graves, como alterações graves do humor, mania, ou sintomas psicóticos, a suspensão dos corticoides e intervenção psiquiátrica de urgência podem ser necessárias. Nos casos moderados, a introdução de antidepressivos, estabilizadores do humor ou antipsicóticos atípicos pode ajudar a diminuir esses efeitos colaterais. O antipsicótico atípico olanzapina tem demonstrado boa eficácia para tais sintomas nos adultos, embora ainda falte evidência da eficácia e segurança do seu uso para a população infantil (Kurtz, Abrams, 2011).

INTERFERON

No tratamento com interferon-alfa em adultos com hepatite C é bem conhecida a associação do tratamento à possibilidade de indução de sintomas psiquiátricos como fadiga, falta de apetite, alterações do humor, depressão, sintomas maniatiformes (desinibição, irritabilidade, agitação e até mesmo euforia), psicose e confusão mental aguda (*delirium*) (Kurtz, Abrams, 2011).

Pacientes com história de depressão prévia ou de efeitos psiquiátricos em tratamentos anteriores correm maior risco de desenvolverem os sintomas. Na prática de adultos, o uso de ISRS é escolhido para o tratamento de sintomas depressivos relacionados ao uso de interferon (Kurtz, Abrams, 2011).

O uso dessa medicação pode ser tóxico para a tireoide, sendo importante a avaliação das enzimas tireoidianas quando da eclosão de sintomas de humor ou alteração do comportamento durante o tratamento (Kurtz, Abrams, 2011; Apter et al., 2003).

Intervenções psicoterápicas e orientação familiar podem ser suficientes no tratamento de sintomas leves de humor durante o tratamento com interferon. Embora não existam trabalhos específicos sobre o tema, especialistas na prática oncológica na infância referem bons resultados como o uso de ISRS quando necessário (Kurtz, Abrams, 2011).

EFEITOS NEUROCOGNITIVOS

Crianças com câncer estão mais sujeitas a apresentarem prejuízos cognitivos, que podem ser causados pela localização das neoplasias (tumores primários, infiltrações de tumores hematológicos ou metástases) no sistema nervoso central, ou serem decorrentes de síndromes paraneoplásicas ou de efeitos colaterais do próprio tratamento (neurocirurgias, radiação craniana, neurotoxicidade de alguns tipos de quimioterapia, febre e infecções cerebrais) (Kurtz, Abrams, 2011; Apter et al., 2003). Mais de 50% das crianças em tratamento de neoplasias malignas apresentarão algum efeito colateral neurocognitivo (Kurtz, Abrams, 2011).

O dano no desenvolvimento cortical e subcortical da substância branca é arrolado como o mais provável responsável pelos efeitos cognitivos durante e após o tratamento. Uma diminuição entre 15-25 pontos do QI pode ser detectada após exposição à radioterapia craniana (Kurtz, Abrams, 2011). As crianças pequenas tem maior risco de complicações neurocognitivas (Apter et al., 2003).

Em muitos pacientes com cânceres do SNC os fatores de risco se sobrepõem (neurocirurgia, radioterapia, lesão do tumor primário) (Kurtz, Abrams, 2011).

Quimioterapia intratecal com metrotexato está implicada num maior risco de piora do desempenho acadêmico e de prejuízos da atenção (Apter et al., 2003). Diferentes funções cognitivas podem ser afetadas, entre elas: habilidades verbais e memória de curto prazo, processamento visual, funções visomotoras e executivas (Kurtz, Abrams, 2011; Apter et al., 2003). Sexo feminino e idade inferior a três anos são possíveis fatores de risco para tais complicações (Kurtz, Abrams, 2011).

O tratamento está baseado em intervenções de treinamento de habilidades no modelo cognitivo-comportamental e em intervenções farmacológicas como o uso de metilfenidato. O uso de estimulantes mostrou melhora substancial nos sintomas de desatenção (Mulhern, 2004; Conklin, 2007), porém sem a mesma eficácia que esta medicação apresenta em crianças sem antecedentes de tratamento oncológico (Kurtz, Abrams, 2011).

Os profissionais da saúde em contato com crianças e adolescentes com neoplasias que acometem o sistema nervoso central ou que tenham sido submetidos a terapias com possíveis complicações cognitivas devem estar atentos para o diagnóstico, orientação familiar e de professores, e acompanhamento longitudinal de sintomas, como distratibilidade e dificuldades escolares (Apter et al., 2003). Sequelas cognitivas podem estar ausentes inicialmente e apresentarem um desenvolvimento insidioso (Kurtz, Abrams, 2011; Ahomäki et al., 2014), podendo ocorrer até quatro ou cinco anos após o término do tratamento (Apter et al., 2003; Ahomäki et al., 2014).

PSICOFÁRMACOS

QUANDO MEDICAR?

Intervenções farmacológicas para problemas emocionais e do comportamento não substituem outras medidas multidisciplinares como suporte psicossocial, tratamento psicológico e o alívio da dor, mas auxiliam como tratamentos adjuntos quando sintomas psíquicos se tornam muito graves e debilitantes (Pao et al., 2006; De Maso et al., 2009).

Fatores como a fase de neurodesenvolvimento, dificuldades de absorção por complicações médicas e interação entre os diversos fármacos do tratamento são elementos importantes ao considerar a introdução de medicações psiquiátricas para crianças com câncer (Pao et al., 2006; De Maso et al., 2009).

Um levantamento recente sobre a prescrição de antidepressivos para crianças entre oncologistas americanos demonstrou que 71% deles receitavam tais drogas aos seus pacientes. No entanto, o encaminhamento para a avaliação especializada por um profissional da saúde mental era relatado como acontecendo apenas ocasionalmente. Apenas 19% dos oncologistas frequentemente encaminhavam seus pacientes para a avaliação psicológica, e apenas 16% dos clínicos costumavam referenciar seus pacientes para a avaliação psiquiátrica (Phipps et al., 2011).

A avaliação deve ser preferencialmente longitudinal, baseada em várias fontes de informação, incluindo o relato do próprio paciente, de familiares, professores, membros da equipe de cuidados clínicos etc. (Apter et al., 2003; Phipps et al., 2011).

ANTIDEPRESSIVOS

Fadiga, dificuldade de concentração, dores, sintomas gastrintestinais e alterações do humor são sintomas frequentemente apresentados por pacientes durante o tratamento oncológico e antidepressivos podem ser empregados para seu alívio (Pao et al., 2006). Um recente estudo retrospectivo com 347 pacientes com câncer, entre 1 e 21 anos, utilizando o Medical Information System of the National Institutes of Health (NIH) americano, observou que os antidepressivos, principalmente a sertralina, foram a segunda classe de medicação psiquiátrica mais prescrita (7%), depois dos anticonvulsivantes (8%). No total, 14% dos pacientes receberam no mínimo uma medicação com ação psicotrópica durante o tratamento do câncer (Pao et al., 2006).

Outro estudo retrospectivo (Portteus et al., 2006), envolvendo 224 pacientes com câncer pediátrico atendidos em um serviço acadêmico, mostrou que, no primeiro ano do tratamento, 13% deles foram avaliados por um psiquiatra, sendo que 10,2% foram tratados com antidepressivos. Trata-se de um número expressivo, quando comparado com a população geral de mesma idade. Os fatores associados com a prescrição de antidepressivos foram: leucemia linfoide aguda, radioterapia e uso de analgésicos opioides. Sexo, origem étnica, cirurgia e transplante de medula não foram associados com o aumento do uso de antidepressivos. Os adolescentes com idade maior ou igual a doze anos apresentaram maiores taxas de uso (23%), quando comparados às crianças (7%). Uma pesquisa entre os jovens com câncer atendidos pelo programa Medicaid americano mostrou que eles têm o dobro de chance de receberem ISRS que o grupo controle, pareado por idade e sexo (Valluri et al., 2011).

Os ISRS, por seu perfil mais brando de efeitos colaterais e interação medicamentosa, são as drogas de escolha para o tratamento de sintomas depressivos e ansiosos na população geral e também nos pacientes com doenças sistêmicas, incluindo o câncer (Apter et al., 2003; Kersun, Elia, 2007). Segundo uma revisão dos ensaios clínicos das últimas décadas, fluoxetina apresentou os melhores resultados para o uso na infância, com eficácia limitada da sertralina, enquanto paroxetina e citalopram não mostraram-se eficazes, ou melhores que o placebo. Inibidores da recaptação de noradrenalina e serotonina, a venlafaxina e a mirtazapina não tiveram bons resultados entre as crianças (Kersun, Elia, 2007).

Embora a fluoxetina seja o único antidepressivo com uso autorizado em crianças e adolescentes pelo FDA (*Food and Drugs Administration*), a sertralina parece ser a droga de preferência em diversos serviços oncológicos devido sua meia-vida mais curta, e a um perfil mais seguro de interação medicamentosa, quando comparada com fluoxetina ((Apter et al., 2003; Kersun, Elia, 2007). A fluvoxamina que também é um ISRS foi utilizada com boa tolerância e eficácia num estudo-piloto com crianças em tratamento oncológico e sua utilização parece ser promissora (Gothelf, 2005). O citalopram, devido sua meia-vida mais curta, é frequentemente usado na clínica de adultos com complicações clínicas sistêmicas, mas é pouco estudado na população infantil (De Jong, Fombonne, 2007).

Antidepressivos tricíclicos são frequentemente utilizados em populações pediátricas para alívio da dor neuropática (Kersun, Elia, 2007) e indução do sono (Pao et al., 2006). A depressão é capaz de aumentar a experiência dolorosa, assim como sintomas depressivos e ansiosos são complicações comuns em pacientes com dores graves e persistentes (Portteus et al., 2006). Os tricíclicos não demonstram bom efeito antidepressivo na infância e, frequentemente, seu uso deve ser descontinuado devido aos efeitos anticolinérgicos e serotoninérgicos intoleráveis, diminuição do limiar convulsivo, toxicidade cardíaca e estreita janela terapêutica (Kersun, Elia, 2007).

Embora antidepressivos também sejam úteis no tratamento de transtornos ansiosos, apenas 12% de uma amostra americana de oncologistas pediátricos referiam experiências prévias com antidepressivos para esse propósito (Phipps et al., 2011).

Desde 2003, existe um alerta para o uso de antidepressivos em crianças e adolescentes, uma vez que seu uso foi descrito como possivelmente associado com o aumento do risco de suicídio nessa faixa etária, conforme apontado pelo FDA. Sertralina e paroxetina parecem ser as drogas mais prescritas por oncologistas pediátricos nos EUA, embora o uso da paroxetina seja ativamente desencorajado, pelo maior aumento no risco de suicídio entre adolescentes (Phipps et al., 2011; Kersun, Kazak, 2006).

Devido ao crescente uso dos ISRS na prática clínica, é importante que os médicos tenham em mente que existem poucos estudos que confirmam a eficácia dos antidepressivos na infância, sendo esses ainda mais escassos entre a população com câncer (Kersun, Shemesh, 2007). Atenção especial deve ser prestada às recomendações do FDA (reavaliação frequente, principalmente no começo do tratamento, questionamento rotineiro sobre pensamentos suicidas, orientação dos pais quanto aos riscos e sinais de piora, pesquisa de antecedentes familiares de transtorno afetivo bipolar, além de introdução e retirada fracionada da medicação) (Phipps et al., 2011; Kersun, Shemesh, 2007). Independentemente da sua utilização na clínica oncológica, mais pesquisas são necessárias para avaliar o uso, eficácia e risco dos antidepressivos na população infanto-juvenil (Portteus et al., 2006).

Outros cuidados recomendados antes da decisão sobre a intervenção farmacológica psiquiátrica seriam: uma avaliação prévia de peso, altura, circunferência abdominal, perfil hepático, avaliação do risco de interação com as drogas do tratamento oncológico e alerta para efeitos colaterais comuns do início do tratamento, como cefaleia, náusea, epigastralgia e inapetência de leve intensidade (Kersun, Shemesh, 2007).

ANSIOLÍTICOS, SEDATIVOS E HIPNÓTICOS

Benzodiazepínicos são frequentemente prescritos para o controle da ansiedade e náusea antes da quimioterapia (Lauer, 2015).

Insônia pode ser causada por corticoides, broncodilatadores e sedação diurna excessiva. Benzodiazepínicos, que são as drogas mais utilizadas para o tratamento da insônia, podem causar reações paradoxais (ansiedade e agitação) principalmente em crianças, mas também em adolescentes. Além disso, todos os benzodiazepínicos possuem o risco de sedação excessiva, amnésia, tolerância e dependência (Apter et al., 2003).

O hidrato de cloral é o mais antigo agente hipnótico. Apesar de não ser tão eficaz quanto os benzodiazepínicos, é bastante tolerado na infância. No entanto, possui um estreita janela terapêutica, com risco de cardiotoxicidade (Apter et al., 2003).

ESTIMULANTES

Psicoestimulantes como o metilfenidato podem ser utilizados em diversos sintomas frequentes em crianças com câncer, como a fadiga e a piora da concentração. O início de ação é rápido e pode combater a sedação induzida pelo uso frequente, ou em altas doses, de opiáceos (Lauer, 2015; Apter et al., 2003; Pao et al., 2006).

Crianças com leucemia linfoide aguda e tumores cerebrais submetidas a radioterapia craniana, neurocirurgia e quimioterapia intratecal, que evoluem com sintomas cognitivos, como problemas de atenção e dificuldades de concentração, causando prejuízo acadêmico, apresentam melhora com a introdução de metilfenidato em doses terapêuticas (Mulhern, 2004; Conklin et al., 2007).

PSICOFÁRMACOS NA ÁREA DE CUIDADOS PALIATIVOS

Fadiga, dores, dispneia, sintomas gastrintestinais e ausência de felicidade (*no fun*) são experimentados pela maioria das crianças com câncer terminal. O uso de psicofármacos pode ser indicado para o alívio de alguns desses sintomas (Pao et al., 2006).

A partir da idade escolar, a maioria das crianças já possui conceitos sobre a gravidade e a irreversibilidade da morte, embora a noção e as verdadeiras expectativas prognósticas sobre o seu próprio estágio de doença estejam relacionadas ao grau de esclarecimento e de comunicação sobre o assunto recebido da equipe e de seus pais (Kersun, Shemesh, 2007).

Tristeza e luto são esperados nesse momento da doença, e não necessariamente deveremos classificá-los como transtornos mentais. Existem poucos estudos para o tratamento desses quadros psíquicos em fases terminais de crianças e adolescentes, sendo o conhecimento adquirido com crianças e adolescentes fisicamente saudáveis transposto para a clínica de cuidados paliativos (Kersun, Shemesh, 2007).

Psicoterapia, suporte familiar e social, controle da dor e um canal aberto e sincero de comunicação com a equipe são as estratégias mais importantes do tratamento. O uso de medicações psiquiátricas deve ser considerado com muito cuidado, devido ao grande risco de interação com outras drogas, bem como à piora do funcionamento hepático em pacientes já debilitados e à ausência de estudos que confirmam a eficácia da ação antidepressiva nessa fase do tratamento (Kersun, Shemesh, 2007).

CONSIDERAÇÕES FINAIS

O uso de psicofármacos para o tratamento de sintomas psiquiátricos durante um tratamento oncológico é cada vez mais comum (Kurtz, Abrams, 2011; Snyderman, Wynn, 2009; Pao et al., 2006). Apesar do aumento nos últimos anos da prescrição de medicações psiquiátricas em crianças e adolescentes, pouco se sabe do seu uso, eficácia e riscos em jovens com câncer.

Embora controversa, a observação clínica sugere a existência de um subgrupo, entre crianças e adolescentes em tratamento de câncer, com maior risco de apresentar sintomas depressivos graves, quando comparado com a população geral. Os adolescentes e aqueles que necessitam de analgésicos opioides deveriam ser ativamente avaliados quanto à apresentação de sintomas psicopatológicos (Portteus et al., 2006).

A possibilidade da utilização de psicofármacos na infância para alguns casos de alteração do humor não deve privar a criança em tratamento oncológico de intervenções familiares, sociais e de tratamento psicológico, que necessariamente antecedem a indicação de psicofármacos (Phipps et al., 2011; De Maso et al., 2009).

Levantamentos em centros especializados demonstram uma prescrição crescente de ISRS por oncologistas pediátricos (Phipps et al., 2011; Kersun, Kazak, 2006), independentemente de prévia avaliação psiquiátrica adequada ou da observância das diretrizes do FDA para o uso seguro desses fármacos na infância (Phipps et al., 2011; Kersun, Elia, 2007).

Alterações emocionais e comportamentais em crianças e adolescentes são verdadeiros desafios para as equipes de cuidados oncológicos. Essas equipes devem ser estimuladas a se instrumentalizarem e ativamente pesquisarem sobre tais sintomas, além de construírem pontes com equipes psicossociais (assistentes sociais, terapeutas ocupacionais, psicólogos e psiquiatras da infância e adolescência) para avaliação e tratamento especializado (Kersun, Elia, 2007).

BIBLIOGRAFIA

Ahomäki, R.; Gunn, M. E.; Madanat-Harjuoja, L. M.; Matomäki, J.; Malila, N.; Lähteenmäki, P. M. (2014). Late psychiatric morbidity in survivors of cancer at a young age: A nationwide registry-based study. *Int J Cancer*. Dec. 11; n/a–n/a.

Allen, R.; Newman, S. P.; Souhami, R.L. (1997). Anxiety and depression in adolescent cancer: findings in patients and parents at the time of diagnosis. *Eur J Cancer 33* (8), 1250 1255.

Apter, A; Farbstein, I; Yaniv, I. (2003). Psychiatric aspects of pediatric cancer. *Child and Adolescent Psychiatric Clinics of North America 12* (3), 473–492.

Brinkman, T. M.; Liptak, C. C.; Delaney, B. L.; Chordas, C. A.; Muriel, A. C.; Manley, P. E. (2013). Suicide ideation in pediatric and adult survivors of childhood brain tumors. *J Neurooncol. 113* (3), 425–432.

Conklin, H. M; Khan, R. B.; Reddick, W. E.; Helton, S; Brown, R.; Howard, S. C. et al. (2007). Acute neurocognitive response to methylphenidate among survivors of childhood cancer: a randomized, double-blind, cross-over trial. *J Pediatr Psychol. 32* (9), 1127–1139.

De Jong, M.; Fombonne, E. Citalopram to treat depression in pediatric oncology. *Journal of Child and Adolescent Psychopharmacology 17* (3), 371–377.

De Maso, D. R.; Martini, D. R.; Cahen, L. (2009). A. Practice Parameter for the Psychiatric Assessment and Management of Physically Ill Children and Adolescents. *J Am Acad Child Adolesc Psychiatry 48* (2), 213–233.

Ferrando, S. J.; Levenson, J. L., Owen, J. A. (2010). Clinical manual of psychopharmacology in the medically ill. *American Psychiatric Pub*, 1 p.

Gothelf, D.; Rubinstein, M.; Shemesh, E.; Miller, O.; Farbstein, I.; Klein, A. et al. (2005). Pilot study: fluvoxamine treatment for depression and anxiety disorders in children and adolescents with aancer. *The American Academy of Child and Adolescent Psychiatry 44* (12), 1258–1262.

Kersun LS, Elia J. Depressive symptoms and SSRI use in pediatric oncology patients. Pediatr Blood Cancer. 2007 Apr 16;49(7):881–7.

Kersun LS, Kazak AE. Prescribing practices of selective serotonin reuptake inhibitors (SSRIs) among pediatric oncologists: A single institution experience. Pediatr Blood Cancer. 2006;47(3):339–42.

Kersun, L. S.; Shemesh, E. (2007). Depression and anxiety in children at the end of life. *Pediatric Clinics of North America 54* (5), 691–708.

Kurtz, B. P.; Abrams, A. N. (2011). Psychiatric Aspects of Pediatric Cancer. Pediatric Clinics of NA 58 (4), 1003–1023. Elsevier Inc.; 8 nov.

Lauer, A. L. (2015). Treatment of Anxiety and Depression in Adolescents and Young Adults With Cancer. *Journal of Pediatric Oncology Nursing*.

Levenson, J. L. (2010). *The American Psychiatric Publishing Textbook of Psychosomatic Medicine*. Google Books.

Mulhern, R. K. (2004). Short-Term Efficacy of Methylphenidate: A Randomized, Double-Blind, Placebo-Controlled Trial Among Survivors of Childhood Cancer. *Journal of Clinical Oncology 22* (23), 4795–4803.

Pao, M.; Ballard, E. D.; Rosenstein, D. L.; Wiener, L.; Wayne, A. S. (2006). Psychotropic medication use in pediatric patients with cancer. *Arch Pediatr Adolesc Med. 160* (8), 818–822.

Phipps, S.; Buckholdt, K. E.; Fernandez, L.; Wiener, L.; Kupst, M. J.; Madan-Swain, A. et al. (2011). Pediatric oncologists' practices of prescribing selective serotonin reuptake inhibitors (SSRIs) for children and adolescents with cancer: A multi-site study. *Pediatr Blood Cancer. 58* (2), 210–215.

Portteus, A.; Ahmad, N.; Tobey, D.; Leavey, P. (2006). The Prevalence and Use of Antidepressant Medication in Pediatric Cancer Patients. 1–7.

Snyderman, D.; Wynn, D. (2009). Depressionin Cancer Patients. *Primary Care Clinics in Office Practice 36* (4), 703–719.

Taïeb, O.; Moro, M. R.; Baubet, T.; Revah-Lévy, A.; Flament, M. F. (2003). Posttraumatic stress symptoms after childhood cancer. *European Child & Adolescent Psychiatry12* (6), 255–264.

Valluri, S.; Zito, J. M.; Pao, M.; Ballard, E. D.; Safer, D. J.; Korelitz, J. J. et al. Antidepressant treatment of Medicaid-insured youth with a cancer diagnosis. *Journal of Pharmaceutical Health Services Research 3* (2), 109–114.

CAPÍTULO 21
CÂNCER E FAMÍLIA: ASPECTOS RELACIONADOS AO CUIDADO DOS CUIDADORES E DOS "IRMÃOS ESQUECIDOS"

AMILTON DOS SANTOS JÚNIOR
LEANDRO XAVIER DE CAMARGO SCHLITTLER

INTRODUÇÃO

O diagnóstico de câncer é uma experiência devastadora, não apenas para o indivíduo adoentado, como também para todos os demais membros de sua família. Cerca de 40-70% de pacientes terminais com câncer sofrem também de sérios distúrbios psicológicos ao final da vida. O cuidado a esses pacientes e as reações de luto também afetam a saúde mental das pessoas queridas desses pacientes (Bambauer et al., 2006).

Os familiares são importantes em reunir informações, tomar decisões, fornecer suporte emocional e instrumental aos pacientes. O câncer impõe exigências a cuidadores que podem deteriorar todo seu estilo de vida. Por exemplo, o tempo gasto acompanhando o paciente a consultas ou monitorando seus sintomas e efeitos adversos do tratamento pode interromper a habilidade do cuidador para trabalhar e participar de compromissos sociais. Conforme a doença progride, também aumentam as demandas. O esgotamento surge quando os cuidadores se sentem mal equipados para lidar com a prestação de cuidados, especialmente diante da ausência de informações, comunicações ou recursos, o que ocorre com frequência (Du Benske et al., 2014).

Transtornos mentais em cuidadores informais (parentes e amigos próximos) são comuns e contribuem sobremaneira para pior qualidade de vida. Tanto os pacientes quanto seus cuidadores confrontam-se com muitas fontes de ansiedade e de depressão. .Quando o parente afetado é uma criança, a experiência parece ainda mais traumática e é comum que haja situações de crises familiares, decorrentes das incertezas e apreensões advindas da doença. As particularidades avassaladoras do câncer, incluindo o prognóstico, são circunstâncias imprevisíveis que causam enorme estresse e que devem ser lidadas diariamente (Murray, 2000). No caso de crianças doentes, os pais precisam acompanhá-las no tratamento e em internações, lidar com os sintomas da doença e com os efeitos colaterais da terapêutica administrada, além de se preocuparem com as tarefas profissionais e domiciliares diárias deles próprios (Kobayashi et al., 2014).

Se o paciente é uma criança ou adolescente, pelo menos um dos cuidadores permanece no hospital com o doente. Nessas circunstâncias, irmãos fisicamente saudáveis frequentemente ficam sozinhos ou com outros parentes (geralmente avós e tios), separados do irmão adoecido e de seus pais. A separação pode ser bastante longa e é comum que os pais vivenciem conflitos de papéis entre a responsabilidade pelo filho doente e a culpa pelo reduzido cuidado aos irmãos dele. A divisão de papéis entre os pais, estilos de manejo de estresse, características de coesão familiar, suporte social e profissional recebidos, entre outros, são fatores relacionados com a saúde mental de pais que atravessam essas situações (Kobayashi et al., 2014; Hudson, 2004).

O IMPACTO DO CÂNCER ENTRE OS IRMÃOS

Os irmãos de uma criança com câncer também são afetados pelo diagnóstico e vivenciam várias mudanças na vida familiar (Kobayashi et al., 2014). Apesar de as demandas do câncer em pacientes mais novos e em seus pais serem estudadas há mais de cinquenta anos, infelizmente, bem menos ênfase tem sido dada aos irmãos fisicamente saudáveis, que são particularmente suscetíveis a dificuldades de adaptação e também experimentam estresse, em intensidade semelhante ao da criança doente. Tem sido identificado que irmãos saudáveis são os membros mais emocionalmente desconsiderados e angustiados da família quando uma grave doença física afeta um dos membros, e há estudos que se referem a eles como "as crianças esquecidas" (Murray, 2000). Estudos sobre o efeito do câncer em irmãos focam em seus estados psicológicos, com achados positivos apontando para potenciais consequências psicopatológicas, que podem ser agudas ou persistentes e ocorrer mesmo após o término de tratamentos bem-sucedidos. Entre estas, exemplos sao (Kobayashi et al., 2014; Prchal, Landolt, 2009):

- emoções ambivalentes e conflitantes, incluindo sentimentos de culpa, negligência, medo, raiva, ciúmes, isolamento;
- reações de ajustamento ao choque da notícia e à dor física e emocional do irmão;
- pensamentos intrusivos;
- depressão;
- ansiedade;
- quedas no desempenho acadêmico;
- problemas físicos, como transtornos do sono e alimentares;
- problemas comportamentais, como regressões do desenvolvimento psicossocial a fases mais pueris;

- quadros de estresse pós-traumático;
- redução na qualidade de vida, entre outros.

A inevitável separação dos pais quando um irmão está com câncer é sentida de modo distinto de acordo com o período do desenvolvimento, pois em cada grupo etário denotam-se distintos desafios, estresses e riscos para o jovem que tem um irmão doente. A inevitável separação dos pais, por exemplo, em crianças menores pode influenciar em aspectos fundamentais da formação dos modelos de apego, prejudicando o estabelecimento de relações de confiança. Pré-escolares, na fase de onipotência, podem ficar inseguros por vivenciarem o afastamento dos pais como alguma forma de punição. Escolares, por sua vez, conseguem melhor compreender racionalmente os acontecimentos, se forem devidamente esclarecidos, porém, tendem a se sentir mais solitários e com menor senso de pertencimento, com a ausência parental prolongada. Em se tratando de adolescentes, que normalmente estão em uma natural fase de aquisição de maior autonomia, o impacto do câncer em um irmão pode resultar em maiores expectativas sobre os mesmos, principalmente se houver outros irmãos mais novos, com possíveis sensações de perda de controle e de confusão de papéis em uma fase do desenvolvimento, que, por si própria, já é carregada de mudanças em várias esferas (Murray, 2000).

Quando uma criança falece, para os irmãos sobreviventes, a morte pode representar a perda de um modelo, confidente, colega e amigo. O impacto pode ser sentido por muitos anos posteriores. Porém, também ao se estudar o luto em crianças, é importante considerar o estágio do desenvolvimento e a aquisição do conceito de morte, que é aprendido ao longo do tempo. O entendimento da morte inclui: considerá-la como um processo irreversível, não submetido ao controle das pessoas, e que se trata de um estado permanente, natural e parte inevitável da vida. Crianças até cinco a dez anos de idade tendem a possuir uma ideia inexistente ou limitada desse conceito. Diferentes acepções da ideia de morte implicam em distintos modos de vivenciá-la em um parente próximo (Barrera et al., 2013).

Além dos aspectos negativos, entretanto, também são descritas consequências positivas entre os irmãos de crianças com câncer. Além do já citado sentimento de maior agregação familiar, aumento da sensibilidade quanto às necessidades alheias, maior autossuficiência e independência também são notadas. Há famílias em que os pais, inclusive, notam melhoras no comportamento do irmão saudável após a ocorrência do câncer (Macleod et al., 2003).

PSICOPATOLOGIA EM FAMILIARES DE INDIVÍDUOS COM CÂNCER

Devido à relativa escassez de trabalhos cujos sujeitos sejam os irmãos fisicamente saudáveis de indivíduos com câncer, a despeito das especificidades, algumas características gerais podem ser apreendidas a partir da análise de manifestações psicopatológicas em outros parentes e cuidadores. A **Tabela 1** mostra alguns estudos recentes que avaliam sintomas de prejuízo em indicadores de saúde mental e de qualidade de vida de parentes de indivíduos com câncer.

Tabela 1 – Sintomas psicológicos e transtornos mentais em familiares de indivíduos com câncer

Autor	Sujeitos e características avaliados	Principais achados
Akechi et al., 2008	Avaliar diagnósticos psiquiátricos entre familiares de pacientes com câncer (principalmente de pulmão), encaminhados para avaliação psiquiátrica em um hospital oncológico.	De um total de 1469 encaminhamentos, 47 (3,2%) eram de familiares, sendo 85% cônjuges. Metade deles tinha como queixas assuntos ligados ao final da vida. Os diagnósticos psiquiátricos mais comuns foram transtornos de ajustamento, seguido de transtorno depressivo maior.
Asai et al., 2008	Avaliar dados do Centro Nacional de Hospitais Oncológicos do Japão, colhidos em um período de cinco anos, sobre encaminhamentos de familiares de pacientes oncológicos para atendimento psiquiátrico ambulatorial.	Dentre 4992 consultas psiquiátricas, 118 (2%) foram para familiares cuidadores. Destes, 101 (86%) eram do sexo feminino, 87 (74%) eram cônjuges, 92 (78%) eram casados e 63 (53%) eram do lar. Em 75 (34%) dessas consultas, o paciente acometido estava hospitalizado quando do encaminhamento do familiar, 40 (34%) pacientes já tinham sido consultados por um psiquiatra e 65 (55%) tinham recebido notícias negativas sobre a doença antes do encaminhamento de seus familiares.

Bonner et al., 2007	Avaliar o funcionamento psicossocial de 23 pais, comparados a 23 mães, enquanto cuidadores primários de pacientes pediátricos oncológicos.	A maioria dos genitores estava acima da média em medidas de avaliação de estresse psicológico, com uma proporção significativamente maior de pais endossando níveis elevados de depressão. Não houve diferença entre os grupos entre o medidas autorreferidas de angústia ou de estresse parental ligado à doença, que foram altos em ambos os grupos.
Carter, 2003	Avaliar padrões de sono e depressão em dez cuidadores adultos de pacientes ambulatoriais com câncer.	Houve ampla variação dos itens avaliados ao longo do tempo. Comparados com medidas objetivas (*actigraph* e qualidade de latência do sono), autorrelatos de queixas de sono e de depressão parecem subestimar tais problemas.
Chao et al., 2003	Foram estudadas 24 crianças com câncer, de idades entre oito e dezessete anos, e dezoito genitores, com relação a ajustes psicossociais desde o diagnóstico.	Os pacientes não perceberam mudanças significantes em ajustes psicossociais, todavia, seus pais notaram piora no humor de seus filhos e diminuição do número de amigos destes. Tanto pais quanto irmãos tiveram ajustes positivos. Não houve diferença objetiva entre os escores de avaliação de depressão entre as crianças doentes e um grupo controle, nem relações significantes entre esses escores e características sociodemográficas dos pacientes e de seus pais; atitudes parentais; variáveis relacionadas à doença.
Cochrane et al., 1997	Avaliar o estado de saúde mental, incapacidade, saúde física e utilização de serviços	Os cuidadores constituíram 15% da amostra e tiveram taxas mais altas de transtornos afetivos (6,3% contra

Cochrane et al., 1997	de saúde mental de 1219 cuidadores informais (familiares e amigos) menores de 65 anos na província de Ontário, Canadá, comparados com não cuidadores que também responderam um inquérito sobre saúde.	4,3%) e de transtornos ansiosos (17,5% contra 10,9%) que os não cuidadores, e tiveram quase o dobro de utilização de serviços de saúde mental.
Garrido et al., 2014	245 cuidadores foram avaliados seus meses após a perda de um familiar com relação à ocorrência de transtornos mentais.	A incidência de transtorno depressivo ou de transtornos ansiosos entre os cuidadores em luto foi 12,6%, sendo de ocorrência menos provável entre os cuidadores com melhores condições de saúde mental antes da perda de seu parente (OR: 0,03; IC 95%: 0,004-0,25). Mais da metade dos cuidadores referiu arrependimento sobre os cuidados paliativos prestados ao familiar com câncer; melhor qualidade de morte do paciente reduziu o risco de arrependimento durante a fase de luto (OR: 0,77; IC 95%: 0,67-0,88). Melhor qualidade das condições de morte também predisse melhor qualidade de vida do cuidador β: 0,28; $P<0,001$).
Gibbins et al., 2009	Determinar a prevalência de distúrbios do sono-vigília em sessenta pacientes com câncer avançado e em seus cuidadores, bem como examinar a relação entre sono e sintomas físicos e psicológicos.	47% dos pacientes e 42% dos cuidadores referiram não dormir bem, embora pacientes referissem dormir em média 8,2 horas/noite, e cuidadores, 7,8 horas/noite. Embora a eficiência do sono (ES) tenha sido de mais de 90% para a maioria dos pacientes e cuidadores, em ambos os grupos a ocorrência de sono fragmentado foi alta. Pacientes e cuidadores que se queixaram de sono

		ruim foram significativamente mais ansiosos (P<0,001 e <0,05, respectivamente), quando comparados àqueles pacientes e cuidadores que alegaram dormir bem.
Ishida et al., 2011	Foram estudados 51 parentes de indivíduos que morreram por câncer e que pediram assistência médica para si próprios quanto à ocorrência de transtornos mentais.	Houve um predomínio estatisticamente significante de mulheres (P < 0,0001), que compuseram 86,3% da amostra, e de cônjuges dos pacientes falecidos. Em relação ao transtorno psiquiátrico, presente em 86,3% das avaliações, transtorno depressivo foi o mais comum (39%), seguido de transtornos de ajustamento (28%).
Khalifa et al., 2014	Foram estudadas 103 crianças com leucemia linfoblástica aguda, em diferentes fases da doença, e 96 pais para avaliar a importância do psicólogo na equipe oncológica.	Morbidade psiquiátrica foi evidenciada em cerca de 60% das crianças com leucemia, e em seus pais foi significantemente maior que em controles. Os transtornos mentais mais prevalentes dos pacientes pediátricos foram transtornos de ajustamento e transtorno desafiador de oposição. Entre pacientes recém-diagnosticados, problemas de conduta e de atenção foram menos prevalentes; enquanto agressividade social foi menos prevalente entre os pacientes em remissão. Estes três parâmetros foram maiores em pacientes em recaída cujos pais tinham transtornos depressivos e de ajustamento. Crianças mais velhas, do sexo feminino e psicopatologia presente entre os pais foram fatores de risco. Genitores de menor nível educacional e profissional foram mais vulneráveis a apresentarem

		psicopatologias. Níveis mais baixos de QI foram encontrados em crianças com leucemia, principalmente no grupo das que sobreviveram. Crianças mais novas, com quimioterapia de mais longa duração e com pais de menor nível educacional, tiveram maior risco para transtornos do desenvolvimento intelectual.
Lee et al., 2014	Examinar a prevalência e fatores de risco de transtorno depressivo em cuidadores com cânceres de cabeça e pescoço.	143 cuidadores foram incluídos. Cerca de um terço dos cuidadores tinha um diagnóstico psiquiátrico, sendo depressão o mais prevalente (14,7%), seguido de transtorno de ajustamento (13,3%).
Moore et al., 2011	202 pacientes com carcinoma hepatobiliar e uma amostra de seus familiares foram avaliados quanto ao crescimento e constatação de benefícios pós-traumáticos.	A constatação de benefícios pós-traumáticos foi presente tanto em pacientes quanto em seus cuidadores familiares, sendo concordante entre eles. Esta foi percebida como consequente ao diagnóstico do hepatocarcinoma e houve associação da percepção de crescimento com a ocorrência de eventos traumáticos, com danos físicos severos e com sentimentos de otimismo.
Taïeb et al., 2003	Revisão de vinte estudos sobre a prevalência de sintomas de estresse e/ou transtorno de estresse pós-traumático em crianças que sobreviveram ao câncer e/ou em seus pais.	Nas crianças, a prevalência estimada foi entre 2-20% e, entre os pais, entre 10-30%. O tempo desde o diagnóstico não foi preditivo de sintomas persistentes. A avaliação subjetiva de ameaça à vida e crenças sobre a doença foram fatores preditivos mais importantes que dados médicos objetivos. A presença de sintomas nas crianças sobreviventes não foi sempre associada com a presença de sintomas em seus pais.

Van Dongen-Melman et al., 1995	Sessenta irmãos de crianças sobreviventes de câncer foram comparados com sujeitos-controles em medidas de ajuste psicossocial.	Não foram encontradas diferenças quanto a problemas emocionais e comportamentais e quanto a competências, sugerindo que os irmãos se ajustam bem após o término do tratamento. Enquanto, durante o tratamento, há muitos problemas psicossociais, neste estudo isso não foi associado a um aumento de risco de distúrbios psicológicos tardios entre os irmãos.
Vanderwerker et al., 2005	Duzentos cuidadores informais (familiares e amigos) de pacientes com câncer avançado foram avaliados quanto à ocorrência de transtornos mentais e ao uso de serviços de saúde mental.	Transtornos mentais foram encontrados em 13% dos cuidadores; 25% procuraram tratamento em saúde mental desde o diagnóstico de câncer dos pacientes de quem cuidavam. As frequências dos transtornos mentais atuais foram: transtorno de pânico, 8% (IC 95%: 4,6% -12,7%), transtorno depressivo, 4,5% (IC 95%: 2,1%-8,4%), transtorno do estresse pós-traumático, 4% (IC 95%: 1,7%-7,7%) e transtorno de ansiedade generalizada, 3,5% (IC 95%: 1,4%-7,1%). Dentre os cuidadores com diagnóstico psiquiátrico, 81% discutiram temas de saúde mental com um profissional de saúde antes do diagnóstico do paciente, comparados com 46% após o diagnóstico. Apenas 46% dos cuidadores tiveram acesso à avaliação psiquiátrica. Cuidadores que discutiram tópicos de saúde mental com um clínico antes ou depois do diagnóstico de câncer do paciente foram mais propensos a passarem por avaliações por profissionais de saúde mental (OR = 3,51; IC 95%: 1,42–8,71 e OR = 21,23; IC 95%: 9,02–49,94, respectivamente) do que os cuidadores que não tiveram essas discussões.

Diversos mecanismos podem se associar à adaptação familiar necessária aos cuidadores, irmãos e demais parentes de pacientes com câncer, podendo acarretar morbidades psiquiátricas. Pode-se citar (Lee et al., 2014; Awadalla et al., 2007; Yusuf et al., 2011):

- dificuldades financeiras envolvidas, seja pela necessidade de os cuidadores abandonarem seus empregos – agravada pela comum ausência de suporte social e financeiro, seja pelos altos custos, diretos e indiretos, decorrentes do tratamento;
- menor nível de educação formal do cuidador;
- cuidador ser um familiar solteiro, ser mulher, ser mais jovem, estar desempregado;
- cuidador se sentir ele próprio doente, deprimido e/ou insone, ou ter antecedente de outros transtornos mentais.

Quando o prognóstico da doença não é favorável, o impacto familiar costuma ser maior. Há evidências de aumento de sintomas depressivos e ansiosos entre cuidadores e demais familiares quando há um declínio funcional do estado de saúde do paciente, principalmente quando a morte se aproxima (Williams, McCorkle, 2011). Parece haver um mutualismo entre a condição do paciente e a resposta dos familiares mais próximos. O agravamento da doença torna o paciente mais dependente de cuidados para atividades diárias, como ajudas com administração de medicamentos, transporte e mobilidade, preparo da alimentação e suporte emocional. Essa sobrecarga ao familiar cuidador acarreta um maior risco de esgotamento e, consequentemente, de morbidades físicas e psicológicas (McMillan, 2005). O risco também é maior nas fases paliativas do tratamento, durante períodos de necessidade de internação e quando de luto recente, se ocorre o óbito do paciente (Williams, McCorkle, 2011; El-Jawahri et al., 2014).

Outra característica relacionada ao relacionamento paciente-cuidador e à pior saúde mental entre cuidadores é a ocorrência de transtornos mentais entre os pacientes com câncer. Quando estes preenchem critérios para quaisquer transtornos mentais, seus cuidadores têm uma chance 7,9 % maior de também terem algum transtorno mental, principalmente os de natureza ansiosa (Bambauer et al., 2006). Quando o paciente apresenta sintomas psiquiátricos de base orgânica, como prejuízo cognitivo ou quadros agudos de *delirium*, caracterizados por confusão mental, desorientação no tempo-espaço ou em relação a si próprio, prejuízo na atenção e na assimilação de informações, rebaixamento do nível de consciência etc., a morbidade psiquiátrica entre os familiares também é maior (Buss et al., 2007; Meyer et al., 2013).

Conflitos com a mãe foram associados a piores indicadores de saúde mental entre pacientes adolescentes com câncer, algo que não foi observado quando o conflito era entre eles e a figura paterna, irmãos ou melhores amigos (Manne, Miller, 1998). Tempo de diagnóstico e avaliação subjetiva de crenças de ameaça à vida parecem ser fatores mais importantes para a saúde mental dos pacientes que dados médicos objetivos (Taïeb et al., 2003).

Também a saúde mental dos cuidadores é influenciada pela qualidade do relacionamento entre estes e os pacientes. Vínculos ambivalentes, conflitos, necessidade de aprovação pelos cuidadores, piores níveis de ajustamento entre irmãos e pais com o familiar doente, e o grau de desmembramento da vida familiar ocasionado pela enfermidade estão entre os fatores preditivos de piores adaptações (Kobayashi et al., 2014; Kuscu et al., 2009; Pitceathly, Maguire, 2003; Lai et al., 2014; Sloper, While, 1996).

Melhor qualidade da morte, avaliada por cuidados adequados para se atenuar o sofrimento no final da vida, e a assinatura de termos de não reanimação em pacientes terminais foi associada, em outro estudo, a menos arrependimento e a melhor qualidade de vida de parentes cuidadores, após a perda de um ente querido por câncer (Garrido, Prigerson, 2014).

Quando uma criança morre por câncer, dentre os fatores relacionados à maior chance de ocorrência de depressão e estresse pós-traumático entre seus irmãos, pode-se citar (Macleod , 2003; Taïeb et al., 2003; Sveen et al., 2014; Koop, Strang, 1997):

- tempo recente de perda (não preditivo de sintomas psiquiátricos quando o tempo decorrido for prolongado);
- ausência de apoio famíliar e profissional;
- características do parente falecido;
- características do parente enlutado;
- bem-estar do parente enlutado antes da morte de seu ente;
- relações interpessoais prévias;
- características da evolução da doença;
- características da experiência de cuidado ao parente que estava doente.

Além dos aspectos físicos, entretanto, questões psicológicas mais amplas, derivadas da doação, podem afetar o doador. Irmãos tendem a ser mais compatíveis como doadores do que pais, outros parentes ou estranhos. Antes de serem identificados como doadores potenciais, os irmãos já estão expostos a todas as condições de estresse descritas acima. Em um estudo qualitativo sobre irmãos doadores, diversas categorias de temas emergiram, muitos doadores recordaram que, apesar de terem concordado com o transplante, eles sentiram que não tiveram outra escolha. Embora a maioria deliberadamente tenha se voluntariado, houve também doadores que identificaram um dilema e se sentiram forçados ou compelidos a participar. Doadores mais velhos foram mais propensos a reconhecer a severidade da situação e a dizerem "sim" ao procedimento, independente da pressão de outras pessoas. Irmãos mais jovens, entretanto, preocuparam-se mais com a dor imediata decorrente do procedimento e estavam mais assustadas com o mesmo (Macleod , 2003).

Para os doadores, a dimensão psicológica do transplante foi de maior significância que a dimensão física. Muitos doadores salientaram que não estavam preparados para o leque de emoções que vivenciaram durante o processo e que gostariam de ter recebido mais informações sobre os aspectos emocionais de serem doadores, tanto da equipe médica quanto de seus pais. Além disso, o modo como receberam as informações foi descrito por alguns doadores como assustador. Por exemplo: embora alguns doadores gostariam de saber se haveria potenciais efeitos adversos, eles não queriam saber as especificidades dos mesmos (Macleod , 2003).

AVALIAÇÃO DE SAÚDE MENTAL E QUALIDADE DE VIDA DE FAMILIARES DE INDIVÍDUOS COM CÂNCER

Embora muitos instrumentos diagnósticos e de avaliação de seguimento tenham sido desenvolvidos para avaliações psicométricas de saúde mental, qualidade de vida, gravidade de sintomas psicológicos, presença de transtornos mentais ou de risco para o desenvolvimento dos mesmos, há poucas escalas especificamente delineadas para sujeitos que sejam familiares de um indivíduo com câncer e, quando elas existem, carecem de traduções e de validações transculturais. A maioria dos estudos internacionais utiliza instrumentos padronizados para situações mais amplas, adaptados às circunstâncias da condição de cuidador e à atenção clínica da família como um todo, não apenas ao indivíduo doente, permanece como a principal forma de identificação de sofrimento psíquico.

No Brasil, uma escala bastante utilizada em pesquisas nas áreas de psicologia hospitalar e de psiquiatria de interconsulta e de ligação, para avaliação de ansiedade e depressão em pacientes internados, é a HAD (*Hospital and Anxiety Depression*), validada por Botega e colaboradores em 1995 no contexto de adultos internados em uma enfermaria de hospital geral (Botega et al., 1995). Embora a escala tenha sido desenvolvida para a avaliação de sintomas depressivos e ansiosos entre os pacientententes, ela é frequentemente utilizada também na população de cuidadores de pacientes com câncer. Lambert et al., em 2011, conduziram um estudo de análise Rasch para avaliar as propriedades psicométricas da HAD em uma população de 541 cuidadores de pacientes oncológicos. Apesar de não terem encontrado evidência para a combinação das subescalas de ansiedade e de depressão para a obtenção do escore total, concluíram que, com consistência interna apropriada, a subescala de ansiedade pode ser utilizada após a remoção do item onze, e a subescala de depressão pode ser utilizada após a remoção do item oito e reformulação da quantificação do item quatorze, para adequação de limiar. Esses achados fornecem suporte de evidência para o uso de uma versão modificada da escala HAD para cuidadores de pacientes oncológicos.

Em pesquisas internacionais, outros instrumentos vêm sendo utilizados, com descrição de validade, confiabilidade e amplos benefícios clínicos, o que indica a importância da realização de estudos nacionais para a verificação e a adequação dos mesmos na realidade oncológica brasileira. Alguns deles são, inclusive, direcionados a cuidadores de pacientes oncológicos pediátricos. Exemplos desses instrumentos são:

- *Stressful Caregiving Response to Experiences of Dying* (SCARED): avalia a frequência de circunstâncias aflitivas encontradas por cuidadores de doentes em fase terminal e quantifica o grau de medo e desamparo que essas experiências evocam. Tais aferições apontam para respostas que sugerem o diagnóstico de transtorno de estresse pós-traumático (Buss et al., 2007).
- *The Zarith Burden Interview* (ZBI): desenvolvida para avaliar a sobrecarga do cuidador em parentes de pacientes com doença mental crônica e câncer (Yusuf et al., 2011).
- *Parent Experience of Child Illness* (PECI): é uma medida do ajustamento dos pais às situações de doenças sérias ou crônicas de seus filhos. Avalia quatro fatores: sentimentos de culpa e preocupação; recursos emocionais; mágoas não resolvidas e raiva; e incertezas de longo prazo (Bonner et al., 2007).
- *Impact on Family Scale* (IFS): é um questionário de 33 itens de autopreenchimento, desenvolvido para avaliar o quanto o funcionamento da família é influenciado pela doença da criança (Bonner et al., 2007).
- *Caregiver Strain Questionnaire* (CGSQ): trata-se de um questionário de autopreenchimento, composto de 33 itens e desenvolvido para aferir as percepções por adultos sobre as dificuldades associadas com o papel parental (Bonner et al., 2007).

AJUDANDO OS CUIDADORES

Compreender que os familiares necessitam de informações, comunicação e recursos sociais é o primeiro passo para poder ajudá-los no cuidado dos pacientes. Prover essa assistência reduz a angústia dos cuidadores e medidas que proporcionem oportunidades de informação, apoio e treinamento de habilidades aumentam a probabilidade de resultados positivos, tanto para eles, quanto para os pacientes e para a família como um todo. Intervenções que se concentram na educação sobre o câncer, na resolução de problemas e na provisão de serviços de apoio pessoal se mostraram eficazes em reduzir a sobrecarga dos cuidadores (DuBenske et al., 2014).

Em uma metanálise, Sörensen et al. (2002) demonstraram que a intervenção psicoeducacional para os cuidadores reduziu significativamente a sobrecarga e a depressão, bem como favoreceu o aumento do bem-estar e do conhecimento sobre a doença e o tratamento. Intervenções com múltiplos componentes simultâneos, incluindo abordagens educacionais, de apoio e psicoterapêuticas, aumentaram o bem-estar e o conhecimento e diminuíram a sobrecarga de forma mais eficaz do que qualquer medida de intervenção praticada isoladamente. Além disso, intervenções individuais tiveram maior impacto que aquelas praticadas em grupo, embora tendam a ser mais demoradas e caras. Frequentar os grupos de apoio pode ser difícil para os cuidadores por causa das exigências da prestação de cuidado. Intervenções por meio de internet, em *blogs*, *links* e em redes sociais podem atenuar essas dificuldades, oferecendo informações quando e onde o cuidador precisar. O suporte eletrônico pode fornecer recursos a partir de uma variedade de disciplinas e construir uma abordagem de equipe de cuidados, enquanto adaptado e disponível para o paciente e/ou o cuidador sempre que necessário (Sörensen et al., 2002).

A **Tabela 2** mostra alguns estudos recentes que avaliam estratégias de intervenção para apoiar cuidadores.

Tabela 2 – Possibilidades terapêuticas para auxiliar cuidadores de indivíduos com câncer

Autor	**Sujeitos e características avaliados**	**Principais achados**
Atherton et al., 2012 (*The Cochrane*	Estudo de revisão que pesquisou trabalhos sobre os efeitos do uso de e-mail por profissionais de saúde e por pacientes para se comunicarem uns com os outros.	Na maioria dos estudos não foi possível avaliar o efeito sobre a relação médico-profissional de saúde ou sobre o uso de serviços de saúde. As intervenções levaram a um aumento de e-mails e chamadas recebidos

database of systematic interviews)		pelos profissionais de saúde. Quando comparados e-mails com telefonemas, o aconselhamento telefônico levou a mais modificações de estilo de vida.
Barrera et al., 2013	Estudo longitudinal sobre percepções parentais do luto vivenciado pelos irmãos de crianças que morreram por câncer. Foram avaliados 25 pais, seis meses após o óbito, e 75 pais, após dezoito meses.	Os temas que emergiram foram: a) expressão de luto (verbalmente, por choros), sentimento de falta do irmão falecido, problemas comportamentais, dificuldade em entender o significado da morte (em pré-escolares) e evitar conversar com os pais sobre sentimentos (adolescentes); b) suporte social e falar sobre o irmão falecido ajudou a lidar com o luto; c) a relação com os pais melhorou para a maioria dos irmãos; d) a ligação com o irmão perdido apareceu em brincadeiras de faz de conta (pré-escolares), sonhos, escolhas de carreira profissional (adolescentes).
Candy et al., 2011 (*The Cochrane database of systematic interviews*)	Estudo de revisão sobre efeitos de abordagens de suporte com o objetivo de melhorar a saúde física e emocional de cuidadores informais de pacientes em fases de doença terminal.	Foi constatada evidência de que intervenções de suporte podem ajudar a atenuar o estresse dos cuidadores. Os profissionais devem inquirir os cuidadores sobre suas preocupações e considerar que estes podem se beneficiar de um suporte adicional.
Carter, 2006	Trinta cuidadores adultos foram divididos em dois grupos: os que participaram ou não do CASI (*CAregiver Sleep Intervention*), um programa que inclui controle de estímulos, relaxamento, terapia cognitiva e elementos de higiene do sono.	No grupo de intervenção, houve melhora objetivamente maior na qualidade do sono e em sintomas depressivos.

DuBenske et al., 2014	285 cuidadores informais de pacientes com câncer avançado de pulmão foram aleatoriamente dispostos em um grupo-controle que apenas recebeu o suporte de internet, e em um grupo que, além disso, também recebeu treinamento específico em um sistema *web* (sistema CHESS – *Comprehensive Health Enhancement Support System*).	Cuidadores participantes do CHESS relataram menos esgotamento [t(84) = 2,36, p = 0,021, d = .39] e menos humor negativo [t(86) = 2,82, p = 0,006, d = 0,44].
Ewing et al., 2009	Estudo-piloto sobre um recurso *web* destinado à família com crianças com câncer. Participaram 21 crianças (8-17 anos) recém-diagnosticadas e suas famílias. Dados sobre a frequência de utilização do *site* foram obtidos.	Entre pacientes, pais e irmãos, ao todo, 51 pessoas, acessaram o *site*. A utilização foi menor que o previsto, com apenas membros de nove famílias acessando o *site*. A maioria destes participou de grupos de discussão.
McMillan et al., 2006	Indivíduos da díade paciente oncológico-cuidador da família foram randomizados em três grupos de intervenções: padrão (n =109); padrão + 3 visitas de suporte (n = 109); e padrão + 3 visitas de ensino de habilidades adaptativas (n = 111).	Após 30 dias, no terceiro grupo houve maior incremento na qualidade de vida do cuidador (estimativa = -0,16, erro padrão [EP] = 0,07, P = 0,03), na sobrecarga decorrente dos sintomas do paciente (estimativa = 0,28, EP = 0,07, P < 0,001), e na sensação de fardo relacionada à tarefa de cuidar (estimativa = -0,01, EP = 0,01, P = 0,038).
Prchal et al., 2012	Trinta irmãos entre seis e dezessete anos de crianças com câncer recém-diagnosticado foram aleatoriamente distribuídos em grupos intervenção e controle, em que a intervenção consistiu de duas sessões de atendimento psicológico,	Durante o seguimento, os irmãos do grupo de intervenção tiveram melhor bem-estar psicológico, mais conhecimentos médicos e referiram receber suporte social de mais pessoas. Entretanto, a intervenção não teve efeitos sobre os sintomas ansiosos e de estresse pós-traumático.

	que incluíram informações médicas, promoção de habilidades adaptativas e uma apostila psicoeducativa para os pais.	
Prchal et al., 2009	Revisão sistemática sobre intervenções psicológicas em irmãos de pacientes oncológicos pediátricos. Foram incluídos quatorze estudos sobre onze diferentes tipos de intervenção (que foram do tipo individual, em grupo e em acampamento).	Os achados revelaram melhora significante em sintomatologia depressiva, no conhecimento médico e na qualidade de vida relacionada à saúde. Os achados foram inconsistentes em relação a ansiedade, problemas comportamentais, ajuste social, autoestima e sintomas de estresse pós-traumático. A satisfação com as intervenções foi alta tanto entre irmãos quanto entre os pais.
Santarelli-Menegon et al., 2010	Apresentação do modelo de intervenção conjunta desenvolvido pelas unidades de psiquiatria e de pediatria oncológica de um hospital universitário em Lausanne desde 2006.	Grupos permitem que irmãos revelem uma experiência que costuma ser irrepresentável. Eles também permitem a mobilização de afetos estagnados pela doença.
Toseland et al., 1995	Um programa de intervenção em seis sessões, que incluiu suporte e treinamento em habilidade de enfrentamento e de solução de problemas, foi desenvolvido para cônjuges de pacientes com câncer, com quarenta maridos e quarenta esposas.	Os participantes tiveram sintomas de estresse mais pronunciados que os da população geral, mas menos que de uma amostra ambulatorial de pacientes em tratamento psiquiátrico. Também houve mais satisfação conjugal e atividades adaptativas que na população geral.
Wellisch et al., 2006	Avaliação da experiência de 31 crianças com câncer e de 35 irmãos, com idades entre sete e dezessete anos, após	Dentre os pacientes, dezenove (61%) tinham leucemias ou linfomas e doze (39%) tinham tumores sólidos. Os pacientes, mas não seus irmãos, beneficiaram-se, com melhoras em

	uma semana passada em um acampamento de férias.	sintomas afetivos, não imediatamente, mas após cerca de 4-6 meses. Tanto pacientes quanto irmãos saudáveis referiram lembranças positivas relacionadas à experiência de acampar e prazer pelas atividades lá praticadas. Em nenhum grupo essas lembranças de dissiparam com o tempo.

CONSIDERAÇÕES FINAIS

Mortes por câncer vão continuar a subir com o aumento da população e do envelhecimento. Familiares cuidadores de pacientes oncológicos enfrentarão a perda, a dor e o luto como resultado. Muitas vezes, a carga psicológica do cuidador excede a do próprio paciente grave. Conforme designado em diretrizes clínicas oncológicas e tanatológicas, o apoio para cuidadores da família deve ser prestado e continuar mesmo após a perda, para facilitar uma transição positiva durante o luto. Cuidadores tem alto risco para muitos sintomas psicológicos, como depressão e insônia, relacionados a uma série de variáveis complexas, tais como idade, sexo, apoio social, recursos e as suas experiências durante a prestação de cuidados.

Irmãos saudáveis também enfrentam dificuldades de adaptação quando eles têm um irmão ou irmã com câncer infantil. Estudos sobre irmãos saudáveis de crianças com neoplasias pediátricas têm avançado ao longo dos últimos anos. Além de avaliarem problemas psicossociais após a morte do paciente, eles também identificam fatores de estresse durante a experiência da doença. Esforços mais recentes de pesquisa concentram-se também em reconhecer quais comportamentos e intervenções os prestadores de cuidados oncológicos e saúde entendem ser mais importantes para fortalecer esforços de enfrentamento para o paciente e seus pais e irmãos, bem como para fornecer suporte social a irmãos de crianças com câncer, que especificamente não podem ser esquecidos. Apesar desse crescente avanço na literatura sobre adaptação de irmãos ao câncer infantil, uma compreensão dessa experiência a partir de uma perspectiva de desenvolvimento ainda precisa ser melhor desenvolvida.

A qualidade de vida dos cuidadores, seu bem-estar e saúde devem ser tratados de forma adequada, a fim de orientá-los quanto à melhor forma de prestarem cuidados compassivos e eficazes. Ao ouvir os cuidadores, os profissionais de saúde podem compreender melhor os valores que eles trazem embutidos, bem como suas metas, alegrias e decepções, elementos que conectam suas vidas com aquelas de quem eles se importam.

BIBLIOGRAFIA

Akechi, T.; Akizuki, N.; Okamura, M.; Shimizu, K.; Oba, A.; Ito, T. et al. (2006). Psychological distress experienced by families of cancer patients: preliminary findings from psychiatric consultation of a Cancer Center Hospital. *Jpn J Clin Oncol [Internet] 6* (5), 329–32. Recuperado de: <http://www.ncbi.nlm.nih.gov/pubmed/16735370>.

Asai, M.; Akechi, T.; Nakano, T.; Shimizu, K.; Umezawa, S.; Akizuki, N. et al. (2008). Psychiatric disorders and background characteristics of cancer patients' family members referred to psychiatric consultation service at National Cancer Center Hospitals in Japan. *Palliat Support Care [Internet] 6* (3), 225–230. Recuperado de: <http://www.ncbi.nlm.nih.gov/pubmed/18662415>.

Atherton, H.; Sawmynaden, P.; Sheikh, A.; Majeed, A.; Car, J. (2012). Email for clinical communication between patients/caregivers and healthcare professionals. *Cochrane database Syst Rev [Internet] 11*: CD007978. Recuperado de: <http://www.ncbi.nlm.nih.gov/pubmed/23152249>.

Awadalla, A. W.; Ohaeri, J. U.; Gholoum, A.; Khalid, A. O. A.; Hamad, H. M. A.; Jacob, A. (2007). Factors associated with quality of life of outpatients with breast cancer and gynecologic cancers and their family caregivers: a controlled study. *BMC Cancer [Internet] 7*, 102. Recuperado de: <http://www.pubmedcentral.nih.gov/articlerender.fcgi?artid=1925112&tool=pmcentrez&rendertype=abstract>.

Bambauer, K. Z.; Zhang, B.; Maciejewski, P. K.; Sahay, N.; Pirl, W. F.; Block, S. D. et al. (2006). Mutuality and specificity of mental disorders in advanced cancer patients and caregivers. *Soc Psychiatry Psychiatr Epidemiol [Internet] 41* (10), 819–824. Recuperado de: <http://www.pubmedcentral.nih.gov/articlerender.fcgi?artid=2504328&tool=pmcentrez&rendertype=abstract>.

Barrera, M.; Alam, R.; D'Agostino, N. M.; Nicholas, D. B.; Schneiderman, G. (2013). Parental perceptions of siblings' grieving after a childhood cancer death: a longitudinal study. *Death Stud [Internet] 37* (1), 25–46. Recuperado de: <http://www.ncbi.nlm.nih.gov/pubmed/24600719>.

Bonner, M. J.; Hardy, K. K.; Willard, V. W.; Hutchinson, K. C. (2007). Brief report: psychosocial functioning of fathers as primary caregivers of pediatric oncology patients. *J Pediatr Psychol [Internet]32* (7), 851–856. Recuperado de: <http://www.ncbi.nlm.nih.gov/pubmed/17426044>.

Botega, N. J.; Bio, M. R.; Zomignani, M. A.; Júnior, C. G.; Pereira, W. A. B. (1995). Transtornos do humor em enfermaria de clínica médica e validação de escala de medida (HAD) de ansiedade e depressão. *Rev Saude Publica 29* (5), 355–363.

Buss, M. K.; Vanderwerker, L. C.; Inouye, S. K.; Zhang, B.; Block, S. D.; Prigerson, H. G.(2007). Associations between caregiver-perceived delirium in patients with cancer and generalized anxiety in their caregivers. *J Palliat Med [Internet] 10* (5), 1083–1092. Recuperado de: <http://www.ncbi.nlm.nih.gov/pubmed/17985965>.

Candy, B.; Jones, L.; Drake, R.; Leurent, B.; King, M. (2011). Interventions for supporting informal caregivers of patients in the terminal phase of a disease. *Cochrane database Syst Rev [Internet].* (6): CD007617. Recuperado de: <http://www.ncbi.nlm.nih.gov/pubmed/21678368>.

Carter, P. A. (2015). A brief behavioral sleep intervention for family caregivers of persons with cancer. *Cancer Nurs [Internet] 29* (2), 95–103. Recuperado de: <http://www.ncbi.nlm.nih.gov/pubmed/16565618>.

Carter, P. A. (2003). Family caregivers' sleep loss and depression over time. *Cancer Nurs [Internet] 26* (4), 253–259. Recuperado de: <http://www.ncbi.nlm.nih.gov/pubmed/12886115>.

Chao, C-C.; Chen, S-H.; Wang, C-Y; Wu, Y-C.; Yeh, C-H. (2003). Psychosocial adjustment among pediatric cancer patients and their parents. *Psychiatry Clin Neurosci [Internet] 57* (1), 75–81. Recuperado de: <http://www.ncbi.nlm.nih.gov/pubmed/12519458>.

Cochrane, J. J.; Goering, P. N.; Rogers, J. M. (1997). The mental health of informal caregivers in Ontario: an epidemiological survey. *Am J Public Health [Internet] 87* (12), 2002–2007. Recuperado de: <http://www.pubmedcentral.nih.gov/articlerender.fcgi?artid=1381244&tool=pmcentrez&rendertype=abstract>.

Du Benske, L.L.; Gustafson, D. H.; Namkoong, K.; Hawkins, R. P.; Atwood, A. K.; Brown, R. L. et al. (2014). CHESS improves cancer caregivers' burden and mood: results of an eHealth RCT. *Health Psychol [Internet] 33* (10):1261–1272. Recuperado de: <http://www.ncbi.nlm.nih.gov/pubmed/24245838>.

El-Jawahri, A. R.; Traeger, L. N.; Kuzmuk, K.; Eusebio, J. R.; Vandusen, H. B.; Shin, J. A. et al. (2014). Quality of life and mood of patients and family caregivers during hospitalization for hematopoietic stem cell transplantation. *Cancer [Internet].* Recuperado de: <http://www.ncbi.nlm.nih.gov/pubmed/25469752>.

Ewing, L. J.; Long, K.; Rotondi, A.; Howe, C.; Bill, L.; Marsland, A. L. (2009). Brief report: A pilot study of a web-based resource for families of children with cancer. *J Pediatr Psychol [Internet] 34* (5), 523–529. Recuperado de: <http://www.pubmedcentral.nih.gov/articlerender.fcgi?artid=2722137&tool=pmcentrez&rendertype=abstract>.

Garrido, M. M.; Prigerson, H. G. (2014). The end-of-life experience: modifiable predictors of caregivers' bereavement adjustment. *Cancer [Internet] 120* (6), 918–925. Recuperado de: <http://www.ncbi.nlm.nih.gov/pubmed/24301644>.

Gibbins, J.; McCoubrie, R.; Kendrick, A. H.; Senior-Smith, G.; Davies, A. N.; Hanks, G. W.(2009). Sleep-wake disturbances in patients with advanced cancer and their family carers. *J Pain Symptom Manage [Internet] 38* (6), 860–870. Recuperado de: <http://www.ncbi.nlm.nih.gov/pubmed/19800196>.

Hudson, P. (2004). Positive aspects and challenges associated with caring for a dying relative at home. *Int J Palliat Nurs [Internet] 10* (2), 58–65; discussion 65. Recuperado de: <http://www.ncbi.nlm.nih.gov/pubmed/15039608>.

Ishida, M.; Onishi, H.; Wada, M.; Tada, Y.; Ito, H.; Narabayashi, M. et al. (2011). Psychiatric disorders in patients who lost family members to cancer and asked for medical help: descriptive analysis of outpatient services for bereaved families at Japanese cancer center hospital. *Jpn J Clin Oncol [Internet] 41* (3), 380–385. Recuperado de: <http://www.ncbi.nlm.nih.gov/pubmed/21109510>.

Khalifa, A. S.; Bishry, Z.; Tantawy, A. A. G.; Ghanem, M. H.; Effat, S. M.; El Shahawy, H. et al. (2014). Psychiatric morbidity in Egyptian children with acute lymphoblastic leukemia and their care providers. *Hematol Oncol Stem Cell Ther [Internet] 7* (2), 76–84. Recuperado de: <http://www.ncbi.nlm.nih.gov/pubmed/24631570>.

Klassen, A.; Raina, P.; Reineking, S.; Dix, D.; Pritchard, S.; O'Donnell, M. (2007). Developing a literature base to understand the caregiving experience of parents of children with cancer: a systematic review of factors related to parental health and well-being. *Support Care Cancer [Internet] 15* (7), 807–818. Recuperado de: <http://www.ncbi.nlm.nih.gov/pubmed/17390154>.

Kobayashi, K.; Hayakawa, A.; Hohashi, N. (2014). Interrelations Between Siblings and Parents in Families Living With Children With Cancer. *J Fam Nurs [Internet].* Recuperado de: <http://www.ncbi.nlm.nih.gov/pubmed/25538049>.

Kuscu, M. K.; Dural, U.; Onen, P.; Yaşa, Y.; Yayla, M.; Basaran, G. et al. (2009). The association between individual attachment patterns, the perceived social support, and the psychological well-being of Turkish informal caregivers. *Psychooncology [Internet]. 18* (9), 927–935. Recuperado de: <http://www.ncbi.nlm.nih.gov/pubmed/19140124>.

Lai, C.; Luciani, M.; Galli, F.; Morelli, E.; Cappelluti, R.; Penco, I. et al. (2014). Attachment Style Dimensions Can Affect Prolonged Grief Risk in Caregivers of Terminally Ill Patients With Cancer. *Am J Hosp Palliat Care [Internet].* Recuperado de: <http://www.ncbi.nlm.nih.gov/pubmed/25155029>.

Lambert, S.; Pallant, J. F.; Girgis, A. (2011). Rasch analysis of the Hospital Anxiety and Depression Scale among caregivers of cancer survivors: implications for its use in psycho-oncology. *Psychooncology [Internet] 20* (9), 919–925. Recuperado de: <http://www.ncbi.nlm.nih.gov/pubmed/20669337>.

Lee, Y.; Lin, P-Y.; Chien, C-Y; Fang, F-M. (2014). Prevalence and risk factors of depressive disorder in caregivers of patients with head and neck cancer. *Psychooncology [Internet].* Recuperado de: <http://www.ncbi.nlm.nih.gov/pubmed/25045052>.

Manne, S.; Miller, D. (1998). Social support, social conflict, and adjustment among adolescents with cancer. *J Pediatr Psychol [Internet] 23* (2), 121–130. Recuperado de: <http://www.ncbi.nlm.nih.gov/pubmed/9585638>.

Macleod, K. D.; Whitsett, S. F.; Mash, E. J. (2003). Pediatric Sibling Donors of Successful and Unsuccessful Hematopoietic Stem Cell Transplants (HSCT): A Qualitative Study of Their Psychosocial Experience. *J Pediatr Psychol. 28* (4), 223–231.

McMillan, S. C.(2005). Interventions to facilitate family caregiving at the end of life. *J Palliat Med [Internet] 8* Suppl 1, S132–139. Recuperado de: <http://www.ncbi.nlm.nih.gov/pubmed/16499461>.

McMillan, S. C.; Small, B. J.; Weitzner, M.; Schonwetter, R.; Tittle, M.; Moody, L. et al. (2006). Impact of coping skills intervention with family caregivers of hospice patients with cancer: a randomized clinical trial. *Cancer [Internet] 106* (1), 214–222. Recuperado de: <http://www.ncbi.nlm.nih.gov/pubmed/16329131>.

Meyer, F.; Zhang, B.; Gao, X.; Prigerson, H. G. (2013). Associations between cognitive impairment in advanced cancer patients and psychiatric disorders in their caregivers. *Psychooncology [Internet] 22* (4), 952–955. Recuperado de: <http://www.pubmedcentral.nih.gov/articlerender.fcgi?artid=3391537&tool=pmcentrez&rendertype=abstract>.

Moore, A. M.; Gamblin, T. C.; Geller, D. A.; Youssef, M. N.; Hoffman, K. E.; Gemmell, L. et al. (2011). A prospective study of posttraumatic growth as assessed by self-report and family caregiver in the context of advanced cancer. *Psychooncology [Internet] 20* (5), 479–487. Recuperado de: <http://www.pubmedcentral.nih.gov/articlerender.fcgi?artid=3290514&tool=pmcentrez&rendertype=abstract>.

Murray, J. S. (2000). Understanding sibling adaptation to childhood cancer. *Issues Compr Pediatr Nurs [Internet]23* (1), 39–47. Recuperado de: <http://www.ncbi.nlm.nih.gov/pubmed/11011662>.

Koop, P. M.; Strang, V. (1997). Predictors of bereavement outcomes in families of patients with cancer: a literature review. *Can J Nurs Res [Internet] 29* (4), 33–50. Recuperado de: <http://www.ncbi.nlm.nih.gov/pubmed/9697434>.

Pitceathly, C.; Maguire, P. (2003). The psychological impact of cancer on patients' partners and other key relatives: a review. *Eur J Cancer [Internet] 39* (11), 1517–1524. Recuperado de: <http://www.ncbi.nlm.nih.gov/pubmed/12855257>.

Prchal, A.; Landolt, M. A. (2009). Psychological interventions with siblings of pediatric cancer patients: a systematic review. *Psychooncology [Internet] 18* (12), 1241–1251. Recuperado de: <http://www.ncbi.nlm.nih.gov/pubmed/19382110>.

Prchal, A.; Graf, A.; Bergstraesser, E.; Landolt, M. A. (2012). A two-session psychological intervention for siblings of pediatric cancer patients: a randomized controlled pilot trial. *Child Adolesc Psychiatry Ment Health [Internet] 6* (1), 3. Recuperado de: <http://www.pubmedcentral.nih.gov/articlerender.fcgi?artid=3398278&tool=pmcentrez&rendertype=abstract>.

Santarelli-Menegon, F.; Von der Weid, N.; Michel, L.; Muller, N. C. (2010). [Being the sibling of a child suffering from cancer: a support group]. *Rev Med Suisse [Internet] 6* (274), 2372–2375. Recuperado de: <http://www.ncbi.nlm.nih.gov/pubmed/21290870>.

Sloper, P.; While, D. (1996). Risk factors in the adjustment of siblings of children with cancer. *J Child Psychol Psychiatry [Internet] 37* (5), 597–607. Recuperado de: <http://www.ncbi.nlm.nih.gov/pubmed/8807440>.

Sörensen, S.; Pinquart, M.; Duberstein, P. (2002). How Effective Are Interventions With Caregivers?. *An Updated Meta-Analysis 42* (3), 356–372.

Sveen, J.; Eilegård, A.; Steineck, G.; Kreicbergs, U. (2014). They still grieve-a nationwide follow-up of young adults 2-9years after losing a sibling to cancer. *Psy-*

chooncology [Internet] 23 (6), 658–664. Recuperado de: <http://www.ncbi.nlm.nih.gov/pubmed/24347401>.

Taïeb, O.; Moro, M. R.; Baubet, T.; Revah-Lévy, A.; Flament, M. F.(2003). Post-traumatic stress symptoms after childhood cancer. *Eur Child Adolesc Psychiatry [Internet] 12* (6), 255–264. Recuperado de: <http://www.ncbi.nlm.nih.gov/pubmed/14689257>.

Toseland, R. W.; Blanchard, C. G.; McCallion, P.(1995). A problem solving intervention for caregivers of cancer patients. *Soc Sci Med [Internet] 40* (4), 517–528. Recuperado de: <http://www.ncbi.nlm.nih.gov/pubmed/7725125>.

Van Dongen-Melman, J. E.; De Groot, A.; Hählen, K.; Verhulst, F. C. (1995). Siblings of childhood cancer survivors: how does this "forgotten" group of children adjust after cessation of successful cancer treatment? *Eur J Cancer [Internet] 31A* (13-14), 2277–2283. Recuperado de: <http://www.ncbi.nlm.nih.gov/pubmed/8652256>.

Vanderwerker, L. C.; Laff, R. E.; Kadan-Lottick, N. S.; McColl, S.; Prigerson, H. G.(2005). Psychiatric disorders and mental health service use among caregivers of advanced cancer patients. *J Clin Oncol [Internet] 23* (28), 6899–6907. Recuperado de: <http://www.pubmedcentral.nih.gov/articlerender.fcgi?artid=1459280&tool=pmcentrez&rendertype=abstract>.

Wellisch, D. K.; Crater, B.; Wiley, F. M.; Belin, T. R.; Weinstein, K.; Angeles, L. (2006). Psychosocial impacts of a camping experience for children with cancer and their siblings. *Psychooncology [Internet] 15* (1), 56–65. Recuperado de: <http://www.ncbi.nlm.nih.gov/pubmed/15782395>.

Williams, A-L.; McCorkle, R. (2011). Cancer family caregivers during the palliative, hospice, and bereavement phases: a review of the descriptive psychosocial literature. *Palliat Support Care [Internet] 9* (3), 315–325. Recuperado de: <http://www.ncbi.nlm.nih.gov/pubmed/21838952>.

Yusuf, A. J.; Adamu, A.; Nuhu, F. T. (2011). Caregiver burden among poor caregivers of patients with cancer in an urban African setting. *Psychooncology [Internet] 20* (8), 902–925. Recuperado de: <http://www.ncbi.nlm.nih.gov/pubmed/20680930>.

CAPÍTULO 22
AVALIAÇÃO E MANEJO DA DOR ASSOCIADA A PROCEDIMENTOS INVASIVOS EM CRIANÇAS COM CÂNCER

NÁTALI CASTRO ANTUNES CAPRINI OLIVEIRA

INTRODUÇÃO

O adoecimento é uma experiência potencialmente estressora para a criança e seus familiares, sendo marcado por um período carregado de vivências de dor, danos orgânicos, hospitalização e tratamentos invasivos. Trata-se de um processo que envolve inúmeras perdas transitórias e/ou permanentes na vida da criança, incluindo mudanças como interrupções da rotina diária, o contato com o ambiente desconhecido e ameaçador do hospital, a necessidade de suportar tratamentos dolorosos e procedimentos de diagnóstico, e muitas vezes a internação hospitalar se mostra necessária, potencializando o caráter estressante do adoecimento (Barros, 2003).

As situações de adoecimento crônico em crianças são caracterizadas por um problema de saúde com duração de três meses ou mais, que afeta as atividades habituais de uma criança, pode gerar incapacidades e requer frequentes internações hospitalares, cuidados de saúde em casa e/ou cuidados médicos intensivos (Mokkink et al., 2008). Em outras palavras, os processos crônicos de saúde em crianças ou adolescentes podem ser entendidos como uma condição física, mental ou emocional que a impedem de frequentar a escola regularmente, realizar atividades habituais da infância, e necessitar de atenção médica e tratamentos frequentes, como uso de medicações e indicação de procedimentos invasivos.

Dentre as doenças crônicas que acarretam em implicações e/ou prejuízos para o desenvolvimento da criança, estão algumas das patologias oncológicas. As doenças oncológicas que afetam as crianças e adolescentes geralmente perpassam por uma fase aguda em torno do diagnóstico da doença, seguida pelo estresse associado com tratamento prolongado, necessidade de ajustamento psicológico e processo de reabilitação (Stanton et al., 2007). Cada fase da doença pode apresentar para as crianças e suas famílias desafios significativos, sendo os procedimentos dolorosos para exame e tratamento um destes desafios que estão presentes em toda trajetória do adoecimento e tratamento do paciente oncológico.

As crianças tratadas por consequência de um câncer podem sofrer de múltiplos procedimentos invasivos no decorrer do curso de seu tratamento, como, por exemplo, punção para acesso venoso, punção lombar, implantação de cateter, trocas de curativo, e a maioria dos pacientes descrevem tais procedimentos como a parte mais angustiante de sua doença (Hedström et al., 2003; Kleiber, Harper, 1999).

Evidências científicas da área têm demonstrado que a dor originada dos procedimentos agudos é uma importante fonte de dor e ansiedade em contextos pediátricos e pode ter implicações em longo prazo no comportamento, memória e percepção de dor da criança (Howard, 2003; Kennedy et al., 2008; Noel et al., 2012). Os procedimentos dolorosos agudos são frequentes na rotina clínica de pacientes com câncer e podem criar significativo sofrimento na trajetória de tratamento dessas crianças, assim como angústia para os seus cuidadores e ser um desafio para os profissionais de saúde. Além disso, memórias negativas sobre um procedimento específico podem resultar em exageradas respostas à dor, aumentando comportamentos de ansiedade durante os procedimentos subsequentes (Noel et al., 2012). A adequada avaliação e manejo da dor é uma importante responsabilidade dos profissionais de saúde, visto que a dor não tratada pode acarretar em prejuízos em curto e em longo prazo na vida dos pequenos pacientes, além de associar-se ao aumento significativo de quadros de ansiedade e depressão (Kennedy et al., 2008; Melo, Pinto Filho, 2009).

AVALIAÇÃO DA DOR PEDIÁTRICA

Considerando que a dor representa um importante impacto na vida de crianças enfermas, a avaliação da dor pediátrica é fundamental para subsidiar escolhas de estratégias e intervenções efetivas que visem minimizá-la. As dimensões de dor avaliadas contemplam diferentes aspectos da experiência da dor, tais como: intensidade, localização, duração e qualidade afetiva (Chambers, McGrath, 1998). A mensuração da dor, por sua vez, envolve tanto medidas de autorrelato e de observação comportamental (Stinson et al., 2006), quanto medidas fisiológicas como a frequência cardíaca, a saturação de oxigênio e o cortisol salivar (Basbaum et al., 2005; Jones, 2005), sendo estas últimas complementares às primeiras que são específicas para avaliação de dor (Linhares, Doca, 2010).

A avaliação da dor deve ser realizada com uma finalidade específica e planejada previamente, considerando a escolha pelo informante, método e momento mais apropriado para atingir o objetivo pretendido. Se o objetivo é clínico, o foco deve ser especificado, como, por exemplo, se é para monitorar a dor crônica oncológica, avaliar a dor no seguimento pós-operatório ou avaliar a dor procedural (originada pelos procedimentos invasivos agudos) (Linhares, Doca, 2010). Além disso, a seleção de um método apropriado de avaliação clínica de dor deve ser baseada no tipo de dor (aguda, crônica ou recorrente) e na condição médica na qual a criança se encontra, verificando a idade da criança e seu nível de desenvolvimento cognitivo e emocional (Chambers, McGrath, 1998). Entre as medidas de avaliação de dor, as escalas de autorrelato e os diários obtidos por automonitoramento são considerados indicadores confiáveis tanto da ocorrência quanto da intensidade da dor (Chambers, McGrath, 1998; Cohen et al., 2008; Stinson et al., 2006), assim como as medidas de observação de comportamento em crianças e adolescentes (Cohen et al., 2008; Von Bayer, Spagrud, 2007). A partir de quatro anos de idade, a criança passa a ter o domínio das habilidades de linguagem e comunicação social das experiências subjetivas, permitindo a utilização de medidas de autorrelato com maior confiabilidade.

Recomendações sobre medidas para avaliação da dor pediátrica foram organizadas e disponibilizadas por especialistas em um consenso internacional, considerando especificidades como a idade da criança e o tipo de dor. Este consenso foi elaborado pelo grupo vinculado à Iniciativa sobre Métodos, Medidas e Avaliação de Dor Pediátrica em Ensaios Clínicos (*Pediatric Initiative on Methods, Measurement, and Pain Assessment in Clinical Trials* - PedIMMPACT) (Dworkin et al., 2005; McGrath et al., 2008) que definiu critérios sobre a qualidade dos instrumentos de avaliação, classificando-os como: bem estabelecidos (*well-stablished*), quase bem estabelecidos (*approaching well-established*) e promissores (*promising*). Os critérios basearam-se na validade, fidedignidade e detalhamento da medida que permitia a replicação. As principais escalas de avaliação de intensidade de dor para crianças frequentemente utilizadas em contexto clínico e de pesquisa e bem-estabelecidas (*well-established*) por apresentar boas qualidades psicométricas serão descritas a seguir.

Instrumentos de dor de autorrelato:

- Escala de Faces Revisada (*Faces Pain Scale-Revised* – FPS-R): esta escala avalia a intensidade de dor por meio da apresentação de seis faces alinhadas com expressão de dor (sem expressões de choros ou sorrisos), fazendo a correlação métrica de 0 (não dor) a 10 (dor forte), em escala crescente de dor. A escala é amplamente utilizada nos diversos tipos de dor, com crianças a partir de quatro anos de idade em vários países, tendo sido traduzida e adaptada para diferentes idiomas, inclusive no português brasileiro (Poveda et al., 2003; Charry et al., 2014).

- Escala Visual Analógica (*Visual Analog Scale* – VAS): esta escala avalia a intensidade da dor aguda-procedural e pós-operatória e consiste em uma faixa limitada de 10 cm de comprimento, a qual representa o contínuo da experiência dolorosa e tem em suas extremidades as palavras: sem dor e pior dor possível. As crianças são instruídas a indicar um ponto dessa reta estimado de sua dor, considerando as duas extremidades, os escores podem variar de zero (não dor) a 10 (pior dor), quanto maior o escore significa mais dor. Esta escala é amplamente utilizada para crianças a partir de seis anos de idade e possui boa sensibilidade e validade (Scott et al., 1977).

- *Oucher Scale:* a escala combina as versões dos dois instrumentos apresentados anteriormente (FPS-R e VAS), apresentando para criança uma escala numérica de zero a 100 mm e, em seguida, seis fotografias de faces em gradação vertical crescente de expressão de dor (de 0 a 5), similar a um termômetro. Esta escala possui adaptação para diferentes culturas, levando em conta as principais etnias (Beyer, 1984; Beyer, Knott, 1998).

As medidas de autorrelato da dor devem ser realizadas regularmente de forma confiável e podem ser utilizadas também em conjunto com uma medida de observação de comportamento, fornecendo uma indicação valiosa para o tratamento da dor na prática clínica (von Bayer, 2006).

Instrumentos de dor de observação de comportamento:

- FLACC (*Face, Legs, Activity, Cry and Consolability*): a escala é indicada para avaliar a intensidade de dor em crianças a partir de um ano de idade durante períodos de pós-operatório ou em situação de dor aguda procedural. Ela utiliza em sua avaliação de comportamento uma pontuação de zero a dois em cada uma das cinco categorias apresentadas: face, pernas, atividade, choro e consolabilidade (Manworren, Hynan, 2003; Merkel et al., 1997).
- CHEOPS (*Children´s Hospital Eastern Ontario Pain Scale*): esta escala pode ser aplicada em crianças a partir de um ano de idade e utiliza em sua avaliação uma pontuação de zero a três para cada um dos seis comportamentos de dor, a saber: choro, expressão facial, expressão verbal, posicionamento do tronco, tato e posição das pernas (McGrath et al., 1985).
- COMFORT: esta escala é recomendada para avaliação da dor em contexto de cuidados intensivos de crianças e adolescentes em situação crítica de saúde (um a dezessete anos), por considerar as restrições na expressão de dor, ocasionadas pela ventilação mecânica e contenção física. A escala COMFORT avalia os estados de alerta, calma e agitação, respiração, movimentos físicos, mudanças na pressão arterial e frequência cardíaca, tônus muscular e tensão facial (Ambuel et al., 1992).

Após a apresentação dos principais instrumentos utilizados na mensuração de dor em crianças, é importante ressaltar que a avaliação sistemática da dor pediátrica insere-se em um processo clínico cujo objetivo primordial é subsidiar o adequado manejo farmacológico e não farmacológico da dor.

INTERVENÇÃO EM DOR PEDIÁTRICA

Quando há a identificação de experiência dolorosa em crianças enfermas, faz-se necessário a tomada de decisão clínica para alívio e manejo adequado dessa dor. Entre as formas de manejo da dor pediátrica encontram-se as intervenções farmacológicas, que tem por finalidade minimizar sintomas de dor por meio dos efeitos da ação de medicamentos específicos como os analgésicos e os sedativos, e as intervenções não farmacológicas, que consistem na adoção de técnicas que auxiliam na redução da percepção de dor, promovem conforto e melhor enfrentamento da criança em situação de dor (Linhares, Doca, 2010; Riddell et al., 2011). No decorrer deste capítulo serão abordadas as intervenções não farmacológicas para o alívio de dor em crianças e adolescentes.

As intervenções não farmacológicas mais frequentemente utilizadas com crianças referem-se às técnicas cognitivo-comportamentais (Chen et al., 2000; Stinson et al., 2008; Uman et al., 2008; Uman et al., 2013). As técnicas psicológicas para o manejo da dor auxiliam as crianças a desenvolverem habilidades de enfrentamento para controle de sua própria dor. As intervenções cognitivas envolvem a identificação e alteração de estilos de pensamento negativos relacionados com a ansiedade sobre o procedimento doloroso, substituindo-os por crenças e atitudes mais positivas, conduzindo a um comportamento mais adaptativo. As intervenções comportamentais, por sua vez, são baseadas em princípios da aprendizagem, direcionadas à modificação de comportamentos específicos (Barros, 2010; Uman et al., 2013).

A escolha da técnica eficaz deve levar em conta o tipo de dor (aguda, recorrente ou crônica), o contexto de dor (procedimentos invasivos dolorosos, pós-operatório ou a própria patologia), as características da dor (localização, intensidade, duração e qualidade afetiva), assim como a fase de desenvolvimento da criança. Estudos recentes de revisão de literatura recomendam diversas intervenções de manejo não farmacológico da dor em crianças, são elas: distração, hipnose, relaxamento e preparação psicológica (Birnie et al., 2014; Chen et al., 2000; Stinson et al., 2008; Uman et al., 2008; Uman et al., 2013).

A seguir, serão detalhadas as intervenções não farmacológicas comumente utilizadas e descritas como efetivas para o manejo da dor:

- Distração*:* a técnica da distração envolve o estabelecimento de um conjunto de rotinas e os distratores podem ser de diferentes tipos. Por meio da imaginação, do engajamento e da motivação na proposta, a criança pode construir a distração. Este recurso cognitivo tem como finalidade desviar a atenção da criança para longe dos aspectos aversivos dos procedimentos dolorosos, direcionando para estímulos mais agradáveis que reduzam o impacto que essas experiências têm sobre o medo infantil e resposta afetiva à experiência de dor (por exemplo: filmes infantis, brinquedos visuais e musicais, jogos, diálogos) (Chen et al., 2000; Miller et al., 2011, Wang et al., 2008).

- Hipnose: a intervenção denominada hipnose pode ser entendida como uma dissociação da experiência dolorosa por meio do engajamento em situações imaginárias prazerosas ou seguras. Esta técnica mostrou-se eficaz no alívio de dor em crianças submetidas a procedimentos dolorosos associados com doenças oncológicas, doença falciforme e em vítimas de queimaduras (Cravero et al., 1998).
- Relaxamento: a técnica de relaxamento envolve o controle respiratório associado ao relaxamento progressivo dos vários grupos de músculos do corpo. As crianças podem alcançar o relaxamento e a consequente diminuição da ansiedade por meio da identificação das tensões do corpo que pode acompanhar a experiência dolorosa. Elas são ensinadas a relaxar partes específicas do corpo, geralmente iniciando com os braços e movendo-se para as partes inferiores. O controle da respiração e o relaxamento muscular favorecem a modificação de respostas fisiológicas que acompanham o estado de ansiedade e o medo perante um procedimento doloroso (Linhares, Doca, 2010). Aprender esse método pode exigir habilidades refinadas de concentração, sendo mais utilizadas com crianças mais velhas.
- Preparação psicológica: na preparação psicológica para o procedimento são oferecidas informações antecipatórias sobre as etapas do procedimento de dor e sensações que o mesmo emerge (Barros, 2010). Deve-se oferecer informações preparatórias sobre o que irá ocorrer durante o procedimento doloroso a fim de fornecer para a criança sensação de maior controle da situação, incluindo informações simples, claras e honestas para que ela possa compreendê-las.
- Modelação: a técnica de modelação configura-se pela simulação do procedimento por outra criança ou um adulto, demonstrando comportamentos de enfrentamento positivo da situação. Pode ser baseada na observação de filmes nos quais outras crianças estão sendo submetidas ao mesmo procedimento doloroso que a criança necessita realizar ou na dramatização da situação, possibilitando que a criança administre o procedimento de forma lúdica com instrumentos médicos de brinquedo que sejam facilitadores do treino de estratégias positivas de enfrentamento da dor (Linhares, Doca, 2010).
- Dessensibilização sistemática: a técnica pressupõe a exposição gradual aos estímulos geradores de medo ou ansiedade associados à situação de

dor. Essa exposição progressiva ao estímulo de estresse deve ser realizada na medida em que a criança puder criar recursos para lidar com a situação. Pode ser aplicada em situações em que existem experiências negativas de dor anteriores (Barros, 2010).

Vale lembrar que além das técnicas descritas anteriormente, há posturas mais apropriadas para o manejo da dor tanto do profissional como da criança que está sendo submetida ao procedimento. O envolvimento ativo da criança com o procedimento doloroso certamente facilitará o seu adequado enfrentamento, como, por exemplo, estimular a criança a verbalizar suas preferências, dentro de alternativas possíveis (local do corpo em que será realizada uma punção venosa). Além disso, quando emprega-se recursos de enfrentamento durante o procedimento doloroso, são realizados esforços comportamentais pela criança para manter o autocontrole na situação (desviar o olhar, falar, respirar profundamente, relaxar os músculos do corpo).

As atitudes do cuidador e do profissional também necessitam de cuidados, inicialmente não se deve mentir para a criança sobre o procedimento doloroso (por exemplo, dizer "não vai doer nada"), pois a criança pode criar uma falsa confiança em relação ao procedimento a que será submetida e adotar consequentes reações negativas em procedimentos subsequentes. Deve-se evitar comportamentos de ridicularização da criança (por exemplo, dizer "apenas os bebês choram"), assim como não se pode depositar na criança expectativas elevadas de coragem, uma vez que é difícil para ela lidar com o procedimento com a sensação que não está à altura das expectativas de seus cuidadores. Por último, verbalizar excessivamente comentários sobre possíveis sentimentos da criança (por exemplo, dizer "eu sei que você está com medo") reduz as habilidades da criança para o apropriado enfrentamento da dor, da mesma forma em que não se deve focalizar o potencial da dor (por exemplo, dizer "isso realmente dói muito"), pois esses comentários podem incentivar a criança a ter expectativas piores frente às situações de dor. Em resumo, expressar a empatia no momento em que a criança experimenta a dor não ajuda o adequado enfrentamento e controle da situação (McGrath et al., 2003).

ALÍVIO DA DOR ASSOCIADA A PROCEDIMENTOS INVASIVOS EM CRIANÇAS COM CÂNCER

Entre os sintomas que o paciente oncológico apresenta no curso de sua doença, a dor é usualmente o mais temido deles. O sofrimento desses pacientes geralmente resulta da percepção da experiência dolorosa associada às limitações físicas, ao isolamento social, ao medo da mutilação e da morte. Como ressaltado no início deste capítulo, as crianças e adolescentes com câncer podem vivenciar dor em decorrência do próprio tumor (que pode afetar tecidos e comprimir áreas do corpo), em decorrência do tratamento do tumor (como a dor pós-operatória, a dermatite em consequência de radioterapia, a gastrite por vômitos repetitivos, a cefaleia pós-punção lombar, as infecções e mucosites), e em decorrência de procedimentos invasivos (punções venosas, punção lombar, biópsia de medula óssea, trocas de curativos), sendo este último o foco do presente capítulo. A ausência de manejo da dor no câncer associa-se a altos índices de depressão e ansiedade, uma vez que a dor e o desconforto irão determinar quadros emocionais comprometedores de aspectos físicos e comportamentais, além de exacerbação do próprio quadro álgico e, consequente, prejuízos na qualidade de vida do paciente oncológico (Melo, Pinto Filho, 2009).

Diante da importância de um adequado controle da dor, diversos estudos se dedicaram a estudar as intervenções não farmacológicas para alívio de dor em crianças com câncer. As evidências científicas sobre efetivas técnicas não farmacológicas, especificamente para crianças com doenças oncológicas referidas pela literatura, incluíram intervenções de distração e hipnose.

Diferentes tipos de distração foram explorados em estudos recentes que focalizaram os procedimentos de dor associados às patologias oncológicas. Hedén et al. (2009) destacaram que a distração utilizando bolhas de sabão em crianças pré-escolares foi eficaz na redução do medo e da angústia durante punção venosa em cateter totalmente implantado para tratamento com medicação endovenosa (por exemplo, quimioterapia). Além do distrator com bolhas de sabão, o estudo de Windich-Biermeier et al., (2007) incluiu outros quatro distratores (livro, música, videogame portátil e realidade virtual) para crianças escolares e adolescentes também durante punção venosa em cateter totalmente implantado. Os autores concluíram que a distração é um potencial recurso na redução do medo e da angústia durante procedimentos dolorosos em crianças que necessitam de tratamento para o câncer, e enfatizaram que a possibilidade de escolha do distrator promove maior controle e melhora do enfrentamento pela criança.

A distração por meio do dispositivo tecnológico de realidade virtual foi analisada em crianças que necessitavam de punção lombar para fins diagnósticos em uma unidade de oncologia pediátrica. A realidade virtual é uma tecnologia inovadora que proporciona maior interatividade e ação pela criança, criando alta demanda do recurso da atenção da mesma. O estudo demonstrou efeito positivo do uso da realidade virtual com redução dos índices de dor e angústia em crianças submetidas à punção venosa em cateter totalmente implantado para tratamento oncológico (Nilsson et al., 2009).

A intervenção de hipnose também é uma intervenção recomendada para promover alívio de dor em crianças com câncer. Essa técnica foi abordada nos estudos realizados pelo grupo de Liossi e colaboradores (Liossi et al., 2006;

Liossi et al., 2009). Primeiramente, a técnica de hipnose foi testada durante procedimento de punção lombar e os resultados foram positivos para eficácia desta intervenção na redução de dor, ansiedade e angústia dos pacientes pediátricos oncológicos, porém, os achados indicaram que o desfecho esperado depende dos recursos individuais da criança para que se beneficie da hipnose. De forma semelhante, Liossi et al. (2006) examinaram a eficácia de uma abordagem que combinava manejo farmacológico, utilizando anestésico local, com o manejo não farmacológico, adotando a técnica da hipnose no tratamento de dor relacionada ao procedimento de punção lombar em crianças que sofriam de doenças oncológicas. Os resultados apontaram que as crianças que receberam anestésico local combinado com a hipnose relataram menores níveis de dor, ansiedade e angústia frente ao procedimento doloroso. Em estudo posterior, Liossi et al. (2009) analisaram os efeitos da auto-hipnose durante procedimento de punção venosa. Essa intervenção pode ser facilmente ensinada às crianças, não é invasiva e apresenta benefícios em crianças enfermas por câncer.

De acordo com os estudos mencionados acima, a hipnose pode ser concebida como uma intervenção segura, que não produz efeitos adversos, e ainda pode ser utilizada posteriormente pela criança em outras situações angustiantes decorrentes do câncer. A criança que aprende a hipnose para o manejo de punções venosas pode também aplicar esta habilidade adquirida para reduzir a angústia em outros tipos de procedimentos, como, por exemplo, em punções lombares e no manejo de náuseas consequentes da quimioterapia (Liossi et al., 2009).

CONSIDERAÇÕES FINAIS

O presente capítulo apresentou um panorama das medidas de avaliação e manejo da dor associada a procedimentos invasivos em crianças com câncer, tendo em vista que para as crianças um dos maiores sofrimentos no percurso do diagnóstico e tratamento é advindo dos procedimentos dolorosos impostos pela condição de adoecimento que vivenciam.

O conhecimento sobre aspectos envolvidos na dor e o cuidado dispensado às crianças durante experiências dolorosas deve abranger não somente os profissionais diretamente envolvidos com o procedimento de dor (médicos e enfermeiros), mas também outros profissionais da equipe multidisciplinar (por exemplo, psicólogos) a fim de proporcionar um atendimento humanizado aos pacientes pediátricos. A dor pediátrica é um fenômeno complexo e multidimensional, o que exige do profissional de saúde uma compreensão adequada dos tópicos abordados neste capítulo, primordialmente no que se refere aos instrumentos mais adequados para mensurar a dor em crianças de acordo com a etapa do desenvolvimento e com o contexto no qual a dor ocorre, assim como as intervenções não farmacológicas potencialmente mais eficazes para cada situação.

A grande maioria das intervenções não farmacológicas para alívio de dor apresentadas neste capítulo são estratégias de fácil implementação, baixo custo e eficientes para o alívio de dor em procedimentos de rotina clínica de crianças em condição de adoecimento e internação. Atualmente, existem protocolos sobre manejo não farmacológico da dor pediátrica organizados e disponibilizados por meio da iniciativa *ChildKind International Initiative*, que tem como proposta oferecer suporte técnico focado na prevenção e no tratamento da dor pediátrica (Schechter et al., 2010).

Apesar do aumento de evidências científicas sobre a temática da dor em crianças nos últimos anos, a transferência de conhecimento científico para a prática clínica não ocorre na mesma proporção. Ainda observa-se lacunas quanto a aplicação de intervenções não farmacológicas para dor e, consequentemente, as crianças continuam a experimentar dores desnecessariamente durante a hospitalização. A carência de aplicação de intervenções não farmacológicas para o alívio de dor tem sido relatada em estudos epidemiológicos nacionais e internacionais, que apontam para a importância do tema, uma vez que a população pediátrica tem sido subdiagnosticada e subtratada em relação à dor (Birnie et al., 2014; Linhares et al., 2012; Stevens et al., 2011; Taylor et al., 2008). A implementação da apropriada avaliação e intervenções para alívio de dor em ambientes de cuidados pediátricos incorpora valor ao tratamento humanizado dos pequenos pacientes. Espera-se que protocolos clínicos de dor sejam incorporados e preconizados em unidades pediátricas de todo o Brasil, e que crianças com doenças como o câncer infantil possam receber atenção especial no que diz respeito à dor imposta pelo processo de adoecimento e tratamento.

BIBLIOGRAFIA

Ambuel, B.; Hamlett, K. W.; Marx, C. M.; Blumer, J. L. (1992). Assessing distress in pediatric intensive care environments: the COMFORT scale. *Journal of Pediatric Psychology 17* (1), 95-109. doi 10.1093/jpepsy/17.1.95

Barros, L. (2003). Psicologia pediátrica: perspectiva desenvolvimentista. 2. ed. Lisboa, Portugal: Climepsi.

Barros, L. (2010). A dor pediátrica associada a procedimentos médicos: contributos da psicologia pediátrica. *Temas em Psicologia 18* (2), 295-306. Recuperado de: <http://pepsic.bvsalud.org/pdf/tp/v18n2/v18n2a05.pdf>.

Basbaum, A.; Bushnell, M. C.; Devor, M. (2005). Pain basic mechanisms. In: Justins, D. M. (Ed.). *Pain 2005 - an updated review*. Seattle, WA: IASP Press, p. 3-12.

Beyer, J. E. (1984). *The Oucher: a user's manual and technical report*. Evanston, IL: The Hospital Play Equipment Company.

Beyer, J. E.; Knott, C. B. (1998). Construct validity estimation for the African-American and Hispanic versions of the Oucher Scale. *Journal of Pediatric Nursing 13* (1), 20-31.

Birnie, K. A.; Chambers, C. T.; Fernandez, C. V.; Forgeron, P. A.; Latimer, M. A.; McGrath, P. J.; Cummings, E. A.; Finley, G. A. (2014). Hospitalized children continue to report undertreated and preventable pain. *Pain Research & Management 19* (4), 198-204. Recuperado de: <http://www.ncbi.nlm.nih.gov/pmc/articles/PMC4158935/pdf/prm-19-4-198.pdf>.

Birnie, K. A.; Noel, M.; Parker, J. A.; Chambers, C. T.; Uman, L. S.; Kisely, S. R.; McGrath, J. (2014). Systematic review and meta-analysis of distraction and hypnosis for needle-related pain and distress in children and adolescents. *Journal of Pediatric Psychology 39* (8), 783-808. doi 10.1093/jpepsy/jsu029

Chambers, C. T.; McGrath, P. J. (1998). Pain measurement in children. In: Ashburn, M. A.; Rice, L. J. *The management of pain*. New York, NY: Churchill Livingston, p. 625-634.

Charry, C. L. E.; Piola, J. S.; Linhares, M. B. M.; Silva, J. A. (2014). Validity and reliability assessment of the Brazilian version of the Faces Pain Scale–Revised. *Psychology & Neuroscience 7* (1), 55-59. doi 10.3922/j.psns.2014.1.08

Chen, E.; Joseph, M. H.; Zeltzer, L. K. (2000). Behavioral and cognitive interventions in the treatment of pain in children. *Pediatric Clinics of North America 47* (3), 513-525. doi 10.1016/S0031-3955(05)70223-6

Cohen, L. L.; Lemanek, K.; Blount, R. L.; Dahlquist, L. M.; Lim, C. S.; Palermo, T. M. et al. (2008). Evidence-based assessment of pediatric pain. *Journal of Pediatric Psychology 33* (9), 939-955. doi 10.1093/jpepsy/jsm103

Cravero, J. P.; Manzi, D. J.; Rice, L. J. (1998). The management of procedure-related pain in the child. In: Ashburn, M. A.; Rice, L. J. (Eds.). *The management of pain*. Philadelphia: WB Saunders, p. 667-681.

Dworkin, R. H.; Turk, D. C.; Farrar, J. T.; Haythornthwaite, J. A.; Jensen, M. P.; Katz, N. P. et al. (2005). Core outcome measures for chronic pain clinical trials: IMMPACT recommendations. *Pain 113* (1-2), 9-19. doi 10.1016/j.pain.2004.09.012

Hedén, L.; Von Essen, L.; Ljungman, G. (2009). Randomized interventions for needle procedures in children with cancer. *European Journal of Cancer Care 18*, 358–363.

Hedström, M.; Haglund, K.; Skolin, I.; von Essen, L. (2003). Distressing events for children and adolescents with cancer: child, parent, and nurse perceptions. Journal of Pediatric Oncology Nursing 20 (3), 120-132. doi 10.1053/jpon.2003.76

Howard, R. F. (2003). Current status of pain management in children. *The Journal of the American Medical Association 290* (18), 2464-2469. doi 10.1001/jama.290.18.2464

Jones, A. K. P. (2005). The role of the cerebral cortex in pain perception. In: Justins, D. M. (Ed.). *Pain 2005 – An updated review*. Seattle, WA: IASP Press, p. 59-68.

Kennedy, R. M.; Luhmann, J.; Zempsky, W. T. (2008). Clinical implications of unmanaged needle-insertion pain and distress in children. *Pediatrics 122* (3), 130-133. doi 10.1542/peds.2008-1055e

Kleiber, C.; Harper, D. C. (1999). Effects of distraction on childrens´ pain and distress during medical procedures: a meta-analysis. *Nursing Research 48* (1), 44-49. Recuperado de: <http://journals.lww.com/nursingresearchonline/toc/1999/01000>.

Linhares, M. B. M.; Doca, F. N. P. (2010). Dor em neonatos e crianças: avaliação e intervenções não farmacológicas. *Temas em Psicologia 18* (2), 307-325. Recuperado de: <http://pepsic.bvsalud.org/pdf/tp/v18n2/v18n2a06.pdf >.

Linhares, M. B. M.; Doca, F. N. P.; Martinez, F. E.; Carlotti, A. P. P.; Cassiano, R. G. M.; Pfeifer, L. I.; Funayama, C. A.; Rossi, L. R. G.; Finley, G. A. (2012). Pediatric pain: prevalence, assessment, and management in a teaching hospital. *Brazilian Journal of Medical and Biological Research 45* (12), 1287-1294. doi 10.1590/S0100-879X2012007500147

Liossi, C.; Hatira, P. (2003). Clinical Hypnosis in the Alleviation of Procedure-Related Pain in Pediatric Oncology Patients. *International Journal of Clinical and Experimental Hypnosis 51* (1), 4-28. doi 10.1076/iceh.51.1.4.14064

Liossi, C.; White, P.; Hatira, P. (2006). Randomized Clinical Trial of Local Anesthetic Versus a Combination of Local Anesthetic With Self-Hypnosis in the Management of Pediatric Procedure-Related Pain. *Health Psychology 25* (3), 307–315. doi 10.1037/0278-6133.25.3.307

Liossi, C.; White, P.; Hatira, P. (2009). A randomized clinical trial of a brief hypnosis intervention to control venepuncture-related pain of paediatric cancer patients. *Pain 142*, 255–263. doi 10.1016/j.pain.2009.01.017

Manworren, R. C.; Hynan, L. S. (2003). Clinical validation of FLACC: preverbal patient pain scale. *Pediatric Nursing 29* (2), 140-146. Recuperado de: <http://www.ncbi.nlm.nih.gov/pubmed/12723828>.

McGrath, P. J.; Finley, G. A.; Ritchie, J.; Dowden, S. J. (2003). Pain, pain, go away: helping children with pain. 2. ed. Nova Scotia (Manuscrito não publicado).

McGrath, P. J.; Johnson, G.; Goodman, J. T.; Dunn, J.; Chapman, J. (1985). CHEOPS: A behavioral scale for rating postoperative pain in children. In: Fields, H. L.; Dubner, R.; Cervero, F. (Eds.). *Advances in pain research and therapy*. Vol. 9. New York: Raven Press, p. 395-402.

McGrath, P. J.; Walco, G. A.; Turk, D. C.; Dworkin, R. H.; Brown, M. T.; Davidson, K. et al. (2008). Core outcome domains and measures for pediatric acute and chronic/recurrent pain clinical trials: PedIMMPACT Recommendatios. *The Journal of Pain 9* (9), 771-783. doi 10.1016/j.pain.2008.04.007

Melo, I. T. V.; Pinto Filho, W. A. (2009). Dor no câncer. In: Alves Neto, O.; Costa, C. M. C.; Siqueira, J. T. T.; Teixeira, M. J. (Eds.). *Dor: príncipios e prática*. Porto Alegre: Artmed, p. 792-804.

Merkel, S. I.; Voepel-Lewis, T.; Shayevitz, J. R.; Malviya, S. (1997). The FLACC: A behavioral scale for scoring post-operative pain in young children. *Pediatric Nursing 23* (3), 293-297. Recuperado de: <http://www.researchgate.net/publication/13998379_The_FLACC_a_behavioral_scale_for_scoring_postoperative_pain_in_young_children>.

Miller, K.; Rodger, S.; Kipping, B.; Kimble, R. M. (2011). A novel technology approach to pain management in children with burns: a prospective randomized controlled trial. *Burns 37*, 395-405. doi 10.1016/j.burns.2010.12.008

Mokkink, L. B.; VanDerLee, J. H.; Grootenhuis, M. A.; Offringa, M.; Heymans, H. S. A. (2008). Defining chronic diseases and health conditions in childhood (0–18 years of age): national consensus in the Netherlands. *European Journal of Pediatric 167*, 1441-1447. doi 10.1007/s00431-008-0697-y

Nilsson, S.; Finnström, B.; Kokinsky, E.; Enskär K. (2009). The use of Virtual Reality for needle-related procedural pain and distress in children and adolescents in a paediatric oncology unit. *European Journal of Oncology Nursing 13*, 102–109. doi 10.1016/j.ejon.2009.01.003

Noel, M.; Chambers, C. T.; McGrath, P. J.; Klein, R. M.; Stewart, S. H. (2012). The influence of children's pain memories on subsequent pain experience. *Pain 153*, 1563-1572. doi 10.1016/j.pain.2012.02.020

Poveda, C. L. E. C.; Silva, J. A.; Passareli, P., Santos, J.; Linhares, M. B. M. (sem data). *Faces Pain Scale – Revised*. Recuperado de: <http://www.usask.ca/ childpain/ fpsr/> em 09/12/2012.

Riddell, R. R. P.; Racine, N. M.; Turcotte, K.; Uman, L. S.; Horton, R. E.; Din Osmun, L.; Ahola, K. S.; Hillgrove, S. J.; Stevens, B.; Gerwitz-Stern, A. (2011). Non-pharmacological management of infant and young child procedural pain (Review). *The Cochrane Database of Systematic Reviews, 10* 1-212. doi 10.1002/14651858.CD006275.pub2

Schechter, N. L.; Finley, G. A.; Bright, N. S.; Laycock, M.; Forgeron, P. (2010). ChildKind: a global initiative to reduce pain in children. *Pediatric Pain Letter 12* (3), 26-30. Recuperado de: <http://childpain.org/ppl/issues/v12n3_2010/v12n3_schechter.pdf>.

Scott, P. J.; Ansell, B. M.; Huskisson, E. C. (1977). Measurement of pain in juvenile chronic polyarthritis. *Annals of the Rheumatic Diseases 36* (2), 186-187. doi 10.1136/ard.36.2.186

Stanton, A. L.; Revenson, T. A.; Tennen, H. (2007). Health psychology: psychological adjustment to chronic disease. *Annual Review Psychology 58*, 565-592.

Stevens, B. J.; Abbott, L. K.; Yamada, J.; Harrison, D.; Stinson, J.; Taddio, A. et al. (2011). Epidemiology and management of painful procedures in children in Canadian hospitals. *CMAJ 183* (7), E403-410. doi 10.1503/cmaj.101341

Stinson, J. N.; Kavanagh, T.; Yamada, J.; Gill, N.; Stevens, B. (2006). Systematic review of the psychometric properties, interpretability and feasibility of self-report pain intensity measures for use in clinical trials in children and adolescents. *Pain 125* (1-2), 143-157. doi 10.1016/j.pain.2006.05.006

Stinson, J.; Yamada, J.; Dickson, A.; Lamba, J.; Stevens, B. (2008). Review of systematic reviews on acute procedural pain in children in the hospital setting. *Pain Research and Management 13* (1), 51-57. Recuperado de: <http://www.ncbi.nlm.nih.gov/pmc/articles/ PMC2670810/pdf/prm13051.pdf>.

Taylor, E. M.; Boyer, K.; Campbell, F. A. (2008). Pain in hospitalized children: a prospective cross-sectional survey of pain prevalence, intensity, assessment and management in a Canadian pediatric teaching hospital. *Pain Research & Management 13* (1), 25-32. Recuperado de: <http://www.ncbi.nlm.nih.gov/pmc/articles/ PMC2670807/pdf/prm13025.pdf>.

Uman, L. S.; Chambers, C. T.; McGrath, P. J.; Kisely, S. (2008). A systematic review of randomized controlled trials examining psychological interventions for needlerelated procedural pain and distress in children and adolescents: An abbreviated Cochrane Review. *Journal of Pediatric Psychology 33* (8), 842-854. doi 10.1093/ jpepsy/jsn031

Uman, L. S.; Birnie, K. A.; Noel, M.; Parker, J. A.; Chambers, C. T.; Kisely, S. et al. (2013). Psychological interventions for needle-related procedural pain and distress in children and adolescents. *The Cochrane Database of Systematic Reviews 10*, 1-137. doi 10.1002/14651858.CD005179.pub3

von Baeyer, C. (2006). Children´s self-reports of pain intensity: Scale selection, limitations and interpretation. *Pain Research & Management 11* (3), 157-162. Recuperado de: <http://www.ncbi.nlm.nih.gov/pmc/articles/PMC2539005/pdf/prm11157.pdf>.

von Baeyer, C. L.; Spagrud, L. J. (2007). Systematic review of observational (behavioral) measures of pain for children and adolescents aged 3 to 18 years. *Pain 127* (1-2), 140-150. doi 10.1016/j.pain.2006.08.014

Windich-Biermeier, A.; Sjoberg, I. S.; Dale, J. C. D.; Eshelman, D. E.; Guzzetta, C. E. G. (2007). Effects of distraction on pain, fear, and distress during venous port access and venipuncture in children and adolescents with cancer. *Journal of Pediatric Oncology Nursing 24* (1), 8-19. doi 10.1177/1043454206296018

CAPÍTULO 23
O CÂNCER NA ADOLESCÊNCIA E OS ASPECTOS PSÍQUICOS RELACIONADOS À AMPUTAÇÃO

ISABELLA DRUMMOND OLIVEIRA LATERZA
KARLA CRISTINA GASPAR

INTRODUÇÃO

Segundo dados do Ministério da Saúde (2008), o câncer tem sido um problema de saúde pública nas nações em desenvolvimento e também no mundo. Ainda nos termos dos referidos dados,

> "[...] no período de 2001 a 2005, foi a segunda causa de morte na faixa de 10 a 14 anos. Entre os adolescentes de 15 a 18 anos, os óbitos decorrentes da doença constituíram a terceira etiologia em sujeitos do sexo feminino e a segunda no sexo masculino. Nos casos citados, a primeira causa de morte refere-se às causas externas, como, por exemplo, os acidentes."

Ao que consta, no Brasil, dado o alcance da enfermidade, observa-se a necessidade de aprofundamento nos seus estudos, vez que causam diversos impactos na vida das pessoas acometidas pela doença, como afastamento escolar, família e enfrentamento da morte (Menezes et al., 2007).

O que fazer quando a vitalidade dá lugar ao adoecimento? Quando a coragem dá lugar ao medo? Quando a vida dá lugar à possibilidade de morte? Quando desafiar a morte (típico comportamento do adolescer) torna-se arriscado demais? Essas perguntas serão respondidas ao longo de todo o capítulo e também na discussão de caso que será colocada em questão no final.

Pode-se dizer que o processo de adolescência é o momento em que o indivíduo experiencia novas reações e relações. Há mudanças na dimensão biológica observada pelas transformações corporais e na dimensão social pela expectativa de ter um comportamento diferente do infantil, pois é esperado que o adolescente comece a assumir suas responsabilidades escolares, escolhas profissionais e vínculos afetivos (Levenfus, 1997).

Dessa forma, o adolescente vivencia um conflito entre a necessidade de tornar-se adulto e desprender-se de seu mundo infantil. Tal situação implica em um período de luto: o adolescente tem de lidar com a perda de seu corpo infantil, de sua identidade infantil e elaborar o luto pela perda dos pais da infância. Essas características são nomeadas como "síndrome normal da adolescência" (Aberastury, Knobel, 1981).

Essas manifestações são normais neste período, mas seriam consideradas patológicas em qualquer outra etapa do desenvolvimento. Entre estas manifestações ocorrem intensas expressões de sentimentos, labilidade emocional e uma exagerada necessidade de autoafirmação.

O fato é que o adoecimento na juventude gera uma crise, potencializada pelo momento já esperado em relação a essa fase do desenvolvimento. Os adolescentes podem considerar a doença como um sinal de fraqueza ou como algo vergonhoso, já que estão no momento de plena vitalidade, ou até mesmo como um castigo. O câncer pode ser interpretado também como um "ataque a sua integridade psíquica" (Oliveira, 1998).

O desenvolvimento normal é alterado profundamente no adolescente com uma doença grave. As alterações físicas normalmente associadas com a puberdade podem ser retardadas, incluindo a menarca, o aumento da estatura e desenvolvimento das capacidades físicas. As mudanças físicas indesejáveis resultam, muitas vezes, nos efeitos do tratamento, incluindo a perda de cabelo, acne exacerbada, inchaço, obesidade ou perda de peso, fraqueza muscular, deformações, incapacidades, cansaço profundo, e estado mental alterado. (Freyer, 2004)

O impacto do diagnóstico, apesar dos avanços da medicina nos últimos anos, ainda causa muita dor e sofrimento ao paciente e sua família. Questões extremamente complexas serão desencadeadas pelo adoecimento, e o adolescente terá de lidar com limites, medos, insegurança, fracassos, sensações e sentimentos pelos quais não estava acostumado.

Cuidar desses aspectos aparentemente "não médicos", além de trazer mais conforto para o adolescente, far-se-á um importante meio para que as vivências do adoecimento tornarem-se mais leves e para que haja melhor elaboração desse processo.

Sabe-se que em muitos hospitais ainda não há a devida atenção às reações emocionais consequentes de um adoecimento. A falta de atenção a eles pode provocar dificuldades psicológicas e efeitos graves que dificultam a aceitação do diagnóstico, pode prejudicar o tratamento e levar, algumas vezes, até a sua interrupção. Entendemos que não existe um perfil psicológico característico da criança ou do adolescente com câncer, ou seja, as reações psicológicas face à doença e ao tratamento são singulares e dependem da estrutura anterior da personalidade do paciente, da família, da história familiar (Inca, 2011).

De acordo com o Relatório do Instituto Nacional do Câncer sobre o "Diagnóstico precoce do câncer na criança e no adolescente" (Inca, 2011, p.102), os autores fazem uma importante reflexão:

> "A doença pode, entretanto, modificar essas estruturas, às vezes de forma importante, grave e durável, e produzir múltiplos efeitos. Com frequência, o câncer compromete de forma intensa a relação que o paciente tem com a imagem (em grande parte inconsciente) do seu próprio corpo, com a confiança e a estima que sente por si mesmo, o que não corresponde necessariamente à gravidade da história médica. Potencialmente, as capacidades intelectuais do paciente permanecem normais (exceto naqueles acometidos por tumores do SNC, em função de possíveis sequelas neuropsicológicas), mas a doença e o tratamento podem provocar fenômenos de inibição intelectual e consequentes dificuldades escolares e sociais. *(sic)*"

Diante do exposto, é importante que o paciente aproprie-se do seu câncer com todas as suas implicações físicas, psíquicas e existenciais; e ele deve ter oportunidade de conversar tanto com a equipe multiprofissional, como com sua família sobre as várias questões que se colocam e que surgem nesse momento: que lugar a doença ocupa no seu corpo. Foi herdada ou adquirida? Que efeitos colaterais provocam? E ele mesmo tem alguma responsabilidade, pode agir sobre a doença?

É necessário que o adolescente possa reconhecer as sensações novas que experimenta frente à doença; defini-las, nomeá-las, descrevê-las, a fim de se fazer compreender e ajudar no processo de elaboração do seu adoecimento. Desse modo, é preciso criar condições para o paciente possa se expressar livremente em relação aos seus medos, suas dúvidas, suas raivas, e revoltas (Inca, 2011).

O câncer na adolescência e as múltiplas mudanças, como as idas frequentes ao hospital, causam ansiedade, angústia, colocam em xeque suas escolhas afetivas, suas questões relacionadas a seus amigos, a sua identidade, a seus projetos realizados e os que estão por concretizar. Eles oscilam entre a dependência da infância e o surgimento da maturidade que vem adquirindo.

Assim, diante do impacto do câncer na adolescência, torna-se necessário ampliar as pesquisas nessa área, a fim de expandir o conhecimento sobre esse processo e criar estratégias mais efetivas na abordagem ao paciente oncológico. Nosso objetivo, então, é discutir sobre os aspectos psíquicos de adolescentes que vivenciam o adoecimento e necessitam realizar uma cirurgia mutiladora, como uma amputação .

PRINCIPAIS TUMORES ÓSSEOS NA ADOLESCÊNCIA

Os tumores ósseos são bastante comuns na adolescência e divididos em: osteossarcoma; condrossarcoma; sarcoma de Ewing; outros tumores malignos específicos; tumores ósseos malignos específicos. Eles representam 5% dos cânceres infanto-juvenis (Inca, 2008).

O surgimento do osteossarcoma é mais frequente nos ossos longos e representa 6% dos tumores infanto-juvenis. Os tumores ósseos apresentam uma taxa de incidência média anual de 8,7% casos/milhão em indivíduos abaixo de vinte anos. Há um pico de incidência correspondente ao estirão entre os onze e os quinze anos de vida, quando atinge dezenove casos/milhão. Não há predisposição por sexo entre crianças jovens, porém, entre os adolescentes, ocorre uma predisposição para o sexo masculino e há uma discreta predisposição para a raça negra. Aproximadamente, metade dos tumores se origina no fêmur e 80% são distais. Em relação às metástases, 85 a 90% são pulmonares (Pasqualotto, 2008).

Os tumores da família Ewing ocorrem frequentemente na segunda década de vida e representam cerca de 4% dos tumores malignos infanto-juvenis. A incidência em meninos é discretamente maior do que em meninas. Esse grupo de tumores é composto pelo sarcoma de Ewing ósseo (60% dos casos) e extra-ósseo, PNET e tumor de Askin. O tumor de Ewing é mais prevalente na raça branca. Em relação às metástases, são mais de origem pulmonar (Pasqualotto,2008).

Os sarcomas de partes moles correspondem de 4 a 8 % de todas as neoplasias malignas, destacando o rabdomiossarcoma, originário da musculatura esquelética. As neoplasias de células germinativas, trofoblásticas e outras gonodais são um grupo heterogêneo, com diversas localizações e tipos histológicos. São tumores relativamente raros, que correspondem a 2 e 4%. Os carcinomas e outras neoplasias malignas epiteliais também ocorrem raramente e correspondendo a 2% dos casos (Inca, 2008).

As medidas de tratamento das neoplasias consistem em eliminá-las ou amenizá-las, para que haja uma melhora do estado de saúde do adolescente. Até o final do século passado, o único procedimento utilizado visando combater o câncer era a cirurgia, porém, a partir dos anos 40, a radioterapia e a quimioterapia passaram a ser utilizadas visando prolongar a vida ou até mesmo curar o câncer (Inca, 2008).

Em relação à terapêutica do câncer, existem basicamente três modalidades: cirurgia, radioterapia e tratamento medicamentoso, incluindo, nesse último tipo, as drogas citostáticas comumente denominadas de quimioterapia antineoplásicas. As formas que essas modalidades são utilizadas podem variar, utiliza-se uma modalidade terapêutica separadamente, e, em outros, pode existir uma combinação de duas ou até das três modalidades (Lemos et al., 2004).

DEFINIÇÃO DE AMPUTAÇÃO E CONDUTAS CIRÚRGICAS

A utilização do termo amputação em cirurgia refere-se à retirada de um órgão ou de parte dele, situado numa extremidade, como língua, mama, intestino, reto, colo uterino, pênis e membros. Atualmente, essas cirurgias têm o objetivo de reconstrução e visam restaurar o membro doente para posterior reabilitação (De Luccia et al., 1996).

As condições que levam à amputação são: a) infecção incontrolável, em geral em situação de emergência; b) dor crônica em pacientes com doença vascular sem outras possibilidades terapêuticas; c) ossos e partes moles destruídos de forma irrecuperável devido a doenças vasculares ou traumatismo; d) tumores malignos ou benignos; e) deformidades com implicações funcionais que podem melhorar com o uso de próteses; f) deformidades estéticas que podem ser minimizadas com a prótese (De Luccia et al., 1996; Kruspk, Nehler, 2003).

É importante considerar que a decisão de amputar precisa ser definida com cautela pela equipe médica e multiprofissional e, nesse processo de decisão, a comunicação com o paciente é fundamental. Percebemos, através de nossa experiência profissional, que em momentos quando não há tempo hábil para o preparo para a cirurgia, uma falha na comunicação entre profissionais e pacientes pode gerar sequelas psíquicas importantes no decorrer do processo de adaptação.

O médico precisa estar aberto para todas as dúvidas que o paciente apresentar, estabelecendo uma comunicação aberta e efetiva. Nesse processo de comunicação médico-paciente, é importante uma escuta ativa, com a capacidade de observar os detalhes, abrir espaço para perguntas e respondê-las honestamente, facilitando o vínculo terapêutico e de confiança, além do uso de linguagem acessível (Fitzpatrick, 1999).

A forma com que o paciente é comunicado e preparado para a amputação terá grande influência em como lidará com todo o pós-operatório e com a adaptação após o processo de cirurgia e, principalmente, com as sequelas emocionais advindas do adoecimento e do procedimento. Quando bem explanados e quando a confiança é estabelecida, o paciente sente-se participante de seu tratamento e, dessa forma, a recuperação pode ocorrer de forma mais positiva.

O período pré-operatório é de extrema importância, e a meta é que o paciente participe de forma ativa de todo processo. Cavalcanti (1994) destaca a entrevista pré-operatória como fundamental, com o objetivo de informar o paciente sobre o que esperar da cirurgia, seus ônus e bônus, esclarecer dúvidas sobre medos e fantasias relacionados à operação, garantir os cuidados realizados para prevenir riscos ou complicações.

Dessa forma, a comunicação deve ser honesta e apresentada de forma verdadeira, avaliando a aceitação e a compreensão das informações recebidas, bem como assegurando os cuidados posteriores e suporte para enfrentar as situações que ocorrerão.

Após a amputação, o paciente iniciará o processo de adaptação da perda do membro, como as adaptações físicas, que incluem sua habilidade física após a cirurgia, dor no coto, dor fantasma do membro amputado; e as adaptações psicológicas, como suas reações emocionais: ansiedade, depressão, irritação, tristeza, desapontamento, sentimento de culpa (Horgan, MacLanchlan, 2004).

ASPECTOS PSICOLÓGICOS E A AMPUTAÇÃO DE MEMBROS

Pessoas acometidas pelo procedimento de amputação, via de regra, frequentemente, apresentam sintomas depressivos, caracterizados por: tristeza, pesar, episódios de choro, isolamento social, perda de apetite, dificuldade para dormir, entre outros (Wald, Álvaro, 2004).

Alguns sintomas, como a tristeza e o pesar, são respostas esperadas após a perda do membro, porém a depressão clínica possui maiores implicações, visto que precisaria ser rapidamente percebida e tratada, por representar um risco significativo para o aumento de morbidade e mortalidade nesses pacientes (Fitzpatrick, 1999). Desse modo, é importante que o psicólogo se atente a esses aspectos e realize o diagnóstico diferencial quando necessário.

Nesse período inicial, segundo Fitzpatrick (1999, p. 32),

> "[...] é difícil determinar se o diagnóstico é de depressão maior ou se é uma resposta de adaptação ao processo de amputação. Esses sintomas, após o período de hospitalização, são relacionados com o baixo nível de mobilidade, a restrição de atividades, o sentimento de vulnerabilidade e baixas condições de saúde em geral."

A ansiedade também é outro fator que precisa ser considerado. Durante a hospitalização, mostra-se como uma reação ao adoecimento, as implicações da doença e da internação, os sintomas ansiosos surgem devido à incerteza do diagnóstico e tratamento, bem como à evolução clínica da doença (Botega, 2006). A falta de controle, a relação com a equipe de saúde, os procedimentos dolorosos fazem parte do contexto hospitalar e são geradores de ansiedade (Fitzpatrick, 1999).

A revisão de literatura realizada por Horgan e MacLachlan (2004) confirma sintomas ansiosos em pessoas que realizaram amputação, nos dois primeiros anos, principalmente durante a hospitalização imediatamente após a amputação.

Os estudos compilados pelas autoras evidenciam que nos anos seguintes as taxas de ansiedade entre pessoas amputadas e a população em geral são equivalentes.

É importante considerar também que os distúrbios de autoimagem corporal, como a percepção distorcida e negativa em relação a sua aparência física, são associados com altas taxas de ansiedade (Fitzpatrick, 1999; Horgan, MacLachlan, 2004; Wald, Álvaro, 2004). Esses distúrbios podem ser observados em pessoas amputadas, através de comportamentos de evitação por contato visual com o membro amputado.

Os autores Gallargher e MacLanchlan (2001) relacionam a autoimagem corporal com o desconforto social, eles relatam que as pessoas olham primeiramente para a ausência dos seus membros para depois direcionarem o olhar para o seu rosto. Já os autores Horgan e MacLachlan (2004) descrevem que "as pessoas amputadas podem se sentir diferentes dos outros, pertencentes a um grupo estigmatizado". A relação entre restrição de atividades e desconforto social foi apontada por Horgan e MacLachlan (2004), destarte o preconceito sentido pelos indivíduos amputados promova mal-estar e a diminuição de suas atividades sociais, gerando maior isolamento social.

Desse modo, Parkes (1998) refere que o sentimento de mutilação entre as pessoas amputadas é frequente, principalmente no início, porém que elas aprendem a descobrir suas restrições e suas possibilidades, construindo um novo conceito de *self*, interferindo em sua visão pessoal de si.

Em se tratando de adolescentes, alguns autores referem que quanto mais jovem o paciente é, mais difícil o processo de adaptação à cirurgia, principalmente em relação às restrição de atividades, já que nessa fase esses indivíduos estão em plena vitalidade e energia (MacLachlan, 2004).

Dessa forma, a psicologia mostra-se essencial tanto na pesquisa como no campo da intervenção e o papel do psicólogo na equipe interdisciplinar pode auxiliar o paciente e sua família no período anterior à cirurgia, durante a hospitalização, no período de adaptação e na reabilitação psicossocial.

REFERENCIAL TEÓRICO-METODOLÓGICO

O presente trabalho nasceu da experiência de uma psicóloga ingressante do Programa de Aprimoramento Profissional em Psicologia e Oncologia, 2010, na Universidade Estadual de Campinas (Unicamp). Trata-se de um estudo qualitativo, realizado no ambulatório de oncologia clínica, do Hospital das Clínicas da Unicamp, em Campinas, SP. Este estudo foi realizado com um paciente oncológico que, devido acometimento do câncer, necessitou realizar amputação em membro inferior esquerdo.

A pesquisa foi desenvolvida segundo as recomendações propostas pelo Conselho Nacional de Saúde, Resolução 196/96(8). O projeto foi aprovado pelo Comitê de Ética em Pesquisa Médica Humana e Animal do Hospital das Clínicas da Universidade Estadual de Campinas (Protocolo).

Foram utilizados relatos das sessões dos atendimentos psicológicos. Utilizamos, em nossa prática, da psicoterapia breve por nos fornecer subsídios para trabalhar o binômio crise-foco (Fiorini, 2004). O nosso foco é conhecer o impacto emocional desencadeado pelo diagnóstico de câncer e trabalhar a crise (e aspectos emocionais) advinda desse impacto.

Subsidiaram as análises e interpretação dos dados as contribuições advindas da psicanálise e da psicologia hospitalar. Após os relatos das sessões, todo o conteúdo referente ao caso foi analisado minuciosamente.

ESTUDO DE CASO

Joaquim, 19 anos, natural do estado de Minas Gerais, estudante de ciências contábeis, católico praticante. Mora com os pais e tem uma irmã mais velha. Relata um bom relacionamento familiar.

O diagnóstico de Joaquim é um sarcoma de Ewing em perna esquerda. Necessitou realizar amputação. Além do tratamento cirúrgico, foram propostos dezessete ciclos de quimioterapia. Não foi necessário realizar a radioterapia.

Joaquim chegou ao ambulatório de oncologia clínica para tratar de sua doença. Realizou dez ciclos de quimioterapia, mas não respondeu ao tratamento como se esperava. Ao realizar uma nova ressonância,a o resultado acusou a necessidade de uma cirurgia para amputação de sua perna. Em consulta médica recebeu a notícia junto de sua mãe.

Reagiu friamente à situação e relatava que queria fazer logo a cirurgia: "quero me livrar disso logo, fazer a amputação o quanto antes". Recebeu a notícia numa quinta-feira e na segunda-feira estava operado. Parecia não ter reação frente a uma notícia tão difícil e relatava estar "tranquilo com a situação".

No pós-operatório, Joaquim aceitou o atendimento psicoterápico mais sistemático. Pode-se perceber, no início das sessões, que ele não conseguia aprofundar os sentimentos sobre sua nova condição de amputado. As queixas iniciais relacionavam-se a questões físicas. Como acontece na maioria dos casos relacionados à amputação, a queixa inicial dizia respeito à dor do membro fantasma.

Ele dizia: "Só quero me recuperar e voltar à vida antiga. Mas não sei se conseguirei recuperar. Sinto a minha perna aqui. É difícil acreditar que isso tudo aconteceu".

Demidoff et al., (2007, p.110) definem a dor fantasma como:

> "[...] uma sensação de dor na parte perdida do membro amputado pode se apresentar de diferentes formas, como um ardor, um

aperto, uma dor que pode variar de intensidade e frequência. Entende-se também que ela pode ser um dificultador no processo de reabilitação motora e adaptação psicológica frente à nova realidade."

Sabe-se que a origem da dor fantasma pode ser associada com os aspectos psicológicos, além dos aspectos fisiológicos. Entende-se que, em relação aos primeiros, dizem respeito à imagem corporal construída pelo indivíduo através das suas experiências, mas com a amputação surge a dificuldade de adaptar-se e aceitar a nova imagem corporal, relutando em manter o corpo íntegro relacionado ao passado (Demidoff et al., 2007).

Já a condição fisiológica está associada à reorganização cortical central após a perda do membro, visto que o córtex cerebral possui a representação de cada região do corpo e, após a amputação, a área referente ao membro perdido permanece representada no córtex, dificultando o fim da sensação corporal (Hoffman et al., 2004).

O período de adaptação é considerado como uma das fases mais difíceis desse processo. A importância do apoio familiar, de amigos é essencial. Além disso, é importante que o paciente, mesmo com as restrições relacionadas à cirurgia, consiga manter o máximo possível sua rotina, afazeres e costumes. Joaquim possuía um bom relacionamento com sua família e amigos, fato que foi primordial no seu processo de recuperação. Nesse período, os jogos de vídeo-game e computador, além de filmes, o ajudavam a preencher sua ociosidade.

As sessões psicológicas continuavam, porém, o paciente pouco conseguia verbalizar sobre o câncer e a cirurgia de acabara de realizar. O investimento na construção do vínculo terapêutico foi essencial nessa fase, para que a confiança fosse estabelecida e os sentimentos aprofundados.

Pode-se perceber, através dos atendimentos psicológicos e dos relatos nas supervisões, um fato que nos chamou atenção. Durante os atendimentos, Joaquim encontrava-se muito ansioso e com alguns "tiques" (contração dos músculos da face, expressão facial tensa, voz embargada) supostamente atribuídos a sua ansiedade. Suspeitamos de defesas psicológicas obsessivas que o impediam (ou o protegiam) de entrar em contato com sua situação de amputado. Freud (1907) em *As neuropsicoses de defesa* descreve sobre as "representações obsessivas" e nos diz que quando aparece uma representação incompatível com a realidade naquele momento, ocorre uma defesa através da separação entre a representação e o afeto; a representação se mantém na consciência, enfraquecida e isolada, enquanto o afeto, "tornado livre, liga-se a outras representações que não são incompatíveis em si mesmas, e graças a essa 'falsa ligação', tais representações se transformam em representações obsessivas". Deste modo, "o ato obsessivo serve para expressar motivos e ideias inconscientes" (Freud, 1907, p.126).

Nessa linha de pensamento, foi necessário nos ater àquilo que era dito para além das palavras, através de sua expressão corporal. Percebeu-se, assim, que na medida em que fortalecíamos o vínculo terapêutico, começávamos o estabelecimento de uma comunicação não verbal.

Entende-se, portanto, que o modo como a comunicação não verbal acontece nem sempre é consciente, e se dá através de mensagens enviadas e recebidas pelas expressões faciais, qualidade da voz, postura física e gestos que transmitem atitudes, sentimentos e reações com maior clareza do que as palavras faladas (Taylor, 1992).

Em meio ao silêncio de Joaquim, percebi que em muitos momentos, ele olhava em direção ao local da amputação. Fixei o meu olhar ao seu que me conduzia ao cotoco. Percebi, nesse momento, uma compreensão empática não verbal sobre aquela experiência de não mais ter uma perna. Nesse momento, podemos nos referir a Winnicott (1991) sobre as funções exercidas pela mãe no desenvolvimento da personalidade do bebê, como a qualidade de uma mãe ser "suficientemente boa", que o ajuda a exercer na sua relação com o filho (a) qualidades essenciais de apoio, proteção e aceitação.

É importante refletir que quando nascemos, somos frágeis e desprotegidos. Num primeiro momento, precisamos contar com alguém que exerça a segurança e apoio à sobrevivência (nutrição, asseio, aquecimento), mas também nos ajude na experiência simbólica dos sentimentos de amor, proteção, e os cuidados que uma mãe dispensa normalmente a um filho.

Desse modo, a mãe oferece a função de conter as identificações projetadas pela criança, acolhendo seus medos, ansiedades, angústias, e transformando -os em afeto para que a criança se sinta segura no mundo.

O espaço terapêutico desempenha também essa função. No caso de Joaquim, através do olhar do terapeuta e da partilha de suas vivências difíceis, ele parece conseguir novamente integrar os objetos internos que haviam se desintegrado durante o adoecimento.

Os processos integrativos são quando a criança começa a sentir-se segura frente ao mundo. Eles ocorrem não apenas uma vez durante o desenvolvimento. Mesmo quando o ambiente fornece cuidados adaptados ao bebê, as aquisições desse processo nunca estão completamente garantidas, pois o ser humano não se separa inteiramente do ambiente e da dependência dele, podendo perder conquistas alcançadas ao longo da vida. Ou seja, "a integração da personalidade vai e vem... e mesmo quando alcançada em alto grau, pode ser perdida em situações extremamente adversas" (Winnicott, 1984).

Desse modo, essas comunicações foram de extrema importância para que, ao longo do processo terapêutico, houvesse novamente o processo de integração frente aos objetos desintegrados, e permitiram que ele pudesse começar um processo de aceitação e adaptação de sua nova realidade, além de entrar em contato com seus sentimentos mais latentes. Pude perceber através dessas comunicações não verbais que ele precisava do meu olhar de aceitação e aprovação em direção a sua perna amputada.

Entende-se que a deficiência física, independentemente da sua forma de manifestação, pode afetar de forma significativa a imagem corporal do indivíduo. Segundo Schilder (1980), imagem corporal é: "... a figuração de nosso corpo formada em nossa mente", ou seja, como o nosso corpo se apresenta para nós e como o percebemos.

Dessa forma, o sujeito pode sofrer uma alteração brusca de sua autoimagem devido à perda de parte do corpo, e faz-se necessária, nesse momento, a reintegração desta imagem ao novo esquema corporal, como aconteceu no caso de Joaquim. Essa reintegração irá repercutir no próprio autoconceito do sujeito, e é de fundamental importância que isso se dê de forma positiva. Caso contrário, quando ela ocorre de maneira negativa, não condizente com a realidade, o autoconceito do indivíduo também torna-se negativo, aumentando, dessa forma, valores estigmatizantes, preconceituosos, que só alimentam sentimentos de inferioridade, baixa autoestima, tristeza e, em alguns casos, depressão (Benedetto et al., 2002).

Nesse momento da terapia, percebi que adentrávamos nesse processo de reintegração de sua imagem corporal e em questões importantes relacionadas a sua autoimagem.

Joaquim iniciou o processo de elaboração psíquica frente à intervenção cirúrgica e sua amputação. Relata que "sua ficha estava caindode que tinha amputado a perna" e cita sobre as mudanças advindas desse momento.

Apareceram em seus relatos, agora de forma explícita, a dificuldade que enfrentava, seus medos e angústias em relação ao diagnóstico, tratamento e limitações por eles impostas.

O paciente relata que em sua casa há escadas e ele tem muita dificuldade em subir e descer por causa das muletas, precisava se arrastar para descer e tinha medo de cair. "Eu ainda não me acostumei com essa situação. Sou estabanado e tenho medo de me machucar". Apesar disso, em outras situações, mostra-se bem adaptado às muletas. "Eu já me acostumei com as muletas, acostumei rapidinho com elas...". "Elas passaram a ser minhas companheiras, vai ser estranho quando deixá-las".

Fica claro, nesse período de processo de adaptação, que se iniciava uma possível reintegração corporal positiva. É importante que o paciente amputado, nessa fase, inicie um processo de aceitação de sua perda física e de suas limitações, "condição necessária para que possa integrar as funções de um membro mecânico, como a prótese, com seus próprios músculos, conseguindo assim um domínio de seus movimentos" (Benedetto et al., 2002).

O paciente amputado pode utilizar diversas estratégias para se adaptar à realidade e neutralizar sua ansiedade diante do novo estado de seu corpo:

pode reagir agressivamente contra tudo e contra todos, ou de forma contrária, pode ficar muito passivo e fugir do contato interpessoal, isolando-se. Observamos, nesse momento, que ao longo do tempo, em certos momentos, Joaquim mostrou-se reflexivo e conseguiu dizer da revolta e raiva que sente por estar com câncer: "Eu não sei o porquê isso tudo foi acontecer comigo... eu tentei não pensar tantas vezes... às vezes fico o dia inteiro no computador para não pensar, mas não dá... dá raiva, revolta, a gente pergunta o porquê foi acontecer justo com a gente, né?, mas eu procuro não pensar nessas coisas não... Eu choro sozinho... tem horas que dá um desespero... procuro não pensar... Tento ser forte para aguentar tudo isso...".

Nesse momento, podem surgir algumas alterações de humor e comportamento devido a essas restrições, manifestando momentos de raiva e agressividade. Essa agressividade pode ser uma compensação da ansiedade frente à situação de doença (Romano, 2001).

A raiva é uma reação comum e compreensível no paciente portador de uma doença crônica e ameaçadora da vida. Ciente de suas forças pessoais e potenciais, ele tende a reagir à ameaça a sua vida com raiva e profundo ressentimento. Sentimentos de culpa, medo, inveja de pessoas sãs podem resultar em insatisfação permanente, em irritabilidade e reações hostis (Torres, 1999).

Outro aspecto importante a se considerar relaciona-se às interrupções de sonhos e projetos devido ao adoecimento. Joaquim cursava o segundo período do curso de graduação quando descobriu que estava com câncer. Gostava muito de sua faculdade e foi muito difícil para ele trancá-la para realizar o tratamento. Dizia que estava na melhor fase de sua vida: "Nossa... lá era muito bom... eu tinha muitos amigos. Gostava muito da faculdade. A gente estudava, fazia festinhas. Eu passava o dia todo na faculdade, não tinha tempo para nada... Eu tenho muita saudade dos amigos que eu fiz lá.... Eles foram lá em casa me visitar esses dias... quando eu voltar quero morar com eles de novo...".

Durante todo o acompanhamento psicológico, ele ficou dependente de sua mãe e voltar a estudar significava voltar a sua independência, "se virar sozinho", porém agora haviam vários empecilhos e restrições em sua vida, como a dificuldade de locomoção. Encerrar o seu tratamento significava o aval de que já era possível continuar sua vida e seus planos, apesar de tudo.

Após alguns meses de fisioterapia e avaliação da equipe de ortopedia, Joaquim foi liberado para colocar a prótese. Nesse momento, vislumbrou-se uma nova esperança: andar novamente. O processo de adaptação foi difícil.

A aceitação da prótese também é uma das fases mais importantes para a reabilitação do paciente, pois com ela poderá retomar algumas das atividades que fazia antes da amputação.

O paciente amputado, muitas vezes, cria grandes expectativas em relação à prótese e a aguarda como se fosse sua perna perdida. No entanto, junto com o novo objeto também vêm algumas frustrações. O paciente geralmente não se sente satisfeito no primeiro momento, e a prótese pode parecer-lhe como uma grande dificuldade, as primeiras tentativas de caminhar com ela são pouco efetivas, assim como sua colocação inadequada pode causar um funcionamento com falhas e adaptações. O paciente, no simples ato de andar, pode ter desequilíbrios ou quedas, o que acaba aumentando sentimentos de insegurança e fracasso em processo de reabilitação (Benedetto et al., 2002).

Com Joaquim aconteceu exatamente assim. Diante da enorme expectativa de andar novamente, o primeiro sentimento que surgiu foi a frustração. "Eu tenho apanhando muito dela, tenho medo de cair... tenho medo de não conseguir andar mais...". Por ser extremante ansioso e perfeccionista, queria conseguir andar perfeitamente logo no primeiro momento que colocou a prótese. Porém, encontrou muitas dificuldades – dentre elas estavam as peças provisórias que o machucavam bastante, elas são utilizadas para a adaptação e a regulação da prótese ao corpo do paciente, depois são substituídas por peças definitivas.

Mas ele era persistente. Cada vez que ia ao ambulatório estava conseguindo andar um pouco melhor. "Tenho ido ao ortopedista para ele dar uma ajeitada, está dando para dar uns passinhos, mas é difícil".

Nesse momento na terapia, em que era necessário que o paciente se adaptasse a esse aparato, foram trabalhados a paciência e os pequenos ganhos diários que eram conquistados a partir do seu esforço para conseguir se acostumar com sua nova realidade.

Por outro lado, no momento em que o paciente amputado incorpora a prótese ao seu esquema corporal, passa a usá-la de forma automática, como auxílio no processo de reabilitação.

Segundo Benedetto et al. (2002, s/p) "reabilitação nesse momento pode ser entendida de diversas formas, como a possibilidade de a pessoa deficiente superar dificuldades de ordem física, psicológica, social e profissional, com o objetivo de participar de forma mais completa e ativa em sua vida".

Além de toda a expectativa em relação à prótese e à possibilidade de andar novamente, Joaquim entrava em uma nova etapa: as finalizações das quimioterapias e do tratamento. Essa finalização de seu tratamento significava recomeços em sua vida, que lhe causavam alguns medos, como, por exemplo, não conseguir se adaptar à prótese, não conseguir voltar a estudar e ficar dependente de sua mãe.

É importante considerar que o término do tratamento nem sempre é vivido como um acontecimento simples pelo paciente e seus familiares. Muitos apresentam dificuldade de desvincular do universo da doença. O estilo de vida, as relações que se constituem durante a época do tratamento parecem adquirir um caráter interminável. O momento da alta evidencia uma ambivalência em relação ao tratamento: se é o momento de dor e sofrimento, é também o momento de cuidado e proteção. O medo de uma possível recidiva da doença é um dos momentos difíceis enfrentados depois da finalização do tratamento. Durante meses ou anos, o paciente e seus familiares oscilam entre o alívio da remissão e o medo da recaída. Esse estado de apreensão é conhecido como Síndrome de Damocles (Inca, 2011).

Joaquim, mesmo com todas as dificuldades, principalmente em relação à locomoção, tem conseguido encontrar formas de lidar com a sua nova realidade. Voltou à faculdade, retornou para o mesmo curso que fazia antes de adoecer. Os cabelos cresceram, a prótese dói um pouco, mas voltou a frequentar as baladas com seus amigos. Realiza os retornos médicos a cada três meses e nós, da psicologia, também o acompanhamos nesses retornos até o presente momento (Março/2015).

CONSIDERAÇÕES FINAIS

Os aspectos emocionais do paciente oncológico que necessita realizar a amputação de um membro se objetiva em: ansiedade, depressão, estratégias de enfrentamento, autoimagem, reintegração corporal, porém alguns temas precisam ser mais bem explanados como citado acima, por exemplo, as redes de apoio familiar, social e institucional, as características de personalidade no processo de adaptação à amputação, as relações familiares após a amputação (Horgan e MacLachlan, 2004).

McCaughan et al. (2000) afirmam em um estudo realizado no Reino Unido, que além das informações sobre o conhecimento e tratamento da doença, mister se faz abordar junto ao paciente questões relacionadas a sua preparação para as transformações físicas e psíquicas que poderão suceder à doença. Segundo o autor, tais abordagens são importantes, já que podem reduzir a ansiedade, bem como aumentar a relação de autocuidado. Em caráter psicológico, as citadas informações contribuem no processo de aceitação da doença associada aos recursos de enfrentamento da mesma.

Desse modo, entendemos que a experiência do câncer toca em aspectos fundamentais da vida do paciente no que se dizem respeito a sua identidade, referências, a sua história e de seus familiares, a sua visão do mundo, a seu lugar no mundo e na sociedade a que pertence.

O acompanhamento psicológico é útil e necessário no processo para facilitar a elaboração e a integração da experiência vivida na continuidade da sua vida, quando possível, e em relação à história de seu adoecimento. Assim, é nosso papel em relação aos adolescentes contribuir nas ressignificações diante da nova realidade, mesmo diante de todas as perdas advindas. Oferecer o *holding*, a segurança perdida, e, muitas vezes, apenas estar junto, mesmo diante de nossa impotência, pode colaborar na elaboração de lutos e fazer com que esses adolescentes retomem suas vidas, com suas dificuldades e possibilidades.

BIBLIOGRAFIA

Aberastury, A.; Knobel, M. (1981). *Adolescência normal*. Porto Alegre: Artes Médicas.

Benedetto, K. M.; Forgione, M. C. R.; Alves, V. L. R. (2002). Reintegrção corporal em pacientes amputados e a dor-fantasma. Recuperado de: <www.actafisiatrica.org.br /detalhe_artigos. asp?id= 294>. Acesso em 24 fev. 2015.

Botega, N. J. (2006). Reação à doença e à hospitalização. Em: Botega, N. J. (Org.). *Prática psiquiátrica no hospital geral: interconsulta e emergência*. Porto Alegre: Artmed, p.49-66.

Brasil. Ministério da Saúde. Portaria nº 2.439, de 8 de dezembro de 2005. Institui a Política Nacional de Atenção Oncológica: Promoção, Prevenção, Diagnóstico, Tratamento, Reabilitação e Cuidados Paliativos, a ser implantada em todas as unidades federadas, respeitadas as competências das três esferas de gestão. Brasília, 2005. Recuperado de: <http://bvsms.saude.gov.br/bvs/saudelegis/gm/2005/ prt2122005.html>. Acesso em: 02 fev. 2015.

Brasil. Ministério da Saúde. Departamento de Ciência e Tecnologia, Secretaria de Ciência e Tecnologia e Insumos Estratégicos. (2007). Integração de informações dos registros de câncer brasileiros. *Revista de Saúde Pública*, v. 41, n. 5, São Paulo, p. 865-868.

Brasil. Ministério da Saúde. Instituto Nacional de Câncer. Coordenação de Prevenção e Vigilância de câncer. (2008). *Câncer na criança e no adolescente no Brasil: dados dos registros de base populacional e de mortalidade*. Rio de Janeiro: Inca.

Cavalcanti, M. C. T. (1994a). Adaptação psicossocial à amputação de membros. *Jornal Brasileiro de Psiquiatria 43* (2), 71-74.

Cavalcanti, M. C. T. (1994b). Aspectos emocionais no pré-operatório em amputação de membros. *Jornal Brasileiro de Psiquiatria 43* (3), 159-161.

Demidoff, A. O.; Pacheco, F. G.; Sholl-Franco, A. (2007). Membro-fantasma: o que os olhos não veem, o cérebro sente. *Ciência & Cognição 12*, 234-239.

Dunn, D. S. (1996). Well-being following amputation: salutary effects of positive meaning, optimism, and control. *Rehabilitation Psychology 41* (4), 285-302.

Fiorini, H. J. (2004). *Teoria e* técnica de psicoterapias. São Paulo: Martins Fontes.

Fitzpatrick, M. (1999). The psychologic assessment and psychossocial recovery of the patient with an amputation. *Clinical Orthopaedics and Related Research 361*, 98-107.

Freud, S. (1907). O ego e os mecanismos de defesa. Rio de Janeiro: Ed. Civilização Brasileira.

Freyer, D. (2004). Care of dying adolescent: special considerations. *Pediatrics*.

Horgan, O.; MacLanchlan, M. (2004). Psychosocial adjustment to lower-limb amputation: a review. *Disabilityand Rehabilitation 26* (14/15), 837-850.

Ismael, S. M. C.; Oliveira, M. F. P. (2008). Intervenção psicológica na clínica cirúrgica. In: Knobel, E.; Andreoli, P. B. A. ; Erlichman, M. R. (Orgs.). *Psicologia e humanização: assistência aos pacientes graves*. São Paulo: Atheneu, p.83-91.

Lemos, F. A.; Lima, R. A. G.; Melo, D. F. (2004). Assistência à criança e ao adolescente com câncer: a fase da quimioterapia intratecal. *Revista Latino Americana de Enfermagem*, v. 12.

Levenfus, R. S. (1997). *Psicodinâmica da escolha profissional*. Porto Alegre: Artes Médicas.

Luccia, N. (2003). Reabilitação pós-amputação. In: Pitta, G. B. B.; Castro, A. A.; Burihan, E. (Orgs.). *Angiologia e cirurgia vascular: guia ilustrado*. Maceió: UNCISAL/ECMAL & LAVA. Recuperado de: <http://www.lava.med.br/livro>. Último acesso: 25 jan. 2015.

Luccia, N.; Gof, F. S.; Guimarães, J. S. (1996). Amputação de membros. In: Goffi, F. S. (Org.). *Técnica cirúrgica: bases anatômicas, fisiopatológicas e técnicas de cirurgia*. São Paulo: Editora Atheneu, p.180-187.

Menezes, C. N. B. at al. (2007). Câncer infantil: organização familiar e doença. *Revista Mal-Estar e Subjetividade*. v. 7, n. 1.

Oliveira, B. M. (1998). *Avaliação de adesão ao tratamento através de questionários*. Rio de Janeiro: Jornal de Pediatria.

Ozella, S. (2003). Adolescência e os psicólogos: a concepção e as práticas dos profissionais. In: ______. *Adolescências construídas: a visão da psicologia sócio-histórica*. São Paulo: Cortez.

Parkes, C. M. (1975). Psycho-social transitions: comparison between reactions to loss of a limb and loss of a spouse. *British JournalofPsychiatry 127*, 204-210.

Pasqualotto, A. C. (2008). In: Guimarães, J. L. M.; Rosa, D. D. (Orgs.). *Rotinas em oncologia*. Porto Alegre: ArtMed.

Romano, B. W. (1999). *Princípios para a prática da psicologia clínica em hospitais*. São Paulo: Casa do Psicólogo.

Santos, A. F.; Santos, L. A.; Melo, D. O.; Alves Jr., A. A. (2006). Estresse e estratégias de enfrentamento em pacientes que serão submetidos à cirurgia de colecistectomia. *Interação em Psicologia 10* (1), 63-73.

Santos, E.; Neme, C. M. B.; Tavano, L. D'A. (2000). Efeitos de intervenção psicológica preparatória à cirurgia, no processo de adaptação pós-operatório, em pacientes submetidos à cirurgia ortognática. *Revista Estudos em Psicologia 17* (2), 5-17.

Schilder, P. (1980). A imagem do corpo: as energias construtivas da psique. São Paulo: Martins Fontes.

Taylor, C. M. (1992). *Fundamentos de enfermagem psiquiátrica de Mereness*. 13ª ed. Porto Alegre: Artes Médicas.

Wald, J.; Álvaro, R. (2004). Psychological factors in work-related amputation: considerations for rehabilitation counselors. *Journal of Rehabilitation 70* (4), 6-15.

Winnicott, D. W. (1984). *Consultas terapêuticas em psiquiatria infantil*. Rio de Janeiro: Editora Imago.

______ (1991). *Holding e interpretação*. São Paulo: Editora Martins Fontes.

CAPÍTULO 24
QUANDO A ARTE IMITA A VIDA: ANÁLISE DE FILMES SOBRE ONCOLOGIA PEDIÁTRICA

MARILIA ZAPAROLI FALSETTI
KARLA CRISTINA GASPAR

APRESENTAÇÃO

O diagnóstico do câncer, conjunto de doenças cuja incidência vem crescendo em indivíduos na infância e na adolescência, afeta as atividades de vida diárias do paciente e da família, causa impacto emocional e sequelas permanentes após a cura. Os filmes sobre o câncer infanto-juvenil vêm se popularizando nas últimas décadas e constituem uma fonte de informação de fácil acesso e compreensão para o público leigo, fazendo parte do diálogo entre paciente, família e equipe. Portanto, urge que os profissionais de saúde, incluindo o psicólogo hospitalar, conheçam e analisem o conteúdo da produção cinematográfica sobre o câncer infanto-juvenil sob a ótica de sua influência no enfrentamento do adoecimento e do tratamento pelo paciente e por sua família.

INTRODUÇÃO

O termo "câncer" abrange várias doenças nas quais há crescimento celular anormal em tecidos e órgãos afetados (Ministério da Saúde, Inca & Instituto Ronald McDonald, 2011). Até 4% dos casos de câncer são diagnosticados no público infanto-juvenil, sendo a leucemia linfoide aguda o tipo de câncer mais comum entre crianças, enquanto nos adolescentes há maior incidência de tumores ósseos (Braga et al., 2002; Beltrão et al., 2007; Pan et al., 2011; Grabois et al., 2011). O câncer é a principal causa de morte de crianças e adolescentes em países desenvolvidos, porém, se o diagnóstico for precoce e o tratamento imediato, a chance de cura é de 75% (Braga et al., 2002; Pan et al., 2011; Grabois et al., 2011; Sanches et al., 2014).

Os sintomas do adoecimento (desconforto físico e incapacidade funcional) geram prejuízos psicossociais na vida do paciente, como alterações na autoimagem, restrição das atividades de lazer e escolares, e a consequente diminuição das relações sociais (Silva et al., 2002; Silva et al., 2010; Boaventura, Araújo, 2012). O paciente pode reagir com a apresentação de sentimentos de revolta ou passividade, incompreensão, medo, estranhamento, ansiedade, angústia, culpa, decepção, fragilidade, baixa autoestima, fantasias irreais sobre o tratamento, solidão, isolamento (Ministério da Saúde, Inca & Instituto Ronald McDonald, 2011). Crianças com câncer apresentam comportamentos específicos, como enurese noturna e choro sem justificativa, cuja incidência diminui com o acompanhamento do tratamento pelos pais (Oliveira et al., 2005).

Como cuidadores, os pais sofrem prejuízos econômicos, sociais, familiares, psicológicos, ocupacionais, acadêmicos, de saúde e atividades de vida diárias pela responsabilidade do cuidado, adotando estratégias de enfrentamento, como a delegação de tarefas domésticas e cuidados com outros filhos a familiares, demandando apoio social e dos profissionais, e buscando a religiosidade (Beck, Lopes, 2007a; Beck, Lopes, 2007b; Beltrão et al., 2007; Duarte et al., 2012; Silva et al., 2013; Alves et al., 2013).

Os pais também podem vivenciar sentimentos negativos em função do diagnóstico, como sofrimento, impotência, medo da morte, tristeza, negação da doença, incapacidade de expressar sentimentos, culpabilização de outros, desespero, incerteza, solidão, dificuldade de separação ou de educar, preocupação excessiva, dor sem causa orgânica, sensação de vulnerabilidade, diminuição da autoestima, medo de não poder cuidar e desestabilização de seu papel (Silva et al., 2002; Beck, Lopes, 2007 b; Boaventura, Araújo, 2012; Silva et al., 2013; Alves et al., 2013; Sanches et al., 2014; Fermo et al., 2014).

Os irmãos do paciente, consequentemente, recebem menos atenção dos pais, por isso, se tornam extremamente solicitadores, apresentando alteração do apetite e sono, raiva, aumento da empatia, desejo de ajudar, descuido com a higiene pessoal, mudanças de humor, agressividade, irritabilidade, queda no desempenho escolar, medo da solidao, competitividade, uso de drogas, dificuldade de relacionamento e ansiedade (Silva et al., 2002; Cavicchioli et al.; 2004). Portanto, a família precisa de apoio e orientação para aprender a cuidar do paciente, enfrentar a situação e compreender os próprios sentimentos e emoções (Beck, Lopes, 2007a).

Os sintomas de agravamento da doença contribuem para a percepção da possibilidade de morte pela família e pelo paciente (Ministério da Saúde, Inca & Instituto Ronald McDonald, 2011). A criança expressa sua percepção da morte através de atividades lúdicas, enquanto o adolescente a discute hipoteticamente com os adultos (Borges et al., 2006). A religiosidade e a espiritualidade cumprem papel importante no enfrentamento da situação (Sanches et al., 2014).

Na terminalidade, há o controle dos sintomas a fim de evitar o sofrimento, no hospital ou em casa, dependendo da estabilidade do quadro clínico e da estrutura domiciliar disponível (Silva et al., 2002; Ministério da Saúde, Inca & Instituto Ronald McDonald, 2011; Sanches et al., 2014). A família pode demandar a presença de amigos e profissionais com que possa desabafar sobre seus sentimentos, visto que o apoio social contribui para a vivência do luto saudável, com a presença de fases de negação, barganha, raiva e aceitação (Bolze, Castoldi, 2005; Ministério da Saúde, Inca & Instituto Ronald McDonald, 2011; Sanches et al., 2014).

Entretanto, a concretização da cura também pode ser vivenciada como um evento estressor pelo paciente e pela família, gerando insegurança, incerteza, medo da recidiva, resistência a abandonar os hábitos adotados durante o tratamento e dificuldade de readaptação à vida normal em função das sequelas (Ministério da Saúde, Inca & Instituto Ronald McDonald, 2011; Gomes et al., 2013). Sobreviventes de câncer apresentam stress, doenças crônicas, qualidade de vida e formação educacional inferior, complicações na gravidez e no parto, infertilidade, dificuldade nas relações interpessoais e probabilidade de recidiva (Silva et al., 2007; Teles, Valle, 2009; Boaventura, Araújo, 2012). Quando acontece, a recidiva é avaliada pelas famílias como um diagnóstico pior do que o inicial, pois gera sensação de fracasso e anula a cura (Sanches et al., 2014).

Diante de todas as contingências a que são expostos os pacientes e seus familiares durante o adoecimento, os filmes sobre o câncer infanto-juvenil são uma fonte de informação de fácil acesso à população, e oferecem respostas compreensíveis para suas dúvidas ou conforto temporário para seu sofrimento; eles se identificam com os protagonistas e o enredo se assimila a sua própria história. Os filmes, então, se tornam parte do diálogo entre os profissionais e os leigos, facilitando-o por meio de exemplos audiovisuais. Como o cinema é parte integrante da vida das crianças e adolescentes com câncer, é primordial que a equipe de saúde conheça as obras e os oriente sobre seu conteúdo, de acordo com as particularidades de cada caso, para o benefício da educação em saúde e da comunicação com o paciente e a família (Dios et al., 2012).

METODOLOGIA

A presente pesquisa objetivou analisar a representação cinematográfica do câncer da criança e do adolescente, comparando tópicos relacionados ao adoecimento presentes nos filmes com o conhecimento prévio sobre o assunto baseado na literatura científica sobre oncologia pediátrica. Os filmes foram selecionados após busca nos sites IMDb e Adoro Cinema, utilizando os termos "câncer" e "cancer", limitando os resultados a obras disponíveis em português, inglês ou espanhol. Os filmes foram assistidos em formato de DVD e avaliados através dos instrumentos de análise desenvolvidos com base na literatura científica sobre o câncer em crianças e adolescentes (em anexo). Foram selecionados os seguintes filmes:

Filme	Diretor	País e ano	Sinopse
1. Meu Filho Teu	Walter Lima Jr.	Brasil, 2001	Mãe adotiva busca mãe biológica para doação de medula.
2. Um Amor para Recordar	Adam Shankman	EUA, 2001	Adolescente se apaixona por colega que está em fase terminal.
3. A Borboleta Azul	Léa Pool	Canadá, 2004	Menino sonha em caçar uma rara borboleta azul antes de morrer.
4. Um Caminho de Luz	Javier Fesser	Espanha, 2008	Menina em fase terminal sonha em fazer teatro e namorar.
5. Uma Prova de Amor	Nick Cassavetes	EUA, 2009	Menina se recusa a doar um rim para a irmã em fase terminal.
6. Cartas para Deus	David Nixon	EUA, 2010	Menino escreve cartas sobre a morte para Deus e o carteiro as lê.
7. A Guerra Está Declarada	Valerie Donzelli	França, 2010	Recém-casados descobrem que seu primogênito está com câncer.
8. Viver para Sempre	Gustavo Ron	Reino Unido e Espanha, 2011	Adolescentes escrevem um livro sobre a morte.
9. A Morte do Super-Herói	Ian Fitzgibbon	Irlanda e Alemanha, 2011	Adolescente desenha gibi que conta a história do seu adoecimento.
10. Maktub	Paco Arango	Espanha, 2011	Adolescente em fase terminal faz novos amigos por acaso.
11. Agora e para Sempre	Ol Parker	EUA, 2012	Adolescente cria lista de desejos para realizar antes de morrer.
12. Próximo a Deus	Jenn Page	EUA, 2012	Adolescente em fase terminal conhece o avô rejeitado pela família.
13. A Culpa é das Estrelas	Josh Boone	EUA, 2014	Adolescentes ficam amigos em grupo de apoio a pacientes.

RESULTADOS

A revisão da literatura científica destacou tópicos específicos relacionados à vivência do câncer de crianças e adolescentes. Esses tópicos foram então traduzidos em categorias de análise a serem buscadas nos filmes selecionados. A **Tabela 1** ilustra a presença das categorias nos filmes:

Categorias de análise		**Filme**												
		1	**2**	**3**	**4**	**5**	**6**	**7**	**8**	**9**	**10**	**11**	**12**	**13**
Câncer	Tipo	x	x		x	x	x	x	x		x	x		x
	Órgão	x	x	x	x	x	x	x	x	x	x	x		x
	Estágio		x	x		x		x	x		x	x	x	x
Diagnóstico	Sintomas	x		x	x	x		x	x			x	x	x
	Exames				x	x		x		x	x			x
	Hipóteses				x	x						x		x
Tratamento Médico		x	x	x	x	x	x	x	x	x	x	x	x	x
Outras terapias				x					x	x				x
Reações emocionais	Paciente	x	x	x	x	x	x		x	x	x	x	x	x
	Pais	x	x	x	x	x	x	x	x	x	x	x	x	x
	Irmão				x	x	x		x	x		x	x	
	Outros	x	x	x	x	x	x	x	x	x	x	x	x	x
AVDs	Lazer	x	x	x		x	x	x	x	x	x	x	x	x
	Cuidados pessoais			x		x	x	x	x				x	x
	Educação/ trabalho		x		x		x		x	x		x	x	x
	Social		x		x	x	x	x	x	x	x	x	x	x
Cuidados paliativos			x	x	x	x	x		x	x	x	x	x	x
Luto			x			x	x		x	x	x	x	x	x
Cura		x		x				x						
Recidiva							x							x

Legenda: ***x*** *= presença da categoria no filme; 1 = Meu Filho Teu; 2 = Um Amor para Recordar; 3 = A Borboleta Azul; 4 = Um Caminho de Luz; 5 = Uma Prova de Amor; 6 = Cartas para Deus; 7 = A Guerra Está Declarada; 8 = Viver para Sempre; 9 = A Morte do Super-herói; 10 = Maktub; 11-Agora e Para Sempre; 12 = Próximo a Deus; 13 = A Culpa é das Estrelas.*

A partir da amostra selecionada, foi encontrado que a maioria das obras especificou o tipo do câncer (77%), o órgão afetado (92%), o estágio (69%) e os sintomas (69%), porém apenas uma minoria descreveu os exames diagnósticos (46%) e outras hipóteses clínicas (30%).

O tratamento médico sempre foi mostrado (100%), com detrimento da atenção a outras terapias oferecidas pela equipe multiprofissional (30%). Os prognósticos trazidos pelos filmes foram majoritariamente casos FPT com cuidados paliativos (85%), culminando em óbitos (69%), seguidos de casos de cura (23%) e de recidiva (15%).

O sofrimento emocional dos pais e de outras pessoas do convívio social da criança ou do adolescente foram os mais destacados (100%), seguido dos próprios pacientes (92%) e dos irmãos (53%). Apesar dos prejuízos causados pelo adoecimento nas AVDs dos pacientes, 92% deles possuíam atividades de lazer, 54% realizavam seu autocuidado, 62% adaptaram suas tarefas de trabalho e educação durante o tratamento, e 85% mantiveram relações sociais.

A partir do levantamento das categorias presentes, foi possível aprofundar a análise do conteúdo dos filmes, relacionando-o com a literatura científica consultada previamente. A seguir, são apresentadas as descrições dos filmes, destacando o tema central de cada obra.

MEU FILHO TEU

Dino era um menino de sete anos, brasileiro, residente com a mãe adotiva, Claudia, na Itália. Ela observou o surgimento de hematomas sob a pele e o levou ao hospital, onde foi diagnosticado com leucemia. O paciente necessitava de um transplante de medula, cuja chance de sucesso seria superior caso o doador fosse um dos pais. O filme descreveu a mudança da família para o Brasil e a busca pela mãe biológica.

Além do impacto causado pela descoberta da leucemia, Claudia sofria pela incerteza da possibilidade de encontrar a doadora e de o transplante ser realizado com sucesso. Ela sentia tristeza e raiva pelo diagnóstico; esperança na cura; ansiedade por encontrar a mãe biológica; medo de perder Dino; impotência diante da incompatibilidade genética; e culpa por não ter percebido antes que o filho estava doente. Seu apoio social era limitado, por ser estrangeira e recém-chegada ao país, dificultando o enfrentamento do adoecimento e agravando seus sintomas psicológicos.

Porém, Claudia oferecia apoio e orientação para Dino, comunicando-o abertamente sobre o adoecimento, oferecendo fantasias de identificação com o ídolo esportista que reforçava a esperança do paciente na cura, e sanando suas dúvidas. Todavia, o filho observava o sofrimento da mãe: ele sonhou que ela estava triste e se ofereceu para afastar seu medo segurando-lhe a mão. Sua segurança dependia da observação da reação emocional da mãe, como ele expressou quando disse que "se você está alegre, tudo está alegre".

A mãe biológica foi localizada e, quando soube do estado de saúde do filho, imediatamente se prontificou a doar a medula. Após o transplante, a cura se concretizou. A notícia trouxe alegria à mãe e aos amigos que torciam por ele, e foi comemorada com um passeio.

UM AMOR PARA RECORDAR

Jamie Sullivan, protagonista, era uma adolescente estadunidense com idade estimada de dezesseis anos. Ela era filha única, órfã de mãe, e morava com o pai, pastor da igreja da comunidade. Havia sido diagnosticada há dois anos com leucemia. Após o início do tratamento, não especificado no filme, não foi observada melhora clínica do quadro, portanto, a doença foi considerada FPT. A paciente permaneceu em cuidados paliativos em casa, por recomendação médica, para a manutenção da qualidade de vida. Jamie cursava o último ano da escola, com bom desempenho acadêmico. Como opções de lazer, se interessava pela leitura de clássicos da literatura e da Bíblia, música gospel e astronomia.

O câncer causou afastamento social, pois Jamie ocultava o diagnóstico dos colegas por medo da reação deles, restringindo suas interações sociais ao pai e ao namorado. O pai sempre desempenhou um papel fundamental de cuidador da filha, com um aspecto superprotetor que contribuía para esse isolamento social, justificado pelo medo de perdê-la, tendo em vista o trauma do falecimento da esposa. O filme retratou a tentativa do namorado de incluí-la novamente em atividades sociais prazerosas, partindo de uma lista de desejos escrita pela própria paciente e conquistando o apoio do sogro.

Jamie relatava ter aceitado a morte, porém, expressava raiva e tristeza por sua condição terminal, contradizendo o discurso verbal de aceitação. A partir do apoio social e familiar e de sua fé religiosa como formas de enfrentamento, ela viveu sua fase terminal com qualidade de vida.

Enquanto apoiava Jamie, o namorado também vivenciou o próprio luto antecipado pela perda, inicialmente, expressando raiva dela por não ter lhe contado desde o começo sobre o câncer, então negando a doença e racionalizando que uma pessoa jovem com aparência saudável não poderia estar doente. Em seguida, barganhou o afeto pelo pai, que era médico, em troca da cura, sem sucesso. Sua impotência diante do diagnóstico o fez sentir tristeza. Finalmente, ele teve apoio de sua família e dos amigos para superar esses sentimentos e aceitar a morte.

Após o falecimento de Jamie, Landon ingressou na faculdade de medicina, que era um plano anterior ao conhecimento do diagnóstico, porém pode ter sido reforçado por sua vivência e um desejo de reparação da perda, ajudando outros pacientes a se curarem, e manteve contato com o sogro, com quem desabafava sobre a saudade.

A BORBOLETA AZUL

Peter era um menino canadense de dez anos, órfão de pai desde os cinco anos, residindo com a mãe. Ele foi diagnosticado com um tumor cerebral não especificado, fez quimioterapia, mas seu caso foi considerado FPT, com prognóstico de apenas mais três meses de vida. Seu passatempo favorito era estudar insetos.

O filme descreveu a viagem que o menino fez acompanhado de um famoso entomologista à floresta tropical para caçar a rara borboleta azul, cuja lenda dizia que vê-la era uma chance de se comunicar com Deus e realizar seus sonhos, porém, ela simbolizava a morte. Uma amiga indígena o ajudou a compreender que, metaforicamente, a borboleta azul representava o adoecimento: o momento de realizar os sonhos e desenvolver a espiritualidade, porém algo amedrontador e que colocava sua vida em risco. Quando finalmente teve a borboleta azul capturada, ele a libertou, pois compreendeu que já havia conseguido alcançar o sentido mais amplo que buscava em sua trajetória. Na volta para casa, ele foi diagnosticado como curado.

UM CAMINHO DE LUZ

Camino era uma jovem espanhola de doze anos, na quinta série do ensino fundamental, que morava com os pais. Sua irmã mais velha era freira e morava em um convento. O casal havia tido um terceiro filho que faleceu ainda bebê. A morte do irmão foi explicada para as meninas como um desejo divino, e Camino compreendeu que a morte do irmão havia sido resultado da impotência de seus pais em salvá-lo.

Camino apresentava dor constante nas costas, então a mãe a levou ao médico, que diagnosticou uma contratura na cervical, encaminhando-a para fisioterapia. Após um mês, houve um episódio de dor aguda, durante o qual a paciente apresentou ausência do movimento dos membros inferiores e foi submetida à cirurgia. No mês seguinte, ainda sem melhora, o pai buscou uma segunda opinião médica com um neurocirurgião, que diagnosticou um rabdomiossarcoma, em estágio avançado, pressionando a medula espinhal. Camino foi transferida para um hospital de referência longe de sua cidade natal, onde foi tratada com quimioterapia e radioterapia, no entanto, apresentou metástase, o câncer foi considerado FPT e a paciente passou a ser tratada em cuidados paliativos no hospital.

O filme mostrou como o conflito entre o desejo da mãe de que ambas as filhas assumissem a vocação religiosa e os interesses característicos da adolescência de Camino foram agravados pelo diagnóstico do câncer. Antes de adoecer, a paciente desejava participar das aulas de teatro da escola, se aproximar do menino por quem se sentia atraída e usar roupas modernas. A mãe, por sua vez, desejava que ela fosse às aulas de culinária, usasse roupas tradicionais e não se envolvesse com o sexo oposto.

Desde o aparecimento dos sintomas até o falecimento, decorreram cinco meses de adoecimento, período durante o qual ela sofreu muito com os sintomas da doença e as sequelas do tratamento, tendo suas AVDs escolares e de lazer interrompidas. Sua mudança física causou o afastamento dos colegas, resultando em ausência do apoio social. No hospital, limitava-se a receber a visita da família e do padre amigo da mãe.

Pela privação das atividades que lhe eram prazerosas e a presença do sofrimento físico do adoecimento, Camino ficou emocionalmente mobilizada, tendo pesadelos frequentes sobre a morte. Seu sofrimento culminou em um quadro de depressão reativa, com presença de choro, agressividade, vontade de fugir e desesperança.

O pai era continente às necessidades da filha, pois a via como uma adolescente que queria se sentir bonita e desejada, reforçando sua autoestima e autoconfiança. Seu diagnóstico causou tristeza, impotência, raiva, medo de perdê-la e esperança na cura. Ele fazia todo o possível para apoiá-la e diminuir seu sofrimento, infelizmente, sofreu um acidente fatal no caminho para o hospital, sobre o qual a filha jamais foi informada.

A mãe omitia da filha dados de realidade quanto à gravidade do quadro e aos procedimentos do tratamento, colocando-a em uma posição passiva de aceitação do sofrimento e repressão dos próprios sentimentos, sob a ameaça de decepcionar a todos se não o fizesse. A mãe tinha uma grande necessidade de crer na vontade divina para se proteger do impacto gerado pelo diagnóstico: seu apoio social e espiritual se baseava na crença de que Camino havia sido escolhida por Deus, por isso estava sendo submetida a tal sofrimento.

A paciente foi identificada pelo clero como uma santa e, em seus momentos finais, foi preparada para ser beatificada após a morte. A crença de que a adolescente havia se tornado uma santa confortou a mãe e a irmã em luto.

UMA PROVA DE AMOR

Kate era uma adolescente estadunidense de quinze anos. Na infância, apresentou hematomas que levantaram hipóteses como mononucleose, virose e deficiência imunológica, descartadas após os exames de hemograma e mielograma, que confirmaram o quadro de leucemia pré-mieloide aguda (LPA). O diagnóstico modificou a estrutura familiar. Como os pais e o irmão mais velho não eram geneticamente compatíveis para a doação de medula, optou-se pela concepção de um bebê de proveta. O filme apresentou como sua temática central a discussão ética sobre a decisão dos pais de gerar uma nova vida para salvar a filha com câncer, pois, desde o nascimento, a caçula foi submetida a uma série de procedimentos invasivos e dolorosos que limitavam sua qualidade de vida e suas AVDs.

Kate, por sua vez, passou a maior parte da vida com câncer, portanto, não frequentava a escola, mantinha poucas atividades de lazer e seu convívio social era limitado à família, à equipe de saúde e ao namorado Taylor, portador de leucemia mieloide aguda (LMA). Na maior parte do tempo, ela estava acompanhada da mãe, que se dedicava exclusivamente aos cuidados dela, mantendo-a em um estado de regressão infantil. A mãe negava sua impotência diante da evolução da doença, acreditando que seu amor a salvaria. Na terminalidade, ela relatou estar com raiva da impossibilidade de continuar negando a verdade.

Kate estava cronicamente deprimida, insegura com sua aparência física e desmotivada a continuar o tratamento. Ela estava consciente da piora de sua doença, pois conversava com o médico sobre a possibilidade da morte e o medo de sentir dor na fase terminal. Sem apoio dos pais, ela pediu ajuda à irmã, sua fiel companheira de tratamento, que se recusou a continuar sendo a doadora, para que Kate pudesse morrer.

Kate se preocupava com os prejuízos que sua família havia sofrido durante seu adoecimento e se sentia responsável por fazer com que a família superasse o luto de forma saudável. Para isso, ela deixou um caderno de lembranças motivando-os a seguir em frente. Após seu falecimento, o irmão foi pra universidade, a mãe voltou a trabalhar, a irmã foi considerada responsável por seu corpo e a família adotou um ritual anual para relembrar de Kate.

CARTAS PARA DEUS

Tyler era um menino estadunidense, órfão de pai, que residia com a mãe, o irmão mais velho e a avó materna. Ele havia sido diagnosticado com linfoma blastomático, um tipo de tumor cerebral raro. O paciente foi operado e submetido a sessões de radioterapia e quimioterapia, sem melhora clínica, portanto, foi considerado FPT. Ele era cuidado pela avó, recebia visitas frequentes da melhor amiga e do avô dela. Sua família e seus amigos ofereciam apoio social e religioso a ele. Entretanto, nem todos sabiam lidar com seu adoecimento: os colegas da escola o discriminavam e o treinador do time de futebol o tratava com pena.

O filme retratou o impacto social de cartas que o paciente escrevia para Deus questionando-o sobre a doença e o que aconteceria com sua família após sua morte. O carteiro as leu e se sensibilizou com seu conteúdo, por isso, aproximou-se da família para avaliar o que fazer com elas.

O adoecimento provocou sofrimento na família. O irmão apresentava sentimentos conflituosos, como o medo de perdê-lo, a inveja da atenção recebida e culpa por se sentir assim. A mãe, de luto pelo esposo recentemente falecido, interrompeu suas AVDs para cuidar do filho com câncer. Ela tinha medo de perdê-lo e culpa por não poder salvá-lo.

O carteiro se tornou amigo da família e decidiu distribuir as cartas entre as pessoas com quem o menino convivia, para que todos pudessem ter uma lembrança boa dele. Em sua fase terminal, Tyler passou tempo de qualidade com seus amigos e familiares, deixando mensagens de afeto para cada um deles. As pessoas vivenciaram o luto contando com o suporte religioso deixado por ele em suas cartas.

A GUERRA ESTÁ DECLARADA

Juliette e Romeo eram jovens franceses, em um relacionamento afetivo recente. Quando se conheceram, pela coincidência de seus nomes com os dos personagens da obra homônima de Shakespeare, Juliette previu uma história de amor e tragédia para eles. Juliette engravidou e tiveram um filho chamado Adam. A gestação alterou os planos para o futuro da família: trocaram seus empregos dos sonhos por opções realistas que pagassem as contas dos cuidados com o bebê e a reforma do apartamento.

Desde recém-nascido, Adam apresentava choro incessante. A partir de um ano e meio, apresentou sintomas como vômito em jato sem justificativa, atraso no desenvolvimento da motricidade, perda do equilíbrio, com tendência em pender a cabeça para o lado direito do corpo, e assimetria facial. Após consulta com o pediatra, o otorrinolaringologista, o neurologista e o neuropediatra, ele foi diagnosticado um tumor cerebral na fossa posterior direita, posteriormente especificado como um tumor rabdoide, extremamente agressivo, com apenas 10% de chance de cura. O tratamento proposto incluiu quimioterapia e radioterapia ambulatoriais. Havia possibilidade de sequelas, como estrabismo e dificuldade de deglutição.

O filme contou a história da guerra travada pelos pais contra o câncer. Conscientes da gravidade da doença, os pais optaram por focar apenas nos aspectos positivos e abrir mão de sua casa e de seu trabalho, mudando-se para a casa de apoio do hospital e solicitando o benefício social. Enquanto não estavam visitando o filho no hospital, mantinham seus momentos de lazer e sua vida social. Porém, os amigos passaram a tratá-los de forma diferente após o diagnóstico, com pena ou medo de lhes acontecer o mesmo. Os parentes também tiveram dificuldade de apoiá-los, subestimando seu sofrimento. Assim, os pais gradualmente se isolaram, convivendo apenas um com o outro. Eles possuíam estratégias de enfrentamento individuais: a mãe rezava e o pai escrevia um diário.

O estresse psicológico gerado pelo adoecimento afetou o relacionamento conjugal de Romeo e Juliette. Eles passaram a discutir com mais frequência, pois houve um aumento de exigências oriundas das expectativas individuais sobre o papel do parceiro nos cuidados. Adam passou a se relacionar casualmente com outras mulheres em festas. Em certo ponto da narrativa, o pai chorou ao ouvir uma música que dizia que o amor muda ao longo do tempo, pois se identificou com a letra. O casal se separou e reatou diversas vezes, e finalmente se separou de vez, mas continuaram amigos e compartilhando as responsabilidades com relação a Adam.

Aos oito anos de idade, após cinco anos desde o final do tratamento, o médico responsável pelo tratamento de Adam informou os pais de que ele estava curado. Segundo o profissional, a recomendação seria de que ele repetisse os exames a cada três anos, mas ele avaliava que sua chance de ter uma recidiva seria a mesma de qualquer pessoa normal ter câncer pela primeira vez. A única sequela física aparente foi uma leve assimetria facial ao sorrir. A mãe avaliou que a doença foi enviada por Deus porque a família era capaz de superá-la.

VIVER PARA SEMPRE

Sam era um menino espanhol de doze anos de idade, que morava com os pais, a avó materna e a irmã de sete anos. Ele havia sido diagnosticado com leucemia há três meses e permaneceu em tratamento quimioterápico por dois meses, porém, o medicamento não apresentou resultados, então seu caso foi considerado FPT. A mãe de Sam abandonou o trabalho em uma ONG para cuidar dele, mas permanecia no coral da igreja, pois a religião era um fator de enfrentamento para ela. Os pais de Sam negavam a gravidade da doença, demandando do filho que mantivesse suas AVDs e não falasse sobre a morte. A irmã, por sua vez, desconhecia o prognóstico, e se beneficiava dos ganhos secundários do adoecimento de Sam.

Durante o adoecimento, Sam parou de ir à escola, optando por ter aulas em casa, na companhia de um amigo que também era paciente oncológico em fase terminal. Os adolescentes frequentemente se questionavam sobre a morte, então decidiram escrever um livro juntos sobre o assunto. O filme focou no projeto dos jovens de compreender melhor a vida e a morte. Após a morte do amigo, Sam apresentou sinais de luto patológico. Os pais contrataram uma enfermeira para os cuidados paliativos domésticos, que também ofereceu apoio social ao paciente para que este pudesse lidar de forma mais saudável com seu sofrimento. A profissional representou uma pessoa com quem ele poderia conversar abertamente sobre seus sentimentos e dúvidas.

Quando Sam faleceu, seus pais tiveram acesso a seu diário, que os ajudou a compreender melhor o sofrimento do filho e ressignificar sua perda. O projeto foi divulgado na internet, possibilitando que outras pessoas refletissem sobre a vida e a morte.

A MORTE DO SUPER-HERÓI

Donald era um adolescente canadense que residia com os pais e o irmão mais velho. Ele foi diagnosticado com um tumor cerebral não especificado e tratado com radioterapia e quimioterapia, porém, os tratamentos não surtiram o efeito esperado, e seu caso foi considerado FPT. Diante do diagnóstico, Donald sentiu medo da morte e tristeza por não se reconhecer como um adolescente normal. Ele assumiu abertamente comportamentos considerados de risco, justificando que a morte ganharia, mas ele decidiria quando. Seus pais ficaram preocupados com a possibilidade de suicídio e o levaram a um terapeuta. O filme mostrou a evolução dos benefícios da terapia na vida de Donald e de seus familiares.

Uma das técnicas usadas em terapia foi a análise dos desenhos de Donald, que se tornaram um meio de comunicação eficaz entre terapeuta e paciente. Donald se identificava com o herói, representava o câncer e a morte como o vilão, e seus sentimentos mistos com relação ao sexo oposto, de desejo e ausência, como figuras femininas igualmente atraentes e perigosas.

Os membros da família tinham reações diversas diante do diagnóstico e dos comportamentos do paciente. A mãe apresentava uma defesa racional, dedicando-se aos planos para o futuro, enquanto o pai, por outro lado, buscou apoio religioso como forma de enfrentamento. Ambos sentiam medo de perder o filho, tinham esperança na cura e negavam a gravidade da doença. Donald considerava o pai emocionalmente mais frágil do que a mãe. O irmão, com quem Donald mantinha uma relação de muito afeto, confiança e respeito, era parte de seu apoio social e membro de seu grupo de amigos. Os dois se reuniam com outros adolescentes e faziam programas típicos dessa fase, como ver filmes juntos, flertar com garotas e beber. Entretanto, em função de seu adoecimento, Donald não vivenciou alguns eventos característicos da adolescência, como o sexo.

Durante seus cuidados paliativos, Donald pôde realizar sonhos e se despedir das pessoas que eram importantes em sua vida. Ele conquistou uma namorada, pediu à mãe que cuidasse do pai, expressou seu afeto pela família, e deixou uma lembrança para seu terapeuta: uma pintura de caveira, representando a morte, sobre a qual falavam quando discutiam a vida.

MAKTUB

Maktub é uma palavra de origem árabe que significa "destino". Os protagonistas do filme, Manolo e Antonio, se conheceram em um evento que foi considerado por eles como uma obra do destino: em um hospital no qual fizeram o mesmo exame. Manolo era argentino, casado, pai de duas crianças. Antonio era um adolescente das Ilhas Canárias, filho de mãe solteira. Todos residiam na Espanha. Antonio havia sido diagnosticado com leucemia em seu país natal, então se mudou para Madri para o tratamento, deixando a família. Havia a possibilidade de um tratamento quimioterápico experimental, que posteriormente foi descartado, pois Antonio apresentou metástase e seu caso foi considerado FPT.

Antonio despertava empatia nas pessoas, principalmente em Manolo, que passou a ajudá-lo. As famílias de ambos se tornaram amigas, e o convívio com o sofrimento de Antonio possibilitou que a esposa de Manolo ressignificasse o relacionamento com seu marido. O filme acompanhou a história da amizade dos dois.

Antonio enfrentava o adoecimento com otimismo, porém, consciente da gravidade de seu estado. Ele recebia apoio social dos amigos, da equipe do hospital e da namorada, dentre os pacientes e acompanhantes do hospital. Ele também buscou apoio religioso para aceitar a morte, mas tinha dificuldade em aceitar suas perdas, expressando raiva diante de sua impotência. A mãe, por sua vez, estava emocionalmente estressada, sobrecarregada com as responsabilidades do cuidado, com dificuldade de dormir. Ela contava com o apoio social de seu amigo Carlos e da equipe multiprofissional como formas de enfrentamento, contudo, teve dificuldade em aceitar a morte do filho.

Em seus cuidados paliativos, Antonio solicitou à médica voltar para casa, para rever a tia favorita. Ele deixou uma carta e um livro para o amigo Manolo, explicando como gostaria que ele confortasse as pessoas em luto. Manolo resgatou o significado de sua espiritualidade e aprimorou a forma como se relacionava com sua família após essa experiência de vida.

AGORA E PARA SEMPRE

Tessa era uma adolescente estadunidense de dezesseis anos, filha de pais divorciados, residente com o pai e o irmão caçula. Ela havia sido diagnosticada com LLA aos doze anos, partindo de uma hipótese inicial de gripe. Fez quimioterapia, mas teve metástase e sua doença foi considerada FPT, então foi mantida em cuidados paliativos em casa. A adolescente havia se ausentado da escola e mantinha contato com apenas uma colega, que a acompanhava em atividades típicas da idade.

O pai, seu principal cuidador, chamado por ela de "obsessivo do câncer", abandonou suas AVDs para cuidar dela e estudar mais sobre a doença na esperança de encontrar a cura. Seu comportamento superprotetor se apresentava desde a infância – ele relatava que suas preocupações jamais teriam fim e que gostaria que ela fosse mais dependente dele, para que o próprio não se sentisse impotente diante da morte.

A mãe, por outro lado, era ausente na rotina de Tessa; ela raramente participava de seus cuidados, e quando o fazia era por pressão do ex-marido.

Quando socorreu a filha em uma emergência, não soube fornecer nenhuma informação sobre seu tratamento à equipe de enfermagem.

O irmão e Tessa tinham um ótimo vínculo. Ele falava abertamente sobre suas dúvidas e fantasias sobre o câncer, perguntando o que aconteceria após a morte da irmã e dizendo que achava que ela não podia se divertir porque estava doente. Tessa respondia abertamente suas questões para prepará-lo emocionalmente para sua morte, ao contrário do pai, que o punia por falar no assunto.

Tessa havia criado uma lista de desejos para realizar antes de morrer e contava com o apoio da amiga em sua execução. O filme acompanhou as tentativas, em sua maioria frustradas, de completar a lista, que representava seu desejo de se sentir viva antes de morrer. Porém, havia obstáculos para alcançar seus objetivos. O cabelo curto gerava nojo e pena nos rapazes, e o diagnóstico lhes causava medo de se envolverem, dificultando o desejo de fazer sexo pela primeira vez. Todavia, Tessa começou a namorar seu vizinho, que estava de luto pelo recém-falecido pai.

Diante das limitações impostas pelo adoecimento, Tessa apresentava raiva, queimando as lembranças da vida antes do diagnóstico, tristeza por sua impotência, e medo de morrer. Como não recebia o apoio social adequado em casa, Tessa recorria à enfermeira e ao namorado para falar de seus sentimentos e pensamentos sobre o futuro. Antes de conhecê-los, ela encontrou uma fuga temporária de seu sofrimento emocional nas drogas.

O namorado exercia um papel fundamental na vida de Tessa, acompanhando-a em atividades características da adolescência e oferecendo escuta e acolhimento em momentos de crise emocional. Inicialmente, o sogro sentiu ciúme de dividir os cuidados da filha, mas depois o aceitou no convívio familiar e admitiu que ele a ajudava a diminuir seu sofrimento.

Antes de morrer, Tessa pôde se despedir de seus familiares e amigos, realizar alguns desejos como dormir com o namorado e ser famosa, e dizer ao pai que o amava e se preocupava com seu bem-estar.

PRÓXIMO A DEUS

Jessica era uma adolescente estadunidense de dezesseis anos, órfã de pai, que residia com a mãe, Rose, o avô e o irmão caçula. Ela estava em recidiva de um câncer não especificado no filme, com metástase generalizada. Havia feito quimioterapia, sem melhora do quadro clínico. Sua avó materna havia falecido de câncer, levantando a hipótese de fator genético. A paciente estava em cuidados paliativos administrados em casa há um mês, ora por enfermeiras, ora pela mãe ou pelo avô. Jessica estava afastada da escola e das amigas, pois temia uma reação de pena por parte delas diante de seu adoecimento. Seu convívio social se limitava ao âmbito familiar e aos profissionais de saúde que cuidavam dela. Suas atividades de lazer também eram pouco variadas, incluindo usar o *notebook* e conversar com o avô. Seu principal passatempo era gravar vídeos nos quais desabafava sobre seus sentimentos e relatava os eventos cotidianos. Essa rotina doméstica era considerada entediante pela paciente, que comparava sua casa a uma prisão. Ela sentia falta de fazer atividades típicas de adolescente e tinha interesses característicos dessa idade.

A mãe, responsável pelas decisões concernentes ao tratamento de Jessica, havia interrompido as próprias AVDs sociais e de lazer para cuidar da filha, e seu desempenho ocupacional estava em declínio. Ela apresentava comportamento de superproteção e não aceitação de opiniões opostas a sua, inclusive da paciente. Esse comportamento superprotetor se justificava pelas duas perdas recentes graves, da mãe e do esposo, e o medo de que a filha também morresse. Ela não aceitava ajuda de ninguém, diminuindo seu apoio social, e se orgulhava de ter tudo sob controle e ser indispensável, numa situação de real impotência e descontrole do futuro. Quando ela se deu conta da realidade, entrou em desespero.

Por outro lado, o filho sentia-se negligenciado em seus cuidados. O avô, ausente na época do falecimento da esposa e do genro, retornou para casa na fase terminal do câncer de Jessica, e foi uma figura de apoio importante para os demais membros do grupo familiar. Ele escutava e acolhia Rose em suas dificuldades, motivava Jessica a levar uma vida normal, apesar de sua condição de saúde anormal, e orientava o neto sobre ter paciência e ajudar sua família. O avô também sofria vendo a neta padecer, mas tinha como estratégia de enfrentamento o suporte religioso.

A família se reorganizou para cuidar adequadamente de Jessica e vivenciar o luto cada qual a sua maneira. O irmão agiu com maturidade quando precisou socorrê-la em uma emergência e o consequente estreitamento do vínculo permitiu que ele falasse sobre seu medo de perdê-la. A mãe aceitou conversar sobre a finitude da vida e a necessidade de vivê-la, permitindo que a filha realizasse seus desejos, e se permitindo também ter momentos prazerosos de socialização e relaxamento. O avô se perdoou por não ter cuidado da falecida esposa e foi aceito novamente no grupo familiar.

Em seu último dia de vida, Jessica disse estar muito feliz pelos momentos vividos, embora triste por não ter tempo suficiente para realizar alguns projetos de vida. Ela superou seu medo de morrer, que foi substituído por serenidade e aceitação. Jessica faleceu em casa, dormindo, com seu vestido favorito. Ela deixou uma mensagem dizendo para a mãe que vivesse o luto de forma saudável e retomasse suas AVDs assim que possível.

A CULPA É DAS ESTRELAS

O filme mostrou um grupo de apoio para adolescentes com variados diagnósticos de câncer, no qual os jovens eram estimulados a falarem do adoecimento e dos sentimentos e vivências consequentes desse evento, enquanto o coordenador oferecia apoio emocional e religioso. Augustus, Hazel e Isaac, os protagonistas desta história sobre a amizade, se conheceram no grupo.

Augustus era um adolescente de dezoito anos, caçula de duas irmãs. diagnosticado com osteossarcoma, o câncer mais comum em adolescentes. Ele havia sofrido amputação do fêmur direito durante o tratamento cirúrgico, e estava em remissão desde os dezesseis anos, então teve dores no quadril, fez tomografia e foi diagnosticada uma recidiva com metástase generalizada. O paciente iniciou o tratamento quimioterápico ambulatorial, mas este foi interrompido por não resultar em melhora clínica do quadro, e seu caso foi considerado FPT. Foram observados sintomas físicos de palidez e parestesia nas pernas na fase terminal da doença.

Após o adoecimento, deixou de jogar basquete e abandonou os estudos, porém, mantinha AVDs de lazer como jogar videogame e ler. Ele havia tido ganhos secundários relacionados ao câncer, e os reconhecia, como possuir carta de motorista sem ter habilidades de direção suficientes para ser aprovado no teste. Augustus tinha medo de ser esquecido, se sentia impotente diante da morte, e havia ressignificado suas experiências de vida.

Ao vivenciar a temida experiência de adoecimento, ele inicialmente negou a gravidade do diagnóstico, depois, expressou tristeza pela concretização de seu medo e raiva por não ter realizado seu sonho de ficar famoso por um feito histórico. A namorada e o amigo representaram fontes significativas de apoio social nos cuidados paliativos, juntamente ao apoio familiar dos pais dele, que eram seus cuidadores principais e o motivavam com frases de efeito.

Na fase final da doença, Augustus aceitou a possibilidade da morte, e vivenciou um ritual de despedida com os amigos, no qual puderam expressar seus sentimentos de afeto mútuo e seu sofrimento pela perda. Após sua morte, os amigos se reencontraram para falar sobre seus sentimentos quanto à perda, como o medo de que ele tivesse sofrido fisicamente e o desejo de que não tivesse morrido.

Hazel era uma adolescente de dezessete anos, filha única. Ela havia sido diagnosticada aos treze anos com câncer de tireoide em estágio IV, e seu tratamento consistiu de cirurgia, radioterapia e quimioterapia. Houve posterior evolução para o pulmão esquerdo, e ela então passou por drenagem e uso de antibióticos. O câncer de Hazel foi considerado FPT, e ela foi incluída em um grupo experimental de uso do medicamento falanxifor, que evitaria a progressão da metástase, mas a longo prazo contribuiu para a piora do edema pulmonar, portanto, sem função curativa, apenas paliativa. Ela havia tido ganhos secundários relacionados ao câncer, como uma viagem a dois parques de diversão famosos e se formar antecipadamente na escola.

A mãe de Hazel era sua principal cuidadora desde o diagnóstico. Havia entre ambas um pacto de silêncio destinado a minimizar o sofrimento da outra. Embora a mãe vivesse em alerta, ela não expressava sua preocupação, aparentando otimismo e naturalidade; quando optou por começar a graduação em serviço social para ajudar outras famílias como a dela, ocultou a decisão da filha, com medo de que ela se sentisse negligenciada em seus cuidados. Hazel, por sua vez, se sentia culpada por causar sofrimento aos pais e demandar cuidados que teoricamente impediam a mãe de manter suas AVDs. Portanto, no ambiente familiar raramente se discutia sobre o câncer, e quando havia diálogo, este era permeado de humor, como uma esquiva a se aprofundarem em um tema que gerava sofrimento. As decisões acerca do tratamento eram tomadas pela equipe médica e acatadas pelos pais sem considerar a opinião da paciente.

Hazel mantinha AVDs pouco diversificadas: havia terminado os estudos básicos e feito disciplinas de ensino superior à distância; em casa, assistia TV e lia sempre o mesmo livro de ficção sobre uma jovem com câncer, com a qual se identificava. Ela passou a apresentar sintomas de depressão, como perda de apetite, falta de interesse em sair de casa e variar atividades de lazer. Estes sinais foram relatados pela mãe à médica, que prescreveu antidepressivo e a encaminhou ao grupo de apoio. No entanto, a paciente se negou a aceitar o diagnóstico, justificando seu estado emocional como uma consequência natural de saber que poderia morrer, e foi resistente a ir à terapia grupal.

Após ingressar no grupo, por insistência da mãe, e conhecer os amigos, ela passou a conviver com pessoas com as quais se identificou e compartilhou seus sentimentos e experiências. Apesar de inicialmente evitar assumir um relacionamento afetivo pela crença de que seu adoecimento seria gerador de sofrimento no outro, Hazel se beneficiou do apoio do namorado e encontrou nele um modelo de comportamento de enfrentamento adequado. Ela retomou suas AVDs, conseguiu conversar com os pais sobre suas preocupações, e expressou sua opinião sobre o tratamento à equipe médica.

Durante o adoecimento de Augustus, Hazel contou com o apoio dos pais, que permitiram que ela alterasse sua rotina para poder passar mais tempo com ele na fase terminal, e a acolheram quando ele faleceu. Ela própria assumiu o papel de figura importante de apoio social para Isaac e para os pais de Augustus, confortando-os em sua perda.

Isaac era um adolescente, com idade estimada de dezessete ou dezoito anos, baseado em seus relacionamentos sociais. Ele havia sido diagnosticado com retinoblastoma, passado pela cirurgia de enucleação do olho direito e estava se preparando para repetir o procedimento no olho esquerdo, após o qual ficaria completamente cego. Quando o assunto foi abordado no grupo, Isaac negou verbalmente que pudesse sofrer pela perda da visão. Ele justificou que encontraria apoio na companhia da namorada Mônica, descrita apenas como fisicamente atraente, uma característica que remetia justamente ao sentido visual que seria perdido.

O relacionamento de Isaac e Mônica se baseava na crença da imutabilidade dos sentimentos diante do adoecimento; o casal sempre repetia que ficariam juntos "para sempre", e não havia diálogo sobre as expectativas para o pós-operatório; eles passavam o tempo juntos se relacionando fisicamente e reafirmando a eternidade de seu amor. Pouco antes da cirurgia, Mônica terminou o namoro, dizendo que não suportaria a situação, demonstrando dificuldade de lidar com o adoecimento do parceiro. Isaac vivenciou sentimentos de tristeza e raiva, expressados por choro incontrolado, vontade de ouvir música triste e quebrar objetos. Os amigos Hazel e Augustus lhe fizeram companhia e o apoiaram a aceitar seu sofrimento como parte natural do processo de luto pela separação. Quando Augustus faleceu, Isaac apresentou comportamentos mais adaptados de enlutamento, como aceitar e expressar seus sentimentos verbalmente, e confortar a amiga Hazel em sua perda.

CONSIDERAÇÕES FINAIS

Os filmes selecionados constituem uma amostra heterogênea da representação cinematográfica do câncer infanto-juvenil. As obras abordam diversos aspectos encontrados na literatura, desde os tipos de câncer e os tratamentos clinicamente mais frequentes, as reações emocionais esperadas dos pacientes e familiares ao diagnóstico, e as consequências psicossociais mais comuns durante o adoecimento, até os tratamentos alternativos e as estratégias de enfrentamento subjetivas.

Por sua variedade de informações e riqueza de detalhes audiovisuais das fases do adoecimento do paciente oncológico, o material selecionado foi considerado adequado como referência para pacientes, familiares e estudantes que se interessem em conhecer melhor a realidade das crianças e adolescentes com câncer.

Contudo, sugere-se que a recomendação das obras seja acompanhada de orientações fornecidas por profissionais especializados na área, para que possa ser garantido que o conteúdo seja assimilado em benefício da compreensão adequada desse contexto e da facilitação do diálogo entre paciente, família e equipe.

Finalmente, observa-se a necessidade de mais pesquisas que busquem analisar as representações sociais acerca do câncer infanto-juvenil nas diversas formas de arte e cultura, para compreender o significado da doença no imaginário popular e estimular a produção de obras que retratem o adoecimento, contribuindo para a informação da população e a diminuição dos estigmas que permeiam este diagnóstico.

BIBLIOGRAFIA

Alves, D. F. S.; Guirardello, E. B.; Kurashima, A. Y. (2013). Estresse relacionado ao cuidado: o impacto do câncer infantil na vida dos pais. *Revista Latino-Americana de Enfermagem 21* (1).

Beck, A. R. M.; Lopes, M. H. B. M. (2007a). Cuidadores de crianças com câncer: aspectos da vida afetados pela atividade de cuidador. *Revista Brasileira de Enfermagem, 60* (6), Brasília, p. 670-675.

Beck, A. R. M.; Lopes, M. H. B. M. (2007b). Tensão devido ao papel de cuidador entre cuidadores de crianças com câncer. *Revista Brasileira de Enfermagem 60* (5), Brasília, p. 513-518, **b.**

Beltrão, M. R. L. R.; Vasconcelos, M. G. L.; Pontes, C. M.; Albuquerque, M. C. (2007). Câncer infantil: percepções maternas e estratégias de enfrentamento frente ao diagnóstico. *Jornal de Pediatria 83* (6), Rio de Janeiro, p. 562-566.

Boaventura, C. T.; Araujo, T. C. C. F. (2012). Estresse pós-traumático da criança sobrevivente de câncer e sua percepção acerca da experiência parental. *Estudos de Psicologia 17* (2), p. 283-290.

Borges, A. D. V. S.; Silva, E. F.; Toniollo, B. G.; Mazer, S. M.; Valle, E. R. M.; Santos, M. A. (2006). Percepção da morte pelo paciente oncológico ao longo do desenvolvimento. *Psicologia em Estudo, Maringá 11* (2), p. 361-369.

Braga, P. E.; Latorre, M. R. D. O.; Curado, M. P. (2002). Câncer na infância: análise comparativa da incidência, mortalidade e sobrevida em Goiânia (Brasil) e outros países. *Cadernos de Saúde Pública 18* (1), 2002, Rio de Janeiro, p. 33-44.

Brasil. Ministério da Saúde. Instituto Nacional De Câncer (Inca), Instituto Ronald Mcdonald Diagnóstico Precoce do Câncer na Criança e no Adolescente. 2. ed., 2011. Recuperado de: <http://www2.inca.gov.br/wps/wcm/connect/tiposdecancer/site/home/infantil/prevencao_deteccao_precoce>. [31 de Março de 2014]

Duarte, M. L. C.; Zanini, L. S.; Nedel, M. N. B. (2012). O cotidiano de pais de crianças com câncer e hospitalizadas. *Revista Gaúcha de Enfermagem 33* (3), p. 111-118.

Fermo, V. C.; Lourençatto, G. N.; Medeiros, T. S.; Anders, J. C.; Souza; A. I. J. (2014). O diagnóstico precoce do câncer infanto-juvenil: o caminho percorrido pelas famílias. *Escola Anna Nery Revista de Enfermagem 18* (1), p 54-59.

Grabois, M. F.; Oliveira, E. X. G.; Carvalho, M. S. (2011). O câncer infantil no Brasil: acesso e equidade. *Caderno de Saúde Pública 27* (9), Rio de Janeiro, p. 1711-1720.

Oliveira, G. F.; Dantas, F. D. C.; Fonsêca, P. N. O (2005). Impacto da hospitalização em crianças de 1 a 5 anos de idade. Trabalho apresentado no *V Congresso Brasileiro da Sociedade Brasileira de Psicologia Hospitalar*, de 7 a 10 de Setembro de 2005, em São Paulo.

Pan, R.; Marques, A. R.; Costa Jr., M. L.; Nascimento, L. C. (2011). Caracterização das internações hospitalares de crianças e adolescentes com neoplasias. *Revista Latino -Americana de Enfermagem 19* (6).

Sanches, M. V. P.; Nascimento, L. C.; Lima, R. A. G. (2014). Crianças e adolescentes com câncer em cuidados paliativos: experiência de familiares. *Revista Brasileira de Enfermagem 67* (1), p. 28-35.

Silva, L. F.; Cabral, I. E.; Christoffel, M. M. (2010). As (im)possibilidades de brincar para o escolar com câncer em tratamento ambulatorial. *Acta Paulista de Enfermagem 3* (23), Rio de Janeiro, p. 334-340.

Silva, L. M. F.; Melo, M. C. B.; Pedrosa, A. D. O. M. (2013). A vivência do pai diante do câncer infantil. *Psicologia em Estudo 18* (3), Maringá, p. 541-550.

Silva, S.; Pires, A.; Gonçalves, M.; Moura, M. J. (2002). Cancro infantil e comportamento parental. *Psicologia, Saúde & Doenças 3* (1), p. 43-60.

PARTE 8: TEMAS ESPECIAIS EM ONCOLOGIA

CAPÍTULO 25
STRESS E CÂNCER: UMA DÍADE PERIGOSA

MARILDA EMMANUEL NOVAES LIPP

"Para cada problema complexo existe uma solução que é simples, direta, compreensível e errada"

H. L. Mencken

INTRODUÇÃO

O câncer é um problema de saúde pública. Não há dúvida! Comprovado pela constatação de que sua incidência no mundo cresceu 20% na última década e que a expectativa para 2030 é de 27 milhões de casos novos (Inca, 2013). Considere-se ainda a expectativa de que, no Brasil especificamente, o número estimado para 2014/2015 é de aproximadamente 576 mil casos novos, incluindo os casos de câncer de pele não melanoma e 394.450 de outros tipos não melanoma, para homens e mulheres conjuntamente.

Como sua etiopatogenia permanece obscura e complexa, inúmeras hipóteses têm sido levantadas através dos anos, na tentativa de se entender e explicar o que causa o câncer. Como dizia ironicamente Mencken. "para cada problema complexo existe uma solução que é simples, direta, compreensível e errada", assim é a atribuição de causa para a ontogênese dessa doença que aflige tantas famílias. Sua complexidade requer reflexão e parcimônia. Não é nova essa preocupação.

Egípcios, persas e indianos, séculos antes de Cristo, já faziam menção aos tumores malignos, porém um dos primeiros registros de câncer data de 4.000 a.C., quando, aparentemente, iniciou-se a busca sobre os fatores causadores da doença. Como revisto por Rorsch (2015), há 2.000 anos atrás, Galen em sua dissertação de mestrado sobre *De tumoribus* sugeriu que o excesso de bílis negra estava associado ao câncer. Até o século XVI, os conhecimentos gerais de medicina consideravam que a doença era um desequilíbrio dos fluidos corpóreos e/ou um desequilíbrio do sistema linfático, sendo que, somente no século XVIII, o câncer passou a ser entendido como uma unidade específica localizada em uma parte do corpo. Assim, a busca por suas causas sofreu um redirecionamento.

ATRIBUIÇÕES CAUSAIS: AS EMOÇÕES ATRAVÉS DOS TEMPOS

Inicialmente, pensava-se que as possíveis causas do aparecimento do câncer eram ligadas às reações internas do indivíduo. Assim, quando há 2.000 anos, Galen, conforme citado acima, verificou que o excesso de bílis negra estava associado ao câncer, atribuiu a produção excessiva de bílis negra a um estado de melancolia presente em algumas mulheres que as tornaria mais vulneráveis ao câncer do que outras. A ênfase em fatores emocionais continuou através dos tempos. Em 1701, Gendron, médico inglês, sugeriu que as grandes dificuldades da vida de uma pessoa poderiam gerar angústia e estar relacionadas ao câncer. A ênfase era, então, em fatores estressantes como desencadeadores, bem como no questionamento sobre se havia uma personalidade mais propensa a determinadas doenças. Quase oitenta anos depois, Burrows, em 1780, alegava que a causa do câncer seriam os conflitos emocionais crônicos.

No século XIX, médicos continuaram enfatizando que fatores emocionais influenciavam o crescimento de tumores de mama, como, por exemplo, Stern que identificou alto nível de frustração em mulheres com câncer cervical, e Walshequeem (1834), em sua famosa obra, *The nature and treatment of cancer*, chamou a atenção para a influência do sofrimento mental e das súbitas mudanças de sorte aliados à tendência a um humor negativo na vulnerabilidade ao câncer. Adicionalmente, Herbert Snow, o médico inglês, que viveu de 1847 a 1930, foi um marco nas pesquisas precursoras sobre a relação entre o câncer e a mente. Ele conduziu as primeiras pesquisas com controle científico nessa área e as publicou no início do século XIX (como citado por Bizzarri, 2014). Em uma dessas pesquisas, ele acompanhou 250 pacientes com câncer e verificou que, dentre eles, 132 tinham tido perdas afetivas significativas nos últimos meses, e somente dezenove não apresentavam estados emocionais prejudicados. Apesar dessa evidência, a busca de fatores psicológicos relacionados ao câncer permaneceu sem grandes avanços.

As atribuições causais, quanto ao que é enfocado em um momento ou outro, variam, dependendo do momento histórico e da cultura atual. É interessante lembrar que no início do século XX, quando os hotéis e lugares públicos começaram a usar a eletricidade para a iluminação, o interesse a respeito dos efeitos dos campos eletromagnéticos de baixa frequência e das linhas de transmissão tornou-se um assunto importante a ser considerado na área da pesquisa sobre o câncer. Quando as lâmpadas elétricas começaram a ser instaladas, houve, inclusive, a necessidade de serem colocados cartazes, informando ao público que não havia perigo de ligar as lâmpadas ou de usar a iluminação elétrica, dado o medo demonstrado por alguns indivíduos de desenvolverem câncer.

Foram necessárias várias campanhas educativas para que a sociedade entendesse que os benefícios da iluminação elétrica compensavam qualquer possível risco de exposição aos campos eletromagnéticos de baixa frequência e das linhas de transmissão (Lipp, 2010).

O assunto não se exauriu, e pesquisadores continuam a investigar se existe, de fato, uma associação entre câncer infantil, especificamente a leucemia, e exposição a ondas eletromagnéticas. Estudos recentes apontam que existe uma possibilidade do aumento no risco de leucemia em crianças, associado à exposição a campos eletromagnéticos. Há de se mencionar que as evidências científicas mostram que o mesmo não parece ocorrer com adultos (Wünsch Filho, 2010).

Uma das teorias sobre como o câncer se desenvolve enfatiza que 15% de todos os cânceres no ser humano começam como resultado de um vírus ou de uma mutação genética. Em determinados indivíduos, a doença avança devido a fatores genéticos, comportamentais e/ou psicológicos, que fazem com que as células anormais se multipliquem, formando um tumor (Strauss, 2005).

Estudos epidemiológicos mencionados por Vulimiri e Digiovanni (2006) e também por Heikkiläet et al.(2013) indicam que aproximadamente 90% dos cânceres humanos ocorre em consequência da exposição a agentes ou fatores ambientais: dieta (35%), tabaco (30%), comportamento reprodutivo e sexual (7%), infecção (10%), ocupação (4%), fatores geofísicos (3%), álcool (3%), poluição (2%), aditivos de alimentos (1%), medicamentos (1%), produtos industriais (1%).

De acordo com o Instituto Nacional do Câncer (Inca, 2015), as variadas causas de câncer podem ser classificadas como externas ou internas ao organismo, estando ambas inter-relacionadas. As causas externas são determinadas por hábitos de vida promovidos pela cultura na qual a pessoa se insere. As causas internas são, na maioria das vezes, geneticamente pré-determinadas, estando ligadas à capacidade do organismo de se defender das agressões externas. Esses fatores causais podem interagir de várias formas, aumentando a probabilidade de transformações malignas nas células normais. Na mesma publicação, é afirmado que de todos os casos, 80 a 90% dos cânceres estão associados a fatores ambientais.

É interessante notar que a visão sobre a importância de fatores ambientais que foram, e ainda são, frequentemente pesquisados na busca por uma relação significativa com o câncer, como alimentação industrializada, poluição do ar, tabagismo, álcool, medicamentos, hábitos de vida, radiação solar etc., tem como referencial a *Teoria do germe das doenças*, desenvolvida por Louis Pasteur, o químico, cientista, descobridor dos micróbios, que viveu entre 1822 e 1895. Essa visão tem como referencial a ideia de que a doença ocorre em função de um assalto de fora do organismo. Desse modo, o padrão de adoecimento humano seria o produto da habilidade do organismo se defender das agressões externas.

Essa visão, no entanto, não leva em consideração a vulnerabilidade psicológica do ser humano, ou seja, por que nem todos adoecem quando expostos ao mesmo agente? Claude Bernard, médico e fisiologista, que viveu entre 1813 e 1878, contemporâneo de Pasteur, alegava, nos vários debates com Pasteur, que se devia considerar as características do paciente, pois, muitas vezes, é mais importante saber que tipo de paciente tem a doença do que o tipo de doença que o paciente tem. Paul Rorsch (2015) relata que, no leito de morte, Pasteur teria dito: "Bernard avait raison, Le germen'estrien, c'est le terrain quiest tout",ou seja, "Bernard estava certo. O micróbio não é nada, o terreno onde ele se encontra é tudo".

Embora o Inca divida as possíveis causas do câncer como externas e internas, nestas últimas não parecem estar incluídos fatores psicológicos. Porém, há de se lembrar que a contribuição de fatores emocionais para a ontogênese do câncer há muito tem sido discutida. Algumas dessas possíveis contribuições de fatores psicológicos têm sido: introjeção da raiva (Greer, Morris, 1975), depressão e resignação (Greer et al., 1979), autodeterminação (Dattore et al.,1980; Hislop et al.,1987; Goldstein, Antoni, 1989), inassertividade (Temoshok et al., 1985) e traços de personalidade (Dattore et al., 1980).

Um estudo (Neme, Lipp, 2010) mostrou uma incidência de câncer de mama em mulheres que tinham tendência a interpretar os estressores que enfrentavam de modo mais negativo quando comparadas com o grupo de controle que mantinha uma visão mais positiva dos eventos estressantes. Os dados sugerem que, no estudo do impacto de eventos, deve-se tentar entender qual é a expressividade emocional e o significado atribuído a um determinado evento pela própria pessoa.

O estudo de Dattore et al. (1980) objetivou verificar se pessoas com alto nível de determinação, ou "espírito de luta", tinham maior período de sobrevivência ou apresentavam superação do câncer. Para verificar se havia uma personalidade mais propensa ao câncer, três mil veteranos do exército americano foram avaliados por meio do teste MMPI em um estudo prospectivo realizado entre 1969 e 1978. Foi verificado que os 75 veteranos que desenvolveram câncer tinham maior tendência a reprimir os sentimentos, quando comparados aos que não desenvolveram a doença. Com base nessas descobertas, pesquisas foram realizadas para averiguar a dimensão inibição-expressão de sentimentos e sua relação com o câncer. Isso resultou na proposta de Temoshoket et al. (1985) do chamado padrão de comportamento Tipo C, em oposição ao que se denomina de Tipo A de personalidade (Malagris, 2013). O Tipo C seria, então, uma pessoa que reprime os sentimentos negativos, principalmente de raiva, é inassertivo e se resigna com as demandas dos outros e da vida. Os autores encontraram uma ampla ligação entre as medidas de tumor e o Tipo C.

Inassertividade, na forma de inibição de emoções, tem sido uma característica de personalidade bem estudada não só na área do câncer, mas também no contexto de doenças cardiovasculares, alertando para os riscos envolvidos na inibição da raiva e da expressão negativa desse sentimento, na forma de explosões emocionais constantes (Lipp et al., 2006). Um estudo longitudinal conduzido por Shafteret et al. (1987), com 1.337 estudantes americanos, por um período de trinta anos, que teve por objetivo estudar várias características de personalidade e sua relação com o câncer, verificou que o grupo composto por estudantes introvertidos obteve os piores resultados, e tinha uma probabilidade dezesseis vezes maior de manifestar câncer do que o grupo emocionalmente mais expressivo. O estudo utilizou quatorze medidas de personalidade, e foi constatado que aqueles que eram mais expressivos emocionalmente conquistaram resultados mais favoráveis.

A relação entre inassertividade, no que se refere a ser ou não capaz de expressar sentimentos negativos, e câncer foi também estudada por Bleikeret et al. (1996) por um período de seis anos com 10 mil mulheres holandesas, e verificaram que havia nessas pacientes um alto escore de não expressividade dos sentimentos.

Everson et al. (1996) avaliaram a desesperança em 2.500 homens. Descobriram que, seis anos mais tarde, aqueles que tiveram um alto escore nesta característica tinham quase 3,5 mais chance de morrer de câncer ou doença cardíaca.

Em conjunto, os estudos apontam para algumas características que parecem estar mais presentes em pessoas que desenvolvem câncer, tais como:

- frequente sentimento de desesperança;
- sensação de desamparo;
- raiva inibida;
- perdas;
- ressentimento;
- autodesvalorização;
- stress.

NOÇÕES FUNDAMENTAIS SOBRE O STRESS

A fim de compreender melhor uma possível contribuição do stress emocional para o desenvolvimento do câncer, importante é se familiarizar com os conceitos fundamentais do stress e seu mecanismo de ação.

CONCEITUAÇÃO DO STRESS

Stress pode ser definido como uma reação do organismo, com componentes físicos, psicológicos, mentais e hormonais, gerada pela necessidade de lidar com algo que, naquele momento, ameace a estabilidade mental ou física da pessoa (Lipp, 2015).

Existem grandes diferenças individuais na forma de responder ao stress. Diferentes situações estressoras ocorrem ao longo dos anos para todas as pessoas, mas as respostas a elas variam individualmente, podendo ocorrer manifestações psicopatológicas, como sintomas de depressão e ansiedade ou transtornos mentais.

Os estímulos capazes de gerar stress são diversificados, indo desde dor, medo simplesmente, medo de falar em público, perda de um ente querido, e até uma promoção ou ter um filho, de modo que não é possível atribuir a um único fator o desencadeamento da reação. Nem sempre é o evento presente o que gera o stress, mas, sim, a interpretação a ele atribuída, de modo que cada pessoa reage diferentemente ao mesmo estímulo. Porém, uma vez que um valor estressógeno é dado a uma determinada situação, é interessante notar que a reação bioquímica, que permite lidar com tão diversos estímulos, é basicamente a mesma, independente do sexo, raça ou idade da pessoa. Isso se deve ao poder reparador da natureza, ou seja, a um mecanismo natural que leva o organismo a procurar se recuperar após ter sido exposto a um estímulo desestabilizador, seja ele aversivo ou não.

Esse dom natural de busca pela recuperação após exposição a agentes patogênicos, chamado na Grécia antiga por Hipócrates de *vis mediatrixnaturae* ("o poder recuperador da natureza"), deu origem ao conceito de homeostase, desenvolvido por Cannon (1939). Por homeostase, do grego *homoios* ("similar") e *stasis* ("posição"), se entende o restabelecimento da maior parte do equilíbrio interior após sua ruptura causada pelo enfrentamento de desafios mentais ou físicos.

O restabelecimento da homeostase se deve a um mecanismo extremamente complexo, herdado geneticamente pelo organismo, que permite enfrentar situações desafiadoras e sobreviver a elas. Essa reação pode ser vista como sendo a fase inicial de um complexo processo de stress. Tal processo foi dividido em três estágios por Selye (1956): alarme, resistência e exaustão; e em quatro fases por Lipp (2000): alerta, resistência, quase exaustão e exaustão, a diferença entre os dois autores é a fase de quase exaustão, que se situa entre a resistência e a exaustão.

STRESS COMO UM PROCESSO FÁSICO

O ESTÁGIO DE ALARME OU FASE DE ALERTA

O mecanismo natural de resposta a eventos estressantes, semelhante para todos, pode ser gerado por todo e qualquer tipo de estímulo desafiador que deu origem à primeira publicação de Selye (1936) sobre o tema, que o definiu como a representação somática da necessidade de sobrevivência, ou seja, a "chamada às armas" em defesa própria. Essa reação foi denominada de estágio de alarme por Selye (1936) e de "luta ou fuga" por Cannon (1939). Hoje em dia, a terminologia mais usada é fase de alerta. Selye logo notou que a luta pela sobrevivência não é constituída somente pelo esforço para a sobrevivência imediata. Se o evento desencadeador da reação for de tal magnitude, que se torne incompatível com a sobrevivência, a pessoa vai a óbito nas primeiras horas ou dias. Do contrario, após um período de exposição ao evento desafiador, outro estágio do processo de stress se desenvolve, que é o de resistência ao que está ocorrendo.

O ESTÁGIO OU FASE DE RESISTÊNCIA

Tendo sobrevivido ao impacto do desafio, o organismo procura restabelecer a homeostase interna a fim de que consiga manter sua sobrevivência. Muita energia é colocada na tarefa, mas se o evento for eliminado ou a pessoa conseguir se adaptar à situação, as funções biológicas são restabelecidas em um funcionamento prévio. Porém, há de se entender que as múltiplas adaptações, cumulativas através do tempo, podem levar a um desgaste grande do organismo, com consequências de grande magnitude para o ser humano.

O ESTÁGIO OU FASE DE QUASE EXAUSTÃO

Poder-se-ia pensar que uma vez conseguida a adaptação, esta se estabeleceria para sempre sem maiores danos, no entanto, se o evento estressante continuar presente, a energia exigida para lidar com ele pode não ser mais suficiente. O organismo começa, então, a se desorganizar emocionalmente, e as vulnerabilidades biológicas são ativadas. O processo de adoecimento se inicia. Isso ocorre quando a carga alostática é grande demais. Carga alostática se refere ao esforço necessário para voltar à homeostase interna (McEwen, 2000). A recuperação ao estado de saúde já não é tão completa. Há de se considerar que, do mesmo jeito que um elástico muito esticado não retorna exatamente ao mesmo estado anterior, também as experiências do ser humano deixam sua marca.

O ESTÁGIO OU FASE DE EXAUSTÃO

Após um período de grande stress, a pessoa não mais consegue se adaptar à situação. As reservas de energia se extinguem e adoecimento grave pode ocorrer. O restabelecimento completo é quase que impossível. Como postulado por Selye (1984), toda atividade biológica causa desgaste e deixa cicatrizes químicas irreversíveis, que se acumulam causando envelhecimento e doenças.

A resposta de stress, necessariamente, deve ser estudada nos seus aspectos físicos e psicológicos, pois desencadeia não somente uma série de modificações físicas, como também produz reações em nível emocional. Na área emocional, o stress pode produzir desde apatia, depressão, desânimo e sensação de desalento, hipersensibilidade emotiva, até raiva, ira, irritabilidade e ansiedade, além de ter o potencial de desencadear surtos psicóticos e crises neuróticas em pessoas predispostas.

As manifestações do stress podem também contribuir para a etiologia de várias doenças físicas graves e afetar profundamente a qualidade de vida individual e de populações específicas. Dentre as doenças psicofisiológicas estudadas, que tem o stress presente em sua ontogênese, como um fator contribuinte ou desencadeador, encontram-se: depressão grave, hipertensão arterial, úlceras gastroduodenais, câncer, psoríase, vitiligo e retração de gengivas, dentre outras.

MECANISMO NEUROPSICOFISIOLÓGICO DO STRESS EMOCIONAL

Importante é entender o mecanismo pelo qual o stress se manifesta e como o sistema imunológico pode ser afetado. Dois tipos de resposta fazem parte da reação do stress: de curta e de longa duração. A primeira envolve o sistema catecolaminérgico, que produz uma resposta muito rápida ao estressor, por meio de uma via nervosa que intervém em situações de emergência. Essa resposta rápida envolve a suprarrenal e os neurônios adrenérgicos do sistema nervoso autônomo, ativados pela acetilcolina presente nas terminações nervosas pré-ganglionares.

A resposta de longa duração envolve a ação do eixo hipotálamo-pituitária -adrenal. Após a percepção da presença de um estressor, o hipotálamo produz o fator liberador da ACTH corticotropina, que, por sua vez, ativa a hipófise, que então produz ACTH e leva a suprarrenal a produzir cortisol. A exposição crônica ao stress pode alterar as respostas do eixo hipotálamo-pituitária-adrenal. A exposiçao a concentrações sub ou supra fisiológicas de hormônios corticosteroides induz a uma desregulação na expressão gênica, comprometendo funções cognitivas e aumentando a vulnerabilidade a desordens neurológicas ou psiquiátricas relacionadas ao stress (Almeida, 2010).

O eixo HPA, em geral, produz glicocorticoides com um ritmo secretório de oscilação diária. Essa produção é importante para controlar diversas atividades do organismo, inclusive a atividade imunológica. Entretanto, na situação de stress, perde-se esse ritmo, predominando uma liberação sustentada de níveis altos de glicocorticoides. As doenças imunológicas, adquiridas ou exacerbadas, como consequência do stress psicológico, acontecem quando a conexão entre o sistema neuroendócrino e o imunológico está prejudicada ou perdida.

Quando o eixo HPA resulta desequilibrado por algum hiperfuncionamento (como ocorre na fase de resistência ao stress), opera, como decorrência, uma superprodução de glicocorticoides, com a consequente repressão, mas não necessariamente supressão, do sistema imunológico. Nesse caso, o risco de contrair infecções aumenta consideravelmente (Teixeira, 2010).

Caso o eixo HPA for desequilibrado através de um hipofuncionamento (como na fase de exaustão pelo stress), o risco será de um aumento patológico, tanto na intensidade quanto na duração da resposta inflamatória, levando inclusive a desenvolver doenças autoimunes. Dessa forma, quando o stress psicológico ultrapassa o limiar do saudável, seja pela sua duração ou pela sua intensidade, influencia dramaticamente e de forma patológica tanto o surgimento quanto a evolução de desordens de cunho imunológico (Teixeira, 2010).

A ativação do eixo hipotálamo-pituitária-adrenal por várias regiões cerebrais, capazes de interpretar estímulos estressores em relação à homeostasia sistêmica a experiências anteriores, induz ao desencadeamento de respostas fisiológicas adaptativas a alterações físicas ou ambientais. Da mesma forma, a inibição da região paraventricular hipotalâmica permite o funcionamento de eixo dentro de limites toleráveis. Um controle inadequado na resposta ao stress tem sido associado à patogenia de doenças sistêmicas, neurodegenerativas e desordens afetivas. Embora estímulos estressores induzam a várias alterações neuroquímicas e hormonais adaptativas, que permitem ao organismo lidar com as mesmos, uma ativação fisiológica contínua resultante da exposição a esses estímulos pode produzir alterações em processos metabólicos básicos e alterações na função e integridade neuronal, tornando o organismo suscetível a doenças (Almeida, 2010).

A super estimulação do sistema hipotálamo-hipófise-adrenal, junto com uma quantidade de cortisol circulante muito aumentada, é capaz de provocar um prejuízo geral no sistema imunológico. A estimulação crônica produzida pelo stress psicológico duradouro apresenta um nível de cortisol cronicamente alto.

De acordo com Teixeira (2010), o funcionamento cerebral e imunológico integrados e equilibrado é condição de possibilidade para prevenir muitas doenças, de cunho inflamatório e imunológico. As interrupções na manutenção desse equilíbrio dinâmico, que hoje sabemos promovidas pelo stress psicológico, são amplamente reconhecidas como o fator crucial de risco para inúmeras enfermidades.

A ASSOCIAÇÃO ENTRE STRESS E CÂNCER

O estudo da possível relação entre stress e o desenvolvimento do câncer permanece extremamente controvertido, com alguns autores postulando a sua existência e outros negando. Instituições dedicadas à pesquisa e tratamento do câncer são cautelosas em admitir que o stress seja fator de risco para o desenvolvimento do câncer. Por exemplo, uma publicação do Cancer (Research UK, 2015) afirma que eventos estressantes podem alterar os níveis de hormônios no corpo e afetar o sistema imunológico, embora não haja evidência de que essas mudanças possam levar ao câncer. Adicionalmente, o *Na-*

tional Cancer Institute (2015) afirma que não há comprovação científica de que o stress psicológico por si só seja causa do câncer, mas que o stress possa ter influência na recuperação e na formação de metástases.

Nesse sentido, é importante averiguar os efeitos do stress no crescimento do tumor, ou seja, no agravamento do quadro. Publicação do *National Cancer Institute* (2015) revela que evidências de estudos experimentais sugerem que o stress psicológico pode afetar a capacidade de o tumor crescer e se espalhar.

Alguns estudos têm demonstrado que, quando ratos com tumores humanos foram mantidos em condições que aumentavam o stress (confinados ou isolados de outros ratos), os tumores tenderam a crescer e se espalhar na forma de metástases. Outros experimentos revelaram que tumores que haviam sido transplantados na região mamária se espalharam, com maior frequência, para os pulmões e linfonodos dos camundongos que haviam sido submetidos a stress crônico, quando comparados aos que não estavam submetidos ao stress prolongado. A revisão do *National Cancer Institute* revela também que estudos em ratos e em células cancerosas humanas cultivadas em laboratório constataram que o stress hormônio noradrenalina, parte do sistema de resposta de luta ou fuga do corpo, pode promover angiogênese e metástases.

Atualmente, ênfase tem sido colocada não só na busca por mecanismos etiopatogênicos do câncer ligados ao stress, mas também no impacto que o stress pode ter durante o tratamento das pessoas diagnosticadas com câncer. Segundo Pinho Jr. (2010), um dos principais efeitos do stress é a redução da quantidade e qualidade do sono (NREM), momento em que ocorrem a restauração do sistema imune e o aumento da produção de interleucinas. Segundo o autor, a perda do sono fisiológico tem efeitos nos linfócitos e diminui a produção de citocinas e endorfinas estimuladoras e reguladoras, essenciais no combate de infecções e na restauração da homeostase. Isso poderia agravar ou prejudicar a recuperação de pessoas com câncer.

Embora nao haja evidência conclusiva de que uma gestão bem-sucedida de stress melhore a sobrevivência ao câncer, existe acordo em que o stress crônico pode afetar a saúde e a capacidade de lidar com o câncer em geral. Pessoas que são mais capazes de lidar com o stress têm uma melhor qualidade de vida, enquanto estão em tratamento de câncer.

Pacientes que têm câncer podem sentir que os efeitos físicos, emocionais e sociais da doença sejam por si só estressantes, e os que tentam lidar com o stress, por meio de comportamentos inadequados, como fumar, beber ou se tornar mais sedentários, podem ter sua qualidade de vida prejudicada, após e durante o tratamento de câncer.

Em contraste, as pessoas que reagem e usam estratégias eficazes para lidar com o stress, como relaxamento e *coping* têm níveis mais baixos de depressão, ansiedade e outros sintomas relacionados ao câncer e seu tratamento. Embora não haja evidência de que a taxa de sobrevivência dessas pessoas seja maior, sua qualidade de vida é comprovadamente superior quando comparada aos que não utilizam estratégias de enfrentamento adequadas (National Cancer Institute, 2015).

No momento, a ênfase na importância de hábitos de vida é grande, tanto que a *International Agency for Researchon Cancer* (IARC), que fez parte da Organização Mundial de Saúde (2015), afirma que, há muito tempo, o número de divisões celulares aumenta o risco da ocorrência de uma mutação e, consequentemente, do câncer. A maioria dos cânceres mais comuns que ocorrem ao redor do mundo é fortemente associada a exposições ambientais e ao estilo de vida. Baseada no conhecimento atual, a IARC propõe que cerca da metade dos cânceres que ocorrem ao redor do mundo podem ser prevenidos. Esse dado é apoiado por rigorosa evidência científica, que demonstra redução da incidência de câncer após a adoção de medidas de prevenção. Exemplos notáveis são a redução das taxas de câncer de pulmão e outros tumores associados ao tabagismo após a redução desse hábito, bem como o declínio das taxas de câncer que afeta o fígado em populações vacinadas contra o vírus da hepatite B.

O *National Cancer Institute*, parte integrante do *National Institute of Health* (NIH, 2015), alerta que não se pode afirmar que um câncer se desenvolverá devido ao stress, porém revela que estudos mostram o quanto o stress pode alterar o funcionamento do sistema imunológico e sugere modos pelos quais talvez haja uma associação entre stress e câncer. Por exemplo, a pessoa estressada talvez tenha a tendência de adotar hábitos de vida negativos, como comer em excesso, fumar, ingerir bebida alcoólica, que talvez aumentem o risco de câncer. Essa possibilidade é também abordada pela *International Agency for Researchon Cancer* (2015).

Na área do stress ocupacional, por exemplo, o estudo de meta-análise, realizado por Katriina Heikkilä et al. (2013), investigou se o stress ocupacional está relacionado a câncer de vários tipos. A meta-análise incluiu doze estudos europeus com 116.056 homens e mulheres de dezessete a setenta anos de idade avaliados durante um período de doze anos. A presença de câncer foi detectada em 5.765 participantes, porém não foi obtida evidência de uma associação entre stress ocupacional e câncer. Como mencionado pelos autores da meta-análise, o estudo investigou somente o stress ocupacional e sua contribuição como fator de risco para o câncer. Estudos adicionais são necessários para determinar se o stress emocional, gerado por problemas pessoais, relacionamentos interpessoais fora do trabalho e as próprias características existentes, poderia estar associado ao risco de desenvolvimento do câncer.

Não há dúvida de que o stress sempre é um agravante, quando não há a possibilidade de exprimir a emoção a ele associada. Entretanto, esse não é o único mecanismo pelo qual se poderia associar stress e o desenvolvimento do câncer.

Algumas pesquisas, que se propuseram medir o efeito do stress no surgimento do câncer, têm encontrado dificuldades metodológicas, que impedem a conclusão a respeito de sua influência. Outras têm fornecido dados inconclusivos.

Muitos estudos têm investigado a relação entre stress, luto e função imunológica, como o de Schleiferet et al. (1983) que comparou condições imunológicas em viúvos no início da viuvez e após um período de quatorze meses, tendo verificado que a função imunológica só voltou ao estado normal após quatorze meses de luto. Um estudo realizado por Levavet et al. (2000) merece atenção. Eles avaliaram 6.284 judeus israelenses cujos filhos foram mortos durante a guerra e observaram uma maior incidência de câncer linfático, hematopoiético, melanoma e câncer no trato respiratório entre aqueles que perderam um filho, quando comparados com a população local.

A perda de um ente querido, seja por morte, ou por ruptura, ou mesmo outro tipo de perda muito significativa, é um dos maiores estressores que o ser humano enfrenta. Na psicoterapia de pacientes com câncer, essa é uma realidade mencionada com grande frequência. Qual, no entanto, é a natureza dessa associação permanente sem elucidação? O inegável é que seja por meios diretos (com uma associação causal), seja por meios indiretos (como uma possível negligência de hábitos de vida), ou ainda pelas mudanças hormonais acarretadas, o stress permanente está presente na grande maioria dos casos de câncer relatados. Não parece haver dúvidas quanto a que eventos estressantes alteram o nível hormonal e afetam o sistema imunológico. Mas essas mudanças seriam suficientes para causar um câncer?

Para entender melhor uma possível associação entre câncer e stress é importante considerar que estados emocionais, como raiva, desesperança, desamparo, inassertividade, luto, negativismo e padrão Tipo C de comportamento, entre outros, são indicados como tendo uma possível associação com o câncer. Podem ser também considerados como fontes internas de stress, na concepção de vários autores, dentre eles, Lipp et al. (2006) e Malagris (2013). Nesse sentido, uma pessoa inassertiva ou alguém com a propensão a sentir raiva sem expressá-la estaria gerando stress para si mesma de modo contínuo. Por consequência, a associação entre stress e câncer poderia ser estabelecida.

COMO PESSOAS COM CÂNCER PODEM LIDAR COM O STRESS EMOCIONAL

O apoio social e emocional é de fundamental importância em casos de câncer. É importante não ignorar os sinais de depressão e ansiedade e também permanecer alerta para os sintomas gerados pelos medicamentos utilizados. Vários procedimentos são recomendados, tais como:

- psicoterapia;
- aquisição de estratégias de gerenciamento do stress emocional;
- treino em relaxamento e meditação;
- informação sobre o câncer fornecida de modo objetivo sem agravar a ansiedade;
- apoio social e afetivo;
- programa de exercício físico;
- alimentação saudável;
- manutenção de interesse por *hobbies* e atividades antes desenvolvidas;
- formular objetivos em curto prazo que gerem a sensação de poder e força para lutar contra o câncer.

CONSIDERAÇÕES FINAIS

O vínculo entre stress e câncer pode ser examinado por várias óticas quanto a: (1) etiopatogênese do tumor, (2) seu agravamento na forma de expansão do tumor ou na formação de metástases, (3) na recuperação após a descoberta, (4) no que se refere a estados emocionais associados à necessidade de lidar com os sintomas e tratamento da doença e (5) na qualidade de vida da pessoa.

Embora o vínculo stress emocional e formação do câncer careça de comprovação conclusiva, existe evidência da sua influência na formação de metástase e no agravamento dos sintomas da doença. Adicionalmente, há evidência de que o manejo apropriado do stress pode estar associado à melhor qualidade de vida, menor incidência de metástases, ansiedade e depressão. Por toda a associação que o stress tem com o paciente com câncer é que se pode considerar que stress e câncer formam uma díade perigosa.

BIBLIOGRAFIA

Almeida, O. M. M. S. (2010). A Resposta Neurofisiológica do Stress. In: Lipp, M.N.E. (Org.). *Mecanismos neurofisiológicos do stress: teoria e aplicações clínicas*. São Paulo: Casa do Psicólogo. 3. ed., p. 25-30.

Cancer Research UK (2015). *Stress and cancer*. Recuperado de: <www.cancerresearchuk.org/cancer-info/healthyliving/cancercontroversies/stress/stress-and-cancer2>. Último acesso em 3 de março de 2015.

Dattore, P. J.; Shontz, F. C.; Coyne, L. (1980). Premorbid personality differentiation of cancer and noncancer groups: a test of the hypothesis of cancer proneness. *Journal of Consulting and Clinical Psychology 48*, 388-394.

Heikkilä, K. et al. (2013). Work stress and risk of cancer: meta-analysis of 5700 incident cancer events in 116 000 European men and women. *BMJ, 346*,165.

International Agency for Research on Cancer (Iarc). *Cancer*. Recuperado de: <http://www.iarc.fr/>.

Brasil. Instituto Nacional de Câncer José Alencar Gomes da Silva. (2014). *Estimativa 2014. Incidência de câncer no Brasil.* Rio de Janeiro: Inca. 124p. Recuperado de: <http://www.inca.gov.br/conteudo_view.asp?id=81>. Último acesso em 28 de fevereiro de 2015.

Lambert, K.; Kinsley, C.H. (2006). *Neurociência clínica: as bases neurobiológicas da saúde mental.* Porto Alegre: Artmed.

Levav I.; Kohn, R.; Iscovich, J.; Abramson, J. H.; Tsai, W. Y.; Vigdorovich, D. (2000). Cancer incidence and survival following bereavement. *Am J Public Health 90*, 1601–1607.

Lipp, M. E. N. (2010). Percepção de risco de camos elétricos e magnéticos:efeitos do stress e de outras variáveis. In: Lipp, M. E. N. (Org.). *Exposição a campos eletromagnéticos e saúde: um estudo brasileiro.* Campinas: Papirus, p. 159-186.

Lipp, M. E. N. (2015). *O stress dos relacionamentos interpessoais.* Novo Hamburgo: Ed.Sinopsys.

Lipp, M. E. N.; Malagris, L. E. N.; Novais, L. E. (2007). *Stress ao longo da vida.* São Paulo: Ícone.

Lipp, M. E. N.; Pereira, M. M. B.; Justo, A. P.; Matos, T. M. (2006). Cardiovascular Reactivity in Hypertensives: Differential Effect of Expressing and Inhibiting Emotions during Moments of Interpersonal. *Stress Spanish Journal of Psychology 9* (2) 154-161.

Lutgendorf, S. K; DeGeest, K.; Dahmoush, L. et al. (2011). Social isolation is associated with elevated tumor norepinephrine in ovarian carcinoma patients. *Brain, Behavior, and Immunity 25* (2), 250-255.

Malagris, L. E. N. (2013). Correr, competir, produzir e se estressar. In: Lipp, M.E.N. (Org.). *O stress está dentro de você.* São Paulo: Ed.Contexto, p. 19-32.

Margis, R.; Picon, P.; Cosner, A. F.; Silveira, R. O. (2003). Relação entre estressores, estresse e ansiedade. *Revista de Psiquiatria do Rio Grande do Sul 25* (1), 65-74.

McEwen, B. et al. (1998) Stress, adaptation, and disease. Allostasis and allostatic load. *Ann. NY Acad. Sci. 840*, 33-34.

National Cancer Institute. (2015). *Psychological Stress and Cancer.* Recuperado de: <http://www.cancer.gov/cancertopics/coping/feelings/stress-fact-sheet>. Último acesso em 28 de fevereiro de 2015.

Neme, C. M. B.; Lipp, M. E. N. (2010). Estresse psicológico e enfrentamento em mulheres com e sem câncer. *Psicologia: Teoria e Pesquisa 26*, 687–696.

Pinho Jr., A. J. (2010). Stress e imunidade. In: Lipp, M. N. E. (Org.). *Mecanismos neurofisiológicos do stress: teoria e aplicações clínicas.* São Paulo: Casa do Psicólogo. 3. ed., p. 53-56.

Rorch, P. (2015). *Teoria do Oportunismo do Câncer*. Recuperado de: <http://www.stress.org/stress-and-cancer/>. Último acesso em 20 de fevereiro de 2015.

Schleifer, S.J.; Keller,S. E.; Camerino, M.; Thornton, J. C.; Stein, M. (1983).

Suppression of Lymphocyte Stimulation Following Bereavement. *JAMA 250* (3), 374-377. doi:10.1001/jama.1983.03340030034024

Straub, R. O. (2005). *Psicologia da saúde*. São Paulo: Artmed.

Teixeira, L. A. (2007). *De uma doença desconhecida a um problema de saúde*

pública: INCA e o controle de câncer no país. Recuperado de: <http://bvsms.saude.gov.br/bvs/publicacoes/doenca_desconhecida saude_publica.pdf>. Último acesso em 26 de fevereiro de 2015.

Teixeira, N. A. (2010). Os glicocorticoides e a neuroimunomodulação. A resposta neurofisiológica do stress. In: Lipp, M. N. E. (Org.). *Mecanismos neurofisiológicos do stress: teoria e aplicações clínicas*. São Paulo: Casa do Psicólogo. 3. ed., p. 50-53.

Vulimiri, S.V.; Digiovanni, J. (2006). Carcinogênese. In: Pollock, R. E.; Doroshow, J. H.; Khayat, D.; Nakao, A.; O'Sullivan, B. (Orgs.). *Manual de oncologia clínica da UICC*. São Paulo: Fundação Oncocentro de São Paulo.

Wertheimer, N.; Lepper, E. (1979). Electrical wiring configurations and childhood cancer. *Am J Epidemiol. 109* (3), 345-355.

Wünsch Filho, V. (2010). Campos eletromagnéticos de baixa frequência e leucemia em crianças no estado de São Paulo. In: Lipp, M. E. N. (Org.). *Exposição a campos eletromagnéticos e saúde: um estudo brasileiro*. Campinas: Papirus, p.119-158.

CAPÍTULO 26
AS REPRESENTAÇÕES SOCIAIS DO CÂNCER E SEU IMPACTO NA SUBJETIVIDADE

ALINE MARIA LAZINHO
GIOVANNI VENDRAMINI ALVES
KARLA CRISTINA GASPAR

"O tempo muito me ensinou: ensinou a amar a vida, não desistir de lutar, renascer na derrota, renunciar às palavras e pensamentos negativos, acreditar nos valores humanos, e a ser otimista. Aprendi que mais vale tentar do que recuar... Antes acreditar do que duvidar, que o que vale na vida, não é o ponto de partida e sim a nossa caminhada".
Cora Coralina

INTRODUÇÃO

Diante do presente capítulo, discorreremos sobre a importância, interferência e repercussão das representações sociais nos processos de orientação e construção dos comportamentos sobre as relações sociais, servindo de guia de ação aos movimentos de assimilação e disseminação do conhecimento, e como interveem na construção da identidade social e individual, constituindo um modo de produção do conhecimento e favorecendo aos profissionais de saúde a identificação da compreensão do paciente sobre a sua própria doença e sobre as diversas possibilidades do adoecimento.

A realidade social é construída a partir dos processos subjetivos que expressam outros registros da realidade, sendo assim, a subjetividade não pode ser considerada como cópia e nem reflexo do mundo real, mas como uma produção humana de sentido e caráter simbólico, permitindo diferentes possibilidades de desenvolvimento (González Rey, 2006).

As representações sociais que acompanham a imagem do câncer sempre foram desfavoráveis, instalando-se como ameaça concreta à finitude, muito ligada à imagem de flagelação, sofrimento, dor e morte. O câncer é considerado como problema de saúde pública, um mal que não pode ser olhado de frente (Imbault-Huart, 1985). Nesse sentido, vivenciá-lo é uma relação direta entre as produções de experiências subjetivas a partir de recursos psicológicos internos com o confronto diante da realidade imposta.

O emocional e o simbólico são os responsáveis pela produção da identidade frente a essa nova condição imposta pelo adoecimento. A capacidade de se posicionar ativamente frente à doença possibilita melhores condições de enfrentamento no curso do tratamento, não permitindo que a patologia ocupe o papel principal, mas que seja, dentre tantas outras questões, mais uma a ser vivenciada.

A fim de produzir e permitir uma reflexão sobre o que pode ser fundamental no processo de adoecimento e na busca por uma melhora na qualidade de vida, entendemos o quanto é oportuno e necessário proporcionar ao sujeito a utilização de mecanismos que favoreçam a expressão das suas emoções e proporcionem a compreensão e ressignificação da imagem internalizada que ele possui sobre o câncer (Pelaez Dóro et al., 2004).

REPRESENTAÇÕES SOCIAIS: DEFINIÇÕES

A teoria das representações sociais (RS) foi desenvolvida pelo psicólogo social Serge Moscovici. A temática teve sua primeira aparição no ano de 1961 em sua tese de doutorado, intitulada: *Psychanalyse, son image et son publique*[6] na qual o autor estudou de qual forma a psicanálise era percebida, difundida e propagandeada pela população de Paris (Oliveira, 2004).

Segundo Moscovici (1981), as RS são conjuntos de conceitos que afirmam e explicam situações derivadas da cotidianidade por meio de comunicações interindividuais. De acordo com Jodelet (1989), as RS são fenômenos ativados na vida social, constituintes de elementos informativos, cognitivos, ideológicos e normativos.

Qualquer tipo de interação humana, independentemente do número de constituintes nessa interação, pressupõe representações. Essas representações são mutáveis e apresentam a capacidade de influenciar o comportamento dos indivíduos que compõem uma coletividade. A partir do momento em que essas RS são criadas, elas adquirem vida própria e se propagam, sendo incorporadas a outras RS, da mesma forma que se repelem àquelas que são contrárias e, assim, abrem oportunidades para que novas RS sejam criadas, substituindo as velhas representações (Moscovici, 2007). Dessa forma, para compreender uma representação, é necessário que se comece a estudar por aquelas representações iniciais, como será desenvolvido posteriormente nesse texto a respeito das RS do câncer. O mesmo autor caracteriza as RS como sendo um produto de vários fatores presentes em um determinado momento e por um grupo determinado, assim, uma dada RS só pode ser considerada para aquele grupo que lhe instituiu e assimilou seu conteúdo como sendo significativo à realidade deles (Moscovici, 1963).

---

6 *A psicanálise, sua imagem e seu público*, em livre tradução.

As RS são complexas produções subjetivas associadas à produção do conhecimento social e para a qual o conhecimento do senso comum se apropria por meio de produções sociais desenvolvidas em outras esferas sociais, dessa forma, as RS estão compostas na subjetividade individual e na social simultaneamente (González Rey, 2006; ídem, 2003). Segundo Jodelet (1981, p. 181), são "uma forma de conhecimento, socialmente desenvolvido e compartilhado, com um objetivo prático e que contribui para a construção de uma realidade comum a todos". A mesma autora refere ainda que as RS constituem "teorias espontâneas" que são versões significativas de uma realidade.

Como dito anteriormente, as RS orientam o nosso comportamento, mas também regulam a nossa relação com as outras pessoas, interferindo no nosso ser-com-os-outros. Elas intervêm ainda em diversos processos como na assimilação e propagação do conhecimento, no comportamento intra e intergrupal, na construção de identidades sociais e individuais, em ações de resistência e na promoção de mudanças sociais (Jodelet, 1989). Dessa forma, segundo Moscovici (1961), as RS servem como guias de ação, uma vez que moldam e constituem os elementos do contexto em que estão inseridas.

As RS são importantes porque constituem uma maneira de produzir conhecimento e assegurar a estabilidade do "mundo" daquelas pessoas que acreditam nelas, garantindo a identidade e a segurança dessas pessoas ao representar um processo de produção subjetiva. Para González Rey (2006, p. 70), "as representações sociais constituem a 'realidade conhecida' à qual se atribui um valor de realidade como forma de preservar nossa própria subjetividade". Mesmo as RS sendo positivas pelo fato de que protegem a subjetividade do indivíduo, os profissionais de saúde devem sempre estar atentos às representações que seus pacientes têm sobre a própria doença, pois uma representação extremamente errônea, baseada em uma crença irreal, pode favorecer que o paciente tenha comportamentos contrários àqueles necessários ao seu tratamento.

CÂNCER E SUAS REPRESENTAÇÕES SOCIAIS

Desde a Antiguidade, registros de povos egípcios, persas e indianos, há 30 séculos antes de Cristo, demonstravam a existência de casos de câncer. Posteriormente, no século IV a. C., a escola hipocrática caracterizou o câncer como um tumor duro que era capaz de reaparecer após ser extirpado, se espalhar para diversas partes do corpo e levar à morte, nomeando-o de carcinoma ou cirro. A crença existente nessa época era de que a causa da moléstia era devido ao desequilíbrio dos fluidos no corpo do indivíduo (Teixeira, Fonseca, 2007).

Galeno (130 – 200 d. C.), médico romano, destacado como a maior referência de tratamento do câncer, considerava a doença como incurável, salvo casos superficiais de neoplasia de mama (Gomes et al., 2012). Galeno afirmava que mulheres melancólicas apresentavam uma predisposição a desenvolverem câncer. Apesar de seus estudos, até o século XIX persistiram no imaginário social as noções punitivas da doença, relacionando o câncer a intervenções divinas (Silva, 2008).

No contexto histórico brasileiro, durante a ditadura varguista, os pacientes com câncer sofreram grande preconceito devido à lógica higienista. Segundo esse pensamento, indivíduos doentes não apenas não eram produtivos como também eram geradores de gastos públicos e privados. Na referida época, a Seção de Propaganda e Educação Sanitária, do Departamento de Saúde de São Paulo, tinha como função desenvolver cartilhas e instruir a população sobre o câncer, essa propaganda sanitária foi realizada de acordo com os quadros ideológicos vigentes. Assim, foi repassado à população uma visão estigmatizada sobre o câncer e os cancerosos (como eram chamados os pacientes com câncer na época). Dizia-se que os enfermos eram tomados por uma malignidade sem precedentes e que gozavam em disseminar a doença contagiosa. Essas cartilhas também explicavam o motivo do aumento do número de casos de câncer, dizendo que os causadores dos tumores eram os "novos hábitos da vida civilizada", como: os altos sons oriundos de rádios e cinema, as refeições rápidas, o uso de "trajes impróprios", a degeneração espiritual, o aborto, o ócio, dentre outros. De forma geral, o rótulo mais presente associado aos cancerosos era a "promiscuidade" (Bertolli Filho, 2002).

Após a ditadura varguista, com o desenvolvimento da radioterapia e da quimioterapia, houveram mudanças sobre os significados e formas de enfrentamento do câncer. A partir disso, deram-se início aos primeiros movimentos em busca da humanização no trato aos pacientes e maior interesse em melhorar a qualidade de vida dos doentes e dos sobreviventes, dando espaço para a entrada da psicologia no tratamento desses indivíduos (Silva, 2008).

O câncer instalou-se como ameaça concreta no bojo da cultura ocidental a partir das últimas décadas do século XIX (Bertolli Filho, 2002), sendo atualmente considerado um problema de saúde pública (Teixeira, Fonseca, 2007). Por muito tempo o medo acerca da doença foi tão grande que as pessoas evitavam até verbalizar o nome câncer. Tanto a doença quanto os que eram acometidos por ela foram alvos de variadas representações sociais que fundamentavam tanto as discussões clínicas e laboratoriais quanto aquelas promovidas pela população leiga (Bertolli Filho, 2002).

Analisando esse recorte da história do câncer e relacionando com a representação social atual do câncer, percebemos um paradoxo um tanto incomum ligado ao fato de que, conforme os avanços científicos e tecnológicos proporcionaram que a medicina tivesse um maior poder de combate ao câncer, o medo que as populações apresentam da doença também aumentou (Cascais et al., 2008). Mesmo com todos os avanços, o conceito de câncer ainda mantém explicações arcaicas e, por vezes, irrealistas.

Na pesquisa realizada por Cascais et al. (2008), foi identificado que no momento em que receberam o diagnóstico clínico, os pacientes se basearam sobre as representações sociais de câncer que os acompanhavam, estando essas relacionadas a morte, pavor, medo e desespero, independentemente do grau educacional do indivíduo. Em outra pesquisa (Coutinho, Trindade, 2006), a maioria dos participantes relataram que assim que souberam do diagnóstico, tiveram o pensamento de que iriam morrer.

No momento em que a pessoa recebe o diagnóstico de câncer, geralmente ela se encontra com o nível de diferenciação de sua resposta subjetiva extremamente baixo, devido ao seu estado por ter de se deparar com a própria finitude. É por esse motivo que o momento do diagnóstico se torna importante para estudar as representações sociais do câncer (González Rey, 2006).

Quando um indivíduo se depara com uma situação que não lhe é familiar, ele utilizará de seus conhecimentos e experiências previamente elaboradas e compartilhadas com o seu grupo social. Assim, as representações sociais estão envoltas no conhecimento prático e a comunicação com o social. Essa comunicação se dá por meio do diálogo, do discurso, da mídia, e de tudo que é pertencente à cultura, tendo como função de mediador, tornando o estranho em algo familiar (Vasconcelos et al., 2014).

A representação social do câncer tem uma implicação crucial para o paciente, familiares e profissionais que o atendem (Llinares Insa, 2010). Um estudo realizado com cuidadores de pacientes com câncer sem proposta curativa buscou identificar a representação social que esses cuidadores tinham dos pacientes em fase terminal, tendo como resultado que o paciente em fase terminal é um ser fragilizado, um ser ancorado em dependências e limitações. Essa representação não é verdadeira e é perigosa, considerando que nem todos os doentes se tornam totalmente incapazes, acaba por influenciar os cuidados prestados àquele ente que necessita de auxílio e, consequentemente, pode afetar a qualidade de vida do indivíduo.

O câncer é uma patologia repleta de estigmas. Cabe aos profissionais de saúde estarem atentos às opiniões, às representações e aos comportamento dos pacientes e familiares, pois representações errôneas podem atribuir o ônus da patologia ao próprio doente. Esse indivíduo que já não se encontra em plena saúde ainda poderá ter de viver com a culpabilização do próprio adoecimento, fator que pode influenciar negativamente a forma com que ele enfrentará o momento vivido (Sontag, 2002). Conforme os profissionais percebem representações prejudiciais aos indivíduos envolvidos, é função deles, como seres que apresentam um saber científico, desmistificar, informar e, consequentemente, auxiliar o paciente e seus familiares a compreender a doença e o momento em que estão vivenciando, e ajudar a construir estratégias para o enfrentamento da doença.

SUBJETIVIDADE E CÂNCER

Partindo do pressuposto de que saúde, doença e morte não são apenas ocorrências orgânicas, naturais e objetivas, mas eventos que adquirem significados relacionados com as características da cada sociedade em particular, é possível entender o fenômeno saúde-doença por meio de sua contextualidade, ou seja, dos espaços sociais delimitados pelas relações estabelecidas e permeadas por diversos fatores relacionados à cultura e à religião (Trindade, 1996).

O processo de adoecimento pode ser entendido como um sistema complexo em que participam múltiplos fatores integrados, tais como biológicos, genéticos, ambientais e sociais, que geram uma nova qualidade a esse sistema, interferindo no funcionamento global do organismo (Silva, 2008). O adoecimento é vivenciado pelo sujeito por meio de seus recursos psicológicos atuais, ou seja, essa experiência não é apenas uma relação entre as consequências do adoecer, mas uma produção de sentidos a partir da utilização de recursos internos (González Rey, 2010).

Entender o posicionamento do sujeito frente ao processo de adoecimento e seu impacto direciona para a compreensão das produções subjetivas, assim, tanto a saúde quanto a doença integram-se em um processo contínuo na vida do sujeito (Freitas, 2005). É importante considerar o momento de vida em que se encontra o paciente diante do diagnóstico, cada sujeito significa a experiência de modo particular e pessoal, através de suas experiências passadas, vivências culturais e interferência de informações obtidas (Nucci, 2003).

No momento do recebimento do diagnóstico de uma doença, os sentidos subjetivos se organizam juntamente com toda a experiência de vida. Refletir sobre o tratamento a que será submetido coloca o paciente em contato direto com possíveis reorganizações a essa nova realidade imposta pela doença. O descobrimento do câncer é percebido como uma ameaça tanto para o paciente como para seus familiares, com frequência, a dinâmica familiar é totalmente modificada a partir do diagnóstico, gerando uma necessidade da redefinição de papéis dentro do ambiente familiar, interferindo de maneira significativa na rotina desses indivíduos (Silva, 2005).

Aspectos negativos como a morte e a dor permeiam o imaginário social quando se denomina a doença câncer, devido seu tratamento exigir com frequência uma ruptura nas atividades, interesses, expectativas, sonhos e esperanças. O paciente, como consequência, pode sofrer a desorganização de sua identidade, perdendo o sentido de sua vida (Silva, 2005). A imagem simbólica que o sujeito interioriza sobre o câncer pode contribuir negativamente, tanto para a busca de cuidados iniciais preventivos, como para o tratamento em si, muitas vezes o indivíduo se oculta, diminui suas relações sociais, se afasta drasticamente de seus papéis sociais, sofre com a possibilidade de alterações da imagem corporal, se angústia com a possível presença da dor, repensa seus sonhos, perde parte de sua autonomia e desacredita na cura. O campo real onde existe a possibilidade de cura é permeado pelas fantasias incertezas avassaladoras do campo simbólico, como na afirmação de Pelaez Dóro et al., (2004, p. 121) "[...] a ocorrência de cura no campo real não garante crédito no campo simbólico".

O adoecimento pode ser olhado como uma condição peculiar, possibilitando inúmeros desdobramentos através dos processos subjetivos de cada sujeito em sua particularidade, assim, através das RS entendidas como sistemas em desenvolvimento, permite uma organização das configurações subjetivas do sujeito (González Rey, 2002).

O processo de subjetivação da doença é dependente das RS e pode apresentar um efeito subjetivo destrutivo sobre o doente, por meio do impacto com a quebra da cotidianidade, que envolve a temporalidade do indivíduo, sua aceitação social e suas limitações ocasionadas pelo diagnóstico. No âmbito individual, esse mesmo processo pode favorecer o desenvolvimento pessoal pela geração de sentidos subjetivos que levam a novas configurações subjetivas. De acordo com (González Rey, 2006, p. 80):

> "A representação social da doença não se apresenta apenas em significados 'limpos' suscetíveis de serem falados de forma imediata perante um questionário. A representação social aparece associada a sentidos subjetivos diferenciados, associados a práticas simbólicas e sistemas de avaliação social que passam a se naturalizar, eliminando outras formas de viver e sentir essa realidade do mundo, infinitamente mais complexa e cheia de opções do que o mundo restrito e definido pelas nossas produções subjetivas. Se esse deslocamento do foco dos processos de subjetivação não acontece, as pessoas portadoras das doenças, que entram em contradição com as representações sociais dominantes, não têm a menor condição de ter uma vida saudável".

Dessa forma, podemos compreender que através do processo de subjetivação o indivíduo é capaz de vivenciar o seu adoecimento, dando significados próprios para a sua vivência singular da doença, e por meio das suas ressignificações ele diminui as RS, tendo a capacidade de ampliar as suas possibilidades, mantendo a sua identidade e melhorando a sua qualidade de vida (González Rey, 2006). Assim, a história de vida do sujeito vai tomando forma e ao mesmo tempo em que se constitui é também constituída por esses diferentes contextos sociais, configurando novos sentidos subjetivos associados ao momento em que está vivenciando (Mori, González Rey, 2012).

Diante de toda a trajetória do câncer, o paciente experimenta diversas situações de perdas e vivencia sentimentos de incerteza quanto ao futuro, além de presenciar todos os prejuízos causados ao seu organismo. Com relação ao tratamento, nos deparamos com situações baseadas e direcionadas por crenças (que orientam todas as ações individuais e coletivas), aumentando a conotação de doença "terrível", abrindo ainda mais a possibilidade para atuação de fantasias, podendo levar o sujeito a desencadear reações devastadoras do ponto de vista emocional (Lôbo et al., 2006). Várias são as denominações para os tratamentos e enfrentamentos da doença, devido a sua associação ser direta com "destruição" e "morte". Sontag (2002) complementa que o tratamento atual contra o câncer é uma guerra declarada. O corpo do paciente está sob o "ataque" de células cancerígenas e o único tratamento é o "contra-ataque", em alguns tratamentos como a radioterapia, utiliza-se de palavras metafóricas, indicando que os pacientes são "bombardeados" com raios.

As associações não se prendem apenas a imagens de terror do tumor em si, mas também pela frustrante possibilidade real das metástases e da recidiva. Nesse sentido, o pensamento sobre a perspectiva do "curar" perde sua força e significado, realçando no paciente, família e equipe médica significativos sentimentos de impotência e fracasso da medicina e a possibilidade da finitude diante da vida. Assim, o "cuidar" passa a ser a única e real possibilidade, porém, diante do próprio estado de saúde, entende-se que cada um tem uma perspectiva de vida já traçada e delimitada, através de sua visão de mundo, valores e crenças, o que leva a pensar que a escolha pelo enfrentamento e tratamento da doença passa a ser uma postura individual (Silva, 2009; Santos, 2003).

A partir do momento em que o sujeito possui uma relação satisfatória com seu curso de vida, respeita suas limitações, perspectivas e escolhas, existe a possibilidade de se beneficiar com atitudes positivas e norteadoras diante da trajetória do seu tratamento. Através da autonomia, o sujeito se torna mais independente em sua organização contextual, fato que não exclui a relação de dependência com o ambiente social. Nesse sentido, o olhar e colaboração do outro para proporcionar direcionamento se faz necessário (Morin, 1996). Ser protagonista da situação acarreta implicações tanto no processo de tratamento, quanto no de cura, motivando o sujeito a ressignificar sua trajetória e aumentando as possibilidades de melhoria da sua qualidade de vida. Porém, o inverso também é uma realidade, ou seja, para alguns sujeitos esse momento pode ser vivido e entendido como conflituoso, no qual refletir sobre os próprios limites pode gerar sentimentos devastadores, implicando em prejuízos (Bizzarri, 2001).

Aceitar e participar ativamente diante do próprio tratamento envolve questões muito mais profundas e complexas que ultrapassam a simples visão orgânica, pois implica entrar em contato com a quebra, a interrupção ou o adiamento de sonhos, desejos e planos. Para assim poder se tornar sujeito ativo em seu processo terapêutico que, mesmo doloroso, não assegura necessariamente a cura efetiva (Mori, González Rey, 2012). É importante considerar que existe um sujeito além do câncer, além de suas dores e necessidades médicas, alguém que ainda possui sentimentos, desejos, sonhos, espiritualidade e que tenta, de alguma forma, preservar sua individualidade e autonomia ao possuir elementos que possibilitem a elaboração dessa nova condição.

A discussão sobre o impacto da doença na subjetividade abre espaço para o paciente recuperar suas possibilidades como sujeito, desenvolvendo novas estratégias e visões sobre o adoecimento, preservando sua singularidade por meio de um posicionamento ativo diante seu estado de saúde, a fim de permiti-lo vivenciar as situações e emoções importantes no processo de enfrentamento (Neubern, 2005). Ser sujeito da doença não significa negar sua condição, mas que, ante um processo limitante, não perca seu interesse pela vida. Para isso, faz-se necessário viabilizar condições em que o sujeito possa se envolver ativamente no processo de adoecimento e tratamento, buscando e promovendo condições satisfatórias de enfrentamento (Silva, 2005).

CONSIDERAÇÕES FINAIS

Podemos observar que desde os primórdios o câncer teve RS penosas, constantemente envoltas em representações de morte, medo, angústia perante o futuro, sofrimento, doença incapacitante, pavor e desespero.

É de extrema importância aos profissionais da saúde que atuam no contexto oncológico, ter conhecimento sobre essas RS. Através desse conhecimento será possível melhorar a assistência prestada aos pacientes e familiares, compreendendo melhor suas necessidades, desmistificando as suas crenças e fantasias, auxiliando-os a construírem práticas eficazes de enfrentamento da doença e, principalmente, auxiliando-os a manterem sua própria identidade, não se rotulando apenas como um indivíduo que tem o diagnóstico de câncer e que está fadado ao definhamento e às limitações.

As RS acabam por restringir as opções da subjetividade individual, porém em situações críticas, como o caso da vivência de uma doença crônica, esse conflito pode se transformar e promover a elaboração de novos sentidos subjetivos, que auxiliarão o paciente a compreender o seu momento de vida e elaborar estratégias de enfrentamento adequadas para a situação.

BIBLIOGRAFIA

Bertolli Filho, C. (2002). Representações sociais do câncer e dos cancerosos em São Paulo: 1900-1950. *Salusvita 21* (2), 83-116.

Bizzarri, M. (2001). *A mente e o câncer: um cientista explica como a mente sabe e pode enfrentar com sucesso a doença*. São Paulo: Summus.

Cascais, A. F. M. V.; Martini, J. G.; Almeida, P. J. d S. (2008). Representações sociais da pessoa estomizada sobre o câncer. *Revista Enfermagem UERJ 16*, 495-500.

Coutinho, B. B.; Trindade, Z. A.(2006). As representações sociais de saúde no tratamento da leucemia e linfoma. *Psic: revista da Vetor Editora 7*, 9-18.

Freitas, J. L. (2005). *Ruptura e sentido na experiência de adoecimento e morte*. Tese de doutorado. Brasília: Universidade de Brasília.

Gomes, R.; Skaba, M. M. V. F.; Vieira, R. J. S. Reinventando a vida: proposta para uma abordagem sócio-antropológica do câncer de mama feminina. *Cadernos de Saúde Pública 18*, 197-204.

González Rey, F. L. (2006). As representações sociais como produção subjetiva: seu impacto na hipertensão e no câncer. *Psicologia: teoria e prática8*, 69-85.

González Rey, F. L.(2003). *Sujeito e subjetividade: uma aproximação histórico-cultural*. São Paulo: Thomson Learning.

González Rey, F. L. (2010). As configurações subjetivas do câncer: um estudo de casos em uma perspectiva construtivo-interpretativa. *Psicologia: Ciência e Profissão 30*, 328-345.

González Rey, F. L.(2002). *Pesquisa qualitativa e subjetividade: caminhos e desafios*. São Paulo: Thomson Learning.

Imbault-Huart, M. J. (1985). "História do cancro". In: Goff, J. (Ed.). *As doenças têm história*. Lisboa: Terramar, p. 175-86.

Jodelet, D. (1989). Les Représentations sociales: un domaine en expantion. In: Jodelet, D. (Ed.). *Les représentations sociales*. Paris: Press Universitary de France.

Llinares Insa, L.; Benedito Monleón, M. A.; Piqueras Espallargas, Á. (2010). El enfermo de cáncer: una aproximación a su representación social. *Psicologia & Sociedade 22*, 318-327.

Lôbo, R. C. d. M. M.; Santos, N. d. O.; Dourado, G.; Lucia, M. C. S. d. (2006). Crenças relacionadas ao processo de adoecimento e cura em mulheres mastectomizadas: um estudo psicanalítico. *Psicologia Hospitalar 4*.

Mori, V. D.; Rey, F. G. (2012). A saúde como processo subjetivo: uma reflexão necessária. *Psicologia: teoria e prática 14*, 140-152.

Morin, E. (1996). A noção de sujeito. In: Schnitman, D. (Ed.). *Novos paradigmas, cultura e subjetividade*. Porto Alegre: Artes Médicas, p. 45-55.

Moscovici, S. (1981). On social representations. In: Forgas, J. (Ed.). *Social Cognition - Perspectives on Everyday understanding*. London: Academic Press, p. 181-209.

Moscovici, S. (2007). *Representações sociais: investigações em psicologia social*. 5. ed. Rio de Janeiro: Vozes.

Moscovici, S. (1963). Attitudes and opinions. *Annual Review of Psychology 14*, 231-260.

Moscovici, S. (1961). *La psychanalyse, son image et son public*. Paris: Press Universitary de France.

Neubern, M. S. (2005). A subjetividade como noção fundamental do novo paradigma: breve ensaio. In: González Rey, F. L. (Ed.). *Subjetividade, complexidade e pesquisa em psicologia*. São Paulo: Thomson Learning, p. 53-79.

Nucci, N. A. G. (2003). *Qualidade de vida e câncer: um estudo compreensivo*. Tese de doutorado. Ribeirão Preto: Programa de Pós-Graduação em Psicologia/USP.

Oliveira, M. S. B. S. de (2004). Representações sociais e sociedades: a contribuição de Serge Moscovici. *Revista Brasileira de Ciências Sociais 19*, 180-186.

Pelaez Dóro, M.; Pasquini, R.; Medeiros, C. R.; Bitencourt, M. A.; Moura, G. L. (2004). O câncer e sua representação simbólica. *Psicologia: Ciência e Profissão 24*, 120-133.

Santos, M. A. d. (2003). Perto da dor do outro, cortejando a própria insanidade: o profissional de saúde e a morte. *Revista da SPAGESP 4*, 43-51.

Silva, S. S. L. L. (2005). *Representações sociais dominantes sobre a subjetividade do paciente com câncer*. Brasilia: Uniceub.

Silva, G. F. (2008). *Os sentidos subjetivos de adolescentes com câncer*. Dissertação de mestrado. Campinas: PUC-Campinas.

Silva, L. C. d. (2009). O sofrimento psicológico dos profissionais de saúde na atenção ao paciente de câncer. *Psicologia para América Latina*.

Sontag, S. (2002). *A doença como metáfora*. Rio de Janeiro: Graal.

Teixeira, L. A.; Fonseca, C. M. O. (2007). Sobre a história social do câncer. In: Teixeira, L. A. (Ed.). *De doença desconhecida a problema de saúde pública: o Inca e o controle do câncer no Brasil*. Rio de Janeiro: Ministério da Saúde, p. 13-24.

Trindade, Z. A. (1996). Representação social: "modo de conhecer" no cenário da saúde. In: Camino, C.; Trindade, Z. A. (Eds). *Cognição social e juízo moral*. Rio de Janeiro: Associação Nacional de Pesquisa e Pós-Graduação em Psicologia – Anpepp, p. 45-59.

Vasconcelos, E. V.; Santana, M. E. d.; Silva, S. É. D. d.; Araujo, J. S.; Conceição, V. M. d. (2014). Cancer in the social representations of caregivers: implications for care. *Journal of Research Fundamental Care OnLine* 6 (2):11.

CAPÍTULO 27
O PROCESSO *BENEFIT FINDING* NO CÂNCER: REVISÃO DE LITERATURA

MARIANA SOUSA VIDAL
KARLA CRISTINA GASPAR

INTRODUÇÃO

Durante as últimas décadas, pesquisas têm sido realizadas para entender como é que os indivíduos são capazes de extrair benefícios de experiências que estão associadas à incapacidade, ao rompimento psicossocial e à morte. O mesmo acontece com o câncer.

A experiência do câncer é considerada traumática e estressante, pois afeta vários aspectos da vida do paciente e representa uma ameaça para a sobrevivência do mesmo (Altmaier, Garcia, 2007). Segundo os autores, o câncer está associado à mortalidade, e a possibilidade de morrer torna-se previsível e incontrolável. Pacientes com câncer apresentam frequentemente sintomas psicológicos, tais como, ansiedade, depressão e sintomas associados ao stress pós-traumático. As pesquisas realizadas na área da psico-oncologia focam-se essencialmente nas consequências negativas do diagnóstico de câncer, contudo a literatura dos últimos anos começa a mostrar que existem aspectos associados à experiência do câncer que os pacientes consideram como benéficos ou positivos (Carver, Antoni, 2004; Lechner et al., 2003). Vários termos têm sido utilizados na literatura para caracterizar essas percepções positivas, sendo que os principais são o *benefit finding* e o crescimento pós-traumático (Tedeschi, Calhoun, 2004).

BENEFIT FINDING

Apesar dos conceitos de *benefit finding* e de crescimento pós-traumático estarem muito próximos no que diz respeito a sua definição, algumas diferenças já começam a ser apontadas na literatura. Uma dessas diferenças é que o *benefit finding* provavelmente começa imediatamente após o diagnóstico, porque se trata de encontrar benefícios na doença, enquanto o crescimento pós-traumático se refere a uma mudança ativa na capacidade do indivíduo de lidar com eventos adversos, sendo que pode ser desenvolvido até anos depois do diagnóstico (Calhoun, Tedeschi, 1998).

Estes termos têm sido distinguidos da resiliência, sendo que a literatura sugere que a resiliência descreve um retorno a um funcionamento anterior/normal após o evento traumático, enquanto o *benefit finding* e o crescimento pós-traumático sugerem algum ganho, um aumento no nível de *coping* ou melhoria na qualidade de vida a nível psicossocial (Chesler, 2004). Ao longo deste capítulo utilizaremos o termo *benefit finding*, definido como os efeitos positivos percebidos que resultam de um evento traumático.

PREVALÊNCIA DO *BENEFIT FINDING* E PRINCIPAIS MUDANÇAS RELATADAS

Estudando a literatura que existe sobre o processo de *benefit finding*, percebe-se que mudanças positivas são relatadas por uma grande percentagem de indivíduos que foram diagnosticados com vários tipos de câncer. De acordo com Stanton (2010), esse é um processo que não ocorre somente com adultos diagnosticados, sendo que também é frequentemente relatado por adolescentes ou por adultos que tiveram um câncer quando crianças.

Affleck e Tennen (1996) realizaram uma revisão da literatura envolvendo uma série de problemas de saúde, tais como, ataque cardíaco, câncer de mama, lesões do cordão espinhal, perda de olfato e paladar, infertilidade, doença reumática crônica, AVC, pais de crianças recém-nascidas hospitalizadas nos cuidados intensivos, mães de crianças com diabetes insulinodependentes, entre outros, a partir dos quais uma das mudanças mais relatadas pelos participantes referia-se ao estreitamento das relações com a família e amigos, seguido da percepção positiva da mudança de personalidade, como, por exemplo o desenvolvimento de mais paciência, tolerância, empatia e coragem. Outra avaliação de ganho de benefício referia-se a uma mudança nas prioridades de vida e objetivos pessoais, e mudanças também relativamente aos comportamentos de saúde. Essas transformações são também frequentemente relatadas em outros estudos (Tedeschi, Calhoun, 2008; Rinaldis et al., 2010).

Um outro estudo, realizado por Cordova et al. (2001), com uma amostra de setenta mulheres com câncer de mama e setenta sem câncer, concluiu que as sobreviventes de câncer de mama mostraram um crescimento positivo a partir da experiência de câncer. Comparadas com as mulheres que não tinham câncer, as que tinham o diagnóstico mostraram um crescimento pessoal maior nas suas relações interpessoais, uma maior apreciação da vida e mudanças a nível espiritual. Também em relação a pacientes com câncer de mama, Mols et al. (2009), verificaram que o câncer teve influência positiva a nível das relações familiares, relações com amigos e outras relações sociais e comunitárias e no envolvimento cívico. Teve também impacto positivo na dieta das pacientes, na autoexpressão/autoaceitação, na visão de vida, na saúde mental e na confiança com o próprio corpo.

Em relação às mudanças que são observadas no *benefit finding*, Rinaldis et al. (2010) descreveram três domínios desse processo, sendo eles: crescimento pessoal relacionado com força e desenvolvimento pessoal; crescimento interpessoal no que diz respeito a um aumento de consciência, apreciação e qualidade nas relações com os outros; e aceitação das imperfeições da vida.

Por sua vez, para explicar o processo do *benefit finding*, Saakvitne et al. (1998) afirmam que o crescimento positivo ocorre devido a mecanismos de reestruturação cognitiva que traduzem as experiências traumáticas em ganho de sabedoria, crescimento pessoal, mudanças positivas na personalidade e uma percepção de vida mais significativa e produtiva. Stanton (2010) acrescenta que para que ocorra este crescimento é necessário que haja uma interrupção na vida de tal modo significativa que leve à busca de sentido pela própria. Através da procura de significado e dos processos cognitivos associados a essa procura, a ameaça de vida pode promover uma maior apreciação da vida e uma maior vontade de viver, de acordo com as prioridades de cada um. Do mesmo modo, as reações dos próximos podem ter consequências a nível do significado dado às relações interpessoais, e o reconhecimento de que a própria pessoa pode superar tamanhas dificuldades pode trazer um maior sentido de orgulho e amor próprio (Stanton, 2010).

FATORES ASSOCIADOS AO *BENEFIT FINDING*

Stanton et al. (2006 *apud* Staton, 2010) examinaram os fatores que estavam associados ao *benefit finding* na experiência do câncer e constataram que os fatores sociodemográficos, as características potenciadoras de stress, a personalidade, o contexto social e os processos de *coping* influenciavam essa busca de significado pela vida. Contudo, concluem que o impacto significativo do câncer e o envolvimento pessoal são os fatores com mais influência nesse processo. De acordo com Affleck e Tennen (1996), aqueles que estão melhor ajustados aos seus problemas conseguem mais facilmente construir aspectos positivos sobre a sua experiência. Por sua vez, Stanton (2010) afirma que a relação do *benefit finding* com os resultados de uma boa adaptação não é simples, sendo que o impacto desse processo na experiência do câncer depende de várias características pessoais, do contexto da doença e do meio social.

Alguns estudos têm sido realizados no sentido de entender se existe relação entre as variáveis sociodemográficas e o processo de *benefit finding*, sendo que os seus resultados ainda são pouco conclusivos. Em relação ao gênero, o sexo feminino mostrou estar associado a níveis mais elevados de *benefit finding* em alguns estudos realizados com pacientes com câncer coloretal e de pulmão (Rinaldis et al., 2010; Thornton et al., 2011). Em relação aos níveis de educação e ao estado civil, os resultados são ainda contraditórios, sendo que um estudo afirma que pacientes com maiores níveis de educação e pacientes casados apresentam níveis mais elevados de *benefit finding* (Harding et al., 2014; Llewellyn et al., 2011), enquanto outro estudo encontrou uma relação contrária (Jansen et al., 2014). Contudo, é preciso ter em conta que foram estudados diferentes tipos de câncer nestas duas pesquisas, sendo que um estudou pacientes com câncer de cabeça e pescoço, e outro, câncer coloretal. Mais estudos devem ser realizados com o intuito de investigar essa relação de modo a obter resultados mais conclusivos.

Considerando as variáveis médicas e a sua associação com o *benefit finding*, um estudo realizado com pacientes com câncer de mama encontrou uma associação entre um estágio menos elevado de câncer e maiores níveis de *benefit finding* (Mols et al., 2009). Outro estudo realizado com câncer de pulmão também afirma que um menor tamanho de tumor estaria associado a níveis mais elevados de *benefit finding* (Thornton et al., 2011).

Até agora poucas associações foram encontradas entre as variáveis sociodemográficas e médicas com os níveis de *benefit finding*, fato que vai de encontro ao que a literatura nos diz quando afirma que o impacto significativo do câncer e o envolvimento pessoal são os fatores com mais influência nesse processo (Stanton, 2010). Segundo o autor, o encontro de benefícios é estimulado pela percepção criada sobre o impacto do evento e pela abordagem intencional do sujeito em direção ao estressor, por meio do processo cognitivo e de outras estratégias ativas de *coping*.

Em relação à ansiedade e à depressão, os estudos que avaliaram as suas relações com o *benefit finding* concluíram que não existe nenhuma correlação entre estas variáveis (Costa et al., 2012; Harding et al., 2014; Llewellyn et al., 2011). A qualidade de vida também não mostrou nenhuma relação com o *benefit finding* (Jansen et al., 2011). Por sua vez, maiores níveis de esperança (Harding et al., 2014), de otimismo (Harding et al., 2014; Llewellyn et al., 2011) e estratégias de *coping* adaptativas (Llewellyn et al., 2011; Thornton et al., 2011) estavam associados a níveis mais elevados de *benefit finding*.

Outras variáveis estudadas mostraram não estar associadas ao *benefit finding*, tais como, propósito de vida, autoaceitação e estresse no câncer (Costa et al., 2012). No entanto, outro estudo mostrou que a percepção do câncer como menos estressante estava associada a maiores níveis de *benefit finding*

(Thornton et al., 2011). Maior afeto positivo, bem-estar espiritual, sabedoria, mudanças positivas no uso de substâncias (álcool e droga) (Costa et al., 2012), maior suporte emocional, menor sentimento de culpa (Harding et al., 2014) e lidar melhor com sintomas intrusivos de câncer são variáveis que mostraram estar correlacionadas positivamente com o *benefit finding*.

BENEFIT FINDING E AJUSTAMENTO

Uma das questões que aumentou o interesse pelo estudo do *benefit finding* é a crença de que aqueles que encontram algum benefício na adversidade vão ter um ajustamento emocional melhor a longo prazo e até uma melhor evolução da doença.

Existem resultados que mostram que esses efeitos advindos da percepção positiva da experiência do câncer, entre o primeiro e o quinto ano de diagnóstico, predizem um aumento do afeto positivo cinco anos mais tarde, numa amostra de 763 mulheres com câncer de mama (Bower et al., 2005), e encontrar benefícios no ano seguinte à cirurgia prediz níveis menos elevados de distress e de sintomas depressivos, quatro a sete anos depois, sendo que este estudo foi realizado também com uma amostra de mulheres com câncer de mama (Carver, Antonio, 2004). No entanto, também existe evidência contrária. O estudo de Tomich e Helgeson (2004) conclui que o *benefit finding* inicial predizia níveis mais elevados de distress nove meses depois do diagnóstico, em mulheres com câncer de mama.

É natural que o crescimento face a uma doença ameaçadora seja considerado positivo, sendo que representa a manutenção ou mesmo o aumento de domínio e de entendimento face à situação, contudo, ainda não existe um consenso acerca da influência que o *benefit finding* apresenta sobre outros domínios de ajustamento à doença.

VINHETA CLÍNICA

"ANTES ENGOLIA SEM MASTIGAR, AGORA SABOREIO ANTES DE ENGOLIR"

Caio (nome fictício), 57 anos, natural do estado de São Paulo, ensino superior, administrador, divorciado, duas filhas (24 e 27 anos). Atualmente tem uma namorada. Reside fora do país desde os 24 anos de idade.

Caio foi diagnosticado com câncer de próstata aos 55 anos de idade. Acreditou durante toda a sua vida que jamais iria ter um diagnóstico de câncer, pois não tinha nenhum caso na família. Tinha histórico de doença cardíaca e, por isso, acreditava que mais depressa seria acometido por esse mal do que por um tumor. Talvez por isso tenha adiado várias vezes as idas ao médico, mesmo quando havia alterações nos seus exames. Confessa que não levou muito a sério. Fazia *check-up* uma a duas vezes por ano, mas o próprio recolhia as análises, via que tinha alterações e guardava. Caio vive sozinho fora do país, sendo que a sua família se encontra no Brasil e, por isso, passa alguns meses do ano junto à família, onde também mantém algumas atividades profissionais. Passaram-se dois anos entre o dia em que recebeu as primeiras análises com alterações e o dia em que foi à consulta e lhe disseram que não era preciso realizar nada no momento, e que daria tempo para ver na próxima vez que regressasse ao Brasil. Quando regressou, a doença já estava instalada e num estádio mais avançado. Ainda assim, foi dito ao paciente que não havia pressa para realizar a biópsia, mas Caio foi praticamente "obrigado" a fazê-la pelas pessoas que estavam a seu lado e que sabiam do caso.

Já os próximos passos foram extremamente rápidos. No mesmo mês, recebeu o resultado da biópsia e fez a cirurgia (único tratamento prescrito), tudo isso numa vinda ao Brasil. Caio relata que durante esse processo, desde a suspeita do diagnóstico até depois do tratamento, nunca sentiu que tinha a doença e nunca parou para pensar nisso. Acrescenta que essa sempre foi a sua forma de lidar com os problemas da vida, agindo rapidamente e resolvendo a situação sem pensar demais no assunto. Focou-se de tal modo na resolução do problema que as únicas pessoas que sabiam do caso eram a namorada (que acompanhou a cirurgia), o sogro e os dois irmãos. As filhas só vieram a saber depois da cirurgia, e os pais ficaram a saber um ano e meio depois. Considera que reagiu assim para não causar preocupações.

Nesse mesmo mês, regressou para sua casa. Foi nesse regresso, e em mais uma jornada solitária, que começou a refletir sobre todo o processo. Começou a sentir que era muito novo para ter um problema assim e que tinha de recuperar a sua funcionalidade.

Nunca parou a sua atividade e logo retomou o seu dia a dia normal. Sempre foi uma pessoa extremamente dedicada ao trabalho. Vive uma vida agitada entre negócios, investimentos, incertezas e riscos elevados. Essa dedicação foi sempre por pensar nas suas duas filhas, considerando-as a sua prioridade máxima. Por isso afirma: "eu não me permito e não tenho o direito de morrer enquanto não tiver as coisas (trabalho e negócios) organizadas para deixar as minhas filhas seguras e estáveis, para que não percam tudo o que construí até hoje", continuando esta a ser a sua grande preocupação e o seu maior objetivo, tal como era antes do diagnóstico. Contudo, antes vivia em função do trabalho para alcançar esse objetivo, e depois do diagnóstico, considera que percebeu que tem a necessidade de, como o próprio diz: "não me matar tanto, não correr tanto, não trabalhar tanto e me defender mais, vivendo com mais calma e mais tranquilidade e, principalmente, viver a vida". Começou a ver filmes, a viajar e a ler livros, coisas simples e comuns que Caio não fazia por manter outras prioridades, dizendo que deixava estas coisas para fazer um dia mais tarde. Agora sente que é hora de fazer as coisas quando tiver vontade de fazê-las.

Em sua juventude, Caio concluiu a graduação no Brasil aos 24 anos de idade, e foi sozinho em busca de uma vida melhor fora do Brasil, sendo que por meio de todo o seu esforço conseguiu alcançar o sucesso profissional e uma vida estável. No entanto, queria sempre mais. Além de todo o stress que passava pelo trabalho e pelos negócios que comandava, teve um casamento conturbado que durou quatorze anos e que também foi uma fonte de elevado stress para o próprio. Apesar de ter sido sempre uma pessoa muito admirada pelos outros, com bom humor e preocupado em ajudar o próximo, era explosivo e agia com impulsividade, trazendo algum prejuízo nas suas relações interpessoais, principalmente com as pessoas mais próximas. Já adulto, chegou a ser diagnosticado com hiperatividade e déficit de atenção.

Hoje, depois de ter passado pela experiência do câncer, Caio refere que consegue ter muito mais controle sobre si e sobre as situações. Se recebe uma notícia não tão boa em relação ao seu trabalho, não sai correndo para resolver imediatamente, consegue primeiro refletir para tomar melhores decisões. O mesmo acontece com a sua forma de se relacionar. Refere maior autocontrole nos seus relacionamentos, contudo, refere que essa mudança está associada a sua experiência de vida e não diretamente à doença.

Caio considera que a sua maior dificuldade na doença referia-se ao impacto que ela teve na sua sexualidade. Refere que o fato de ter corrido o risco de ficar impotente fez com que hoje a relação sexual tenha adquirido uma outra dimensão: "hoje é uma vitória ter a funcionalidade de volta. Triplicou o prazer do momento, a intensidade do momento. Para mim, conseguir que isso seja normal é um prazer imensurável como homem e como ser humano, me dá muita alegria. Cada sucesso é uma vitória e uma sensação única".

Pode-se dizer que Caio encontrou o prazer: "comecei a ter mais prazer pelas coisas boas da vida, mais controle emocional sobre mim próprio. Comecei a ter mais controle sobre a bebida alcoólica que tomava, porque hoje sinto mais prazer na água. Aprecio as coisas com mais intensidade, mais prazer na minha casa, na vista, na rua, na beleza das pessoas com quem cruzo... Fiquei com um espírito mais aguçado para as coisas bonitas e para o prazer que essas coisas nos podem dar. Sinto, atualmente, prazer em sair, em ir ao cinema, em assistir a um filme em casa... sinto-me tranquilo. Graças à doença comecei a sentir as coisas mais gostosas, vejo mais a beleza, sinto mais o sabor... Antes engolia sem mastigar, agora saboreio antes de engolir".

ANÁLISE DA VINHETA CLÍNICA

O caso descrito dá uma boa noção do processo de *benefit finding* de um paciente que passou por um diagnóstico de câncer e que refere mudanças que considera como positivas após passar por essa experiência ameaçadora. O processo de *benefit finding* deste paciente começou num tempo muito próximo ao diagnóstico, tal como é referido na própria definição de *benefit finding*.

É interessante notar que os benefícios relatados vão ao encontro da literatura. Notaram-se mudanças direcionadas para o modo de viver a vida, sendo que o paciente passa a aproveitar e a obter mais prazer das coisas boas que o rodeiam. O objetivo de vida manteve-se, contudo a forma de alcança-lo mudou, sendo que o paciente passa a introduzir muitas coisas prazerosas na sua vida que antes adiava. Mesmo em relação ao que já fazia, relata que pouco aproveitava, pouco "saboreava", deixando claro que hoje essas mesmas coisas são mais valorizadas e mais aproveitadas. Existe também uma mudança na percepção em relação ao trabalho, sendo que o paciente percebe que existem mais coisas boas a que se dedicar do que somente ao trabalho. Entende que isso não o impede de obter o mesmo resultado profissional e de atingir o seu objetivo de vida, e sim, que existe uma forma de realizar os seus objetivos obtendo mais prazer.

Podemos identificar também um processo de autoconhecimento e de autovalorização que adveio da experiência que o paciente passou. Mostra-se que tem conseguido viver com mais qualidade e tranquilidade, apreciando o presente.

É importante ressaltar que este relato trata-se apenas de uma vinheta clínica e de recortes de um depoimento, não se tratando de um estudo de caso realizado com várias sessões. O objetivo desse breve relato e exemplificar o processo de *benefit finding*.

CONSIDERAÇÕES FINAIS

É possível notar que diante da realidade do câncer existem efeitos positivos que podem ser encontrados pelos pacientes, sendo que se referem essencialmente às relações interpessoais, a mudanças comportamentais e a mudanças de prioridades e objetivos de vida.

As pesquisas mostram que o processo de *benefit finding* provavelmente depende de características pessoais, do contexto da doença e do ambiente social. Contudo, os estudos realizados nesta área são ainda muito limitados. Essas limitações fazem com que não haja ainda uma definição concreta sobre que procedimentos devem ser realizados na prática clínica com os pacientes oncológicos acerca dos efeitos positivos que podem ser relatados na experiência do câncer. Torna-se, portanto, importante que os profissionais de saúde estejam cientes de que estes efeitos existem e podem ser trabalhados no sentido de uma melhor adaptação à doença, resultando num processamento emocional e cognitivo mais produtivo. Auxiliar o paciente a fazer uso desses benefícios encontrados, como, por exemplo, através de mudanças nos comportamentos de saúde, desenvolvimento de melhores relacionamentos interpessoais e viver de acordo com os seus valores e prioridades pode ser benéfico para o próprio.

Espera-se que mais estudos sejam desenvolvidos no sentido de esclarecer as condições em que o *benefit finding* pode promover resultados adaptativos e de que modo pode ser melhor trabalhado nas intervenções psicológicas com pacientes oncológicos.

BIBLIOGRAFIA

Affleck, G.; Tennen, H. (1996). Construting Benefits from Adversity: Adaptational Significance and Dispositional Underpinnings. *Jounal of Personality 64* (4), 899-922.

Altmaier, B.; Garcia, C. (2007). Finding Benefit From Cancer. *Journal of Counseling Psychology 54* (4), 481-487. doi: 10.1037/0022-0167.54.4.481

Bower, J.; Meyerowitz, B.; Desmond, K.; Bernaards, C.; Rowland, J.; Ganz, P. (2005). Perceptions of Positive Meaning and Vulnerability Following Breast Cancer: Predictors and Outcomes Among Long-Term Breast Cancer Survivors. *Annals of Behavioral Medicine 29* (3), 236-245.

Calhoun, L.; Tedeschi, R. (1998). Beyond Recovery From Trauma: Implications for Clinical Practice and Research. *Journal of Social Issues 54*, 357-371.

Carver, C.; Antoni, M. (2004). Finding Benefit in Breast Cancer During the Year After Diagnosis Predicts Better Adjustment 5 to 8 Years After Diagnosis. *Health Psychology 23* (6), 595-598.

Chesler, M. (2004). Post-Traumatic Growth: Understanding a New Field of Research. *The Prevention Researcher.*

Cordova, M.; Cunningham, L.; Carlson, C.; Adrykowski, M. (2001). Posstraumatic Growth Following Breast Cancer: A Controlled Comparison Study. *Health Psychology 20* (3), 176-185. doi: I0.1037//0278-6133.20.3.176

Costa, R.; Pakenham, K. (2012). Associations between benefit finding and adjustment outcomes in thyroid cancer. *Psycho-Oncology 21*, 737-744.

Harding, S.; Sanipour, F.; Moss, T. (2014). Existence of benefit finding and post-traumatic growth in people treated for head and neck cancer: a systematic review. *PeerJ,2.*

Jansen, L.; Hoffmeister, M.; Chang-Claude, J.; Brenner, H.; Arndt, V. (2011). Benefit finding and post-traumatic growth in long-term colorectal cancer survivors: prevalence, determinants, and associations with quality of life. *British Journal of Cancer 105*, 1158-1165.

Lechner, S.; Zakowski, S.; Antoni, M.; Greenhawt, M.; Block, K.; Block, P. (2003). Do Sociodemographic and disease-related variable influence benefit-finding in cancer patients? *Psycho-Oncolog, 12,* 491-499. doi: 10.002/pon.671

Llewellyn, C.; Horney, D.; McGurk, M.; Weinman, J.; Herold, J.; Altman, K.; Smith, H. (2013). Assessing the psychological predictors of benefit finding in patients with head and neck cancer. *Psycho-Oncology 22,* 97-105.

Mols, F.; Vingerhoets, A.; Coebergh, J.; Poll-Franse, L. (2007). Well-being, posttraumatic growth and benefit finding in long-term breast cancer survivors. *Psychology and Health 24* (5), 583-595.

Rinaldis, M.; Pakenham, K.; Lynch, B (2010). Relationships between quality of life and finding benefits in a diagnosis of colorectal cancer. *British Journal of Psychology 101,* 259-275.

Saakvitne, K.; Tennen, H.; Affleck, G.(1998). Exploring Thriving in the Context of Clinical Trauma Theory: Constructivist Self Development Theory. *Journal of Social Issues 54,* 279-299.

Stanton, A. (2010). Positive Consequences of the Experience of Cancer: Perceptions of Growth and Meaning. In: Holland, J.; Breitbart, W.; Jacobsen, P.; Lederberg, M.; Loscalzo, M.; McCorkle, R. (Eds.). *Psycho-Oncology.* New York: Oxford, p.547-550.

Tedeschi, R.; Calhoun, L. (2004). Posttraumatic growth: conceptual foundations and empirical evidence. *Psychological Inquiry 15,* 1-18.

Tedeschi, R.; Calhoune, L. (2008). Beyond the concept of recovery: growth and the experience of loss. *Death studies 32,* 27-39. doi: 10.1080/07481180701741251

Thornton, A.; Owen, J.; Kernstine, K.; Koczywas, M. (2011). Predictors of finding benefit after lung cancer diagnosis. *Psycho-oncology 21,* 365-373.

CAPÍTULO 28
SER-COM-CÂNCER EM CUIDADOS PALIATIVOS E OS SENTIDOS DA ESPIRITUALIDADE: ESTUDOS CLÍNICOS DE CASOS

ANDRÉA CAROLINA BENITES
CARMEN MARIA BUENO NEME

Aos pacientes que,
apesar das dores da despedida,
ensinaram a venerar a vida,
a cultivar o amor,
e a semear a esperança!

INTRODUÇÃO

Em cada fase da doença (diagnóstico, tratamento, recidiva, cuidados paliativos), o câncer traz consigo mudanças diversas e, consequentemente, mobiliza recursos de apoio que buscam conseguir uma melhor qualidade de vida e o manejo de situações intercorrentes de estresse. Dentre tais recursos, os estudos destacam a espiritualidade enquanto um aspecto que propicia suporte e facilita a ressignificação das vivências de sofrimento do paciente e sua contínua adaptação às novas circunstâncias que se apresentam neste difícil contexto.

ESPIRITUALIDADE E ONCOLOGIA

Diferentes estudos têm demonstrado uma estreita relação entre a espiritualidade/religiosidade e a qualidade de vida de pessoas com câncer, revelando que essa dimensão pode influenciar positivamente na saúde e na qualidade de vida desses pacientes (Liberato, Macieira, 2008; Fornazari, Ferreira, 2010; Puchalski, 2012; Puchalski, 2013).

A espiritualidade se evidencia como um elemento essencial nos cuidados centrados na pessoa e no enfrentamento do processo de adoecimento por câncer, considerando todas as fases da doença até a fase final de vida. A espiritualidade pode influenciar o modo como o paciente enfrenta o processo de adoecer e suas repercussões, bem como a maneira com que atribui significados às suas experiências durante a trajetória de tratamento. O sofrimento espiritual requer cuidados e atenção, assim como qualquer sintoma físico, pois esse tipo de sofrimento pode influenciar o modo como o paciente vivencia e expressa sua dor. Pode-se estimar que intervenções que considerem a dimensão espiritual do paciente são tão necessárias e efetivas quanto as intervenções medicamentosas ou outras para o manejo da dor física. A vivência da dor espiritual pode ser mais insuportável para o paciente do que os sintomas físicos, em alguns casos, tal como relata Neme (2010). Frente a essas questões, o cuidado espiritual deve ser incluído no planejamento do tratamento do paciente oncológico, bem como deve ser realizada a inclusão de capelães e profissionais especializados neste tipo de cuidado na equipe de saúde envolvida com o paciente, a fim de promover estratégias para o manejo da dor espiritual e proporcionar melhor qualidade de vida para o paciente oncológico (Puchalski, 2012; Puchalski, 2013).

Guerrero et al. (2011) demonstraram, por meio de seus estudos, que a espiritualidade pode representar uma forma de enfrentamento efetiva do paciente perante o câncer, possibilitando que o próprio paciente atribua significado ao seu processo saúde-doença e que lute pela sobrevivência. O apego à fé diminui seu sofrimento, pois confere um senso de controle e reforça a manutenção da esperança.

Travado et al. (2010) investigaram o efeito da espiritualidade no manejo das implicações psicossociais de pacientes com câncer do sul da Europa. Desse estudo, participaram 323 pacientes com diagnóstico de câncer a partir de seis meses e foram utilizados instrumentos como: *Hospital Anxiety and Depression Scale* (HADS), *coping strategies* (*Mini-Mental Adjustment to Cancer* – Mini Mac) e o *Cancer Worries Inventory* (CWI), a fim de identificar as preocupações acerca da doença. A maioria dos participantes relatou receber suporte de sua espiritualidade e fé frente a sua doença. A espiritualidade foi significativamente correlacionada ao espírito de luta e a estratégias de enfrentamento, desempenhando um papel protetor frente morbidades, especialmente frente à depressão.

Além da importância da espiritualidade no manejo e enfrentamento do câncer, evidenciam-se estudos preocupados com a dor espiritual de pacientes com câncer em estado avançado da doença e o impacto em sua qualidade de vida. Delgado-Guay et al. (2011) investigaram a prevalência e intensidade da espiritualidade, religiosidade e dor espiritual, e como a dor espiritual estava associada com a expressão de sintomas, enfrentamento e qualidade de vida espiritual. Participaram do estudo cem pacientes oncológicos em estado avançado da doença atendidos no M.D. Anderson Cancer Center, em Houston, EUA. Utilizaram diversas escalas e instrumentos para a coleta de dados (ESAS, *Brief Cope*, HADS, *Systems of belief inventory* – 15R e Facit-Sp-Ex). A maioria dos participantes se declarou espiritualizado e religioso. A existência de dor espiritual foi relatada por 44% da amostra e foi associada à baixa percepção da religiosidade e qualidade de vida espiritual.

Ao descrever seu trabalho em psico-oncologia, analisando 130 casos de pacientes adultos com diferentes tipos de câncer, Neme (2005) relata que muitos pacientes em estágio terminal referiram benefícios em seus atendimentos psicológicos, relacionados à possibilidade de falar com alguém sobre seu sofrimento e sobre a possibilidade da morte, pois sentiam dificuldade e falta de abertura para tratar desse assunto com a família ou outros profissionais.

Trincaus e Côrrea (2007) descrevem um estudo que teve por objetivo compreender como os pacientes oncológicos em tratamento quimioterápico por ocorrência de metástase vivenciavam a possibilidade da morte. Nesse estudo, identificaram que a morte era referida, pelos pacientes entrevistados, de maneira implícita, vivida na impessoalidade e como um fenômeno naturalizado, que faz parte da existência de seres que são finitos.

A literatura nessa área ressalta a importância do planejamento da assistência para o manejo adequado da dor espiritual do paciente. O constructo acerca da dor espiritual e de suas repercussões abrange o conceito de "dor total", formulado na década de sessenta por Saunders, considerada a pioneira nos princípios dos cuidados paliativos, o qual pode envolver: o medo da morte; a perda de relacionamentos afetivos e familiares; a perda do propósito de viver e a perda de controle sobre a vida (Esslinger, 2004). Considera-se, portanto, a necessidade de implantação de serviços de cuidados paliativos na assistência em saúde, para o manejo e a amenização do sofrimento de pacientes com doenças que ameacem a vida.

CUIDADOS PALIATIVOS

O movimento dos cuidados paliativos começou na Inglaterra na década de 60 do século passado, com os trabalhos de Cicely Saunders, fundadora do primeiro *hospice* em Londres (Saint Christopher's Hospice), instituição que proporcionava um novo modelo, mais humanizado, de assistência aos doentes terminais. Atualmente, os cuidados de saúde relacionados ao *hospice* são realizados em domicílios ou em instituições especialmente preparadas para o cuidado oferecido a pacientes em fase final da vida, e os chamados cuidados paliativos são conceitualmente mais abrangentes do que os realizados no modelo dos *hospices* (Kruse et al, 2007).

Posteriormente a Saunders, no início da década de 70, Elisabeth Kubler-Ross publica seu livro *Sobre a morte e o morrer* (Kubler-Ross, 1998). Neste livro ela relata seu trabalho de mais de duas décadas com pacientes terminais nos EUA. Elisabeth Kubler-Ross expõe, em sua obra, as preocupações dos pacientes que estavam gravemente enfermos e em fase terminal. A partir de seu estudo e experiência ao lado do leito desses doentes, descreve estágios psicológicos que os pacientes terminais enfrentam, categorizando os mesmos como negação e isolamento, raiva, barganha, depressão e aceitação. A obra de Elisabeth Kubler-Ross levou a muitas reflexões sobre questões de vida e de morte entre os profissionais da saúde, ao demonstrar que os pacientes sentiam a necessidade de discutir questões relacionadas à morte e ao processo de morrer, e que necessitavam de cuidados diferenciados em seu último estágio de vida.

O conceito atual de cuidados paliativos, ou seja, sem finalidade de cura, segundo a Organização Mundial da Saúde (2007) abrange o oferecimento de programas efetivos de cuidado paliativo durante todo o curso da doença, desde a fase do diagnóstico até a fase final da vida do paciente, incluindo atenção e cuidados no pós-morte, ao englobar o atendimento no processo de luto dos familiares. O serviço de cuidados paliativos funciona num contínuo (diagnóstico – fase final de vida), intensificando o provimento do cuidado paliativo à medida que o paciente progride para o fim da vida. O controle impecável dos sintomas (de natureza física, psíquica, social e espiritual) é a base da prática dos cuidados paliativos, sendo que tais sintomas devem ser avaliados e registrados, de modo que a equipe multiprofissional possa acessar e interpretar corretamente esses dados. Preconiza-se a integração da equipe multiprofissional a fim de se elaborar um plano integral de cuidado, desde o diagnóstico até a morte e pós-morte do paciente (Maciel, 2008). De um modo geral, os cuidados paliativos envolvem o cuidado interdisciplinar focado na promoção da qualidade de vida do paciente e na identificação das necessidades físicas, emocionais e espirituais, bem como promove o suporte aos familiares (Hui et al., 2013).

O foco de atenção que inicialmente se concentrava no curar, se desloca para o cuidar, com a finalidade de proporcionar qualidade de vida e dignidade para a pessoa. Desse modo, o objetivo das ações da equipe se volta para maximizar as condições de tomada de decisões pelo paciente e sua família, desvinculando decisões finais tomadas exclusivamente pelo médico assistente. Trata-se de um modo de cuidar que se pauta na autonomia do paciente e não apenas no alívio de sintomas físicos, mas também no manejo de questões existenciais e espirituais diante do processo de morrer. A morte é encarada como um processo natural, a qual não deve ser prolongada e nem adiada. O que importa é propiciar qualidade no viver e valorizar a convivência com os entes queridos enquanto ainda há vida, controlando principalmente a dor e demais sintomas, considerando as diversas dimensões humanas: física, social, psicológica, familiar e social (Melo, Caponero, 2009).

Uma das premissas dos cuidados paliativos é a importância da dimensão espiritual do paciente e de seus familiares, bem como dos profissionais envolvidos no cuidado. O manejo desta dimensão está atrelado à identificação e conhecimento dos aspectos afetivos e crenças pessoais que propiciam sentido às experiências individuais. Trata-se, portanto, de um tipo de atenção em saúde, que se desenvolve enquanto um processo contínuo, durante todo o período da enfermidade, visto que a espiritualidade se evidencia como uma dimensão norteadora de sentidos para a vida e também para o processo de morrer.

A DIMENSÃO ESPIRITUAL E A BUSCA DE UM SENTIDO PARA A VIDA

Embora seja uma experiência extremamente impactante e adversa, a vivência do adoecimento por câncer, nas diversas fases da doença, também propicia a busca e o desenvolvimento de diferentes recursos de enfrentamento, muito frequentemente relacionados a aspectos espirituais e existenciais (Neme, 2005). Forgerini (2010) estudou a vivência de mulheres sobreviventes ao câncer de mama que estavam fora de tratamento de 5 a 35 anos e constatou que, embora as participantes tenham vivenciado longa trajetória de perdas e sofrimento devido ao adoecimento e tratamentos do câncer, mostravam-se existencialmente saudáveis. Essas mulheres aceitaram e se envolveram ativamente com o tratamento e a busca de cura, tendo se beneficiado do apoio social e familiar, da fé e da busca de significados para sua experiência. Ao enfrentarem sua doença e buscarem compreender suas vivências, as mulheres puderam se abrir às possibilidades existenciais atribuindo um novo sentido para a vida.

Frankl (1997), criador da Logoterapia ou "Terapia pelo sentido de vida", esclarece que o estabelecimento de um sentido de vida envolve o encontro de pleno sentido de significância e propósito nas circunstâncias vivenciadas, de modo que esse sentido de vida se expressa por meio de experiências e atitudes de valor e do pensamento criativo. Frente ao adoecimento por câncer, demandando a utilização de diversos recursos de enfrentamento, a espiritualidade se configura como uma dimensão que propicia aos pacientes o desenvolvimento da esperança, a possibilidade de atribuir significado para a doença e de encontrar um sentido para a vida, favorecendo, assim, o amadurecimento pessoal, o senso de integridade e o enfrentamento da situação vivenciada (Liberato, Macieira, 2008; Macieira, 2009).

Com referência ao sentido, Frankl (1993) postula que o homem o encontra em qualquer situação humana, em situações de sofrimento ou não, até mesmo em seu último momento de vida, sendo a tríade trágica (a dor, a culpa e a morte), um dos meios pelos quais o homem pode encontrar o sentido.

Ainda segundo Frankl (1978), o sentido da vida faz parte da realidade ontológica do homem, não estando necessariamente relacionado à cultura. Cabe ao próprio homem encontrá-lo, pois, apesar do sentido da vida ser universal, ele é único para cada ser humano, não podendo ser dado ou criado por alguém, e sim encontrado. Para alguns, o encontro do sentido pode se dar por meio de uma experiência de sofrimento, pelo amor, ou até mesmo por meio da vivência da terminalidade. Nesse sentido, a morte é encarada como parte da vida, e é por meio da experiência do "ser-ante-a-morte" que se pode também desvelar o sentido do viver (Frankl, 2003).

Ao abordar a dimensão espiritual e a experiência religiosa, Frankl (1993) considera a existência de uma diferença entre ambas. A experiência religiosa se configura como uma das manifestações da dimensão "noética", ou seja, espiritual. Essa dimensão envolve a vivência da liberdade e da responsabilidade, as quais se destacam como determinantes da existência. Para Frankl, o termo "espiritual" não implica necessariamente numa conotação religiosa, envolvendo também a autotranscedência, na qual o homem é direcionado para algo ou alguém fora de si mesmo, por meio da intencionalidade. Tal relação com o transcendente pode ocorrer "por meio da experiência do diálogo, no qual o transcendente é definido como um 'Tu'". Ao homem que experiencia tal possibilidade, Frankl o denomina de *homo religious*. Desse modo, o homem se torna apto a seguir sua própria vida, tendo uma missão a ser cumprida, a qual se dá por meio da busca dessa dimensão noética (Moreira, Holanda, 2010, p. 353).

Diferentes estudos têm demonstrado a importância da integração da dimensão espiritual no planejamento e na implementação dos cuidados aos pacientes com câncer avançado, porém, alguns deles também apontam dificuldades para a inserção desse tipo de cuidado na prpatica profissional, visto que implica numa mudança de paradigma na área da saúde. Pearce et al. (2012) investigaram se pacientes oncológicos estavam recebendo cuidado espiritual de acordo com suas necessidades e os efeitos deste cuidado. Identificaram que todos os pacientes tinham necessidades espirituais e a maioria desejava receber o cuidado espiritual da equipe de saúde, de comunidades religiosas e de capelães hospitalares. Porém, grande parte da amostra recebeu menos cuidado espiritual do que desejava, no período de hospitalização.

Balboni et al. (2013) realizaram um estudo com o objetivo de avaliar fatores que contribuem para o cuidado espiritual pouco frequente disponibilizado por enfermeiros e médicos nos cuidados a pacientes em fase final de vida. Entrevistaram pacientes e também os médicos e enfermeiros. A maioria dos pacientes considerou que o cuidado espiritual é um componente importante no tratamento do câncer oferecido pelos médicos e enfermeiros, porém, grande parte dos pacientes com câncer avançado não recebia qualquer forma de cuidado espiritual. A equipe de saúde reconhecia a importância desse tipo de cuidado, porém, justificava que não tinha treinamento específico para oferecer esse tipo de serviço e refletir acerca dessas questões.

Os benefícios decorrentes da implementação do cuidado espiritual aos pacientes em cuidados paliativos são destacados por todos os estudos encontrados sobre o tema, identificando-se, também, os desafios colocados aos profissionais de saúde que, como demonstrado por Neme et al. (2010), não recebem uma formação acadêmica que os prepare para lidar com a morte e suas circunstâncias, bem como não encontram, nos locais de trabalho, condições e espaço necessários para a abordagem de questões que permeiam os cuidados de pacientes em final de vida. Considera-se, portanto, os desafios pertinentes a esse campo de estudos, bem como as dificuldades para a inclusão da dimensão da espiritualidade na atenção e serviços de cuidados paliativos, especialmente no Brasil, onde ainda são escassas as instituições hospitalares que contam com serviços especializados de cuidados paliativos para pessoas com doenças graves ou no final de vida.

FENOMENOLOGIA: PRESSUPOSTOS FILOSÓFICOS E O MÉTODO FENOMENOLÓGICO EM PESQUISA

A fenomenologia surge inicialmente no início do século XX enquanto movimento filosófico com a obra *Investigações l*ógicas, de Edmund Husserl (1859-1938), rompendo com as especulações metafísicas abstratas da filosofia divulgada em sua época, e propondo uma "fenomenologia pura" e rigorosa. A fenomenologia se caracterizou como "movimento e método filosófico" diante dos questionamentos frente ao paradigma positivista em ciência, e como "escola de Filosofia" (Moreira, 2002). A fenomenologia questiona a ênfase dada pela ciência positivista do século XIX ao conhecimento exato, objetivo e neutro, o qual somente poderia ser obtido por métodos experimentais, baseados nas ciências naturais, como único caminho para se chegar a uma verdade (Bruns, 2011).

A fenomenologia envolve a busca do conhecimento das essências dos fenômenos e, para isso, Husserl propõe o "retorno às coisas mesmas" por meio da atitude fenomenológica. Esse processo implica o retorno às origens, tendo a própria realidade e a experiência em si como um dado. O "retorno às coisas mesmas" envolve o retorno ao mundo tal como ele se apresenta à consciência, de tal forma que a relação entre consciência e mundo é constituída de modo intencional, ou seja, é através da intencionalidade que percebemos e restituímos o mundo (Andrade, Holanda, 2010).

Para se compreender o fenômeno propriamente dito, é necessário que se utilize a redução fenomenológica. A redução fenomenológica é um recurso do método fenomenológico para se chegar ao fenômeno como tal, ou a sua essência, e pode ser sintetizada em dois princípios: um que rejeita tudo aquilo que não é verificado; e o outro que se utiliza da intuição originária do fenômeno imediato da vivência (Forghieri, 1993).

A redução fenomenológica não é uma abstração relativamente ao mundo e ao sujeito, mas uma mudança de atitude – da natural para a fenomenológica. A atitude natural não envolve reflexão, de forma que ignora a existência da consciência como "doadora" de sentido para tudo o que se apresenta no mundo humano. Já a atitude que caracteriza o método fenomenológico, baseia-se na reflexão sobre nossa vida cotidiana, na qual se revela a existência de nossa consciência. Por meio dessa atitude, deixamos de lado a nossa fé na existência do mundo "em si" (mundo dos objetos, independente do olhar humano) e todos os preconceitos e teorias que foram aprendidos no decorrer de nossa história, para podermos apreender o fenômeno tal como ele se manifesta e se revela na relação intersubjetiva sujeito-objeto (Forghieri, 1993). Para Forghieri, portanto, o método fenomenológico mostra-se útil para o estudo da condição humana, a partir da subjetividade e da intersubjetividade, possibilitando a compreensão dos sentidos e significados do fenômeno pesquisado.

O método fenomenológico busca a estrutura essencial do fenômeno pesquisado por meio da descrição das experiências vividas pelos colaboradores do estudo, ou seja, o mundo-vida se caracteriza como o mundo do pré-reflexivo, o vivido, o estar-no-mundo, sendo este mundo o real, aquele em que se vive e se adquire as experiências. O mundo vivido e suas experiências só podem ser apreendidos pelo próprio sujeito, porque a experiência e o sentido particular dependem do seu modo de ser no mundo. O objetivo do método é propiciar a constatação e a descrição do mundo-da-vida pelo viés do próprio sujeito. A descrição do vivido possibilita a ressignificação das vivências através do retorno da percepção e memórias do sujeito ao momento imediato (Forghieri, 1993; Andrade, Holanda, 2010).

A base do método fenomenológico é a pesquisa do vivido, e nem sempre este vivido é conhecido previamente pelo sujeito devido à falta de oportunidade de relatar sua experiência para outro que esteja aberto e facilite a descrição de sua vivência. O vivido só é acessado por meio da relação pessoal, quando é possível falar sobre a experiência no presente, resgatando sua história de maneira ilustrada e ressignificando suas experiências. Na pesquisa fenomenológica não existem sujeitos de pesquisa, mas sim colaboradores, cuja relação é estabelecida em conjunto: colaborador-pesquisador. Por meio de uma postura empática e de uma atitude de abertura ao fenômeno, a vivência da pessoa é revelada no presente de forma repentina e, muitas vezes, é descrita pela primeira vez, trazendo um caráter dialético e mobilizador à entrevista fenomenológica, numa pesquisa participante, em ação e interventiva (Amatuzzi, 2011).

SOBRE A INSTITUIÇÃO HOSPITALAR NA QUAL FOI CONDUZIDO O ESTUDO

A instituição em questão representa um serviço diferenciado em comparação aos demais hospitais que oferecem atendimento pelo SUS. Especificamente, a Unidade de Cuidados Paliativos destaca-se por se tratar de um hospital exclusivo para cuidados paliativos que se diferencia da grande maioria, que raras vezes oferece um serviço específico de cuidados paliativos e, quando o faz, é por meio da reserva de poucos leitos em hospitais gerais. Na Unidade de Cuidados Paliativos do hospital em questão, os pacientes têm a sua disposição quartos individuais ou com no máximo dois leitos, todos com ar-condicionado, com direito a um acompanhante em período integral e, não raro, com dois acompanhantes para auxiliar nos cuidados do ente querido. Os acompanhantes e os familiares que visitam o paciente durante o dia têm refeições a sua disposição em horário pré-estabelecido, abrangendo café da manhã, almoço, café da tarde e jantar. Ressalta-se, também, o acesso que pacientes e familiares têm aos médicos e demais membros da equipe. Num ambiente hospitalar tradicional é possível observar, muitas vezes, a permanência restrita do médico no hospital devido ao fato de que estes profissionais atuam em mais de uma instituição.

Na Unidade de Cuidados Paliativos onde o estudo se realizou, os médicos têm dedicação exclusiva ao hospital e remuneração compatível com essa realidade, possibilitando que paciente e família tenham contato constante com o médico responsável pelo caso, sanando dúvidas e expondo suas angústias quanto à evolução do quadro clínico. Além disso, contam com o acompanhamento de uma equipe multiprofissional completa, composta por psicólogos, assistentes sociais, médicos, enfermeiros, técnicos e auxiliares, fisioterapeutas, nutricionista, dentista, terapeuta ocupacional, musicoterapeuta, farmacêutico e fonoaudiólogos. Todo esse contexto diferenciado favoreceu a abordagem do tema deste estudo durante a própria rotina de atendimento aos pacientes pela psicóloga/pesquisadora.

SOBRE OS PACIENTES E FAMILIARES EM CUIDADOS PALIATIVOS

A observação cotidiana da primeira autora enquanto psicóloga-pesquisadora de um serviço de cuidados paliativos considerado referência na área possibilitou a constatação de que muitos pacientes chegam à Unidade já em estado crítico. Muitos dos pacientes vêm encaminhados pelos serviços de saúde de suas cidades, com histórias que revelam a longa trajetória de sofrimento para conseguir realizar exames necessários ao diagnóstico, além da inexistência de acesso a serviços preventivos em oncologia em suas cidades de origem.

Por outro lado, nos casos de diagnósticos tardios, os pacientes se deparam, repentinamente, com o diagnóstico de um câncer em estado avançado, impossibilitando tratamentos curativos, o que os lança, diretamente, em cuidados paliativos e frente à iminência da morte. Embora hoje a possibilidades de diagnósticos precoces de diversos tipos de câncer seja uma realidade, as doenças oncológicas ainda têm levado à morte milhares de pessoas por ano no país, devido aos diagnósticos tardios. Segundo Neme e Lipp (2010), evidencia-se a prática frequente de diagnósticos tardios dos cânceres, o que se configura um grave problema em nível de saúde pública no Brasil, agravado pela demora de acesso ao tratamento, após a realização do diagnóstico.

Quando o diagnóstico se deu já em estado avançado da doença, a notícia é profundamente impactante para os pacientes e seus familiares. As vivências de luto antecipatório mostram-se mais difíceis para os pacientes e seus cuidadores, bem como a aceitação das limitações, da progressão contínua do quadro clínico e da proposta de cuidados paliativos. Alguns dos familiares desses pacientes interpretam e sentem a proposta de cuidados paliativos como abandono de seu ente querido e um adiantamento de sua morte. Porém, conforme se inicia a atuação da equipe multiprofissional e se alcança o controle dos sintomas, os pacientes e seus familiares costumam ir compreendendo a proposta e, progressivamente, podem começar a lidar com suas perdas atuais diárias e futuras de forma menos dolorosa.

Nos casos em que a doença evolui rapidamente, após a morte do paciente, as famílias encontram muitas dificuldades para lidar com a perda e o luto. Apresentam, nessas condições, riscos e indícios para o desencadeamento de um luto complicado e, com frequência, necessitam de encaminhamentos para acompanhamento psicológico em suas cidades de origem. O luto envolve a construção de novos significados existenciais, num processo de profunda e sofrida transformação dos vínculos afetivos. O que diferencia um luto considerado normal de um luto complicado não é o tipo de emoções e sentimentos desencadeados pela perda ou o modo como as reações aparecem, mas sim, sua duração e intensidade. O processo de readaptação à vida após a perda se estende ao longo do tempo, evidenciando a dificuldade de aceitação, a tentativa de evitar a vivência da dor, a resistência em se desligar do falecido, bem como a repressão ou negação de importantes aspectos da perda.

O chamado luto antecipatório ocorre quando o paciente e os familiares sabem que a doença não tem mais cura e que a morte é próxima e inevitável. As necessárias readaptações e a elaboração dos sentimentos de perda vão sendo processadas durante a trajetória de agravamento da doença, muitas vezes acompanhada de muita dor e de grandes agravos à qualidade de sobrevida, o que vai facilitando a aceitação do prognóstico. A perda é simbolizada e gradualmente absorvida ao longo do tempo, sendo que este processo de luto pode se iniciar já a partir do diagnóstico de uma doença fatal, pelas perdas reais e simbólicas que o adoecimento representa para os pacientes e seus familiares (Bromberg, 1994; Fonseca, 2004).

Em seu trabalho de mais de vinte anos de atendimento psicológico de pacientes com diversos diagnósticos de câncer e de diferentes faixas etárias em estado terminal, ao longo do tratamento e no momento de morrer, assim como dando assistência psicológica aos familiares antes e após a morte do doente, Neme (2005), não raras vezes, ouviu de seus pacientes o desejo de que a morte os libertasse do montante de sofrimento já duradouro. Do mesmo modo, ao acompanharem a dor e o sofrimento de seus entes queridos, muitos familiares, no processo de luto antecipatório, vão aceitando a separação e, não raras vezes, manifestam não mais desejarem a manutenção da vida de seu familiar nas condições limitadoras e sofridas que se configuram, vivenciando a perda e o luto de modo menos doloroso (Neme, 2005). O que se observa também no estudo de Benites e Gaspar (2013), que relatam a importância da escuta aos pacientes nessa fase da doença para a ressignificação das vivências de sofrimento.

Na Unidade de Cuidados Paliativos na qual este estudo foi conduzido, os pacientes entrevistados estavam em acompanhamento psicológico pela psicóloga-pesquisadora e/ou iniciaram o acompanhamento a partir da entrevista para a pesquisa. O interjogo de papéis “psicóloga” do serviço e “pesquisadora” foi produtivo, pois permitiu aprofundamentos na entrevista para o estudo e, ao mesmo tempo, beneficiou a relação de ajuda da psicóloga no atendimento desses pacientes. O trabalho da psicóloga no contexto da rotina dos cuidados paliativos favoreceu a compreensão das vivências pesquisadas, dos pacientes e de suas peculiaridades.

Estar presente cotidianamente no contexto da pesquisa possibilitou adentrar nas especificidades da atuação, conhecer os diversos modos de se vivenciar o processo de morrer, bem como compartilhar as dores e os aprendizados proporcionados por esse processo, em que equipe e paciente se relacionam de forma profundamente próxima e humana. Vivenciar os desafios diários de todos os envolvidos possibilitou a ampliação do olhar diante do fenômeno pesquisado, permitindo sua apreensão em sua totalidade e especificidade.

A relação estabelecida entre a psicóloga-pesquisadora e os entrevistados auxiliou na delimitação das necessidades de atendimento do paciente e do foco terapêutico, e, também, ajudou a clarificar e aprofundar a compreensão das vivências relatadas, melhorando o próprio planejamento do acompanhamento psicológico dos pacientes internados na instituição. Para os pacientes, a entrevista repercutiu positivamente, auxiliando a criar um espaço de escuta para a ressignificação das vivências de sofrimento e aspectos saudáveis de suas vidas, o que foi facilitado pelo método fenomenológico. Para Forghieri (1993), o método fenomenológico favorece a relação interpessoal na entrevista, dada a atitude empática adotada e a abstenção de pré-julgamentos, criando um contexto de abertura, aceitação e reciprocidade. Tal abertura é condição essencial para a abordagem de um tema tão delicado, com pessoas em condição especialmente frágil e difícil.

ESTUDOS CLÍNICOS DE CASO

Ambos os casos relatados receberam acompanhamento psicológico na Unidade de Cuidados Paliativos referida e aceitaram participar do estudo, o qual foi aprovado pelo Comitê de Ética em Pesquisa da instituição (nº 07836212.5.0000.5437). Trata-se de uma mulher com diagnóstico recente de câncer avançado, e de um homem em tratamento há mais de dois anos. É apresentada uma descrição da trajetória hospitalar dos pacientes, bem como de suas vivências quanto ao processo de adoecimento, à hospitalização e aos sentidos atribuídos à espiritualidade, diante da possibilidade da morte.

Sofia: Ensino superior, orientadora educacional, 50 anos, casada, católica praticante.

Recebeu o diagnóstico há apenas quatro meses e, neste período, realizou neurocirurgia e passou por aproximadamente quarenta sessões de radioterapia. Morava a quilômetros de distância do hospital. Para poder se dedicar ao tratamento teve de se mudar, estabelecendo-se na cidade na qual se localiza o hospital. Veio com o marido e a filha, recebendo, neste período, o auxílio de uma parente com a qual tinha um vínculo afetivo significativo. Logo que chegou à Unidade de Cuidados Paliativos/Dor foi comunicada novamente sobre a progressão da doença e os resultados não satisfatórios de todo o tratamento pelo qual passou. Foi informada de que os mesmos seriam interrompidos devido à ocorrência de malefícios a sua saúde, mas que seriam tomadas medidas de conforto e preservação de sua qualidade de vida, apesar da progressão de sua doença. Nos primeiros dias de internação, Sofia estava acompanhada do marido, filha (dezessete anos) e sua familiar, e, durante este processo, recebeu a visita do filho mais velho que permaneceu na cidade de origem. Todos estavam entristecidos devido ao prognóstico reservado e às possíveis repercussões da evolução da doença. Uma semana após a entrevista, as limitações de Sofia se agravaram e a comunicação com a equipe e familiares ficou restrita a comandos gestuais e a uma difícil fala lentificada quando estava em estado de vigília. Devido ao tipo de câncer (glioblastoma multiforme) com irradiação no tronco cerebral, o avanço das limitações de Sofia foi rápido e incapacitante, e as crises convulsivas foram frequentes até ser encontrada a medicação adequada para sua contenção. Mesmo com a busca de contenção das crises, o risco de óbito era iminente.

Por meio do acompanhamento psicológico e da entrevista específica para o estudo (que se realizou após oito dias de internação), evidenciou-se que Sofia oscilava a todo o momento entre a constatação da irreversibilidade de seu quadro clínico e a esperança de melhora e retomada da vida. Frente à progressão da doença e limitações que desencadearam sua perda de autonomia e interrupção de seu projeto existencial, ora vivenciava intensa tristeza pela perda de controle sobre sua vida e pelo medo de deixar os familiares, e ora utilizava os recursos de enfrentamento disponíveis para ressignificar a experiência vivida, como o apoio e carinho propiciado pelos familiares. Sua fé e espiritualidade auxiliavam Sofia a ter esperança e a não se desesperar. A perda da autonomia foi muito sofrida para ela, algo de difícil aceitação, tendo em vista que se descreveu como uma pessoa muito ativa e dinâmica nos cuidados com os filhos, assim como muito determinada em seus objetivos e atividades profissionais. A rotina anterior de Sofia era intensa, conciliando o trabalho, os cuidados com a casa e com os filhos, além de exercer um lugar de mediadora na relação dos filhos com o pai e no cumprimento das regras familiares, ocupando um papel fundamental na educação dos filhos e na dinâmica familiar.

Na entrevista, retomou aspectos significativos de sua história de vida, mostrando-se como uma guerreira, alguém que lutou por suas conquistas no âmbito profissional e familiar, transmitindo importantes valores para os filhos, de acordo com sua experiência de vida, vivenciou momentos de ressignificação de sua vida e de seus valores. Ora se entristecia e ora manifestava sentimentos de desilusão, como se toda sua luta tivesse sido "em vão". Em outros momentos, fazia novas reflexões, conseguindo atribuir novos sentidos para a sua experiência. Valorizou a educação propiciada aos filhos e o orgulho pelo que alcançou até o momento. Mostrou esperança de alcançar uma melhora para continuar a ver os filhos crescerem e compartilhar de suas conquistas. Mencionou as novas maneiras de se relacionar com os familiares após a doença e a experiência de ser cuidada em vez de cuidar: "as coisas aconteceram, mas talvez fosse... pra melhor (se emociona). Mas o que me dá mais força são os filhos. Eu quero vê-los ainda bem grandes ainda... formados... se Deus quiser...".

Consciente de sua condição, frente à possibilidade da morte, Sofia lutava pela vida, amparada por sua espiritualidade que a fortaleceu desde o diagnóstico da doença, impulsionando-a a buscar seu sentido para a vida. Sentia-se "amparada por uma força divina" e apoiava-se em sua história espiritual pregressa para conservar a esperança, viver o momento presente e enfrentar o que estava por vir: "eu ia até à missa, participava, sabe, e me sentia aliviada... é o que tem me mantido em pé... a fé em Deus (se emociona)... de que uma hora as coisas vão melhorar... que a tempestade vai passar... [...] acreditar mais em Deus e ter fé, esperança de que as coisas vão melhorar [...] pedi muito a Deus para me dar força pra não ficar desesperada na frente deles (filhos)". Sua busca de sentido para a vida, relacionada à dimensão espiritual de sua existência, deu-lhe forças para lidar com a contínua progressão da doença. Sua fé se expressou por meio da esperança que Sofia mantinha em sua luta para continuar viva e obter uma possível cura e retomar sua convivência com os familiares. Revela-se, nos depoimentos de Sofia, a angústia de saber da incurabilidade de sua doença, bem como a negação parcial de sua realidade, evidenciada por relatos nos quais manifesta sua crença na cura e recuperação. A esperança de cura se configurou como um recurso necessário para o processo adaptativo em curso e para que suportasse o momento vivido. A espera de uma melhora proporcionava sentido para a continuidade da luta pela vida e para o fortalecimento dos vínculos familiares que ocorreu durante o processo de terminalidade.

Sofia revelou-se uma lutadora, buscando vencer, a cada instante, as intercorrências e constantes pioras, chegando, muitas vezes, a surpreender a equipe e seus familiares, pois seu quadro clínico oscilou por todo o período de 59 dias de internação. Neste percurso, a relação psicóloga-paciente foi profundamente empática, fluindo desde o primeiro atendimento psicológico e aprofundando-se na entrevista para o estudo e no decorrer dos demais contatos para seu acompanhamento psicológico e de seus familiares. Na sua última semana na enfermaria, Sofia entrou em fase final de vida e morreu de forma serena, com os sintomas controlados e com o marido e sua parente ao seu lado. A pesquisadora-psicóloga pôde se despedir da colaboradora-paciente no momento de sua partida e propiciar suporte psicológico para seus familiares no luto.

Marcos: Ensino fundamental incompleto, caminhoneiro, 71 anos de idade, casado, espírita kardecista não praticante.

Recebeu o diagnóstico de câncer gástrico há quase dois anos. Teve a indicação de um procedimento cirúrgico para retirar o tumor, mas soube pelos médicos que diante da gravidade da doença, a cirurgia tinha sérios riscos, principalmente de óbito. Diante das incertezas do procedimento, decidiu não realiza-lo e foi direcionado para outras modalidades de tratamento disponíveis para seu caso, como a radioterapia. O encontro com Marcos se deu quando sua doença se encontrava em estado avançado, com metástase pulmonar e no intestino. Permaneceu na enfermaria durante 42 dias, e neste período teve alta duas vezes para ficar em casa por alguns dias, conforme seu desejo de ficar perto da família. Conseguiu permanecer em casa apenas por dois dias devido à piora dos sintomas e às dificuldades da esposa (idosa) em manter os cuidados necessários em domicílio. Recebeu acompanhamento psicológico durante todo seu período de internação até o óbito, bem como sua esposa, que permaneceu como cuidadora principal durante todo o período até sua morte.

No início de sua trajetória no hospital, Marcos expressava preocupações com o futuro de sua família devido à iminência de sua morte, e enfatizava o desejo de passar alguns períodos em sua casa e aproveitar momentos com os entes queridos. Via o câncer como um castigo devido ao uso abusivo concomitante do cigarro e do álcool. Entrou na enfermaria com humor deprimido e frustração acentuada, levando-o, algumas vezes, a solicitar à equipe multiprofissional alguma substância que abreviasse sua vida, denominando a mesma como o "chá da meia-noite". Identificou-se que esse modo de ser e sentir do paciente se evidenciava nos momentos de piora dos sintomas, dentre eles, a falta de ar e os episódios de dor de difícil controle. O pedido de eutanásia significava um pedido de ajuda, desejando a morte como uma forma de finalizar um longo período de sofrimento, mais evidente no momento de intensa angústia e dor. Com a melhora dos sintomas e da dor, Marcos voltou a valorizar a vida, buscando novos modos de enfrentamento da situação vivenciada e atribuindo novos significados e sentidos para sua vida: "Eu continuo lutando para que eu consiga o meu objetivo... eu tô tentando pra o que eu quero, o meu objetivo. Eu sei que pra eu ir embora desse mundo está um pouco perto, mas eu queria continuar tentando até onde dá".

Vivenciar o processo de morrer fez com que Marcos buscasse novas formas de compreender sua vida, revalorizando os vínculos familiares e o momento presente, atribuindo novos valores e sentidos para a vida e expressando seu desejo de viver. Além disso, a vivência da iminência da morte propiciou o cultivo da esperança e a busca de um sentido para viver e lutar pela sua vida a cada dia, apesar de ter consciência da proximidade do desfecho final. Sua crença na sobrevivência pós-morte o auxiliou na elaboração de suas angústias relacionadas à possibilidade de morte, negando-a parcialmente e recebendo conforto com a ideia da continuidade da vida após a morte: "Depois que veio a doença eu comecei a ver... ah eu vi que tem esperança... em continuar vivendo mesmo que eu morra". Apesar de não se declarar adepto de nenhuma religião e se declarar simpatizante de algumas crenças da filosofia do espiritismo kardecista, o paciente revelou vivências de transcendência, calcadas no sentimento da existência de algo maior que si mesmo e um sentido último do viver, no intuito de atribuir a existência de uma força maior que si mesmo que norteia o existir de nós, humanos. Desvelou-se que a esperança e a luta diária pela vida que o paciente empreendia foram o que o auxiliou no enfrentamento do seu processo de morrer com dignidade e serenidade.

Conforme a equipe multiprofissional atuava, evidenciou-se um melhor enfrentamento do processo de adoecimento, tendo sido possível proporcionar momentos de escuta e compartilhamento de vivências. Com o controle de sintomas, foi possível proporcionar a ida para sua casa de acordo com seu desejo. Houve uma melhora de seu humor e o paciente mostrou-se bem-humorado e esperançoso, apesar da evolução negativa do quadro clínico. O espaço para o paciente falar das suas preocupações acerca da sua própria morte atenuou seus medos e angústias, possibilitando novas formas de compreender suas experiências passadas e as atuais. Alguns dias após a entrevista específica para o estudo, Marcos sofreu piora da falta de ar e foi necessário o uso da sedação contínua para a melhora do seu bem-estar geral e alívio dos sintomas. Ele faleceu cinco dias após a realização da entrevista, com a esposa a seu lado.

A análise dos casos descritos mostra o que Frankl (1978) postula, ou seja, a importância da dimensão espiritual do homem, já que é essa dimensão que leva o ser-no-mundo a questionar e refletir sobre o sentido de sua vida, buscando encontrar o para quê viver. Frankl mostra que tais questionamentos e buscas sempre estiveram presentes na história humana, em diferentes épocas e culturas, constituindo-se aspecto fundamental frente às vicissitudes da vida e, especialmente, frente às situações-limite da existência.

Sofia e Marcos se encontravam em uma situação limite, ou seja, com a possibilidade de morte. Ao deparar-se com sua finitude, o homem pode atribuir sentido e significados às suas experiências de vida. Conforme o ser-aí se reconhece como um ser-para-a-morte, ele se restitui com o seu poder-ser, permanecendo aberto aos seus projetos existenciais. Estando consciente da última possibilidade existencial, o ser humano se mantém aberto às experiências da vida, atribuindo a tais vivências seus sentidos e significados (Barbosa, 2010).

Segundo Heidegger (2005, p. 45), para o homem assumir seu existir autêntico e seu poder-ser mais próprio, bem como para poder-ser responsável por sua existência, é preciso conscientizar-se da morte como a possibilidade fundamental do homem. O autor acrescenta que: "o ser para a possibilidade enquanto ser-para -a-morte, no entanto, deve se relacionar para com a morte de tal modo que ela se desentranhe nesse ser e para ele como possibilidade". Para ele, o ser-para-a-morte é essencialmente angústia. Sendo essa angústia que acompanha nosso viver.

Para os pacientes do estudo, observou-se que o conscientizar-se da morte possibilitou a abertura à vida, e a buscarem sentido no sofrimento vivenciado, significando-se enquanto seres finitos, porém, ressignificando suas vidas, valores e vínculos afetivos. Deparar-se com a própria possibilidade de morte, nos remete a aspectos de nossa vida, a nossa trajetória existencial e ao projeto existencial futuro, processo no qual nossas crenças mais profundas e a nossa espiritualidade se tornam cruciais para a ressignificação do processo de adoecer e morrer (Benites, 2014).

CONSIDERAÇÕES FINAIS

O ser humano constitui-se uma totalidade biopsicossocial e espiritual e, como um ser-no-mundo, tem consciência de sua finitude. A angústia perante sua condição de ser-finito, bem como as buscas que empreende para lidar com ela, procurando sentidos para viver e morrer, criando e adotando crenças que o auxiliem em sua trajetória existencial enquanto um ser-para-a-morte, compõem a dimensão espiritual do homem. Por sua dimensão espiritual, o ser-humano questiona-se sobre a vida e atribui sentidos as suas vivências, especialmente as de sofrimento e dor. A doença significa uma situação-limite que remete o homem para sua condição de vulnerabilidade e mortalidade e o leva a reflexões frequentemente evitadas no seu cotidiano, pela angústia e desespero que pode experimentar durante a sua vida (Benites, 2014).

Na apresentação desses dois casos observaram-se as convergências e divergências das vivências de Sofia e Marcos. Ambos expressaram sua espiritualidade por meio da fé, da esperança de melhora de suas condições clínicas e da luta pela vida, manifestando um profundo desejo de retornar ao convívio junto aos seus entes queridos, e uma intensa preocupação com a vida dessas pessoas significativas após sua possível ausência. Porém, constataram-se algumas divergências quanto ao tempo do diagnóstico do câncer. No caso de Sofia, que teve um diagnóstico recente (quatro meses antes da entrevista), seus sintomas a incapacitaram em prazo curto de tempo, com perdas de sua capacidade funcional, de comunicação e, principalmente, de expressão por meio da fala, além da iminência de morte. Constatou-se que para Sofia a elaboração de sua condição de adoecimento e ser-para-a-morte foi consideravelmente sofrida e dolorida. Já Marcos, recebeu o diagnóstico há dois anos, o que provavelmente o auxiliou na elaboração das perdas funcionais e mudanças que o acompanharam com o tempo, bem como no deparar-se com sua condição de ser finito.

Para Marcos, foi possível uma constatação mais profunda de sua condição de finitude expressando-se em suas reflexões a respeito das crenças sobre o pós-morte e na busca da continuidade de seu projeto existencial por meio da crença da continuidade da vida após a morte, amenizando sua angústia do ser-para-a-morte. Condição que não foi possível de forma profunda por Sofia com o pouco tempo que lhe restava e as perdas de suas capacidades cognitivas e funcionais. Porém, cada um, a sua maneira, buscou ressignificar suas vivências de sofrimento, encontrando novas formas de ser-com os outros em sua existência.

O acompanhamento psicológico de pacientes em cuidados paliativos mostra que se pode extrair uma razão, um "para que" viver, por meio da experiência do sofrimento, buscando-se um sentido para a vida, a cada dia, a cada obstáculo na luta diária empreendida. Na qualidade de psicóloga e pesquisadora, identifico que vivenciar essa experiência trouxe ganhos e profundos aprendizados como ser humano e evidenciou a relevância de se oferecer um espaço qualificado de escuta e acolhimento das vivências ambivalentes de angústia, temor e esperança; de sofrimento; de alegria e de dúvidas; e de fé inabaláveis, bem como dos projetos existenciais e das crenças mais profundas sobre a vida e sobre a morte que estes pacientes expressam quando tem essa oportunidade. Assim como muitos pesquisadores e profissionais que se ocupam da etapa final da vida, concluo que a imersão nas experiências que permeiam o fenômeno da morte nos remete à veneração da vida e aos seus mais profundos significados.

*Agradecimento à Fundação de Amparo à Pesquisa do Estado de São Paulo (Fapesp) pela bolsa de mestrado concedida para a realização deste trabalho; e ao Hospital do Câncer de Barretos, a toda equipe da Unidade de Cuidados Paliativos.

BIBLIOGRAFIA

Amatuzzi, M. M. (2011). Pesquisa fenomenológica em psicologia. In: Bruns, M. A. T.; Holanda, A. F. (Orgs.). *Psicologia e fenomenologia: reflexões e perspectivas.* Campinas, SP: Editora Alínea, p. 17-25.

Andrade, C. C.; Holanda, A. F. (2010). Apontamentos sobre pesquisa qualitativa e pesquisa empírico-fenomenológica. *Estudos de Psicologia (Campinas) 27* (2), 259-268.

Balboni, M. et al. (2013). Why is spiritual care infrequent at the end of life? Spiritual care perceptions among patients, nurses, and physicians and the role of training. *Journal of Clinical Oncology 4* (31).

Barbosa, C. G. (2010). *A família e a morte: estudo fenomenológico com adolescentes, genitores e avós.* Dissertação de mestrado apresentada na Universidade Estadual Paulista (Unesp), Bauru.

Benites, A. C.; Gaspar, K. C. (2013). Atendimento psicológico domiciliar a pacientes oncológicos em cuidados paliativos. In: Angerami, V. A.; Gaspar, K. C. (Orgs.). *Psicologia e Câncer.* São Paulo: Casa do Psicólogo, p. 336-361.

Benites, A. C. (2014). *Vivências de pacientes com câncer em cuidados paliativos e o significado da espiritualidade.* Dissertação de mestrado apresentada na Universidade Estadual Paulista (Unesp), Bauru.

Bromberg, M. H. P. F. (1994). A Psicoterapia em situações de perdas e luto.

Campinas, SP: Editorial Psy II.

Bruns, M. A. T. (2011). A redução fenomenológica em Husserl e a possibilidade de superar impasses da dicotomia subjetividade-objetividade. In: Bruns, M. A. T.; Holanda, A. F. (Orgs.). *Psicologia e fenomenologia: reflexões e perspectivas.* Campinas, SP: Editora Alínea, p. 65-76.

Delgado-Guay, M. O. et al. (2011). Spirituality, religiosity and spiritual pain in advanced cancer patients. *Journal of Pain and Symptom Management 6* (41), 986-994.

Esslinger, I. (2004). *De quem é a vida, afinal?* São Paulo: Casa do psicólogo.

Fegg, M. J.; Brandstatter, M.; Kramer, M.; Kogler, M.; Haarmann-Doetkotte, S.; Borasio, G. D. (2010). Meaning in life in palliative care patients. *Journal of Pain and Symptom Management 40* (4), 502-509.

Fonseca, J. P. (2004). *Luto antecipatório.* Campinas, SP: Livro Pleno.

Forgerini, M. (2010). *Sobreviver ao câncer de mama: vivências de mulheres fora de tratamento e o fenômeno da resiliência.* Dissertação de mestrado apresentada na Universidade Estadual Paulista (Unesp), Bauru.

Forghieri, Y. C. (1993). *Psicologia fenomenológica: fundamentos, método e pesquisas.* São Paulo: Pioneira.

Fornazari, S. A.; Ferreira, R. E. R. (2010). Religiosidade/Espiritualidade em pacientes oncológicos: qualidade de vida e saúde. *Psicologia: teoria e pesquisa 26* (2), 265-272.

Frankl, V. E. (1978). *Fundamentos antropológicos da psicoterapia.* Rio de Janeiro: Zahar.

Frankl, V. E. (1993). *A presença ignorada de Deus.* Petrópolis: Vozes.

Frankl, V. E. (1997). *Em busca de sentido: um psicólogo no campo de concentração.* Petrópolis: Sinodal/Vozes.

Frankl, V. E. (2003). *Psicoterapia e sentido da vida.* São Paulo: Quadrante.

Guerrero, G. P.; Zago, M. M. F.; Sawada, N. O.; Pinto, M. H. (2011). Relação entre espiritualidade e câncer: perspectiva do paciente. *Revista Bras Enferm 64* (1), 53-59.

Heidegger, M. (2005). *Ser e tempo.* Petrópolis: Vozes.

Hui, D. et al. (2013). Concepts and definitions for "supportive care", "best supportive care", "palliative care", and "hospice care" in the published literature , dictionaries, and textbooks. *Support Care Cancer 21*, 659-685.

Kruse, M. H. L. et al. (2007). Cuidados paliativos: uma experiência. *Rev. HCPA.* Porto Alegre, 27(2), 49-52.

Kubler-Ross, E. (1998). *Sobre a morte e o morrer.* São Paulo: Martins fontes, 1998.

Liberato, R. P.; Macieira, R. C. (2008). Espiritualidade no enfrentamento do câncer. In: Carvalho, V. A. ; Franco, M. H. P.; Kovács, M. J.; Liberato, R.; Macieira, R. C.; Veit, M. T.; Gomes, M. J. B.; Holtz, L. (Orgs.). *Temas em psico-oncologia.* São Paulo: Summus, p. 414-431.

Maciel, M. G. S. (2008). Definições e princípios. In: Conselho Regional de Medicina do Estado de São Paulo (Cremesp). *Cuidado paliativo.* São Paulo, 15-32.

Melo, A. G. C.; Caponero, R. (2009). Cuidados paliativos: abordagem contínua e integral. In: Santos, F. S. (Org.). *Cuidados paliativos: discutindo a vida, a morte e o morrer.* São Paulo: Atheneu.

Moreira, N.; Holanda, A. (2010). Logoterapia e o sentido do sofrimento: convergências nas dimensões espirituais e religiosa. *Psico-USF 15* (3), 345-356.

Neme, C. M. B. (2005). Ganhos terapêuticos com psicoterapia breve em serviço de psico-oncologia hospitalar. In: Simon, C. P.; Melo-Silva, L. L.; Santos, M. A. e cols. *Formação em psicologia: desafios da diversidade na pesquisa e na prática.* São Paulo: Vetor, p. 39-68.

Neme, C. M. B.; Barbosa, C. G.; Taboriansky, D.; Figueiredo, P. C.; Kakuda, R. M.; Rebelo Júnior, S. L.; Paiva, M. M. (2010). O contato com a morte de pacientes no serviço de oncologia hospitalar. In: Neme, C. M. B. (Org.). *Psico-oncologia: caminhos e perspectivas.* São Paulo: Summus Editorial.

Neme, C. M. B.; Lipp, M. E. N. (2010). Estresse psicológico e enfrentamento em mulheres com e sem câncer. *Psicologia: teoria e pesquisa 26* (3), 475-483.

Pearce, M. J. et al. (2012). Unmet spiritual care needs: impact emotional and spiritual well-being in advanced cancer patients. *Support Care Cancer 20*, 2269-2276.

Puchalski, C. M. (2012). Spirituality in cancer trajectory. *Annals of Oncology 23* (3). Recuperado de: <http://annonc.oxfordjournals.org/content/23/suppl_3/49.full>.

Puchalski, C. M. (2013). Integrating spirituality into patient care: an essential element of person-centered care. *Polskie Archiwum Medycyny Wewnetrznej 123* (9), 491-497.

Travado, L. et al. (2010). Do spirituality and faith make a difference? Report from the Southern European Psycho-Oncology Study Group. *Palliative and Supportive Care 8*, 405-413.

Trincaus, M. R.; Côrrea, A. K. (2007). A dualidade vida-morte na vivência dos pacientes com metástase. *Rev. Esc. Enferm. USP 41* (1), 44-51.

World Health Organization. (2007). Cancer control: knowledge into action. *WHO guide for effective programmes*. Module 5: Palliative.

PARTE 9:
CINEMA, ARTETERAPIA E POESIA NO CÂNCER

CAPÍTULO 29
REFLETINDO O CÂNCER POR INTERMÉDIO DE FILMES

VALDEMAR AUGUSTO ANGERAMI

INTRODUÇÃO[7]

Cinema! Doces reminiscências
Das maravilhosas matinês dominicais
Da meninada torcendo fervorosamente pelos mocinhos
Do primeiro beijo
De como a vida passava pelas matinês
De uma magia que desde sempre me arrebatou
E certamente até os meus últimos dias
Valdemar Augusto Angerami

Sorvendo meu vinho e comendo nacos de queijo embebidos em azeite e molho de erva. Ouvindo Debussy[8]. Apetrechos indispensáveis em minha realidade de vida para me debruçar sobre o teclado e começar a escrever. Dessa vez, minha ousadia, sempre sem limites e até mesmo, muitas vezes, sem parâmetros de realidade, atreve-se a escrever um capítulo sobre a subjetivação a partir da análise de filmes que abordem o sofrimento do câncer. E, entre eles, tem uma obra de um dos principais diretores de toda cinematografia mundial, Ingmar Bergman[9], em *Gritos e sussurros*. Além do também

7 Gostaria de agradecer a André Soares e Paula Linhares Angerami pela gentileza de lerem os originais desse trabalho e tecerem sugestões que certamente contribuíram para sua formatação final.

8 Claude Achille Debussy (1862 – 1918) é um dos mais importantes compositores de música erudita contemporânea e de todos os tempos. Um de seus principais traços foi o inconformismo com as estruturas musicais vigentes. A música inovadora de Debussy agiu como um fenômeno catalisador de diversos movimentos musicais em outros países. No Brasil, vamos encontrar a influência na música de Heitor Villa-Lobos e Tom Jobim. Também no jazz a música de Debussy tem influência sobre os acordes dissonantes e a própria estruturação harmônica e melódica. Citação extraída do livro: Angerami, V. A. e Gaspar, K. C. (2013). *Psicologia e câncer*. São Paulo: Pearson Editorial.

9 Ingmar Bergman é sem dúvida alguma um dois maiores diretores de cinema de todos os tempos. Falecido recentemente aos 93 anos de idade havia parado de produzir filmes desconte

magnífico *O ruído do gelo*, do diretor Bertrand Blier, seguramente um dos filmes mais impactantes abordando a temática do câncer, pois configura a doença como um personagem que dialoga com o paciente questões pertinente a sua realidade de vida.

Se em trabalho anterior (Angerami, Gaspar, 2013), escrevemos sobre a subjetivação do câncer a partir de aspectos do paciente, da família e dos profissionais da saúde, agora estamos efetivando um trabalho que teve sua fundamentação a partir de filmes e que mostra o sofrimento e o desespero humano em toda sua dimensão.

PERCEPÇÃO, SENSIBILIDADE E EPISTEMOLOGIA

Vinho, queijo e um filme a nos maravilhar a vida...
Da vida que se transforma na emoção do cinema
Valdemar Augusto Angerami

A primeira questão que surge no dimensionamento da compreensão do câncer por intermédio de filmes é a epistemologia a ser adotada neste trabalho. Questões de como balizar os depoimentos de pacientes, ao longo de nossa prática profissional, com aquilo que é exibido nos filmes, surgem e praticamente nos deixam sem resposta e, até mesmo, atônitos. Como mera citação para contraponto de reflexão, a epistemologia genética talvez fosse mais fácil de ser enquadrada nos parâmetros de um capítulo que se propõe a balizar estudiosos da área. Trabalhar com análise qualitativa, em princípio algo mais simples por não tratar de tabelas estatísticas, grupos de controle etc., ao contrário, é muito mais complicado, pois simplesmente estamos reféns de análises que implicam diretamente no modo como nossa própria subjetivação apreende o fenômeno a ser analisado.

E embora já tenha sido dito exaustivas vezes que não há pesquisa com neutralidade absoluta, pois sempre estamos presos a interesses pessoais na condução de uma determinada pesquisa, quando se tangencia trabalhos com análises qualitativas, a coisa se complica de maneira insofismável. Nossa subjetivação determina por si mesma o que iremos validar ou priorizar em nossa conduta, e até mesmo como conduziremos os dados apreendidos. De outra parte, no entanto, não existe pesquisa neutra por mais apurados que sejam os instrumentos de análise a aferirem os resultados encontrados, pelo simples fato de que sem-

com a pressão econômica das grandes produtoras. Poucos autores penetraram a alma humana com a profundidade tal qual ele efetivou. Deixou uma obra cinematográfica indispensável a todos que de alguma maneira se interessem por cinema. Dentre suas principais obras podemos citar os seguintes filmes: *Gritos e Sussurros; Morangos Silvestres; Fanny e Alexander; o Ovo da Serpente; O Sétimo Selo; Sonata de Outono e Cenas de Um Casamento.*

pre temos a contaminação do olhar do pesquisador. Em se tratando de análise qualitativa, a epistemologia de análise se torna ainda mais complicada, pois tudo dependerá não apenas do olhar do pesquisador e de sua subjetivação, mas principalmente das condições de apreensão daquilo que vai ser analisado.

Ao se enveredar pelos caminhos de compreensão do câncer e de suas intercorrências, temos variáveis ainda mais complicadas, que vão desde uma avaliação precisa e absoluta sobre os determinantes de sua ocorrência, até aspectos totalmente obnubilados de atitudes dos profissionais da saúde junto ao paciente. É dizer que estamos diante de uma doença que, tanto pela compreensão de sua etiologia, como pelos procedimentos adotados em seu enfrentamento, não permite precisão mínima para determinar posturas mais coesas nesse sentido. E se é fato que vivemos uma era em que a velocidade das informações é fantástica, inclusive com acesso imediato a informações sobre qualquer doença e a medicação necessária para o enfrentamento, temos, de outra parte, uma total incerteza diante de algumas patologias, dentre elas o câncer.

O câncer não apenas continua a desafiar os pesquisadores que buscam compreendê-lo em direção a caminhos que levem a sua cura, como ainda se mostra intransponível com seus estigmas de morte e definhamento corpóreo. E como agravante temos a total falta de perspectiva de tratamento minimamente aceitável para a maioria da população.

Estamos diante de um desafio imenso, pois não só iremos trabalhar com questões envolvendo subjetivação, como iremos fazê-lo a partir de filmes. E isso trará um componente importante quanto a necessidade de cuidados para seus detalhamentos, pois, por mais apurada que sejam as análises que efetivaremos, é necessário redobrar a atenção para que a preciosidade do que é apreendido não se perca nessa passagem, da tela de projeção para o texto. Mas coragem para o enfrentamento de desafios é o que decididamente não me falta em meu percurso profissional.

E, ademais, a minha preocupação em meus escritos sempre foi produzir algo que efetivamente contribuísse para reflexão e aprimoramento daqueles que eventualmente se debrucem sobre os meus textos. E isso, evidentemente, implica em se atirar a desafios sem qualquer rede de proteção. Muito mais fácil seria produzir artigos para periódicos científicos com suas padronizações estanques e preocupadas apenas com o cumprimento dos aspectos normativos, sem qualquer questionamento sobre a relevância da publicação[10].

10 Nesse sentido é bastante ilustrativa a matéria do Washington Post em que são mostrados dois artigos científicos falsos, de autoria atribuída a Maggie Simpson e Edna Krappel, personagens de *Os Simpsons*, e aceitos e publicados em duas revistas científicas. Mais detalhes podem ser buscados no link: <www.washingtonpost.com/news/speaking-of-science/wp/2014/12/08/two-scientific-journals-accepted-a-study-by-maggie-simpson-and-edna-krabappel/>. Acessado pela última vez em 14/01/2015.

As revistas e periódicos científicos possuem em seu corpo editorial os chamados "pareceristas". Assim, denominados devido a sua função de dar pareceres aos artigos que são submetidos à apreciação do conselho editorial em busca de publicação. Então, são feitas sugestões, possíveis correções e a indicação das normatizações necessárias para publicação. Ou seja, os artigos são padronizados de tal forma que, independentemente da área de abrangência e da temática publicada, todos, absolutamente todos, se parecem na forma, na linguagem, na demonstração estatística, e, muitas vezes, até na exibição dos resultados. Tanto faz que o artigo seja da área de psicologia, psiquiatria, engenharia, direito, ginecologia etc., todos terão a mesma formatação, e sua leitura, além de cansativa, é muitas vezes estéril. A relevância de uma publicação também é algo relegado a segundo plano na realidade acadêmica, com inúmeros trabalhos em que o único objetivo é a obtenção de titularidade acadêmica de mestre, doutor, pós-doutor, mas poucas vezes a relevância do trabalho escrito e apresentado[11].

E na medida em que, na realidade acadêmica contemporânea, a publicação de artigos científicos é exigência para a qualificação do trabalho acadêmico, seja em nível de mestrado, doutorado ou pós-doutorado, a questão se torna ainda mais dantesca, pois o engessamento dos artigos científicos acaba sendo igualmente normatizado nas dissertações e teses acadêmicas.

A nossa petulância em escrever livremente se torna ainda mais irreal, pois não estamos apenas confrontando os princípios do academicismo, mas igualmente produzindo trabalhos em forma de livros que serão referências bibliográficas justamente no contexto acadêmico. Ou seja, fugimos da normatização acadêmica, mas igualmente produzimos material didático a ser referendado nesse contexto. E, particularmente, me parece completamente surrealista quando recebo homenagens acadêmicas, justamente por escrever de maneira distante dos padrões e normatizações impostos pelo cientificismo. Total sandice!

Mas é nesse panorama que estamos inseridos e nele temos de mostrar algo que seja verdadeiramente relevante no percurso de tentativa de compreensão do câncer. E, como todo trabalho escrito e publicado, saberemos de sua relevância e de seu alcance e abrangência apenas e, tão somente, quando ele for lançado ao mundo. Ou seja, quando já não é mais possível o acerto de detalhes que poderiam melhorá-lo e torná-lo ainda mais interessante e disponível. Evidentemente, que na reimpressão de todo e qualquer trabalho é possível se fazer acréscimos a partir das críticas e sugestões recebidas. Falo de seu percurso

11 Não podemos perder de vista que a maioria dos trabalhos acadêmicos em nível de mestrado e doutorado na área de psicologia da USP, uma das principais universidades da América Latina, é feita a partir de experiências com animais. Certamente, trabalhos que buscam apenas e, tão somente, a busca de titularidade acadêmica, jamais qualquer relevância social por menor que seja.

inicial que, por mais revisões que se faça antes da publicação, certamente é enriquecido após críticas e sugestões de leitores e profissionais da área.

Um aspecto bastante interessante deste trabalho consiste em apresentar um contraponto de análises cinematográficas com nosso olhar e subsídio teórico e filosófico. Merleau-Ponty (1999) dá contornos específicos a essa dramaticidade ao afirmar que a ciência não tem e não terá jamais o mesmo sentido de ser que o mundo percebido, pela simples razão de que ela é uma determinação ou uma explicação deste. Eu não sou um "ser vivo", ou um "homem", ou mesmo "uma consciência", com todos os cárteres que a zoologia, a anatomia social ou a psicologia indutiva reconhecem a esses produtos da natureza ou da história. Ou seja, sou a fonte absoluta das explicações sobre mim. Nesse sentido, as representações científicas, segundo as quais eu sou um momento do mundo, sempre são ingênuas ou hipócritas, porque elas subentendem, sem mencioná-la, essa outra visão, aquela da consciência, pela qual antes de tudo um mundo se dispõe em torno de mim e começa a existir para mim. E, na medida em que sou eu quem determino o meu ângulo de análise e explicação da ciência e de seus tentáculos, a minha reflexão é sobre um irrefletido que não pode ignorar-se a si mesmo como acontecimento. Ele se manifesta como uma verdadeira criação, uma inovação, por mais que existam centenas de trabalhos e publicações sobre o câncer.

Todas as explicações econômicas, sociais, jurídicas, psicológicas etc. de uma doutrina, teoria ou enunciado científico sempre são verdadeiras, já que o autor pensa sempre a partir daquilo que ele é: de seus valores de mundo, de suas crenças e de suas convicções pessoais, enfim, de tudo aquilo que faz parte do constitutivo de seu ser. Assim, a grande dificuldade é saber se o pensamento pôde algum dia deixar de ser inteiramente indutivo, e assimilar-se a uma experiência qualquer a ponto de se tornar verdadeiramente isento de valores pessoais do autor.

A realidade sobre a qual iremos transitar precisa ser descrita, não construída ou constituída. Os fatos que envolvem a patologia câncer estão sob nosso ângulo de análise e existem acima de qualquer outra concepção que se faça sobre eles. Assim, não podemos assimilar a percepção às sínteses de nossa análise, pois elas são da ordem do juízo, da formatação angular que estabelece critérios de análise e investigação conceitual. Não existe dificuldade para se entender como *Eu* posso compreender e pensar o *Outro*, seja ele portador de câncer ou não, porque o *Eu* e, por conseguinte, o *Outro* somos estalidos de uma mesma humanidade. Com suas diferenças, subjetivações, valores e concepções de mundo determinados a partir da historicidade pessoal de cada um, mas, ainda assim, no rol de uma mesma humanidade. É dizer que quando nos aproximamos da vivência de nossa humanidade, assumindo-a em toda a sua plenitude, estamos conferindo a nós essa condição humana de maneira irreversível.

Como meras citações podem fazer referência ao número de vítimas em uma determinada guerra civil. Digo, então, que em uma determinada guerra morreram cinco mil pessoas. Dessa maneira, estou falando de números, de algo totalmente frio e distante da realidade humana. No entanto, quando me aproximo de uma das vítimas em sua condição humana, na dor de seus familiares e amigos enlutados em um sofrimento intangível, concluo que a morte de uma determinada pessoa sempre é uma perda irreversível. Da mesma forma, quando falamos do câncer como sendo uma doença que está ceifando milhares de pessoas pelo mundo afora, não estou entrando em sua humanidade. Mas quando me deparo com uma determinada pessoa, com um doente e sua identidade, valores culturais, sociais etc., ocorre, então, uma situação de sofrimento que traz a dor em sua condição de humanidade de modo muitas vezes desesperador. O paciente, em sua unicidade de sofrimento, envolvendo familiares e todo seu círculo social, sempre é alguém quedado em dor e que está necessitando de acolhimento em determinantes nas quais a emoção sempre está acima de qualquer balizamento científico, teórico ou mesmo reflexivo. São detalhes, fragmentos tão pequenos que se somam e fazem da própria vida que se esvai pelo câncer algo que os postulados acadêmicos não conseguem definir, por mais qualificados que possam ser. Somos igualmente esse fragmento que se dilui com a vida desse paciente, que em sua morte também leva algo de nós. Não podemos conceber sofrimento sem, igualmente, não nos atermos ao fato de que o simples convívio com esse paciente nos traz, de modo inquebrantável, a possibilidade de câncer em nossas vidas. E com essa possibilidade, os medos e angústias que advêm dessa projeção.

Esse trabalho tem a intenção e também o atrevimento de descortinar um pouco desse sofrimento. Um bocadinho que seja das angústias e ansiedades presentes nesse contexto de desespero. Tanto no paciente e seus familiares como também nos profissionais da saúde.

SOBRE CINEMA E CÂNCER

Olhar em torno de si é viver livre. O cinema que reproduz a vida deve, então, filmar as personagens que olham em torno de si[12].

Jean-Luc-Godard

12 Jean-Luc Godard é um dos maiores cineasta de todos os tempos. Um dos remanescentes do Cinema *Noir* francês, e um dos poucos diretores míticos que ainda está em atividade. Dentre seus filmes, podemos destacar: *Simpathy for the Devil; Jê Vous Salie Marie; Mozart Para Sempre e A Nossa Música*. Também tem várias publicações na *Cahiers Du Cinema*, publicação francesa que recentemente completou cem anos e é um dos principais veículos de crítica cinematográfica.

Ao falarmos na possibilidade de compreensão do câncer por intermédio de filmes, temos, então, uma relação em que nossa subjetivação se lança ao encontro do enredo e nos tira de nossa passividade de espectador para nos tornar parte inerente ao próprio desenvolvimento da trama. Fazemos referência a filmes que com conteúdos que fogem do escopo de filmes meramente comerciais, sem qualquer outra preocupação que não o lucro fácil. Filmes com produção meramente mercadológica se caracterizam, geralmente, por apresentar uma visão adocicada da realidade, sem nenhuma preocupação com mensagens e mesmo profundidade de seus conteúdos. Embora existam muitas correntes que afirmem ser possível encontrar nesses filmes pontos de reflexão profunda sobre a condição humana, cremos que isso é um trabalho de garimpo muito difícil numa área, muitas vezes, estéril.

Deixamos de ser alguém que participa da trama apenas como observador, e que após a exibição, simplesmente segue sua vida sem qualquer afetação pelo que foi exibido. Ao contrário, uma trama cinematográfica que nos atinge no âmago de nosso ser e nos transforma, lançando-nos em um turbilhão de emoções, nas quais somos reféns do que está sendo exibido e dos sentimentos que experimentamos nesse ato, e que, muitas vezes, se imbricam e nos deixam sem uma linha divisória clara entre nós e o filme. Ou seja, é dizer que um adolescente que ainda não descobriu a própria sexualidade não experimentará excitação diante de cenas eróticas, pois isso ainda nada atua sobre seu campo perceptivo e sensorial.

Alguém que se identifica com o enredo de um determinado filme por ter em sua vida experiência semelhantes, certamente terá reações e emoções bem diferentes de outro espectador que, embora esteja sendo lançado a tais emoções no desenrolar da trama, não traz em sua vida as marcas do que está sendo projetado. Como citação, basta se pensar em um espectador judeu que tenha vivido na própria pele as atrocidades da Segunda Guerra Mundial, tendo, inclusive, perdido familiares e amigos. Certamente, sua emoção será diferente de outro espectador que conhece a dramaticidade dessa realidade apenas pelo filme exibido. É dizer que um determinado filme sempre irá provocar reações diferentes em diferentes espectadores. E por mais que os diretores responsáveis por uma determinada produção cinematográfica se emprenhem para que a linguagem atinja o espectador da maneira mais próxima àquela concebida por eles, ainda assim, a repercussão sobre o espectador dependerá de tantas variáveis que esse intento torna-se praticamente impossível. Um claro exemplo dessas citações é o filme *A Vida é Bela* (*La Bella Vita*), do diretor Roberto Benigni, que foi concebido como uma comédia que se passa um campo de concentração onde um prisioneiro esconde o filho da vigilância nazista, e vivem assim situações recheadas de humor. O título do filme, inclusive, faz alusão à possibilidade de se ter prazer, mesmo em um campo de concentração. A reação dos judeus à película foi de total ensandecimento, por não aceitarem que alguém pudesse conceber algo cômico a partir de uma realidade tão cruel e que levou tantas pessoas à morte das formas mais horrorosas possíveis. Inclusive, além dessa indignação e comoção, o filme foi execrado publicamente por diversas personalidades notórias dessa comunidade. Ou, ainda, o filme *Edward Mãos de Tesoura* (*Edward Scissorhands*), do diretor Tim Burton, concebido apenas para ser um filme de mero entretenimento, e que, ao contrário, se tornou um *cult* de profundas reflexões sobre a condição humana, principalmente, sobre o diferente e seu empenho em ser aceito socialmente. A trama mostra uma vendedora de produtos Avon que, acidentalmente, descobre Edward, jovem que mora sozinho em um castelo no topo de uma montanha, criado por um inventor que morreu antes de dar mãos ao estranho ser que vive com enormes lâminas no lugar delas. Isso o impede de se aproximar dos humanos, a não ser parar criar revolucionários cortes de cabelos. Ele, no entanto, dá vazão a sua solidão ao podar a vegetação em forma de figuras ou esculpir lindas imagens no gelo. Apesar de sua fragilidade e meiguice, Edward é vítima de sua inocência e, se é amado por uns, é perseguido e usado por outros.

Temos, ainda, o fato de que não somos a mesma pessoa em circunstâncias de vidas diferentes. Assim, algo que me encantava em um determinado período deixa de ser interessante em um momento seguinte. Da mesma forma, diante de uma trama cinematográfica, nossas condições de vida certamente irão moldar nossas reações diante do que é exibido. Não tenho como ter reações previsíveis, ainda que conheça o enredo de modo apriorístico. Tal como naquelas situações em que vou assistir a um filme elaborado a partir de um romance que já tive a oportunidade de ler. Embora saiba o desenrolar da trama e até mesmo o desfecho final, o modo como sou projetado no filme dista completamente da maneira como a leitura me projeta nesse mesmo enredo. E até mesmo o argumento abundantemente propagado de que a leitura é sempre mais fascinante do que o filme, pelo fato de criarmos em nosso imaginário a configuração dos locais descritos, as características dos personagens etc., ainda assim, a surpresa da emoção diante da projeção cinematográfica não é jamais previsível.

Merleau-Ponty (1969) coloca que toda vez que consigo observações interessantes é porque não me contentei em operar a partir da coincidência com meus sentimentos, e consegui estudá-lo como um comportamento, como uma modificação de minhas relações com outrem e com o mundo, ou seja, consegui imaginá-lo como imagino o comportamento de outra pessoa ao qual testemunho. É dizer que uma análise crítica e mesmo sensitiva não pode prescindir de um distanciamento suficientemente apurado que não impeça o detalhamento de partículas pormenorizadas na exibição cinematográfica.

Um filme não pode ser visto apenas como uma justaposição de imagens, embora sua elaboração tenha esse quesito em seus constitutivos. O sentido de uma imagem depende de outras que a precederam, e a sucessão transforma essa realidade em algo uniforme, que constitui a trama do filme. Merleau-Ponty (1969) coloca que um filme sonoro não é um filme mudo acrescido de sons e palavras, unicamente destinados a complementar a visão cinematográfica. O vínculo entre o som e a imagem é muito mais estreito, e esta última se transforma com a proximidade do som. Isso se evidencia claramente em filmes dublados, nos quais as falas não sincronizam com as articulações labiais, e mesmo as vozes escolhidas não combinam minimamente com os próprios personagens.

De outra parte, Godard (1969) escreve que não é em termos de destino e de liberdade que se avalia a direção cinematográfica e, sim, pela força que tem o engenho de se lançar sobre os objetos com uma invenção perpétua, tomando o modelo da natureza, e ser levado à necessidade de embelezar as coisas que exibe de modo esparso, ao oferecer, por exemplo, a um fim de tarde, esse ar endomingado de lassidão e felicidade. Seu objetivo não é de exprimir, mas de representar. Dessa maneira, em um filme somos incitados a perceber toda a dimensão da emoção que vai deste à configuração dos personagens, até a construção das imagens que compõem a trama, a partir de componentes como os sons e os planos de câmera. Assim, alguns cineastas transitam livremente em seus universos de criação com a trama passeando ao seu bel prazer em montagens, sem dúvida, desiguais, mas decididamente sensíveis à tentação do acaso[13]. Existe ainda outro grupo que trabalha com planos mais rigorosos e movimentos de câmeras, não apenas de uma precisão inusitada nos palcos de filmagens, mas que possuem o seu próprio valor abstrato no espaço cinematográfico[14].

Um filme sempre é um momento de emoção que nos toca a alma, e isso certamente ganha uma amplificação imensurável quando ele aborda temas pungentes e carregados de grande emoção. A ideia do filme como mero entretenimento se esvai quando temos diante de nosso campo perceptivo algo que nos toca de modo irrebatível, e que determina por si novos constitutivos à própria vida. Filmes que trazem em sua trama a temática do câncer, por si, já desvelam emoções que vão além do momento de exibição e se espraiam, muitas vezes, por toda a vida. Reflexões e ensinamentos que transbordam da tela de exibição e nos penetram de modo a nos deixar à mercê dos fatos e simplesmente mergulhar em um universo trazido pelo filme e que passará a fazer parte de nossa vida de modo inextricável.

Almodóvar, *apud* Angerami (2014), coloca que um filme é uma obra de arte quando a sua fotografia, a sua trilha sonora e seu enredo causam uma experiência profunda no espectador que impõe seu ritmo assim que o filme

13 Nesse grupo podemos citar Rosselini, Fellini, Bergman, Tornattore, Bergman, Almodóvar, Wins Wenders, Fassbinder e Godard..

14 Nesse outro grupo podemos citar Visconti, Hitchcock, Pasolini,Coppola, Kubrick, Bellocchio, Altman e Manoel de Oliveira.

começa a ser rodado – e é necessário segui-lo de forma muito concreta –, o que impede de voltar atrás ou de desenvolver um objeto paralelo, secundário. É dizer que o filme nos lança a situações que transcendem nossa própria condição de vida, e as circunstâncias que incidem sobre sua realidade existencial. E isso verdadeiramente é que faz do cinema algo irrebatível e que sempre nos promove emoções e sentimentos inefáveis.

Desde muito tempo, adquiri o hábito de ver um mesmo filme várias vezes para poder apreciar os detalhamentos técnicos, pois, da primeira vez, sempre somos reféns do enredo. E a preciosidade dos detalhes técnicos requer que se aprecie a trama sem o envolvimento que o enredo propicia num primeiro momento. Assim fizemos com os filmes analisados neste trabalho, visando, principalmente, a uma ampla percepção de sua amplitude e abrangência.

DESCRIÇÃO E ANÁLISE DE ALGUNS FILMES

Não posso filmar uma história na qual não acredito. Começo a me interessar pelas personagens quando as vejo, quando sei aquilo que podem ou não podem fazer

Alain Resnai[15]

Nesta parte do trabalho, faremos uma análise descritiva de três filmes, bem como citaremos outros que igualmente abordam o câncer. Escolhemos alguns para análise segundo critérios meramente cinéfilos e subjetivos, e evidentemente os demais citados e aqui não analisados não podem ser depreciados por essa razão. Buscamos focar análises que, além de mostrar os desdobramentos do câncer, também apresentam detalhes da grandiosidade presente em uma produção cinematográfica. Um desses filmes, *Invasões Bárbaras*, mostra além do drama de um paciente vitimado com câncer um sistema de saúde totalmente caótico, em que pese a trama se passar no Canadá, paradigma de atendimento de saúde pública de qualidade. No entanto, se ao invés do Canadá estivéssemos descrevendo a realidade do SUS no Brasil, certamente a trama estaria mais bem definida em nosso imaginário. Frise-se, ainda, que esse filme dificilmente está presente nas listas de filmes sobre câncer, pois não aborda apenas o sofrimento do paciente em si, como também mostra filigranas, inclusive de corrupção e de diversas formas de suborno utilizados para que o paciente pudesse ser atendido de modo satisfatório.

---

15 Alain Resnai é um dos grandes diretores franceses que fizeram parte do chamado Cinema *Noir* francês. Seu nome figura entre os principais diretores de toda a história do cinema. Dentre suas principais obras citamos *Hiroshima, meu amor, Meu tio da América, Eu te amo, eu te amo, A guerra acabou, Vietnã.*

E tal como em trabalhos anteriores (Angerami, 2014), em que a ideia inicial era apenas a utilização de filmes para elucidar discussões temáticas sobre os diferentes desdobramentos da área da saúde, certamente o raio de ação dessas análises atingirá outros limites além dessa área. A análise será dividida em duas partes, descrição da trama e enredo, análise cinematográfica e de conteúdo.

Filme – A Luz do Caminho (Camino)
Distribuição: Paris Filme
Direção: Javier Fesser
Fotografia: Alex Catalan
Montagem: Javier Fesser
Música: Rafa Arnau e Mario Gosalvez
Direção de arte: Cesar Macarron
Elenco principal: Nerea Camacho, Carme Elias, Mariano Venâncio, Manuela Vellés.

Descrição da trama

A trama mostra a história de Camino, uma menina de onze anos, portanto, em transição entre a infância e a adolescência. O filme situa sua vida nos conflitos desse período entre os flertes com os meninos da escola e também as dúvidas sobre como participar do teatro da escola, aula de dança etc. E ao mesmo tempo em que descobre as delícias de uma paixão amorosa é obrigada a conviver com a morte que se aproxima de modo impiedoso.

De uma família católica em que a religiosidade extrema está acima da concepção usual da religião como principal sustentáculo usado pelo ser humano para a negação da angústia maior da vida, a morte. Assim, tudo é colocado como sendo vontade de Jesus, do Espírito Santo, da Virgem Maria e dos poderes cristãos em geral. A mãe é a mais fervorosa na aceitação dos dogmas católicos, valor que impõe a todos os membros da família, e até mesmo ao marido, que, muitas vezes reticente a esses princípios, acaba cedendo. O que não é mostrado com clareza é se essa aceitação do marido se dá por um traço de sua personalidade, ou simplesmente por aceitar o curso dos fatos.

Camino tem uma irmã mais velha, de nome Núria, a quem chama docemente de Yeye, que seguiu para um convento para dedicar-se à vida religiosa. E Camino sempre cita a decepção que a irmã teve com um namorado que viajou e nunca escreveu para ela. No entanto, esse namorado havia escrito várias cartas que foram bloqueadas pela mãe com o intuito de afastar a filha das tentações mundanas. São mostradas algumas cenas dessa irmã em sua formação religiosa dentro da rígida disciplina imposta aos que optam por esse caminho.

Afasta-se de sua família, e apenas ocasionalmente visita os familiares, sempre em nome do desapego e renúncia a esses valores familiares impostos pelos responsáveis por sua formação religiosa.

Camino, de início, começa a manifestar dores na coluna, pontadas esparsas que provocam incômodo. Os pais levam-na ao médico que, diante de radiografia, recomenda tratamento de fisioterapia com o intuito de alívio das dores. E nada, as dores continuam a aumentar e outro especialista é procurado. Novos exames constatam a fratura de uma das vértebras, o que já provoca surpresa, deixando todos atônitos, pois Camino não havia tido nenhuma queda ou acidente para justificar a fratura. Intervenção cirúrgica e a constatação de que a fratura havia sido provocada por um tumor que ela possuía entre os ossos e que, ao crescer, provocou a lesão nos ossos. A partir de então, com a confirmação do diagnóstico de câncer, um rabdomiossarcoma,[16] um dos mais severos registrados pela literatura médica, tudo muda e a estrutura familiar se desarranja diante desse fato.

Paralelamente ao descobrimento da doença, Camino ainda frequenta a escola e tenta viver sua vida de jovem estudante entre as escolhas do possível papel em uma peça de teatro que estava sendo montada na escola e outras atividades que realizava. E a mãe tem sua religiosidade se antagonizando a todos os projetos de Camino, como se tudo que não estivesse dentro de seu catolicismo fosse obra ou tentação imposta pelo demônio. Com o agravamento de sua doença, Camino vai ficando cada vez mais à mercê dos fatos, e tenta de todas as formas preservar sua rotina escolar apesar de tudo. No entanto, o diretor espiritual de sua mãe aconselha que eles levem sua filha para tratamento em Pamplona, pois lá teria um centro especializado em que o tratamento, além de mais humano, era também ponteado pelos princípios do cristianismo católico. O pai reluta principalmente pelo custo financeiro dessa mudança, pois eles viviam em Madrid e lá o hospital em que a menina se tratava era coberto por seu plano de saúde. A mudança de cidade e de hospital implicaria em custos altíssimos a sua realidade financeira. Não houve jeito, pois a mãe influenciada por seu mentor espiritual, e ajudada financeiramente por sua irmã que também morava em Pamplona, conseguiu a remoção de Camino para a cidade, onde se situava também o convento em que Núria estudava.

16 Rabdomiossarcoma câncer que acomete crianças e adolescentes é raro e, nos Estados Unidos, por exemplo, responde por 1% do total de casos da doença. Por aqui, ele é igualmente raro e apenas 1 entre 600 crianças e adolescentes vão desenvolver a doença. Os tipos de câncer que aparecem em crianças e adolescentes são diferentes dos que acometem os adultos. E, embora existam exceções, os cânceres infantis respondem bem à quimioterapia, que costuma ser bem tolerada pelas crianças. Mas como a quimioterapia tem efeitos de longo prazo, crianças que passam pelo tratamento precisam ter acompanhamento pelo resto da vida. Recuperado de: < www.accamargo.org.br/tudo-sobre-o-cancer/rabdomiossarcoma/35/>. Último acesso em 01/02/2015.

Os colegas de escola visitam Camino em sua casa, e prometem novas visitas e até mesmo a partilha das atividades escolares, fato que é interrompido pela mudança que ocorreria nos dias seguintes a essa visita. Camino é transferida para o hospital de Pamplona, e lá a doença adquire força e vai consumindo totalmente sua vitalidade. Perde os cabelos e fica imóvel em cadeira de rodas, e em sua cama. E sempre sendo induzida a agradecer a Deus por essa provação e por ter missa realizada em sua intenção. E assim seguimos até o final com sua morte sendo entusiasticamente louvada pelo novo diretor espiritual de sua mãe, que também é o capelão do hospital, devido a maneira como a menina resistia ao sofrimento e como jamais deixou de louvar a Deus apesar de tudo. Esse religioso, inclusive, diz à mãe que em uma reunião religiosa seu caso foi colocado para ser canonizada, pela serenidade com que louvava a Deus em meio ao sofrimento.

Apenas com o pai podia questionar essa vontade soberana de Deus, dizendo que por mais que rezasse e pedisse, o que recebia eram mais dores e sofrimento. Dizia também que esse Deus não ouvia quando ela pedia para si mesma, atendia apenas quando pedia para outras pessoas, e faz referência a uma enfermeira que estava separada do marido com quem tinha se reconciliado graças a suas preces. Camino tem muitos pesadelos em que um anjo da guarda aparece em semblante severo e sombrio, mais do que alívio e proteção provoca temor e sofrimento. E assim segue sem seu calvário sem ter nada para obstruir seu caminho de sofrimento e dor.

Em um determinado momento, o pai procurando por documentos em casa encontra em uma caixa de joia da esposa as cartas enviadas pelo namorado de Núria e que haviam sido bloqueadas e escondidas pela mãe. Resolve, então, entregá-las pessoalmente para a filha. Ao chegar a Pamplona, encontra Núria no hospital e diz que tinha algo para lhe entregar e que estava no carro. Ela diz que não pode esperar e vai embora. O pai, posteriormente, dirige-se ao convento em Pamplona com as cartas em mãos. É atendido pela madre superiora que diz que sua filha não estava presente, embora a mesma estivesse e ouvisse todo o diálogo dos dois. Entrega as cartas e também um violão, a madre superiora recebe as cartas e diz que o vilão não pode entrar naquele recinto. Mas depois de ler e analisar o conteúdo dessas cartas também não as entrega para Núria, e coloca-as em um prontuário fechado sigilosamente a sete chaves, local em que estão guardados outros objetos de sua vida pregressa. E assim ela continua sem saber da existência dessas cartas. O violão é deixado então no quarto de Camino. O pai é muito amoroso com as filhas, apesar da tentativa da mãe de afastá-lo e provocar a imagem de que ele era ausente, ou mesmo omisso. E isso tudo em razão de seus valores religiosos.

Camino pede ao pai que a leve para Viena. O pai fica atônito, pois sequer a filha conseguia se mover, como fariam, então, para viajar? Pergunta a ela como ele poderia levá-la, ao que Camilo responde que seria no colo.

O pai vai para Madrid e à doceria em que algumas vezes Camino pedia para passar. Lá, conversando com a responsável, conhece Jesus, o Cuco, que também estava por lá. Então pede para que ele escreva uma carta para Camino. E depois de contar as novidades do teatro da escola para que o pai transmita a Camino, finalmente escreve uma carta para ser levada para a meninna. Ao sair, o pai se dá conta de que o nome da doceria é Viena, e então o pedido da filha para ir a Viena se esclarece. O pai, então, parte para Pamplona com os doces e a carta de Jesus para Camino. As anteriormente enviadas ela não havia recebido, pois haviam sido bloqueadas pela mãe. E por maior que fosse sua ansiedade com a correspondência diária, a mãe não lhe dava nada do que havia recebido, a não ser uma carta de uma amiga com uma imagem do Sagrado Coração de Jesus e a inscrição "Jesus te ama". Era uma alegoria da amiguinha para mostrar a Camino que o seu Jesus, o Cuco, a amava e pensava muito nela. A mãe libera essa correspondência por acreditar que era apenas uma manifestação religiosa da amiguinha para com Camino.

Quando finalmente o pai vai levar a carta tão ansiosamente esperada, e dessa vez em mãos, ele morre em um acidente automobilístico justamente por se distrair em ternura pela delicadeza dessa correspondência.

O câncer vai levando Camino ao definhamento, e finalmente até a morte. Em seu entorno, o carinho amoroso do pai e a religiosidade da mãe. O tom do sofrimento se torna insuportável a todos, até que finalmente ela morre em meio a esse turbilhão de contradições. Merleau-Ponty (1999) assevera que por meio de meu corpo, enquanto potência de certo número de ações familiares, posso instalar-me em meu meio circundante, enquanto conjunto de manipulanda, sem visar meu corpo nem meu meio circundante como objetos, como sistema de qualidades ligadas por uma lei inteligível, como entidades transparentes. E verdadeiramente livres de qualquer aderência local ou atemporal e pronta para a denominação ou, ao menos, para um gesto de designação.

Camino clama pela presença do pai que na realidade havia morrido alguns dias antes. A irmã, embora morando na mesma cidade, não chega a tempo de vê-la em vida, pois para ser fiel aos sacrifícios de sua vocação religiosa, ao invés de apanhar um táxi vai de ônibus e acaba chegando ao hospital quando Camino já está morta. Camino morre cercada pelos religiosos e pela mãe, e até o fim professa seu amor por Jesus, e na realidade a coisa se torna dúbia, pois esse também é o nome de seu namoradinho da escola. Esse Jesus a quem ela jura amor eterno não é o mesmo Jesus de sua mãe e dos religiosos.

Análise cinematográfica e de conteúdo

Temos um filme em que ocorre a junção do conteúdo forte e envolvente com requintes de detalhes em termos de fotografia, música, montagem e arte. Um filme em que mesmo sendo envolvidos pela trama muito forte e comovente, ainda assim não passamos despercebidos pelos requintes de arte que ele apresenta. A fotografia, por exemplo, exibe nuanças em que as cores se alternam com a evolução da doença e com os aspectos sombrios da morte que espreita Camino na realidade hospitalar.

A cena inicial do filme é também a última, e detalhes do que está ocorrendo nesse momento da morte de Camino serão desfiados ao longo da trama. Esse detalhamento faz do filme algo de estupendo e especial. Fesser manipula a emoção do espectador de modo a levá-lo a alternâncias entre a emoção com o sofrimento de Camino e desatinos em relação à religiosidade de parte de sua família. Momentos em que a trama é fortalecida com os recursos utilizados por Fesser fazem com que experimentemos diferentes sensações diante do que é vivido por Camino. Numa cena quando ela já está em Pamplona, o pai traz o violão para a irmã mais velha, com a intenção de deixá-lo no convento, o que é totalmente recusado pela madre superiora por não serem permitidos objetos que evoquem o passado. O violão então é deixado no hospital, e quando a irmã mais velha vai visitar Camino, apanha o instrumento e entoa uma canção simples, mas de melodia muito bonita. Nesse momento, a câmera em plano fechado[17] foca Camino emocionada com o canto da irmã, e sequencialmente, em plano aberto[18], é mostrado o ambiente com a interação das duas. Em seguida, em grande detalhe de montagem, a cena sai do ambiente hospitalar, e sempre com a música cantada pela irmã, somos transportados a outros ambientes em que a magia da fotografia em alternância de cores nos leva a momentos de uma grande e suave emoção.

O filme apresenta ainda momentos de grande arrebatamento quando é mostrado o definhamento de Camino, a partir dos recursos técnicos e de maquiagem utilizados nesse sentido. A fotografia também se alterna, e o que temos é o espectador sendo conduzido para a própria situação de definhamento, en-

17 Câmera em plano fechado é aquela que foca imagens reduzidas. É utilizada principalmente para focar imagens e expressões dos personagens de uma determinada trama. Também é utilizada para enquadrar partes reduzidas de um determinado ambiente. O grande mestre do cinema a usar com maestria inigualável esse recurso de câmera em plano fechado é Ingmar Bergman. Temos também Martin Scorcesse que se utiliza desse recurso de modo igualmente admirável. Em um de seus filmes, o estupendo Touro Indomável, que focaliza a vida de um boxeador, temos um verdadeiro marco desse recurso. Em uma das cenas que focaliza um luta de boxe, a sequência de alternância de câmera em plano fechado captando detalhes dos golpes é simplesmente um dos grandes marcos da histórica do cinema.

18 Câmera em plano aberto é aquela que foca imagens grandiosas. Utilizada principalmente para marcar ambientes e paisagens em contraponto com a câmera de imagens reduzidas. O grande mestre de câmeras em plano aberto é John Ford, cineasta estadunidense que se notabilizou pela direção de grandes westerns. Um de seus filmes, *Rastros de Ódio*, é um marco de direção cinematográfica no manuseio desses recursos. Suas imagens em outros filmes que registram estouros de boiadas e de búfalos certamente são referências para todos que se interessam pela história do cinema.

volto nos detalhes utilizados por Fesser. Os detalhes da religiosidade da mãe de Camino e a maneira como envolve principalmente a si e as filhas mostram que o diretor usou, de maneira caricata, valores para colocar em xeque os princípios do cristianismo católico. Pois, por maior que seja a fé de um cristão católico, não é possível a aceitação passiva do sofrimento de Camino apenas como desígnio divino colocado em seu caminho. O mentor espiritual da mãe de Camino, bem como os outros religiosos que aparecem em plano secundário, apresentam uma rigidez com os valores do cristianismo católico, que é difícil crer que isso ocorra em pleno século XXI. Sabemos que o radicalismo religioso existe em todas as religiões e nas mais variadas instâncias, mas ainda assim choca o fato desses valores serem impostos a uma criança em seu leito mortuário. As dúvidas existem apenas nas falas do pai e da própria Camino, que mesmo seguindo os preceitos impostos pela mãe, questiona tudo justamente por seu sofrimento.

Fesser nos mostra uma cena em que Camino sonha com seu amor, Jesus, e nos brinda com uma sequência de amor juvenil das mais lindas que se pode conceber. Amor puro, genuíno e que está sendo vivido em seu imaginário, algo para trazer alívio às agruras impostos pelo definhamento corpóreo na antevéspera da morte. As câmeras se alternam em diversos planos, ora revelando a emoção estampada nos rostos de ambos, ora trazendo o ambiento todo envolto em estampas de pequenos corações vermelhos. Cena que nos toca nas profundezas de nossa alma, e mais uma vez mostra o que foi citado no início sobre o modo como Fesser manipula o espectador.

A música também é um dos pontos fortes e marcantes do filme. Com orquestração muito bem arranjada e conduzida nos moldes clássicos, temos alternâncias claramente definidas sobre os momentos de tensão, não sendo raras as situações em que a melodia se modula para tonalidades menores, justamente com a intenção de mostrar tristeza e sofrimento. Existem também canções populares evidentemente justapostas para conferir à trama a condição de algo que ocorre no cenário juvenil, e isso por si já confere ao filme um requinte de primor no quesito musical.

A montagem das cenas segue o roteiro efetivado pelo próprio Fesser, e novamente mostra que a atenção nas passagens de *setting* de filmagens tiveram cuidados primorosos. Quando existe música a emoldurar alguma sequência, a transposição de cenas preserva tanto a modulação como as alternâncias apresentadas pela música. E nos momentos em que se mudam drasticamente os espaços, seja de cidade, de Madrid para Pamplona, seja de ambientes, da escola para o hospital, ou outras diferentes situações, temos cuidados sensíveis nas colagens das montagens a definir o aprumo com que os diretores responsáveis se esmeraram sobre a obra.

Fesser se utiliza das câmeras em plano fechado para enfatizar as expressões de seus personagens, conferindo-lhes dados sensíveis dos sentimentos que estão sendo vividos. E nesse jogo ele conduz o espectador a um grande turbilhão de emoções, em que a doença de Camino, embora sendo a predominância maior do filme, também deixa espaço para que outras manifestações familiares e mesmo religiosas tenham igualmente guarida. A fala dos religiosos sempre está envolta numa fotografia que alterna luz com significativo destaque para as sombras sobre suas roupas pretas. E, analogamente, quando temos Camino em cenas de seu leito mortuário, somos brindados com detalhes de fotografia que colocam luz natural, geralmente transpondo as janelas do ambiente, com sombras de cores mais claras e delicadas.

Em muitos de seus sonhos, Camino está acompanhada por um pequeno rato e por um anjo da guarda. Ela, em sua doçura, salva o roedor da armadilha que havia sido montada em sua casa e dialoga com ele que esse favor será retribuído quando ela necessitar. Merleau-Ponty (1999) coloca que o mundo é o que somos e percebemos, o que significa dizer que na realidade de Camino ele se torna algo que gira exclusivamente no entorno de sua doença. As coisas que circundam sua realidade de vida acabam sendo a doença e a nova realidade que esta lhe impôs.

Em momentos em que a doença ainda não havia se manifestado, temos Camino como uma criança com as questões inerentes a sua vida escolar, e com as palpitações que a paixão por Jesus está provocando em seu ser. Diálogos sobre quem será escolhida para o papel principal da peça de teatro da escola, e que as razões derivam da principal candidata já ter seios aparentes, ao contrário das demais que ainda não apresentam tal manifestação. Ou ainda, a vida que pulsa vagueando pela escola nos risinhos, nos olhares esgueirados sobre os meninos, e a mansidão desse período de vida. Fesser nos conduz com maestria por esses caminhos, pois ao colocar essas imagens, ele o faz evocando alternâncias de reminiscências desses momentos ingênuos com a realidade de penúria de Camino. E somos naturalmente compelidos a contrapor nossa realidade de vida atual com nossos momentos de infância, em que a realidade escolar era nossa totalidade de vida. Fesser faz esse jogo com maestria ao equiparar as câmeras em plano aberto com detalhes amplos da classe de aula, e as câmeras em plano fechado a mostrar a expressão da professora em dialética com os alunos, e mesmo a vivência de algazarras escolares entre os alunos.

Somos Camino em seus folguedos escolares e em sua paixão infanto-juvenil. E também em seus momentos de desespero e dor. E a forma como a montagem do roteiro é efetivada, alternando momentos de sua vida escolar com a crueza do desenvolvimento da doença, faz com que nos envolvamos de modo irrebatível em sua história. Passado e presente que se misturam em suas lembranças e projeções de futuro realizadas em seus sonhos e pesadelos. Uma menina que manifesta ao pai o seu medo de morrer, e que fala para a mãe que está aceitando os desígnios de Deus para sua vida. Uma menina que sonha com seu namoradinho de escola, o Jesus, e que sua mãe conhecia apenas por Cuco, apelido que escamoteia o amor inquebrantável que Camino diz sentir por Jesus.

Fesser nos coloca em uma situação sombria ao mostrar uma confissão da mãe de Camino com seu diretor espiritual. O ambiente é sombreado e se mistura com a roupa preta desse religioso. A luz sobre os rostos apenas confere forma a diferenciar o ambiente sem luz que ele estabeleceu para esse *setting*. Divaga-se sobre conceitos de pecado, e o religioso termina a confissão se dizendo igualmente pecaminoso e que por essa razão reza muito. A religiosidade exposta de modo tão cáustico ao longo do filme tem, nessa cena, um de seus momentos mais cruciais, na medida em que tudo que é exaustivamente mostrado sobre o quesito da fé tem nesse enquadre uma flexibilidade ausente em outras passagens.

As cenas em que é mostrado o lado sórdido da mãe em esconder a correspondência das filhas têm uma configuração de imagens na qual os *setting* são estabelecidos com câmeras em plano fechado a enfatizar seu semblante de tensão e seu apego pela religiosidade. É dada uma ênfase muito grande a esse semblante de tensão da mãe de Camino, e também reproduzido nas expressões dos religiosos, tanto em seu mentor espiritual como nos secundários. Fesser mostra com esses planos de câmera o lado tensional da religiosidade, no qual a racionalidade perde completamente terreno para os ditames da fé. São tantos os detalhes desses aspectos da religiosidade que a trama do filme, além de sua temática principal que é o definhamento corpóreo, também poderia guiar discussões sobre o confronto entre racionalidade e fé mística e religiosa.

Camino agoniza enquanto os religiosos discutem sua santidade pelo fato de sua aceitação à doença não apresentar blasfêmias ou revoltas emocionais. É imposto que ela aceite a doença como um sinal de Deus para que todos se vangloriem com sua presença. Sua dor é vista pela mãe e por esses religiosos com uma dádiva por libertá-la desse mundo com a superação do sofrimento e da dor. É tido que Jesus espera por ela, mas o que Camino pensa continuamente é no seu Jesus, o Cuco, de sua escola. Os religiosos falam em canonização de Camino; sua mãe fala da força do Espírito Santo emprestando conforto espiritual. O pai ouve o mentor espiritual de sua esposa e os outros religiosos, além da própria esposa, em digressões sobre a presença de Deus em suas vidas. E o que fica evidente é que, embora sempre esteja presente junto às filhas, os religiosos o situam como ausente, e o filme não deixa claro se essa conceituação é por ele não se integrar totalmente aos desígnios da fé religiosa, ou por sua vã tentativa de mostrar outro lado dessa realidade para as filhas. Camino diz ao pai que deseja ir para Viena, e diante da pergunta do pai como eles fariam para levá-la dado o seu estado avançado de definhamento, ela simplesmente responde que seria levada simplesmente no colo. O pai não alcança o pedido. No entanto, ao voltar para Madrid resolve comprar alguns doces para a filha em uma doceria de sua predileção. Então, constata que o nome dessa doceria era Viena, e era o local onde seu namoradinho, o Jesus, trabalhava com a tia. É nessa situação que, além dos doces, consegue a carta do menino para a filha, mas eles fatalmente também não chegam às mãos da menina. E aqui novamente temos a maestria de Fesser a manipular o espectador, tingindo com detalhes fortes de emoção todo o quadro do encontro do pai de Camino com o seu Jesus.

Camino completa aniversário no hospital quando já está desfigurada pela doença e pela total queda de cabelos. E, diante do bolo, pontua ao pai que dessa vez ele não está filmando seu aniversário, coisa que sempre ocorreu e que mostra o como Camino está pressentindo o sofrimento de todos. O pai tenta tergiversar, mas seu contorcionismo verbal torna-se indício maior de que algo ruim está acontecendo, e mesmo assim sua doçura com a filha tem o dom de acalmá-la. E aqui temos um plano de câmeras que se mistura em alternância, ora focando o ambiente festivo, ora os semblantes que misturam alegria e sofrimento.

E o filme segue com a saga de Camino mostrando seu sofrimento até seu suspiro final, que é justamente a cena inicial do filme. No final, vemos Camino tendo sensações que remetem à apresentação da peça teatral de seus amigos de escola. Faz referência ao que ocorria naquele ambiente, sem que os presentes em seu leito mortuário entendam o que ela está citando. Reitera seu amor por Jesus, e isso agrada os religiosos e a mãe que se extasiam com esses sinais de religiosidade. Mas na verdade referia-se ao namoradinho da escola, que também sentia coisas estranhas em sua apresentação teatral, a ponto de abandonar o espetáculo no meio da encenação. Estão ligados por um fio condutor que apenas os dois sentem e que não é perceptível aos demais.

O estigma do câncer com toda sua letalidade é mostrado nesse filme de modo angustiante. O modo como Camino definha em detalhes surpreendentes nos aproxima, de modo indescritível, da realidade do câncer, e é simplesmente um dos grandes pontos de relevância do filme. Recursos de maquiagem, perucas, cadeiras de rodas, camas movediças etc. são usados de modo a fazer com que o espectador tenha diante de si não um filme que aborde uma paciente com câncer, mas o verdadeiro drama de Camino em todas as suas facetas de sofrimento. Fesser faz com que não exista separação entre um espetáculo cinematográfico e a realidade de sofrimento de um paciente portador de câncer. Estamos com Camino em seu leito mortuário e fazemos parte de sua rede de familiares e amigos que igualmente estão morrendo junto com ela.

Afirmamos em texto anterior (2012) que o paciente ao morrer não morre sozinho, pois leva um pouco de todos que o circundavam em vida. Leva o pedaço de nossas vidas em que fazia parte e esteve presente nas mais diferentes circunstâncias. Da mesma forma, que uma parturiente não engravida sozinha, pois todo o seu entorno familiar e social igualmente engravida. Todos vivem cada etapa da gravidez, seja a avó tricotando o enxovalzinho do bebê, seja o pai escutando o coraçãozinho no ventre materno com o copo de cristal, seja, ainda, pelos os inúmeros detalhamentos do processo de gravidez. Igualmente é verdadeiro que o paciente em seu definhamento corpóreo não morre sozinho e levando ilusões, sonhos e todas as perspectivas de vida que existiam em suas relações familiares e sociais. E isso está presente soberbamente nesse filme, com Camino mostrando não apenas o seu sofrimento, mas também o de todas as pessoas que fazem parte de seu entorno.

Camino é uma menina doce e suave que nos encanta por sua ternura e delicadeza, e vê-la em sua sina de sofrimento em alternâncias de esperança, liberta em nós o mesmo desespero e dor que a personagem sente. Sua trajetória é igualmente angustiante, pois é um pedaço de cada um de nós que se vai com ela. Somos atirados a emoções que se misturam ao sofrimento de Camino, o que faz com que vejamos sua dor de modo tão intenso como está sendo mostrado.

O fato de o filme se iniciar com a mesma cena final é detalhe bastante importante. De início assistimos à agonia final de Camino, e o que o filme faz na sequência é mostrar o tortuoso e doloroso caminho até esse ponto. Terminamos compreendendo as falas dos religiosos e da própria mãe, e alcançamos a dimensão da crueza da doença e de seus efeitos sobre todos que, de alguma maneira, estavam em seu entorno. O filme nos transforma no sofrimento e nas alegrias de Camino, nos arrebata em uma série muito grande das mais diferentes emoções. Verdadeiramente, um filme imprescindível a todos que desejem se debruçar sobre a temática do câncer para tangenciar minimamente seus diferentes ângulos, desde o paciente passando pelos profissionais da saúde, religiosos, familiares, enfim, todos que circundam uma vida debulhada pelo câncer.

Filme – *Biutiful*
Distribuição: Paris Filme
Direção: Alejandro Gonzalez Iñárritu
Fotografia: Rodrigo Prieto
Montagem: Stephen Mirrione
Música: Gustavo Santadália
Direção de arte: Brigite Broch
Elenco principal: Javier Bardem

Descrição da Trama

Uxbal é pai de dois filhos e tem a guarda das crianças em razão da mãe, Marambra, ser alguém com sérios distúrbios emocionais, o que a torna totalmente instável para conciliar sua vida turbulenta com o papel de mãe. Em uma das cenas iniciais, Uxbal está em atendimento médico e é indagado pela razão de ter demorado tanto para buscar ajuda. Ele simplesmente responde que é pelo fato de que somente agora as dores na região pélvica e do cólon estavam insuportáveis. São feitos alguns exames rotineiros e nova consulta é marcada.

Uxbal atua no submundo da ilegalidade, onde coordena diferentes atividades, mas sempre com essa conotação ilícita. Apesar dessas atividades que envolvem muitos riscos a sua própria vida, ele mantém uma rotina satisfatória com os filhos, buscando-os diariamente na escola, e mesmo ajudando-os em suas atividades escolares. Aliás, é em uma atividade em que auxilia a filha numa tarefa escolar que surge o nome do filho. Ela pergunta como se escreve *beautiful*, e ele responde que é tal como se pronuncia *biutiful*.

Nas ocasiões em que Uxbal por alguma razão não pode ir ao encontro dos filhos na escola, cuida para que algum vizinho faça esse papel. Ele também os confia aos cuidados constantes de uma chinesa que possui um filho ainda bebê de nome Lili. Sua preocupação e cuidados com as crianças destoam completamente de sua vida no submundo de Barcelona, cidade onde vivem.

Uxbal se dirige novamente ao hospital para saber dos resultados dos exames preliminares, que indicam a necessidade de exames mais detalhados. Após vários exames, ele é informado que possui câncer de próstata e que já se espalhou para o fígado e a bexiga. E, novamente, diante da arguição do médico pela razão de não ter procurado atendimento anteriormente, simplesmente informa que as dores eram suportáveis e que não sabia da gravidade. Além, naturalmente, de ter uma vida muito corrida e atribulada, que não permitia sequer cuidar de sua saúde. O médico informa que pelo estado avançado da doença, e com alguns cuidados medicamentosos, ele poderá ter ainda cerca de dois meses de vida. Ele fica aflito e vai para casa transtornado com a notícia.

Na sequência, é mostrado o momento em que ele urina em sua casa e o tanto de sangue que sai junto com a urina. Ele passa a ficar inquieto e irascível com a ideia da morte, mas tenta manter a rotina de sua vida, principalmente junto às crianças.

Um dia ao chegar a sua casa, numa ocasião em que não buscou as crianças na escola, se depara com Marambra que os havia buscado e prepara a refeição para todos. A tensão é muito grande, pois ele não se conforma com a ausência da mãe e a maneira como ela aparece abruptamente para, em seguida, desaparecer. O diálogo é áspero e deixa o ambiente envolto em uma situação de medo e preocupação. As crianças se mostram abaladas com essa situação, e todos ficam à mercê dessa tensão.

Marambra, além dos distúrbios emocionais, também é alcoolista e drogadicta, e em uma das cenas aparece tendo relações sexuais com o irmão de Uxbal, também envolvido no submundo do crime. Várias situações da vida de Uxbal no submundo dos negócios ilícitos são mostradas, inclusive uma em que convive com o irmão em sua boate, ponto de drogas, prostituição e outras atividades ilícitas. Ao conversar com uma mulher que estava presente no ambiente, se esquiva de beber, dizendo que estava tomando alguns remédios porque iria morrer. A mulher se mostra surpresa e atônita, mas considera tratar-se apenas de um depoimento de alguém drogado, como, aliás, quase todos os presentes nesse ambiente. O diálogo com o irmão é igualmente tenso, pois estão decidindo pela venda da campa mortuária de um cemitério pertencente à família, o que irá propiciar um ganho significativo a eles. Uxbal vai embora do ambiente com o semblante de dor e sofrimento exposto de maneira absoluta.

Em outro momento, Uxbal vai buscar as crianças na casa de Marambra, ocasião em que eles se relacionam amorosamente e acabam voltando a morar juntos. Ele evita relacionamento sexual de todas as formas em razão de sua doença, sendo que nesse momento, inclusive, já fazia uso de fraldão em razão de sua incontinência urinária e fecal. Durante uma pequena confusão nas ruas, pela qual é preso e levado à delegacia, chega todo urinado pelo estado avançado da doença. Seu irmão paga a fiança e ele é colocado em liberdade.

Uxbal e os filhos, então, se mudam para a casa de Marambra, e Uxbal cede sua casa para Ige, a esposa de um senegalês, que havia sido deportado por ser flagrado pela polícia em atividades ilícitas. Ela, que tem um filho pequeno, fica em Barcelona e é acolhida por Uxbal, inclusive recebendo ajuda financeira, em solidariedade ao antigo companheiro de submundo.

Uxbal e Marambra, na convivência diária, começam a ter sérios conflitos de relacionamento. E pelo fato de ele não falar para ela de sua situação de saúde, ela crê estar sendo rejeitada pelo parceiro que evita de todas as maneiras qualquer contato sexual. As brigas entre Uxbal e Marambra tornam-se frequentes e passam a desestabilizar as crianças em níveis emocionais.

Um dia Marambra volta de madrugada para casa e diz ter direito de se divertir, e as brigas não cessam. Certo dia, ao ir à casa do irmão, Uxbal flagra a mulher dormindo nua em seu quarto, ao que o irmão diz não ter conseguido deixá-la de madrugada na rua, uma vez que ela estava batendo a sua porta. Uxbal conversa com Marambra e ela diz que o ama muito, mas que não tem como se controlar diante dos prazeres da vida. Ele diz também tê-la magoada e, então, resolvem novamente pela separação.

Uxbal volta então com seus filhos para sua antiga casa, que agora também tem Ige, a senegalesa com seu filho. A convivência é harmoniosa, e inclusive ela o ajuda na tarefa de cuidar dos filhos uma vez que sua saúde está cada vez mais debilitada e ele, inclusive, não tem mais domínio dos horários e de suas responsabilidades. Ele lhe dá uma grande quantia de dinheiro para que ela possa não só pagar o aluguel como também cuidar de seus filhos. Com a grande quantia de dinheiro recebido, ela se vê tentada a voltar para o Senegal para ir ao encontro do marido, mas acaba ficando para estar junto a Uxbal nesses momentos difíceis.

Em uma das cenas finais, a filha de Uxbal o abraça e diz não querer que ele morra, ao que ele responde que também não quer morrer. E a trama termina sem que Uxbal apareça morto, e nem mesmo mostrando a continuidade de seus filhos e de Marambra após sua morte.

Análise cinematográfica e de conteúdo

Iñárritu, um promissor cineasta mexicano, caminha a passos céleres rumo ao patamar dos grandes diretores da história do cinema. Seguramente já é um dos grandes nomes contemporâneos com filmes fortes, ousados e que possuem a maestria de sua genialidade a conferir-lhes especificidades próprias. Em *Biutiful*, ele conta com a participação de Javier Bardem, certamente um dos grandes atores da atualidade, e também de todos os tempos. Iñárritu nos conduz em *Biutiful* a emoções em que a tônica principal, sem sombra de dúvidas, é a doença de Uxbal, mas, ao nos aproximar de suas vivências no submundo, tudo se enfeixa e não temos momentos de tranquilidade ao longo de toda a trama. Um filme em que a tensão é a emoção que permeia toda a trama e nos atira a momentos de muita inquietação e até mesmo de sobressaltos.

Cores sombrias permeiam a quase totalidade da trama, seja para mostrar a própria obnubilação de cores do submundo, seja para mostrar a dramaticidade do que estava sendo vivido pela família de Uxbal. Quase não temos momentos em que a fotografia é luminosa a mostrar as cores mais próximas aos dias ensolarados. Até mesmo nas sequências de rua, em que Uxbal transita com seus filhos, temos a alternância de cores vivas com sombras, como que a mostrar a dualidade a que suas vidas estavam submersas. Nos momentos em que caminha sozinho rumo as suas atividades ilícitas, seu passo é sempre rápido e tenso. E temos, então, um jogo de câmeras a mostrá-lo em detalhes nesses ambientes, alternando os planos abertos e fechados com o recurso de zoom.

Nesse filme não temos o detalhamento do paciente agonizando em seu leito mortuário, ao contrário, temos alguém lutando desesperadamente contra a morte e tentando se manter em atividade. A preocupação de Uxbal, pressentindo o próprio fim, é prover um recurso financeiro substancial aos filhos e à mulher senegalesa que, de alguma forma, irá cuidar dessas crianças.

Iñárritu trabalha no sentido de instigar nosso imaginário, pois muitas cenas, principalmente aquelas de atividades ilícitas de Uxbal, são deixadas incompletas. Dessa maneira, cabe ao espectador terminar a cena única e, tão somente, em seu imaginário. Assim como a cena em que mostra uma atividade de Uxbal numa transação junto a uma grande construção em que é intermediário de trabalhadores chineses para essa tarefa. A transação apresenta tantos outros desdobramentos mostrando, inclusive, esse mesmo grupo de trabalhadores chineses trabalhando em uma confecção em regime de semiescravidão, e, finalmente, suas mortes em consequência da ventilação que teve vazamento de gás e levou todos à morte.

Uxbal é mostrado como alguém extremamente generoso, apesar de agir com atividades ilícitas no submundo de Barcelona. Tanto no episódio em que acolhe a mulher senegalesa, cujo marido havia sido deportado, como em outra situação que acolhe financeiramente uma chinesa com seu filho. Essa chinesa era alguém que o ajudava em sua tarefa junto a seus filhos, e recebe, assim, toda a generosidade de Uxbal. A chinesa pertence àquele grupo que morre em consequência da ventilação, e o sofrimento de Uxbal diante de seu corpo e de seu pequeno filho chega a ser comovente. Iñárritu nos mostra, dessa forma, a dualidade presente no ser humano, pois de um lado temos alguém praticando atividades ilícitas para prover o próprio sustento, por outro, temos alguém extremamente generoso, capaz de se emocionar com o sofrimento do outro. Merleau-Ponty (1999) assevera que o homem é uma ideia histórica e não uma espécie natural. Em outros termos, não há na existência humana nenhuma posse incondicionada, e, todavia, nenhum atributo fortuito. É dizer que a existência humana nos obrigará a rever nossa noção usual da necessidade e da contingência, porque ela é a mudança da contingência em necessidade, pelo ato de retomada. E essa alternância em nossa condição humana é mostrada por Iñárritu em Uxbal. Nesse sentido, ele quebra, inclusive, algo muito frequente de se mostrar em tramas cinematográficas: personagens que são apenas a encarnação do mal, e outros, a do bem. Uxbal, diferentemente dessa dualidade maniqueísta, mostra seus aspectos de generosidade para além de suas atividades ilícitas.

Na cena em que Uxbal chora abraçado à filha que diz não querer que ele morra, sua expressão ao dizer que também não quer morrer é acentuada pela combinação de cores sombrias com a maquiagem que ressalta seu rosto em vincos que determinam sofrimento e abatimento com os cabelos que continuam a emprestar-lhe um ar jovial. A câmera foca aos dois em plano fechado, para se afastar em seguida e exibir o ambiente triste e sombrio.

A música é igualmente muito bem cuidada e apresenta conotações precisas ao que é mostrado na sequência de cenas. A música foi respeitada em sua exibição nas colagens entre as cenas e mudanças de *setting*. Tudo foi feito de maneira meticulosa e não perdemos a sequência de melodias nas mudanças de cenas. Em sua quase totalidade, temos música tocada em arpejos, com exceção da melodia principal da trama que é executada em piano com harmonizações dissonantes e bastante melodiosas. A música, na maioria das cenas, surge como sendo mais um dos elementos a levar tensão e angústia ao espectador. A guitarra tecendo músicas em arpejos que se misturam ao próprio cenário exibido se configura como complementos para a angústia e o desespero. Iñárritu também se utiliza de sons ambientes, de sons que se misturam à própria angústia do que está sendo exibido, tornando-a sonora. Ele também se utiliza de sons advindos de instrumentos de percussão, o que torna *Biutiful* próximo aos seus outros filmes em que esse detalhe se configura em situações de tensão e estresse.

Iñárritu alterna as cenas da trama principal com imagens de Barcelona. Ora noturnas, ora flagrando o lado pobre da cidade, Barcelona é mostrada em diversos momentos. Inclusive, em um dos momentos mais significativos do filme, em razão do agravamento da doença de Uxbal e de seus problemas no submundo, é mostrada uma cena do amanhecer da cidade com o sol inundando as ruas e sobrepondo-se à noite que ainda insiste em se manter.

Outro aspecto bastante interessante nessas alternâncias de cenas são os momentos em que são exibidas chaminés de fábricas lançando ao espaço fumaças dos mais diferentes tons. Em alguns momentos, temos uma fumaça mais clara e, em outros, bem pretas, e que mostram a própria poluição causada ao meio ambiente, inclusive no momento em que atingem a atmosfera. Iñárritu mostra essa descarga de dejetos industriais, mostrando a origem da poluição que atinge não apenas Barcelona, mas também a maioria das grandes cidades pelo mundo. E faz com esse simbolismo a analogia da maneira como o submundo igualmente contamina as cidades impiedosamente. Pessoas transitando pelo submundo e expondo os demais a todas as formas de sortilégios para que essas atividades ilícitas sejam preservadas. A corrupção policial sendo mostrada ao mesmo tempo em que as imagens de chaminés são mostradas lançando seus dejetos na atmosfera. Corrupção e poluição, cancros que assolam as grandes cidades, e que Iñárritu mostra compartilhado com a vida que se desenrola nas atividades corriqueiras de Barcelona.

Em outras alternâncias, são imagens de insetos focalizados em detalhes em diversos momentos do filme. Tudo se mistura entre as diferentes cenas, e temos, então, colagens das cenas que se alternam, ora com chaminés, ora com insetos. Ou ainda, cenas detalhadas do submundo, em que a sujeira e a precariedade do ambiente se misturam e se igualam à precariedade de vida dos personagens da trama. Uxbal transita nesses ambientes, e entre suas diversas atividades está a construção cível em que ele negocia trabalho para um grupo de chineses desocupados. Essa variação de suas atividades com a mescla dessas imagens mostradas por Iñárritu dão ao filme um constitutivo sombrio, em que a doença de Uxbal é apenas um dos tantos fatores de sua vida, constantemente colocada em risco sob as mais diferentes condições.

Uma das grandes virtudes dessa trama é mostrar Uxbal sob o impacto de um diagnóstico letal, e a maneira como ele tenta conduzir sua vida, inclusive, ajeitando e resolvendo questões que de alguma maneira garantiriam um período de proteção financeira aos filhos. Em um dos diálogos com sua filha, esta lhe pergunta se ele gostava de seu pai, ao que Uxbal titubeia e diz que não conheceu o pai, pois esse saiu da Espanha quando sua mãe ainda estava grávida dele. Ele olha para a filha, fixando seu olhar no dela, e diz para que ela nunca se esqueça desse olhar, ao que ela assente para em seguida se abraçarem e chorarem diante da emoção exaurida nessa cena. Iñárritu, nesse momento, se utiliza de duas câmeras que se movimentam alcançando a expressão de emoção de Uxbal e de sua filha, e sem dúvida alguma esse detalhamento torna a cena muito mais emocionante.

Filme – Invasões Bárbaras (Les Invasions Barbares)
Distribuição: Europa Filme
Direção: Denys Arcand
Fotografia: Guy Dufaux
Montagem: Isabelle Dedieu
Música: Pierre Adit
Direção de arte: François Séguin
Elenco principal: Rémy Girard, Marie-Josée Croze, Marina Hands

Descrição da trama

O diretor Denys Arcand reúne nessa trama um grupo de amigos que já estavam presentes em um de seus principais filmes *O Declínio do Império Americano* (*Le Déclin d'empire américan*). Dezoito anos após, esses amigos se reúnem novamente em torno de Rémy, abatido por um câncer raro. Essa reunião, longe de ser algo simplista e casual, dá à trama uma característica própria, ou seja, a similaridade com a vida real quando pessoas se reaproximam em função da enfermidade de familiares ou amigos próximos. E pelo fato de ele reunir os mesmos protagonistas dezoito anos após o outro filme, temos algo muito próximo da vida real, tanto pelo próprio envelhecimento dos protagonistas como também pela maneira como essa aproximação ocorre.

A trama se inicia com Dominique ligando de Montreal para Sebastien, seu filho, em Londres. Diz a ele que seu pai, Rémy, está em estado terminal devido à ferocidade de um câncer que está dizimando sua vida a olhos vistos. Ele então pergunta se foi o pai quem pediu sua presença, argumentando que no último encontro de ambos a relação havia sido muito difícil. A mãe diz que a ligação é iniciativa dela, pois ela não tem como lidar com tudo isso sozinha, uma vez que a outra filha está velejando pelo oceano Pacífico, e não tem disponibilidade para voltar e minimamente ajudar nos cuidados com o pai. Maria é separada de Rémy há muitos anos, mas pela sua condição solitária, é ela quem acaba assumindo a responsabilidade por seus cuidados.

Sebastien vem de Londres com sua companheira Gaëlle e inicia então toda uma ação para prover ao pai as melhores condições possíveis em seus últimos momentos de vida. Tão logo chega ao hospital para ver o pai, se depara com uma de suas amantes tentando beijá-lo e acariciá-lo em pleno hospital. Ele se irrita e grita com o pai, dizendo-lhe que seu lado sedutor e conquistador haviam acabado com a família e causado sérios danos tanto à infância dele como à de sua irmã, Sylvaine. Depois dessa discussão áspera, ele se mobiliza para ir embora, mas é dissuadido pela mãe.

Sebastien argumenta com o pai sobre a necessidade de procurarem um hospital melhor, ao que Rémy argumenta que sempre defendeu a socialização dos hospitais, e que, então, ficaria lá mesmo. Sebastien conversa com um dos médicos da equipe e esse diz que os exames mais precisos somente seriam possíveis em uma cidade dos EUA, Baltimore, em Maryland. Então, Sebastien custeia a ida para essa cidade para a efetivação dos exames.

Na volta ao hospital, Sebastien fica sabendo que um dos andares do hospital está vazio. Procura então pela superintendência do hospital, e oferece uma quantia significativa em dinheiro para que seu pai pudesse ser transferido para o 2º andar. Ouve argumentos de que essa questão teria que ser resolvida com o sindicato hospitalar. Ele, então, vai ao espaço sindical e também corrompe seus membros para conseguir seu intento. E, assim, seu pai é transferido para o 2º andar e passa a ter todos os privilégios que o seu dinheiro pode proporcionar. E a cada nova etapa mostra Sebastien comprando o cuidado com o pai por meio do poder de seu dinheiro.

Na sequência, Sebastien procura pelos antigos companheiros do pai, relatando seu estado terminal e a importância de suas presenças junto a ele em seus últimos momentos. Um a um todos acabam cedendo aos argumentos de Sebastien, e o espaço hospitalar em que Rémy está sendo tratado torna-se igualmente espaço de reminiscência de outros tempos. Tempos em que a vida ainda trazia ilusão e crenças políticas a todos.

Em uma nova viagem a Baltimore para exames, Rémy pede para Sebastien solicitar ao motorista da ambulância para que parem à beira de um lago em que haviam vivido bons momentos. Temos, então, uma cena comovente com Rémy junto ao lago em um ambiente de nostalgia. Rémy lembra quando deixou suas aulas na universidade, transferindo sua turma para outra professora. Em outro momento, alguns desses alunos vão ao hospital visitar Rémy, fato que o deixa muito surpreso pela indiferença no momento de sua despedida. Mas a resposta estava no hall do hospital, quando Sebastien paga a esses alunos a quantia combinada para que visitassem seu pai. Apenas uma aluna se recusa a receber a verba combinada, por ter ficado muito sensibilizada diante da situação de Rémy. E, novamente, o dinheiro de Sebastien comprando os cuidados de que o pai necessitava.

Na volta, Sebastien é informado de que o estado do pai é realmente desesperador, e que somente heroína poderia aliviar suas dores. Ele, então, recorre ao setor de narcóticos da polícia, mas não consegue orientação policial para obtenção da droga. Recorre a uma das amigas de Rémy, a Diane, que possui uma filha, Nathalie, usuária de drogas, e ela o coloca em contato com a filha. Assim, Sebastien consegue a droga para alívio do sofrimento do pai. E, dessa maneira, Sebastien vai propiciando ao pai uma situação de muito conforto em sua condição de doente em um sistema de saúde caótico. Inclusive, mostra através do computador imagens da filha de Rémy, Sylvaine, em um barco no oceano Pacífico, em mensagem comovente ao pai hospitalizado.

As cenas em que Rémy recebe doses de heroína para alívio de dor são muito eloquentes, inclusive em uma crise de abstinência. Os antigos amigos de Rémy estão sempre presentes ao seu lado em seu sofrimento, e isso, por si, faz com que o enfrentamento da doença seja feito de maneira mais incisiva.

Sebastien consegue que um dos amigos de Rémy ceda sua casa de campo junto ao lago para que todos passem juntos um final de semana, aquele que ele certamente prenunciava como sendo o último do pai. Todos se reúnem e, à noite, fazem uma roda de reminiscências dos tempos de militância política, de conquistas amorosas e de tantos outros fatos que fizeram parte de suas vidas. Ao ser servida a refeição, Rémy rejeita um de seus pratos preferidos, pois já não tinha mais condições de se alimentar. Ao abrirem o vinho para comemorar, Rémy pede para que brindem por ele pois não tem mais condições de beber pela situação em que seu fígado se encontrava. E, assim, todos ficam juntos até o amanhecer, quando a vida de Rémy se esvai totalmente. Antes, ele abraça o filho e, em um dos momentos mais comoventes do filme, diz que deseja para ele apenas que ele tenha um filho como ele. Depois das resoluções práticas desse desenlace de vida, Sebastien parte de volta para Londres com Gaëlle.

Análise cinematográfica e de conteúdo

A primeira coisa que nos salta aos olhos no filme de Denys Arcand é o caos do sistema de saúde do Canadá, algo que se aproxima demais de nossa realidade brasileira. Na ocasião do lançamento desse filme, não foram poucas as vozes que protestaram contra o que era exibido com a alegação de que isso tudo era falso, e que o sistema de saúde do Canadá era um dos mais desenvolvidos do mundo. Mas o filme é canadense, portanto, feito por alguém que conhece essa realidade e resolveu mostrá-la ao mundo através de sua obra cinematográfica. E, decididamente, é estarrecedor observar as cenas hospitalares mostradas ao longo do filme, principalmente pelo fato de que Rémy só obteve cuidados adequados em razão de seu filho Sebastien corromper a todos com quem se deparasse em seu caminho. Desde a visita dos alunos de Rémy, passando pelo espaço de hospitalização e respectivos cuidados, e culminando com a procura de heroína para que seu pai não sofresse de fortes dores, tudo, absolutamente tudo, era obtido graças ao poder de persuasão de Sebastien por meio da corrupção. Talvez, até mais do que as cenas estarrecedoras da realidade hospitalar, o fato de Sebastien recorrer ao poder da corrupção para obter os benefícios que deveriam ser inerentes ao sistema de saúde em si é o que mais causa perplexidade no filme.

Somos representantes no Brasil de uma parcela de profissionais da saúde que lutam pela dignidade e respeito aos atendimentos hospitalares em nossa realidade. E essa constatação de que a dignidade ao paciente fictício do filme só é obtida por meio do poder transgressor do dinheiro, nos deixa não apenas indignados como também perplexos por mostrar uma realidade de um país do chamado primeiro mundo, e que, no entanto, se aproxima de nossas estruturas tupiniquins.

Filmes como *Tropa de Elite*[19], exibem a crueza de nossa realidade social, ou seja, cenas que vivenciamos em nossa cotidianidade, ainda assim, é chocante assistir a representação na projeção cinematográfica. Cenas tão violentas e revestidas de toda a arbitrariedade policial em tons e semitons de nossa degradação social exibidas em filme que transforma esses protagonistas em heróis da insatisfação social. Mas em *Invasões Bárbaras*, ao contrário, temos a realidade do Canadá, país tido como exemplar, principalmente no quesito saúde pública. E assistir a imagens que em nada ficam a dever a própria precariedade de nosso sistema de saúde parece, simplesmente, surreal. E como citamos anteriormente, mesmo com tantas vozes se erguendo em negação ao que é exibido, e sempre colocando o Canadá como referência em saúde pública, o que temos é um filme canadense, feito por canadenses e com recursos canadenses. Portanto, uma realização cinematográfica realizada por quem conhece sua realidade.

A corrupção efetivada por Sebastien ao longo de todo filme choca até mesmo os nossos padrões brasileiros, em que ela é uma chaga que se espraia em todos os âmbitos de nossa realidade. Ao mostrar os alunos de Rémy visitando-o no hospital em troca de dinheiro, temos a total falta de qualquer vínculo que não seja efetivado pelo poder corruptor de Sebastien. Denys, em sua trama, parece defender a premissa de que para se ter um atendimento digno e com todos os recursos de tratamento inerentes é somente possível com a corrupção efetivada junto aos envolvidos nos diversos segmentos do tratamento. E isso, por si, é lamentável, pois vai no sentido contrário a tudo que se preconiza nas lides da saúde. A defesa da socialização do atendimento hospitalar com os preceitos de dignidade ao paciente colide com o que assistimos ininterrup-

19 *Tropa de Elite* ser tornou referência junto ao público por tornar os policias do filme, apesar de toda a truculência exibida em frontal agressão aos direitos humanos básicos, heróis nacionais. Embora possamos justificar que esse fato se deve à crescente escalada da violência em nossa sociedade a partir da qual se tornou corrente a afirmação de que "bandido bom é bandido morto".

tamente nesse filme. Até mesmo o sofrimento de Rémy, em sua saga de definhamento e sofrimento corpóreo, não provoca tantas emoções e inquietações quanto a corrupção detalhada ininterruptamente ao longo do filme.

O filme tem fotografia muito linda em alguns momentos, como naquela parada da ambulância no lago em que Rémy rememora fatos de sua vida. Temos mudanças de câmeras em plano aberto e fechado, mostrando o sol no horizonte em contraponto com a figura de Rémy na cadeira de rodas envolto em um cobertor. Seu semblante é destacado, mostrando sofrimento e resignação diante de seu estado de total fragilidade física e emocional. Mas, novamente, temos a primazia das câmeras nos momentos em que Sebastien corrompe seus interlocutores. Nessas situações, temos câmeras focando detalhadamente o dinheiro com alternância para os semblantes, tanto de Sebastien corrompendo, como dos corruptos aceitando o fruto da corrupção. Nessas situações, a ênfase é dada com detalhes de precisão, como que a enfatizar que o grande destaque da trama, mais do que a doença e sofrimento de Rémy, é a corrupção que permeia todo o processo de tratamento. E, paradoxalmente, temos toda a rede de proteção propiciada por esse processo corrupto, beneficiando a Rémy de modo único. Ele fica feliz e surpreso com a visita de seus alunos, e pelo fato de não saber que por trás de tudo está o poder corruptor do filho, se sente muito satisfeito em ter as pessoas em seu entorno.

A metamensagem que Denys Arcand nos passa nessa trama é a de que se você tiver dinheiro para comprar o melhor espaço no hospital, viajar para fazer exames precisos e o melhor atendimento hospitalar, então, o enfrentamento do câncer, ou de qualquer outra doença, se dará em condições dignas. E o que fica em termos latentes é que sem dinheiro, o que resta são situações desumanas e sem qualquer dignidade de tratamento.

De outra parte, *Invasões Bárbaras* também é um filme que mostra a importância de se resgatar vínculos distantes para que a derradeira jornada se realize sem pendências emocionais. Tanto com seu filho Sebastien, com quem Rémy tinha sérias divergências de vida, como sua filha Sylvaine, além, naturalmente, dos amigos de outrora que igualmente estavam distantes, o que se assiste é algo muito emocionante nesse resgate emocional. Esse aspecto do cuidado de Sebastien para com o pai é também bastante emocionante, pois sua preocupação com os detalhes fazem com Rémy tenha acolhimento em que os preceitos de dignidade estão presentes de modo único.

Desde que o cuidado para com o paciente em estágio terminal entrou no rol das preocupações dos profissionais da saúde nas lides acadêmicas, o que mais se preconiza nesse sentido é justamente a importância do paciente morrer em casa junto de seus familiares e amigos. O que se argumenta é que, ao longo da vida, esse paciente viveu junto dos amigos e familiares, e que, em seu momento derradeiro, fica isolado no hospital envolto em máquinas e tecnologias, que embora possam prolongar sua vida e trazer alívio às dores, não permitem o contato do calor humano, muitas vezes, até mais imprescindíveis do que essa tecnologia. Sem dúvida alguma, esse detalhamento na vida do paciente que se encontra agonizando é muito importante, pois sentirá que sua vida se esvai ao lado das pessoas com quem sempre partilhou a própria vida.

Invasões Bárbaras mostra esse desligamento da vida junto de familiares e amigos de maneira muito comovente, pois até mesmo a filha distante dá um último depoimento ao pai no qual relata o significado que este teve em sua vida, não apenas como modelo de pai, como também de homem. Os amigos se unem de modo harmonioso tanto no hospital como no final de semana em que passam juntos na casa de um deles. E mais do que reminiscências, o que assistimos é a vivência de um vínculo que embora distante pela vida de cada um, ainda é forte o suficiente para trazer um grande conforto a Rémy. Esse aspecto faz do filme algo único para a facilitação desse tipo de discussão. Dificilmente um filme terá tanta propriedade em abordar esse sequencial de desligamento da vida de modo tão delicado e emocionante. Não fosse a corrupção que conspurca parte significativa das partes do tratamento de Rémy, e teríamos um filme que certamente seria considerado indispensável no rol dos que abordam a temática do câncer.

De outra parte, se considerarmos a hipótese de que o diretor Denys Arcand intencionou mostrar o detalhamento da luta contra o câncer em uma realidade caótica de sistema de saúde e o poder do dinheiro para se conseguir os benefícios e recursos necessários a esse tratamento, temos, então, uma obra que enfeixa todos os segmentos da realidade dos sistemas de saúde na grande maioria dos países em nível mundial. Não por acaso, pessoas providas de recursos financeiros e que vivem nos chamados países subdesenvolvidos, recorrem a tratamento contra o câncer e outras doenças desestabilizadoras nos grandes centros de referência mundial. Assim, como mera citação, Nova Iorque acaba se tornando depositária de pessoas de todas as partes do universo em busca de tratamento especializado e que contemplem quesitos de dignidade humana.

Denys Arcand certamente nos choca ao exibir uma realidade tão ácida e cruel de maneira tão simplista. Mas o que ele nos mostra concomitantemente é que quem possui dinheiro busca de todas as formas uma alternativa para os tratamentos de saúde nessas situações caóticas da maioria dos países. Seja indo para Nova Iorque, seja corrompendo a tudo e todos como em seu filme, o que ele nos escancara é que a busca por dignidade passa necessariamente pela posse de recursos materiais. E, infelizmente, seus argumentos são tão portentosos e estarrecedores que só nos resta cairmos inertes e continuar a sonhar com uma sociedade mais digna, justa e fraterna. Talvez seja essa a razão pela qual um filme tão magnífico não figure nas listas dos que abordam o câncer, e recomendados para embasamento de discussões acadêmicas e filosóficas sobre a temática. Ou então, por mostrar de modo tão desesperador a realidade dos sistemas de saúde da grande maioria dos países do mundo. E isso muitas vezes nossa ingenuidade, ou mesmo ignorância diante da crueza da realidade, nos impede de ver.

A lista de filmes recomendada para se discutir o câncer são em sua grande maioria *hollywoodianos*, e que mostram geralmente o sofrimento do paciente e sua família sem qualquer questionamento da realidade dos sistemas de saúde em geral. Temos, então, o câncer ceifando as vidas dos pacientes e familiares de modo cruel, mas sequer, ainda que tangencialmente, o sistema de saúde é mostrado em seus detalhamentos. *Invasões Bárbaras* nos mostra o contrário, ao colocar, em uma das primeiras cenas, Rémy resignado em um corredor hospitalar juntamente com dezenas de doentes na situação mais precária que se pode conceber, afirmando que sempre havia defendido a socialização do sistema de saúde. Assim, essa seria sua realidade de tratamento. Realidade mudada justamente com o poder avassalador do dinheiro de Sabastien que simplesmente corrompe e corrói tudo que encontra pela frente.

Invasões Bárbaras, nome de um filme estonteante, e que surge em citação de uma matéria televisa exibida no hospital abordando o bombardeiro das torres gêmeas em Nova Iorque. Mas, certamente, serve também para definir a precariedade das condições de saúde diante do poder destruidor das desigualdades sociais presentes em nossa sociedade contemporânea. Desigualdade que tem sua faceta mais contundente justamente nas lides da saúde pública, em que todas as mazelas do sofrimento humano são exibidas sem qualquer retoque que possa atenuar essa barbárie cometida contra tantas pessoas em tantos países ao longo do mundo. Países como o Brasil, em que a maioria da população padece à míngua sem qualquer recurso de dignidade social em termos de moradia, segurança, transporte público, saneamento básico etc., a saúde é igualmente relegada a um plano secundário nas necessidades básicas dessas pessoas. E a saúde, infelizmente, apenas escancara a total precariedade de vida de tantas pessoas que simplesmente agonizam em vida sem sequer saber de seus direitos. *Invasões Bárbaras* tem o grande mérito de mostrar o sofrimento de um paciente portador de câncer envolto em condições precárias de um sistema de saúde totalmente desumano. Situação em que a doença não tem sequer como ser alcançada em seu verdadeiro limiar de desestruturação sociofamiliar. E isso faz com que seja um filme indispensável na verdadeira compreensão das contradições e mazelas presentes diante do surgimento de uma doença e dos recursos que se fazem necessários para o seu enfrentamento.

Filme - Doce Novembro (*Sweet November*)
Distribuição: Warner Bross
Direção: Pat O'Connor
Fotografia: Edward Lachmann
Montagem: Kurt Voelker
Música: Christopher Young
Direção de arte: Anne V. Coates
Elenco principal: Keanu Reeves, Charlize Theron

Descrição da trama

Nelson trabalha em uma agência de publicidade, sendo considerado um dos grandes profissionais da área com muitos prêmios conquistados em razão da eficácia de seu desempenho profissional. *Workaholic*, essa a melhor definição para sua dedicação ao trabalho. Vemos cenas em que ele mal acorda e já liga um conjunto de vários televisores sintonizados em diferentes canais para se situar sobre as novidades do mercado. Sua companheira, Angela, reclama de que ele só tem tempo e vida para o trabalho. O ritmo de Nelson na agência de publicidade em que trabalha é alucinante, desempenhando várias atividades simultaneamente, e praticamente enlouquecendo todos ao seu redor.

Nelson vai ao Departamento de Trânsito prestar exames para renovação de sua carteira de habilitação, e lá acaba conhecendo Sara, numa situação em que provoca sua reprovação. Ela o espera na saída, e fica pasma em ver seu carro, um magnífico Mercedes Benz. Ela possui um simples utilitário que praticamente desaparece diante do carro de Nelson. Trocam algumas palavras e se despedem.

No dia seguinte, Nelson é avisado pelo porteiro de seu luxuoso prédio de que uma mulher quer vê-lo, inclusive ameaçando escândalos se não for atendida. Ele a visualiza pela câmera de segurança e desce até a portaria para falar com ela. Então, ele se vê admoestado a conduzi-la para uma atividade noturna. Ele recusa, e ela, mostrando incisão em seus intentos, consegue persuadi-lo. Vão até um local ermo em que ela coloca máscara e luvas e adentra ao local. Na sequência, volta com um cachorrinho no colo, dizendo que ele ia ser submetido à experiência para fabricação de perfumaria, e que ela havia conseguido libertá-lo. Ao deixá-la em sua casa, pede para não ser mais procurado por ela, mas ela concorda, deixando claro que não sabe se irá aceitar essa condição.

No outro dia, Nelson tem uma situação muito estressante em seu trabalho, que culmina com sua demissão. Ao chegar em casa, encontra Angela de malas prontas para deixá-lo. Surge, então, novamente Sara que diz que pode ajudá-lo nesse maremoto em que ele se encontra, e propõe que ele more com ela durante o mês de novembro. E assim ele mudaria de vida completamente e não mais sofreria tantos aborrecimentos. Ele ri diante da proposta inusitada e acabam se relacionando sexualmente. E daí para que ele vá morar em sua casa é apenas uma questão sequencial. O conflito de valores entre Nelson e Sara é simplesmente abismoso, e faz com que suas posições em sua cotidianidade sempre sejam permeadas por muitos confrontos. Ele a chama de "hiposa" (mero depreciativo de *hippie*) inconsequente. E embora ele vá aos poucos se tornando mais afetuoso, e por assim dizer mais humano no convívio com ela, os conflitos são intensos.

Nelson conhece Abner, um garoto vizinho de Sara e que não conhecia o próprio pai. O menino paternaliza a figura de Nelson e essa proximidade ajuda o menino em diversas situações de sua vida, como em uma atividade escolar em que os alunos levaram seus respectivos pais, e Abner levou Nelson para suprir essa ausência.

Nelson e Sara nessa convivência prevista, inicialmente, para ser apenas em novembro se envolvem e se apaixonam perdidamente. Ele passa a conhecer os amigos e a vida de Sara e, aos poucos, vai aceitando de maneira parcimoniosa sua vida. Em um determinado momento, ele flagra Sara escondendo coisas em um armário trancado com cadeado. Insiste em saber o que ela guarda ali. Ela se desespera e se irrita. Abre a porta e mostra os vários remédios que estavam ali guardados e que faziam parte de sua vida. Totalmente ensandecida, atira os remédios no chão e chora desesperadamente. Um amigo que também era vizinho corre para ajudá-la e relata a Nelson que ela possui um linfoma tipo Hodgkin, informando, ainda, que ela possui apenas meses de vida.

Na sequência, Sara é hospitalizada, e tão logo recebe alta pede para Nelson deixá-la, pois assim ele viveria com as lembranças dos momentos maravilhosos que haviam vivido. Ele reluta, mas ela diz que vai ao encontro de sua família de quem estava distante para que eles cuidem dela, pois já estavam dispostos a isso. Assim, ela vai deixando atrás de si apenas reminiscências do que foi vivido.

Análise cinematográfica e de conteúdo

De início essa trama mostra-se uma insuportável comédia romântica daquelas simplesmente indigestas. Todos os detalhes do romance envolvendo Nelson e Sara são absurdamente previsíveis, como geralmente acontece com esse tipo de filme. No entanto, quando Sara começa a ter suas primeiras manifestações do sofrimento provocado por seu câncer, temos uma mudança radical. E o que era um filme medíocre e previsível, se transforma em uma trama emocionante e que nos leva a reflexões ímpares sobre o sentido da vida, e os determinantes da vida diante do sofrimento.

Angerami (2014) coloca sobre a necessidade de diluirmos a dicotomia que existe entre belas artes, artes populares e ruins. De tal forma que, ao pensar a cinematografia em nessa dicotomia entre o cinema de arte e o de circuito comercial, percebemos que ambos se prestam a desencadear reflexões dos mais diferentes matizes. O cinema, assim, deve ser situado no cotidiano, nas experiências elementares. E, principalmente, fora do abismo que existe entre as belas artes e a vida cotidiana.

Charlize Theron, a atriz que representa Sara, quando do surgimento das manifestações da doença, passa a ter um desempenho simplesmente surpreendente e que contrasta de maneira indescritível do início da trama. Aliás, como dito anteriormente, o filme todo se transforma em algo arrebatador. As imagens de Sara no leito hospitalar com todos os aparatos tecnológicos de tratamento são comoventes. E seu expressionismo se transforma de modo a nos levar às lágrimas, tal a maneira como o sofrimento se estampa em sua face.

A música, bem como a direção de fotografia e a montagem das cenas, obedece ao padrão da indústria *hollywoodiana* de entretenimento, ou seja, tudo comedido, sem vida e sem qualquer requinte que possa diferenciá-lo de outro filme. Tudo feito sem qualquer preocupação artística, e o que se evidencia é apenas a utilização mínima de recursos para a realização da trama. Como foi dito anteriormente, apenas com o surgimento da doença esse filme se torna marcante e muito interessante. Mas, ainda assim, não temos um filme em que o esmero artístico se faça predominante. A impressão que se tem é que todos se reúnem em torno da elaboração do filme, com o mínimo necessário para a efetivação de sua realização.

O sofrimento de Sara nos lança em questionamentos profundos e severos sobre o próprio sentido de vida, pois o que é mostrado em seu sofrimento, acima de qualquer outra coisa, é a maneira como o câncer ceifa sonhos e ilusões não apenas de um relacionamento amoroso, mas principalmente de todo um projeto de vida. Nelson passa a ser outra pessoa depois do convívio com Sara, e quando se projeta para novos lampejos, nessa nova perspectiva de vida, se depara com o câncer de Sara. E tudo se transforma em renúncia, e mesmo na resignação de que nada pode ser feito no sentido de transformação dessa realidade.

De *workaholic* à pessoa sensível com o outro e até mesmo com as desigualdades sociais em que a propaganda, sua área de atuação, tem influência decisiva. Em uma cena, Nelson, em sua nova perspectiva de vida com Sara, tem uma reunião com um executivo de uma grande agência de publicidade que faz uma proposta irrecusável a ele e um companheiro de trabalho. No entanto, ao perceber o modo como o executivo trata a garçonete do local em que se encontravam, simplesmente recusa a proposta e diz que não aceitará o trabalho por não aceitar a maneira como ele tratou a garçonete. Seu companheiro fica incrédulo e os dois têm uma discussão acirrada, mas a perspectiva de Nelson agora era outra, ele estava em outro diapasão de vida a partir da convivência amorosa de Sara. Merleau-Ponty (1999) nos assevera que o todo sabe se instalar nos horizontes abertos pela percepção. Não se pode tratar de descrever a própria percepção como um dos fatos que se produzem no mundo, já que a percepção é a "falha" de tudo o que o intelectualismo concebe como racional. Tudo agora era diferente em sua vida, e o câncer de Sara vem simplesmente para lançar por terra todos os seus sonhos e ideais. Tudo aquilo que era percebido e concebido como uma nova forma de vida, uma vida plena e sem o ranço de sua condição *workaholic*, se desmorona diante da doença de Sara.

Somos a encarnação de Nelson no tocante à resignação de se aceitar o fim dos sonhos diante da indissolubilidade da presença da morte. Fim dos sonhos, ilusões e todos os projetos de vida que simplesmente se esvaem diante da morte, ou de sua iminência absoluta. A projeção que fazemos de seu sofrimento nos atinge a alma de modo indissolúvel, pois nos remete a outras tantas situações em que as nossas escolhas de vida foram cerceadas por obstáculos que se antepuseram aos nossos caminhos. Esse aspecto torna o filme simplesmente dramático, pois o que nos é exibido é a total resignação de alguém que se vê obrigada a desistir de seus sonhos. Totalmente quedado diante das vicissitudes do caminho. A dor de Nelson é mais contundente do que o próprio sofrimento de Sara, na medida em que escancara a condição humana de modo único, pois o sofrimento e o desencanto sempre estão presentes por mais que empreitemos esforços para deles nos livrarmos. E isso a dor de Nelson estampa de modo único, pois ficamos à mercê de emoções que acompanham a frustração pelo amor que finda, principalmente pelo fato de o filme terminar como absurdamente real. Distante das comédias românticas da indústria de entretenimento *hollywoodiano*, em que o final é sempre feliz faltando apenas a frase dos antigos contos de fada: "E foram felizes para sempre", *Doce Novembro* quebra com esse paradigma ao nos lançar ao encontro de algo absurdamente real que é a decepção diante do desmoronamento de nossos sonhos e ilusões diante do surgimento absurdo e inesperado da morte.

Doce Novembro, doce mês que Nelson tenta prorrogar com Sara de todas as formas, simplesmente esbarra no desejo da mulher de que ele não a veja em seus momentos de definhamento. Nelson, de início, acredita que a recusa de Sara era pelo fato de não amá-lo, mas o que está em pauta na realidade é o fato de ela não querer ser vista em seu definhamento. Suas juras de amor apenas trazem mais dramaticidade ao romance em si, pois o que verdadeiramente estava em questão era o fato de que ela iria para junto de sua família para que fosse cuidada até seu final, distante tanto de Nelson como de outras pessoas queridas. E, assim, vemos uma trama que muito se assemelha a nossa cotidianidade, sem final feliz e, tampouco, sem qualquer consolo que não seja aprender a lidar com a perda e a angústia do desconhecido frente ao que a vida nos impõe. A angústia de Nelson também é nossa. Sua dor diante desse momento de separação e de reconstrução também é nosso momento de sofrimento diante das tantas barreiras que surgem em nossos caminhos, e das quais somos apenas reféns em seu enfrentamento. O modo como *Doce Novembro* nos lança em reflexões sobre nossa própria vida é único, no sentido de que acabamos deixando a trama de lado para situar em nossa própria vida os nossos desatinos e superações.

E, particularmente, não tenho como não dizer de uma grande superação em continuar assistindo a um filme que se mostrava medíocre e previsível como a grande maioria das comédias românticas adocicadas e inconsequentes. Felizmente, há muito me disciplino a sempre assistir até o final todos os filmes que me proponho a apreciar. Desse modo, consegui superar a baboseira inicial e poder me deparar com um filme surpreendentemente belo em sua trama e enredo muito bem enfeixados, e articulados na questão do sofrimento diante da morte e do desespero humano. Isso em que pese a precariedade técnica e o descaso com detalhes que poderiam torná-lo ainda mais fascinante e interessante.

Filme – Um Prova de Amor (*My Sister Keeper*)
Distribuição: Play Arte
Direção: Nick Cassavets
Fotografia: Caleb Deschanel
Montagem: Alan Heim
Música: Aaron Zigman
Direção de arte: Shay Cunlife
Elenco principal: Cameron Diaz, Abigail Breslin, Alec Baldwin, Jason Patric

Descrição da trama

O filme inicia com a voz de Anna em *off*[20] relatando que havia sido concebido como uma tentativa de seus pais para salvarem sua irmã, Kate, que padecia de uma síndrome leucêmica bastante severa. Faz uma pequena digressão sobre a maneira como as crianças em geral são concebidas, desde planejamento familiar, embriaguês ou mera casualidade. Em seu caso, ao contrário, seu nascimento foi planejado para que pudesse contribuir para a sobrevivência de sua irmã. Na sequência, é mostrada a consulta em que o médico diz que ela em breve iria necessitar de transplante renal, e que o do irmão, Jesse, e dos pais eram incompatíveis. Ela iria receber, então, algum rim de portador desconhecido. E que isso sempre trazia algum risco. O médico então aconselha que eles pudessem conceber um filho em proveta, pois as chances de compatibilidade eram praticamente absolutas. Diz, ainda, que o sangue do cordão umbilical dessa nova criança seria um remédio muito eficaz para Kate.

---

20 Expressão utilizada para definir quando existe uma voz narrando fatos e cenas em que o rosto do interlocutor não é mostrado.

O filme se volta, então, para o tratamento de Kate com todos os seus percalços e sofrimentos. Também é mostrado o romance de Kate com um jovem, Taylor, que também faz tratamento quimioterápico no mesmo hospital. É mostrado o envolvimento dos dois e o tanto que a relação evolui, apesar da doença de ambos. O relacionamento é interrompido com a morte de Taylor.

Outra voz em *off*, dessa vez de um advogado, Alexander, que foi procurado por Anna. Ela o procura para garantir o direito de não doar seu rim para a irmã. Diz, ainda, que durante toda sua vida teve que doar coisas para sua irmã. De princípio o advogado não acrescenta na versão da menina, mas ela munida de documentos passa a exibir todo um histórico de doações feitas ao longo de sua vida. Ele fica, então, incrédulo ao ver que ela já havia feito transfusões de células brancas, medula óssea, linfócitos, além de sangue do cordão umbilical. Ao todo em seus onze anos de idade já havia oito hospitalizações.

No hospital, a mãe, Sara, é intimada judicialmente com essa ação impetrada pela filha. Incrédula, chega a bater em Anna, que também está junto à irmã com a mãe e a tia Kelly, pessoa querida de todos e sempre presente nas situações familiares. Sara procura pelo advogado, mas não conseguem um acerto conciliatório e vão para julgamento com todas as implicações inerentes. Testemunhas, advogados e arguições de ambos os lados. Alexander faz pontuações sobre o sofrimento que Sara havia imposto a Anna tentando aliviar o sofrimento de Kate. Ela admite esse aspecto, mas tenta atenuar sua atitude argumentando que pensava na filha que estava entre a vida e a morte. Sara, que também era advogada, se representa nesse processo, e o desenrolar é simplesmente dramático. A juíza conversa separadamente com Anna, mas apenas no dia do julgamento é que a irmã delas, Jesse, se descontrola e provoca a irmã que acaba confessando toda a trama. Kate, que estava em seu estágio final de vida, havia pedido para Anna não deixar que fizessem nova cirurgia para o transplante de rim. Ela estava pronta para morrer, mas a mãe insistia em acreditar que mais uma cirurgia iria finalmente vencer o câncer que a consumia há tempos.

É mostrada uma conversa áspera entre Kelly e Sara em que ela diz que sempre estará ao lado da irmã, mas que ela já estava se transformando em uma verdadeira louca nessa luta insana contra a doença da filha. E que era necessário aceitar que a menina tinha os dias contados. Ela se recusa a ver a realidade dos fatos, e seu martírio não se interrompe diante do que era estampado a sua frente. Uma cena no hospital em que uma religiosa fala com Sara sobre a necessidade de se preparar para a morte da filha é ácida e com total recusa ao que estava sendo ponderado.

Kate pede ao pai que deseja ir à praia. Após consultar o médico, Brian decide levar a filha até a praia. Ao passarem por sua casa para apanhar os apetrechos de praia, encontram com Sara que fica ensandecida ao ver a filha no carro, e uma briga bastante contundente com Brian ocorre nesse momento. Mas ele, decidido, leva os filhos à praia. E quando estão todos felizes nesse idílio propiciado, em última instância, por Kate, Sara chega acompanhada por Kelly, e todos se comprazem nesse momento de alegria, um breve hiato de felicidade em meio à tormenta em que se encontravam.

Levam Kate de volta ao hospital, e quando os familiares se retiram, ela pede para ficar a sós com a mãe. Mostra-lhe um álbum que havia feito de presente para ela, e nessa mesma noite falece.

Na sequência, o advogado Alexander procura por Anna em sua casa para comunicar-lhe que haviam ganhado a causa. Ela agradece, mas decididamente nada mais há a fazer.

Anna narra como ficou a vida da família sem Kate, enfatizando que na data de seu aniversário todos viajam juntos à praia. Ela diz que esperava que sua irmã fosse homenageada por sua luta, seja como nome de rua, como jurisprudência ou qualquer outra forma, mas constata que ela se foi, e isso mostrava o mistério da morte que ninguém compreendia.

Análise cinematográfica e de conteúdo

Um filme que quase esbarra na ideia de que perdemos quase duas preciosas horas de nossa vida com uma turma previsível que visa unicamente atingir padrões mercadológicos. E, mesmo assim, e pelo princípio de que em qualquer filme, seja ele uma obra de arte, ou mesmo uma produção considerada sem qualidade aceitável, sempre existe algo de bom e interessante para ser extraído, *Uma Prova de Amor* minimamente nos mostra alguns pontos de reflexão e emoção.

Uma Prova de Amor começa insuportavelmente adocicado com pretensões meramente mercadológicas, e assim permanece até o fim. Bandeirinhas estadunidenses são mostradas à exaustão para enfatizar o ufanismo de seu diretor ao seu país de origem. O filme em toda a sua totalidade parece ter o afã de nos mostrar o chamado *american way of life*[21], e situa Los Angeles como o palco dessa trama. E tudo, absolutamente tudo, é mostrado tentando estabelecer uma grandiosidade, cuja compreensão não se alcança. Impressão que se tem é que o diretor e seu *staff* cuidaram para que cada cena pudesse provocar emoção no espectador. Todos os momentos apresentam cenas estudadas para provocar lágrimas, seja no romance de Kate com Taylor, seja na consulta de Anna ao advogado, seja ainda em qualquer outra situação apresentada.

A fotografia e a montagem seguem padrões igualmente comerciais, tanto na exibição do que é essencialmente básico, como na contenção de recursos mais detalhistas de arte. A música é permeada por baladas estadunidenses da pior qualidade com letras igualmente melodramáticas.

21 Expressão que pode ser definida como o "modo de vida americano".

O viés mercadológico desse filme é tão evidente que a própria lição e a reflexão que poderiam ser empreitadas se perdem, e se diluem diante do melodrama que temos diante de nós. A doença de Kate, que deveria ser o mote maior a imprimir configurações ao filme, praticamente fica em segundo plano diante das tramas paralelas que se sucedem. O julgamento de Anna consome tempo exaustivo, em que tudo se mostra totalmente obnubilado, pois o simples fato de uma menina de apenas onze anos de idade estar processando a mãe pelo direito de não ter de doar o rim é simplesmente inusitado. E, verdadeiramente, as situações em que Kate se mostra resignada diante da morte, aceitando-a plenamente como parte de um processo que está prestes a findar, praticamente tornam-se detalhes que se perdem diante de tantas coisas que se misturam na trama.

Um filme que poderia ser referência na discussão sobre câncer infanto-juvenil se perde na precariedade como a trama foi conduzida. E na medida em que esse filme, ao contrário de *Invasões Bárbaras*, sempre está presente nas listas de sugestões de filmes que abordam a temática do câncer, a coisa decididamente se complica.

A maneira como Kate aceita a morte, aceitação de algo que se mostra irreversível, é praticamente deixada em plano tão secundário que passa despercebida para a maioria dos espectadores. O modo como seu definhamento físico acompanhado de uma fadiga emocional poderiam ser utilizados para enfeixar discussões sobre o significado da vida diante dessa eminência da morte, diante de tantos fatos paralelos que nos direcionam para fora da realidade de Kate, se perdem e ficam tão somente como fundo para outras ocorrências presentes no filme. Talvez isso tudo evidencie as pontuações aqui descritas e sirva ao menos como alerta de atenção para os que desejam se debruçar sobre o filme para análise e reflexão.

É uma perda muito grande que um tema tão fascinante como a resignação diante da irreversibilidade da morte tenha sido relegado a um papel tão secundário. Indiscutivelmente, seria extramente interessante uma reflexão pormenorizada sobre isso. Afinal, o acervo cinematográfico pouco apresenta repertório sobre esse tema. E assim se perdeu uma oportunidade de discussão sobre uma temática tão séria e tão atual. Isso em razão dos diferentes interesses que foram colocados na trama e que se antagonizaram de maneira irreversível.

Filme – Gritos e Sussurros (*Viskningar och rop*)
Distribuição: Continental Home Vídeo
Direção: Ingmar Bergman
Fotografia: Sven Nykvist
Montagem: Ann-Chistian Lobraten
Direção de arte: Sven Nykvist
Elenco principal: Harriet Andersson, Ingrid Thulin, Liv Ullmann, Karia Sylwan

Descrição da trama

No final do século XIX, três irmãs estão em uma casa de campo da família juntamente com uma criada. Uma delas, Agnes, está morrendo de câncer, Marie e Karin com ajuda da criada, Anna, cuidam de Agnes. E cada uma das personagens, alternadamente, rememora situações de suas vidas em contraponto com esse momento de cuidados com Agnes em seu estágio final de vida. Inicialmente, temos Agnes recordando sua infância em companhia de sua mãe em situações de conflitos e incertezas. Momentos em que sua mãe mostra ternura até então desconhecida para ela.

Na sequência, Marie rememora situações de sua vida em presença do marido e de sua filha. Momento em que o marido, Joaquim, chega de viagem e, após se despedir da esposa e da filha, vai para um aposento onde tenta se matar com uso de arma branca. Ele não morre, mas a cena, além de contundente, lança compreensão ao momento atual de Marie.

Karin rememora situações com o marido em que após sentir a total indiferença dele para com ela, o que beira as raias da humilhação, ela quebra acidentalmente um copo com água e o olhar do marido lança um quê de desprezo tão ácido, que ela, na sequência, vai para o quarto com um pedaço de vidro do copo e se penetra provocando grande sangramento. A criada, Anna, vem ajudá-la em sua vestimenta e cuidados, e o mesmo desprezo lançado pelo marido, ela igualmente desfere sobre a criada.

Marie tenta se aproximar de Karina, tentando reatar um relacionamento que, pela cena exibida, há muito está esgarçado. Karin se esquiva, e na sequência de outras cenas, vemos Marie exaustivamente tentando essa união.

A doença de Agnes vai se desenvolvendo de modo irreversível, e seu sofrimento com gritos desesperadores é algo indescritivelmente angustiante. A presença do médico em alguns momentos traz alívio a sua dor e sofrimento. Mas o câncer, de modo irreversível, ceifa sua vida, trazendo o manto da morte de modo soberano.

Após as cerimônias funerárias, as irmãs decidem juntamente com o marido o que fazer com a propriedade e com a criada, que afinal cuidou de Agnes com muita dedicação e amor. Decidem dar-lhe uma quantia em dinheiro a título de ressarcimento, quantia essa recusada por Anna, mostrando com sua atitude que o seu afeto não poderia ser pago em dinheiro.

Na despedida de Marie e Karin acontece uma última tentativa de Marie no sentido de reconciliar-se com a irmã, mas essa se mantém irredutível nesse distanciamento.

O filme termina mostrando, ainda, cenas em que as irmãs felizes passeiam pelo jardim da propriedade em companhia de Anna. Agnes morreu, e deixou atrás de si reminiscência da vida de todas.

Análise cinematográfica e de conteúdo

Esse é um daqueles filmes que não pode ficar fora do repertório cinematográfico de alguém que minimamente diz amar cinema. Simplesmente fantástico. Algo para ser apreciado como alguém que degusta um vinho deliciosamente sem pressa, curtindo cada gole com requinte pela iguaria absorvida. Assim também os filmes de Bergman devem ser apreciados. Como iguarias preciosas que precisam ser saboreadas com requintes e detalhamento de todo seu esplendor.

Bergman é considerado, por muitos apreciadores do cinema, como um dos maiores diretores de todos os tempos, e seguramente o que melhor mergulhou na alma humana em suas nuances e tonalidades. Como poucos, conseguiu fazer de seus filmes instrumentos de reflexão da condição humana em suas mais diferentes matizes de emoções e sentimentos.

Gritos e Sussurros é uma verdadeira obra de arte em preto e vermelho. O jogo de luz e sombra que assistimos ao longo de toda a trama é simplesmente indescritível. A cada personagem que rememora o passado, lança-se uma sombra vermelha na cena, alternando para luzes que deixam um lado do rosto iluminado e outro obnubilado pela sombra. A cada cena, vemos um cuidado, tanto com as roupas das personagens como com os objetos de cada ambiente. Assim, temos cenas em que a decoração em vermelho – tapetes, cortinas e estofados – contrasta com roupas brancas das personagens. Em outras cenas, o vermelho contrasta com roupas pretas. E essa alternância por si faz do filme um jogo de cores simplesmente deslumbrante. A cena final em que as irmãs correm felizes pelo jardim da casa de campo, todas estão de roupas brancas, lindos vestidos de época estilizados a conferir a cena algo meramente maravilhoso.

As cenas em que Agnes agoniza em razão do câncer são de uma intensidade e força como poucas vezes se viu em toda a história do cinema. Algo que torna tudo simplesmente desesperador. Os gritos de Agnes invadem nossa alma de modo indelével, e por muito tempo continuamos com esse sofrimento incrustado em nosso ser. Bergman trabalha com câmeras em plano fechado, focando o tempo todo a expressão das personagens, sempre com duas câmeras se alternando nas pessoas que dialogam ao longo da trama. Apenas nos momentos em que foca o quarto de Agnes, mostrando toda a extensão de seu sofrimento, ou em situações em que os diferentes ambientes são mostrados, temos a mudança de câmeras do plano fechado para o plano aberto. Na cena do jardim, temos essa alternância de modo magnífico a ressaltar toda a plasticidade encantadora da cena.

A música é delicada e presente em poucas cenas. A maioria das sequências tem o som do silêncio a emoldurar a angústia e a tensão retratadas em cada sequência[22]. Em uma das situações em que Marie recorda momentos de sua vida, temos uma caixinha de música que toca a *Valsa das Flores*, de Tchaikovsky. Em outros momentos, temos *Polonaise*, de Chopin, e também uma *Sarabanda*, de Bach. Tudo muito delicadamente inserido, e conferindo emoção a esses momentos. Mas a predominância maior são cenas em que o silêncio moldura a dor que está sendo apresentada em diferentes facetas.

Em uma cena em que Karin está refletindo sobre a vida ao fundo, temos uma *Sarabanda* para violoncelo desacompanhado de Bach. Impressão que se tem é que Bergman faz um contraponto com sua arte e a música de Bach, e os passos necessários para se apreciar ambas. Em se tratando de música, não é possível alguém sem contato mínimo com a música clássica apreciar de pronto a obra de Bach, principalmente as peças feitas para instrumentos solos e sem acompanhamento de orquestra. Suas peças para violinos e violoncelos desacompanhados, verdadeiras obras-primas da genialidade humana em todos os tempos, só podem ser apreciadas por quem tem o ouvido apurado e sabe dos requintes da música clássica. Do contrário, será música praticamente inaudível. Analogamente, quem não tem familiaridade com a música clássica pode se aproximar dela, inicialmente, pela simplicidade das valsas vienenses para, aos poucos, se inteirar do apuro e riqueza melódica de Bach, Mozart, Debussy etc. Exigir que alguém que não tenha essa familiaridade se aproxime das harmonias contrastantes de Debussy, ou da arte de contraponto de Bach, simplesmente não é possível.

Igualmente ocorre com o cinema de Bergman. Alguém acostumado com filmes feitos com o viés mercadológico com rimas de expressão simples e visando única e tão somente a emoção instantânea não tem condições de se aproxima e apreciar a grandiosidade da arte de Bergman. Seria necessário,

---

22 Uma das críticas frequentes ao trabalho de Bergman é o fato de ele poucas vezes ter recorrido a um compositor para dar vigor aos seus filmes. No entanto, essas críticas são facilmente rechaçadas, tanto pelo cuidado que sempre teve em detalhar peças clássicas em momentos circunstanciais, como, e principalmente, por ter produzido um dos maiores musicais de toda a história do cinema. É de sua autoria a estupenda filmagem de *A Flauta Mágica*, de Mozart. Uma das maiores óperas de todos os tempos retratada por um dos maiores gênios do cinema. Bergman e Mozart, representantes maiores de suas artes, juntos em um espetáculo simplesmente maravilhoso.

tal qual em relação à música, uma aproximação lenta sobre filmes de arte para culminar na apreciação da genialidade do grande mestre Bergman, seguramente um dos maiores de todos os tempos. O cinema contemplativo de Bergman é para ser apreciado em seus detalhes e requintes para não se perder a grandiosidade de sua obra. Cenas cuidadas em esmero de fotografia, *closes* de câmeras, perfeccionismo gestual dos atores, enfim, tudo detalhadamente efetivado para que a grandiosidade de sua arte não se perca em nenhum aspecto da trama. Merleau-Ponty (1999) assevera que o real distingue-se de nossas ficções porque nele o sentido investe e penetra profundamente a matéria. Ou seja, a realidade nos transpassa de modo indelével, e quando isso ocorre a partir do contato com a obra de arte temos um imbricamento simplesmente indissolvível.

O sofrimento de Agnes mostrado em detalhes com as câmeras em plano fechado, destacando todo o expressionismo da dor estampada em sua face é simplesmente indescritível. E praticamente sem comparações com a grande maioria dos filmes que abordam a temática do câncer. Nesses filmes até assistimos ao paciente sofrendo em situações de dor e no leito hospitalar, mas a intensidade do sofrimento estampada em *Gritos e Sussurros* é simplesmente desesperadora. Os seus gritos de desespero penetram em nosso ser de modo indelével, e nos levam ao seu sofrimento em níveis sequer imagináveis pela razão.

Câncer, o imperador de todos os males, e Bergman, um dos maiores gênios do cinema de todos os tempos, resultam em um enfeixamento indivisível da dor e do sofrimento humano levado ao extremo ao mostrar a insuportabilidade e mesmo irreversibilidade desse sofrimento. O realismo do sofrimento inserido nessa trama faz com que sejamos tomados dos mais diferentes sentimentos que muitas vezes sequer podemos definir.

Bergman ao penetrar na alma humana de modo tão profundo nos aflora sentimentos que muitas vezes desconhecemos, até mesmo em nossa corporeidade. Vivemos sensações que não sabíamos possíveis. Experimentamos emoções que nos lançam a um sequencial de reflexões e nos tornam reféns de nossas próprias sensações. O modo sutil e delicado como as lembranças do passado de cada personagem é mostrado é algo estonteante, pois pareado à vivência em si, temos um jogo de luz com cores se alternando e fazendo dessa alternância um espetáculo de análise própria. Estudiosos dos efeitos das cores na vida humana têm nessa obra algo inédito para análise e detalhamentos pormenorizados de suas teorizações.

A maneira indescritivelmente bela como as cores do ambiente são apresentadas em contraste com as roupas é algo por si só digno de uma das mais belas fotografias que se pode conceber. E o sofrimento humano mostrado nessa moldura de arte, em que os detalhes de fotografia se misturam à maestria do jogo de cores, torna-se simplesmente intangível. Matizes de dor e de desespero que têm como moldura o requinte de um entorno cuidadosamente preparado para que nenhum detalhe se perca nesse diapasão da arte envolvendo o desespero humano.

Em uma das cenas finais em que as irmãs discutem o destino de Anna e oferecem uma quantia razoável de dinheiro, como reparação aos anos de trabalho e, principalmente, de cuidados com Agnes, a criada simplesmente recusa o dinheiro colocando sua dignidade e afeto acima de qualquer reparação pecuniária, e isso fica explicitado em seu expressionismo, algo tão forte que as palavras são perfeitamente dispensáveis.

Merleau-Ponty (1999) coloca que antes de ser um espetáculo objetivo, a qualidade deixa-se reconhecer por um tipo de comportamento que a visa em sua essência, e é por isso que, a partir do momento em que meu corpo adota a atitude do azul, eu obtenho uma quase presença do azul. Karin e Marie discutem entre si sobre condições práticas sobre as questões de inventário, mas ficam aquém da postura de Anna, que mesmo sendo, em princípio, apenas criada, mostra-se muito mais abalada e afetada com a morte de Agnes.

Assistir a um filme de Bergman é um esmero, um requinte para se apreciar em detalhes. Algo para se ter como uma grande dádiva que a vida nos presenteia. Encantamento que nos faz especiais, simplesmente por poder partilhar algo tão magnífico em nossas vidas e relacionamentos. Discutir a temática do câncer por intermédio de um filme de Bergman é avançar no teor das discussões subsidiado por reflexões que nos são apresentadas com vigor e determinação ímpar. É ter instrumental para avançar na compreensão da doença e em seus sustentáculos de desespero e dor encravados na alma humana. A vida de cada uma das personagens simplesmente vagueia pela trama ao longo de toda a construção do enredo. E o modo como ele vai imbricando as vidas entre si é simplesmente algo que só pode ser compreendido pela magnitude dessa articulação. Desde a primeira cena até o final, temos uma sucessão infindável e muito preciosa de detalhes que nos conduzem a uma apreensão privilegiada da condição humana. A dor estampada em Agnes não é apenas a dor do câncer, mas também a dor do mundo em seu sofrimento e desespero que não se pode estancar nem mesmo como simples devaneio.

Bergman empreendeu em *Gritos e Sussurros* uma penetração em nossas almas lançando nosso imaginário em buscas desencontradas sobre o verdadeiro significado das emoções suscitadas. Os gritos de Agnes são de uma contundência que dificilmente encontrarão parâmetros na realidade do cinema. E tudo apresenta um esmero tão grande de fotografia e arte que, além de ser uma preciosidade artística única, é igualmente referência sobre a realidade do câncer pela maneira como a temática é tratada no envolvimento dos familiares com a doença. Causa estranheza que esse filme nunca figure naqueles recomendados para uma tentativa de compreensão do câncer através da arte. E isso realmente é uma perda irreparável para todos que se debruçam em busca de filmes que abordem a temática do câncer.

Toda a genialidade de Bergman está exposta em *Gritos e Sussurros*, o que já seria suficiente para que fosse um filme indispensável a todos que queiram conhecer a verdadeira magia do cinema. E somado a isso, o fato de mostrar o câncer como somente um mestre do cinema seria capaz temos, simplesmente, um filme magnífico, um filme de Bergman, uma autêntica relíquia da genialidade humana.

Filme – O Ruído do Gelo (*Le Bruit des Glaçon*)
Distribuição: Universal
Direção: Bertrand Blier
Fotografia: François Catonné
Montagem: Marion Monestier
Direção de arte: Patrick Dutortre
Música: Valerrie Lindon
Elenco principal: Jean Dujardin, Albert Dupontel, Anne Aluaro, Myrian Boyer

Descrição da trama

A trama ocorre na cidade de Nimes, no sul da França. Charles vive em uma mansão com a empregada Sofia. Ele é alcoolista e toma diariamente inúmeras garrafas de vinho branco que estão sempre enfiadas em um balde de gelo, daí inclusive o título do filme.

Em dado momento, tocam sua campainha e quando atende e pergunta quem é o visitante recebe a informação estonteante: "Eu sou seu Câncer e creio que seria bom nos conhecermos melhor". De início, Charles fica estupefato com a informação, mas aos poucos se dá conta de que isso é realidade, aquele homem é realmente seu câncer.

O diálogo de ambos no início é ácido, mas aos poucos Charles aceita aquela figura indesejável ao seu lado. O Câncer lhe diz que não é visto pela maioria das pessoas, apenas pelo paciente e por aqueles que o amam muito. Sofia consegue visualizar o Câncer, coisa que a namoradinha ocasional de Charles, Eugenia, não consegue. Sofia começa também a conviver com o Câncer e, aos poucos, vai mostrando a Charles que o amava muito, apesar de se achar insolente por esse amor. Charles dialoga com o Câncer e conclui que é melhor pedir para Eugenia ir embora para tentar algo com Sofia. Ela vai embora e se despede afetuosamente de todos.

Sofia também conhece uma mulher que chega a sua casa e também se identifica como sendo o seu Câncer. Diz que inicialmente instalou-se em seu seio, mas que aos poucos irá tomar todo seu corpo.

É mostrada uma cena em que Charles relembra o momento em que sua esposa o deixou, alguns anos atrás juntamente com seu filho, Stanislav.

Charles conta ao Câncer que, desde que sua esposa o havia deixado, não consegue mais escrever, e que nada adiantava continuar vivendo. Por essa razão bebia tanto, precisa estar sempre bêbado para estar atordoado e não sentir as vicissitudes da vida. Cenas são exibidas com Charles sofrendo dores de cabeça lancinantes com o delírio de alegria do Câncer. Esse diz o tempo todo que é invencível, que destrói todas as células saudáveis e que resiste a todos os tipos de tratamento, seja quimioterapia, radioterapia ou qualquer outro.

Concomitantemente, são exibidas cenas em que Sofia igualmente conversa com seu Câncer, e o mesmo discurso de destrutividade permeia os diálogos. Diante do agravamento do estado de saúde de Charles, sua ex-mulher traz seu filho para passar alguns dias com ele. Ela prefere ficar em um hotel, pois sente algo muito estranho acontecendo na casa. Stanislav não consegue dormir à noite e vai até o quarto de Sofia, e os depois tem relacionamento afetivo sexual. Pela manhã, Stanislav conta ao pai sobre a sensação extrema de felicidade que estava sentindo depois dessa noite de amor, e pergunta a ele se estava com ciúmes. Ele diz que não sente ciúmes e que estava muito feliz com a felicidade do filho. A mãe vem buscá-lo e ele se despede do pai desejando que o pai não morra.

Charles e Sofia começam a se relacionar amorosamente e, em certo momento, vão a um restaurante, e Sofia derruba propositalmente objetos pessoais como forma de fornecer a dois jovens informações sobre seu endereço e uma escultura de Rodin que Charles possuía. Os jovens vão até a residência na noite e trocam tiros com Charles, e ambos quedam com ferimentos. Nesse momento, tanto o Câncer de Charles como o de Sofia saem em disparada, dizendo que suas missões estavam terminadas. Na sequência, Charles e Sofia se levantam, retiram do corpo os ferimentos artificiais e riem. Em seguida, vendem a casa e saem em viagem em uma suntuosa embarcação. Esse final surpreende, pois o diretor Blier nos deixa com uma incógnita, se eles realmente morreram e se livraram do Câncer, ou se então se libertaram por terem encontrado sentido para suas vidas.

Análise cinematográfica e de conteúdo

Temos um filme que se não pode ser considerado magnífico em termos meramente artístico, certamente é um filme imperdível pela riqueza dos detalhes, envolvendo a presença do câncer na vida humana. Diríamos até que se trata de um filme imprescindível a todos que direta ou indiretamente lidam com o câncer, tanto profissionalmente como pelo contato com a doença em familiares ou amigos. Um filme cuja grandiosidade se dá pela maneira criativa como Blier nos mostrou o câncer. Algo tão surpreendente e ao mesmo tempo fascinante que nos deixa atônitos e estarrecidos com o desenvolvimento da doença sendo anunciado pelo câncer travestido na forma humana.

Esse filme passa ao longo de qualquer conotação mercadológica e por essa razão apenas foi exibido durante a XXXV Mostra Internacional de Cinema de São Paulo, não tendo sequer entrado no circuito comercial, ainda que apenas nas salas destinadas à exibição de filmes de arte.

Os que buscam ação, aventura ou outra forma de entretenimento em filmes, seguramente não irão gostar dessa trama. Mas ao contrário, todos aqueles que estão interessados em se aprofundar nos detalhamentos da condição humana têm nessa história uma verdadeira obra-prima a exibir os contornos do sofrimento humano em uma de suas facetas mais desesperadoras, a luta contra o câncer.

Um filme raro, cuja preciosidade artística é justamente mostrar o requinte da arte nos detalhes enfeixados na destrutividade promovida pelo câncer. A criatividade da trama é tão eloquente e envolvente, que qualquer outro detalhe que se queira arrolar sobre critérios artísticos perdem a razão de ser. O insólito do câncer argumentando com o próprio paciente é algo por demais estrondoso. E na medida em que está a mostrar os passos da destruição em diálogos e sequências ácidas, qualquer outro balizamento a exigir recursos técnicos mais apurados se perde no vazio.

Outra coisa igualmente surpreendente que se depreende desse filme é o modo como o câncer deixa de ser uma personagem com o qual o paciente dialoga para tornarem-se um único e indivisível ser. Não existe mais separação entre a doença e o paciente, e aquilo que era algo que existia como apêndice do paciente se torna ele mesmo em situações surpreendentes, tanto pela maneira de sua ocorrência, como pela forma como é mostrado na trama.

A trilha musical é composta por canções francesas e estadunidenses conhecidas do público sem qualquer outro esmero. Algumas peças de música clássica também são inseridas como fundo melódico de algumas cenas, mas igualmente sem relevância. A música ocupa apenas um papel secundário. Aliás, tudo é secundário: fotografia, montagem, direção artística, enquadre de câmeras, tudo, absolutamente, é secundário. A grandiosidade desse filme é justamente a justaposição das imagens do câncer com o paciente. A presença do câncer em todos os momentos da vida do paciente, em suas relações sexuais, refeições, enfim, em tudo que se quiser arrolar, faz desse filme algo único, um requinte de detalhamentos que o torna imprescindível a qualquer discussão envolvendo a temática do câncer e seja intermediada por filmes. Trata-se de obra indispensável a qualquer filmoteca que tenha como predominância a compreensão da condição humana em filigranas de desespero e dor.

Uma obra em que a condição humana dialoga com sua própria doença e pode escutar as razões de seu adoecimento, é na realidade a escuta de si mesmo.

O câncer reverbera situações de sofrimento e abandono com a saúde, mas é o paciente, ao tentar argumentar, que dá as verdadeiras razões da causa de seu sofrimento e, por assim dizer, do abandono da vida. Simplesmente fantástico!

CONSIDERAÇÕES COMPLEMENTARES

A sessão terminou.
Mas não a emoção trazida pelo filme,
ela se incrusta em nossa alma para sempre...
Valdemar Augusto Angerami

Empreitamos um trabalho muito difícil, tanto em sua concepção e estruturação, como no enfeixamento de seus detalhamentos. Filmes que mostram a realidade do câncer enfocando diferentes aspectos de um mesmo drama que acomete milhares de pessoas mundo afora. O modo detalhista de alguns diretores desenhando as múltiplas facetas da doença, bem como os aspectos de elaboração de sua criação artística foi analisado visando propiciar ao leitor e provável espectador ângulos multifocais de observação.

Tentamos levar uma pequena contribuição à compreensão do paciente de câncer, de seus familiares, amigos e até mesmo dos profissionais da saúde por intermédio de filmes escolhidos em nosso acervo pessoal. Certamente, muitos outros caberiam nessa observação, e a lista de outros filmes colocados à disposição dos leitores no final desse trabalho visa preencher a ausência de inúmeros outros títulos que poderiam estar presentes nesse trabalho.

O uso de filmes para intermediar discussões acadêmicas e filosóficas sobre os mais diversos temas tem se mostrado de grande eficácia, principalmente por mostrar o tema proposto de modo artístico. E com a liberdade conferida à criação artística, temos, então, trabalhos que se mostram como retratos da vida e da cotidianidade exibidos de modo singular. Mesmo em outras manifestações artísticas, como artes plásticas, música etc., temos a configuração da realidade exibida em configurações livres de expressionismo e que retratam a vida sob um olhar diferenciado, o olhar do artista.

Em trabalho anterior (2013), citamos que o grande compositor brasileiro Heitor Villa-Lobos diante do diagnóstico de câncer que iria consumir sua vida compôs a célebre *Valsa da Dor*, peça cuja harmonização nos remete ao sofrimento que atingia sua alma de modo irreversível. Villa-Lobos, livre de qualquer parâmetro imposto pelo cientificismo sobre a dor, escreve sobre sua condição, retratando o momento de sofrimento diante desse diagnóstico.

Da mesma forma, iremos encontrar diferentes manifestações sobre a dor e o sofrimento que mostram a alma humana dilacerada e sem qualquer preocupação com aspectos formais de análise.

Angerami (2013) mostra, no campo das artes plásticas, a dor retratada em diversas obras em que seus criadores se utilizaram das artes para expor a dor presente na alma humana. Uma observação detalhada a esses quadros nos revela a crueza da dor humana encravada em nossas almas de modo singular.

A liberdade conferida ao artista sempre é algo admirável e sobre a qual não se coloca objeções. E isso faz com que tudo aquilo que ele expresse seja considerado como contraponto sempre interessante à própria realidade dos fatos. Seu olhar é sempre instigante a nos convidar a novas reflexões sobre o fenômeno que se apresenta ao campo perceptivo. Seu foco é livre, soberano, por não ter qualquer amarra a determinar enquadres ou ditames lógicos e racionais. Talvez a grande dificuldade do meio acadêmico em geral seja desconsiderar a obra de arte em qualquer de suas manifestações. E como tal, algo que não seja pertinente a esse universo.

Indiscutivelmente, quando adotamos o universo artístico para embasar nossas inquietações teóricas e filosóficas, certamente estamos dando uma dimensão sensivelmente superior a esses detalhamentos, pela amplitude que a arte confere ao nosso ângulo de análise.

É comum ouvir de artistas, sejam eles de suas diferentes áreas, que ao serem abordados sobre suas atividades e responderem que são artistas, sempre são arguidos do que fazem para sobreviver financeiramente. Ou seja, a arte é considerada, na maioria das vezes, como *hobby* e passatempo, e que para a sustentação financeira da vida é necessário outro provimento financeiro. E por mais que existam artistas notoriamente bem-sucedidos em todas as áreas, ainda assim, é difícil se conceber a existência de pessoas que possam viver exclusivamente de atividade artística. Esse olhar tosco e preconceituoso certamente está presente quando se insere a arte em trabalhos acadêmicos e que fazem parte de outro universo. Abordar a temática do câncer envolvendo sua discussão por meio da arte cinematográfica é um desafio mais pelo preconceito envolvido do que propriamente pela argumentação rasa e simplória de que não se pode discutir temas tão complexos e difíceis por meio de expressão artística.

O academicismo com seus gráficos, estatísticas, experimentos científicos não pode aceitar o olhar artístico, que lança novos limiares de compreensão ao seu universo parco e reduzido. O cientificismo não tem como aceitar algo que traga cores ao seu tom acinzentado de pesquisas e publicações. A arte dá novo parâmetro às análises de temas contundentes e ácidos, como o próprio câncer, objeto deste capítulo. E se verdadeiramente procuramos novos patamares de análise e compreensão de temas contemporâneos, certamente, ao nos apropriarmos de recursos artísticos, estamos caminhando rumo a horizontes sequer tangíveis pela razão. E, principalmente, distante da lógica científica. E essa liberdade é o que nos faz buscar pela arte, um recurso que nos humaniza diante de aspectos tão severos que determinadas temáticas impõem as nossas vidas.

Esse trabalho está lançado ao mundo. Foi escrito com todo o nosso amor e paixão pelos filmes e pela condição humana. Amor que nos faz reféns dessa luta incansável em prol da dignidade e do respeito aos nossos doentes que padecem em nossos hospitais com tratamentos desumanos e contrários a tudo que se preconiza como necessário para o verdadeiro enfrentamento do câncer e, por assim, dizer de outras tantas doenças.

BIBLIOGRAFIA

Angerami, V.A. (2006). *As relações de amor em psicoterapia*. São Paulo: Cengage Learning.

______. (2012). Pacientes terminais. In: Angerami, V. A. (Org.). *Psicologia hospitalar: teoria e prática*. São Paulo: Cengage Learning.

______. (2014). A compreensão da saúde por intermédio de filmes. In: Angerami, V. A. (Org.). *Psicologia da saúde*. São Paulo: Cengage Learning

______. (2013). A subjetivação do câncer. In: Angerami, V. A.; Gaspar, K. C. *Psicologia e câncer*. São Paulo: Pearson.

______. (2013). Sobre a dor. In: Angerami, V. A. *Psicossomática e a psicologia da dor*. São Paulo: Cengage Learning.

Angerami, P. L. (2014). *Cinema, educação e filosofia: possibilidades de uma poética no ensino*. Tese de doutorado apresentada na Unesp/Marília.

Angerami, E. L. (2013). A expressão da dor na arte. In: Angerami, V. A. (Org.). *Psicossomática e a psicologia da dor*. São Paulo: Cengage Learning.

Godard, J. (1969). Montagens de textos. In: Grünnewald, J. L. (Org.). *A ideia do cinema*. Rio de Janeiro: Editora Civilização Brasileira.

Merleau-Ponty, M. (1999). *Fenomenologia da percepção*. São Paulo: Editora Martins Fontes.

______. (1971). *O visível e o invisível*. São Paulo: Editora Perspectiva.

______. (1969). O cinema e a nova psicologia. In: Grünnewald, J. L. (Org.). *A ideia do cinema*. Rio de Janeiro: Editora Civilização Brasileira.

CAPÍTULO 30
A MITOLOGIA INDÍGENA E SEUS SÍMBOLOS: IMAGENS E SENTIDOS PARA OS PACIENTES EM QUIMIOTERAPIA

AMANA ASSUMPÇÃO

A metáfora é a máscara de Deus,
Através da qual a eternidade pode ser vivenciada.
Joseph Campbell

INTRODUÇÃO

Joseph Campbell foi um dos maiores estudiosos sobre mitologia de todos os tempos. Para Campbell (1990), os mitos, assim como as metáforas, sugerem-nos o que existe por trás do aspecto visível.

Dessa forma, compreendemos que os mitos e as metáforas são uma manifestação temporal e cultural de uma realidade profunda, essencial e atemporal da experiência humana. Quando falamos em adoecimento, nos lembramos da fragilidade humana, assim como de sua assombrosa finitude. Por mais que a eminência da morte tenha nascido no mesmo tempo em que a vida nos é concedida, inúmeros humanos vivenciam, através das gerações, as angústias e anseios sobre a nossa existência temporal e as buscas pela eternidade, nessas ou em outras terras mais místicas.

Isso porque nosso inconsciente não aceita a mortalidade como algo natural. Vivemos como se nossa existência fosse eterna. Embora o medo da morte seja universal e permanente, na maior parte do tempo, esse sentimento permanece inconsciente. No entanto, o enfrentamento de uma doença ou um acidente pode nos obrigar a enfrentar esses medos.

A pessoa que recebe o diagnóstico de câncer vê sua existência abalada. Diante dessa circunstância, a arteterapia se apresenta como uma possibilidade de expressão dos sentimentos daqueles que sofrem. Para tanto, faz uso de técnicas expressivas como a artes plásticas, a música, a dança e a mitologia.

A arteterapia tem sido considerada uma significativa forma de terapia complementar ao tratamento de pacientes com câncer. O principal objetivo dessa técnica é possibilitar que o paciente possa nomear seus sentimentos através da arte. Além disso, facilita que os conteúdos inconscientes sejam trazidos para a consciência, resultando em uma melhor compreensão dos próprios sentimentos.

Com relação à proposta de trabalho com mitos, este fornece o contato com as experiências humanas ancestrais e atuais, refletindo uma possibilidade de alívio e elaboração da vivência exaustiva e solitária do adoecimento.

Neste capítulo, será descrita a experiência de trabalho utilizando como recurso terapêutico a mitologia indígena durante as sessões de quimioterapia no Hospital das Clínicas da Unicamp, em Campinas, no estado de São Paulo.

A mitologia se apresentou como melhor opção, por não exigir esforços físicos dos pacientes, pois geralmente estão impossibilitados de utilizarem os braços pela medicação intravenosa ou, ainda, debilitados pelos efeitos colaterais do tratamento.

Outro aspecto a ser ressaltado é que foi considerado o nível de envolvimento dos pacientes para participar da atividade. Cada um teve a participação que desejou ou pôde ter frente à terapêutica, assim como a linguagem simbólica dos mitos não precisa ser cognitivamente compreendida para cumprir sua atuação terapêutica.

Por outro lado, os mitos e as músicas apresentados aos pacientes pareciam ser recebidos por eles, como uma possibilidade para aliviar o silêncio que povoa os pensamentos de pacientes submetidos à quimioterapia.

Este capítulo baseia-se em um projeto de pesquisa qualitativa, realizada com pacientes oncológicos adultos durante a sessão de quimioterapia. A psicologia analítica foi a linha teórica que embasou a pesquisa. A mitologia indígena foi escolhida por ser pouco estudada sob a ótica da arteterapia e ter sofrido menos alterações que os mitos greco-romanos e os contos de fadas, por exemplo, que já foram reescritos inúmeras vezes. Assim sendo, será relatada a observação e a análise dos resultados e efeitos da intervenção da arteterapia, mais especificamente da mitologia indígena, na vivência do medo e alívio de tensão e ansiedade dos pacientes oncológicos adultos de um Hospital Universitário de Campinas.

ARTETERAPIA E ONCOLOGIA

Arteterapia é o termo usado para designar o uso terapêutico da arte, como o próprio nome indica. No entanto, segundo Ciornai (2004), a arteterapia não se resume à junção da arte com a psicoterapia, mas possui metodologia e corpo teórico próprios. Isso acontece por que além de ser um caminho para verbalização, como acontece com o uso da arte dentro da psicoterapia, a produção artística por si só, nesse caso livre de finalidades estéticas, tem efeito terapêutico e transformador.

A liberdade que a arteterapia proporciona no uso dos materiais artísticos e, consequentemente, no estímulo do processo criativo favorece a expressão de sentimentos, pensamentos e, até mesmo, de aspectos inconscientes. Essa expressão se dá por meio de diferentes modalidades, como as artes plásticas, a expressão corporal, a escrita, a música, entre outras.

Os mitos estimulam o contato com esses aspectos internos de modo um pouco diferente, pois além da expressão espontânea, eles contêm núcleos, que são reconhecidos em diferentes épocas e culturas e, dessa forma, produzem efeito terapêutico peculiar, de contato com aspectos inconscientes e universais, os quais abordaremos com mais detalhes no próximo tópico.

Assim sendo, a experiência com a arteterapia proporciona caminhos para entrar em contato com o mundo interno e de alguma forma torná-lo visível e consciente, facilitando o autoconhecimento e a reelaboração desses conteúdos, ampliando, assim, os recursos internos. Recursos internos são entendidos como as habilidades, as experiências e o conhecimento, como fontes pessoais que favoreçam o enfrentamento de dificuldades vivenciadas psiquicamente.

A expressão por meio de imagens e símbolos, de modo geral, facilita também a comunicação do indizível, daquilo que, às vezes, não é possível (ou desejável) de ser verbalizado. Essa é uma das principais razões pela arteterapia ser gradualmente reconhecida, estudada, sistematizada e indicada para os pacientes oncológicos.

As incertezas, o medo do adoecimento, do sofrimento, do próprio tratamento e seus efeitos colaterais, medo da perda, mesmo que temporária, dos papéis sociais que representa, o medo dos vários estigmas que acompanham a doença, como esta ser um castigo divino ou uma consequência da inabilidade da pessoa em lidar com suas próprias emoções e, até mesmo, o medo da morte povoam os pensamentos e emoções da maior parte das pessoas que vivenciam o adoecimento pelo câncer. A dificuldade de verbalizar esses medos, em parte devido ao grande impacto emocional da doença, faz das técnicas expressivas uma grande aliada em ampliar os recursos internos para lidar com essa nova realidade, segundo Giglio e Vanconcelos (2006).

Mesmo que a elaboração da experiência do adoecimento seja individual, podemos encontrar aspectos comuns vivenciados durante este período. Esses aspectos comuns nortearam a leitura de mitos para que núcleos parecidos fossem encontrados e, assim, norteassem a escolha do mito a ser contado durante a quimioterapia. O adoecimento, assim como outras dificuldades que encontramos na vida, muitas vezes não correspondem á linearidade do desafio seguido pelo final feliz presente nos contos de fadas ou em outras mitologias que já foram imensamente modificadas de suas matrizes originais.

Ana Maria Machado (2010, p. 10) fala sobre essas alterações dos contos de fadas:

> Trata-se de contos populares, de uma tradição anônima e coletiva, transmitidos oralmente de geração a geração e transportados de país em país. Muitos deles foram depois recolhidos em antologias por estudiosos, com maior ou menor fidelidade à versão original de seus contadores e contadoras. Em vários casos, foram recontados e reelaborados – ora ganhando qualidade literária nas novas roupagens, ora se perdendo em adaptações cheias de intenções de corrigir as matrizes populares. Ora mantendo seu vigor original, ora se diluindo em pasteurizações.

A escolha da mitologia indígena se mostrou mais adequada por ter sido menos modificada, e também se deu por transmitir a sabedoria ancestral dos primeiros povos do Brasil.

> Adentrar a sabedoria indígena pelos sentidos é, talvez, a melhor maneira de se conhecer o que de mais belo, profundo, equilibrado e sábio existe. O desafio é deixar-se levar pela suavidade das palavras, dos sentidos, dos símbolos que compõe esse universo misterioso habitado pelos primeiros povos de nossa terra do Brasil. (Casoy, 2009, p.7)

Mesmo com esse anseio por adentrar o universo de nossos povos indígenas, a escolha dos mitos não foi restrita à mitologia dos índios brasileiros, ampliando-se para os ameríndios (nativos do continente americano), já que se fazia necessário encontrar núcleos simbólicos, ou mitologemas, que atendessem aos objetivos da pesquisa.

A ARTETERAPIA, A MITOLOGIA E OS SÍMBOLOS

Para se compreender a importância dos mitos para arteterapia, é fundamental a compreensão dos símbolos e sua função psíquica, e quem mais estudou e escreveu sobre isso foi Jung. Carl Gustav Jung naceu em 1875, na Suíça, aos 25 anos concluiu o curso de medicina e interessou-se pela psiquiatria. Tornou-se o discípulo favorito de Freud, com quem rompeu anos depois para desenvolver a psicologia analítica. Foi pioneiro no estudo dos símbolos e por isso sua obra, assim como a de seus discípulos, é importante referência para arteterapia e para o estudo dos mitos. Mesmo que a arteterapia não adote a psicologia analítica como único referencial teórico, algumas definições serão aqui descritas para melhor compreensão dos aspectos simbólicos presentes nos mitos.

Andrade (2000) relata que a obra de arte é a concretização simbólica da vida psíquica, uma maneira encontrada pelo ser humano de atinar com as sensações e percepções frente à realidade que o impressiona e gera sensações conflituosas.

Isso ocorre porque o inconsciente se expressa na linguagem simbólica (pré-verbal) e, dessa forma, pode estabelecer comunicação com a consciência e integrar polaridades. A palavra símbolo em sua origem significa a soma de duas coisas que se tornam uma unidade, segundo Bernardo (2009).

Jung (1964) comenta, *em O homem e seus símbolos*, sobre a diferença entre significado e símbolo, e que o homem faz uso de diversos sinais em seus meios de comunicação, mas esses, quando possuem um significado exato, são usados apenas para indicar os objetos a que estão relacionados e não se tratam de símbolos.

Os símbolos referem-se a algo desconhecido ou oculto. Dizemos que uma palavra ou imagem é simbólica quando implica algo além do significado imediato e manifesto, plenamente compreendido segundo Jung.

Silveira (1997, p. 71) explica o símbolo assim:

> Toda imagem arquetípica não é um símbolo por si só. Em todo símbolo está sempre presente a imagem arquetípica como fator essencial, mas, para construí-lo, a esta imagem devem ainda juntar-se outros elementos. O símbolo é uma forma extremamente complexa. Nela se reúnem opostos numa síntese que vai além das capacidades de compreensão disponíveis no presente e que ainda não pode ser formulada dentro de conceitos. Inconsciente e consciente aproximam-se. Assim, o símbolo não é racional nem irracional, porém as duas coisas ao mesmo tempo. Se é de uma parte acessível à razão, de outra parte lhe escapa para vir fazer vibrar cordas ocultas no inconsciente.

Ou conforme Jung citado por Silveira (1997, p. 71):

> Um símbolo não traz explicações; impulsiona para além de si mesmo na direção de um sentido ainda distante, inapreensível, obscuramente pressentido e que nenhuma palavra de língua falada poderia exprimir de maneira satisfatória.

Para Jung (1964), a compreensão humana fica aquém de inúmeros fenômenos, o que nos faz utilizar linguagem simbólica, como fazem algumas religiões. No entanto, a produção de símbolos não é consciente, mas sim uma produção do inconsciente como acontece com os sonhos, por exemplo, os arquétipos são:

> Imagens integralmente ligadas ao indivíduo através de uma verdadeira ponte de emoções. Por isso é impossível dar a qualquer arquétipo uma interpretação arbitrária (ou universal): ele precisa ser explicado de acordo com as condições totais de vida daquele determinado indivíduo a quem se relaciona. (Jung, 1964, p. 92).

No entanto, mesmo a percepção sensorial e os acontecimentos reais em nossa vida não são totalmente dominados ou percebidos pela consciência e são influenciados por aspectos inconscientes que desconhecemos. Esses aspectos inconscientes raramente são percebidos, a não ser por algum momento de intuição, como um segundo pensamento, com reflexão intensa, ou através dos sonhos.

Os símbolos naturais nos remetem a origens arcaicas, presentes nos registros das sociedades mais primitivas. Jung estudou os paralelos desses símbolos presentes em sociedades distintas, em épocas diferentes e locais diferentes, usando esses estudos para estabelecer seu conceito sobre o inconsciente coletivo.

O homem ocidental moderno chegou ao extremo racionalismo, afastando-se das superstições, mas também de sua capacidade de reagir emocionalmente aos símbolos. A medida que aumenta o conhecimento científico, diminui o grau de humanização, e o homem se sente isolado por perder sua identificação com os fenômenos naturais, de acordo com Jung (1964).

É importante esclarecer que símbolo e arquétipo não são sinônimos.

> Os arquétipos apresentam certa autonomia e uma carga energética que atrai conteúdos do consciente que lhes revestem com roupagens adequadas à época e à circunstância pela qual são evocados. Portanto, são "elementos estruturais numinosos", que dão forma para que conteúdos da consciência se moldem e possam tornar-se perceptíveis. No limiar entre inconsciente pessoal, coletivo e consciente, ocorre a formação da imagem arquetípica, isto é, da imagem simbólica. (Giglio; Vasconcelos, 2006, p. 32)

Dessa forma, o símbolo estabelece a ponte entre os conteúdos inconscientes e os conscientes, transcendendo essa polaridade através da integração dos opostos. E esse é um processo dinâmico, já que as novas polaridades são constantemente criadas e o processo de individuação se dá através da integração.

Furth (2004) indica que é a oposição que leva ao equilíbrio, através do sistema de autorregulação da psique que Jung afirmava existir. Quanto maior a oposição, maior a tensão e maior a energia psíquica disponível. E é essa energia que utilizamos para viver. Também de acordo com esses princípios, a psique se ajusta quando necessário em busca de restabelecer seu equilíbrio, e Jung sugere que o inconsciente complementa ou compensa o consciente através desta autorregulação.

Quando o mundo consciente e o inconsciente se assemelham, dizemos que se complementam e estão em harmonia. Já na compensação existe uma oposição no inconsciente em relação à consciência (já que o primeiro tem autonomia para isso) e pode intencionar fazer com que a consciência perceba uma área que está sendo negligenciada e, geralmente, isso acontece através de símbolos. Dessa forma, o símbolo age de maneira curadora, esforçando-se para promover o equilíbrio e a totalidade, segundo Furth (2004).

Os mitos, assim como os sonhos, falam através dessa linguagem simbólica. Segundo Campbel (1991), os mitos falam uma linguagem eterna, de um mundo interior, diferente dos noticiários aos quais o homem moderno se restringe. Os mitos são o sonho da sociedade, do coletivo.

> Esses bocados de informação, provenientes dos tempos antigos, que têm a ver com os temas que sempre deram sustentação à vida humana, que construíram civilizações e enformaram religiões através dos séculos, têm a ver com os profundos problemas interiores, com os profundos mistérios, com os profundos limiares da travessia, e se você não souber o que dizem os sinais ao longo do caminho, terá de produzi-los por sua conta. (Campbell, 1991, p. 15).

Eliade (2007, p. 10) sugere uma definição para mitos que embora não seja definitiva abrange da melhor maneira possível a amplitude e a complexidade do mito:

> O mito conta uma história sagrada; ele relata um acontecimento ocorrido no tempo primordial, o tempo fabuloso do "princípio". Em outros termos, o mito narra como, graças às façanhas dos Entes Sobrenaturais, uma realidade passou a existir; seja uma realidade total, o Cosmo, ou apenas um fragmento: uma ilha, uma espécie vegetal, um comportamento humano, uma instituição. É sempre, portanto, a narrativa de uma "criação": ele relata de que modo algo foi produzido e começou a ser. O mito fala do que realmente ocorreu, do que se manifestou plenamente. Os personagens dos mitos são os Entes Sobrenaturais. Eles são conhecidos, sobretudo, pelo que fizeram no tempo prestigioso dos "primórdios". Os mitos revelam, portanto, sua atividade criadora e desvendam a sacralidade (ou simplesmente a "sobrenaturalidade") de suas obras. Em suma, os mitos descrevem as diversas, e algumas vezes dramáticas, irrupções do sagrado que realmente fundamenta o Mundo e o converte no que é hoje. E mais: é em razão das intervenções dos Entes Sobrenaturais que o homem é o que é hoje, um ser mortal, sexuado e cultural.

A matéria-prima dos mitos são os arquétipos e as imagens arquetípicas, e os símbolos por eles acessados facilitam a integração dos conteúdos inconscientes e aliviam a carga emocional traumática, já que os traumas pessoais podem ser reconhecidos como universais, de acordo com Diniz (2010).

Von Franz (1985) complementa que o ouvinte do mito ou contos maravilhosos, ao reconhecer seus problemas neles, pode perceber que estes não o são exclusivos ou insolúveis, já que foram solucionados inúmeras vezes pelos antepassados. Os mitos superam a linguagem intelectual ao provocar a sensação de *déjà entendu* que causa um impacto mágico.

Para a intervenção na quimioterapia, a mitologia se apresenta como melhor opção, já que não exige ação do ouvinte, que está a receber medicamento intravenoso e muitas vezes com reações adversas, assim como respeita seus limites de envolvimento. Ou seja, ele pode compreender o mito ou se expressar de acordo com sua capacidade e vontade no momento. Não expondo o paciente para além de onde escolhe se expor. E mesmo assim, através dos mitos, podemos fornecer elementos simbólicos que ampliem seus recursos internos para enfrentar os medos e angústias relativos a doença, tratamento e possibilidade de morte.

CONSIDERAÇÕES ACERCA DO MÉTODO E DA INTERVENÇÃO

Escolher trabalhar na sala de quimioterapia foi a princípio desafiador e ansiogênico, pois esse período de adoecimento e tratamento, em diferentes estágios de desenvolvimento, é delicado e requer sensibilidade, assertividade, conhecimento, profissionalismo e desenvolvimento pessoal. Como profissional, tive medo das minhas próprias reações, pois mesmo uma expressão de espanto ou piedade pode causar iatrogenia nos pacientes. Procurei me preparar através de leitura, observação de imagens de diferentes tipos de câncer, para criar familiaridade, e também dediquei um período para a observação indireta do ambiente e troca de informações com a equipe de profissionais.

O medo e a ansiedade foram aos poucos dando lugar à satisfação em poder oferecer algo e aprender muito com os pacientes.

Foram realizados dezessete ateliês de arteterapia, somando um total de cinquenta horas no salão de quimioterapia do ambulatório de oncologia clínica.

O grupo de participantes era composto por pacientes oncológicos adultos em tratamento de quimioterapia, e os acompanhantes que por ventura estivessem presentes. Sendo o tempo da medicação e a frequência variável, o grupo se caracterizou como aberto e não contínuo, fatores esses que não permitiram determinar o número exato de participantes.

Alguns cuidados especiais foram tomados no contrato de trabalho, a fim de evitar a iatrogenia (mal causado pela terapia ou terapeuta), pois como não se tratava de um grupo contínuo, seria arriscado abordar certos temas ou aprofundá-los, como o da morte, por exemplo, e não ter oportunidade de acompanhá-los terapeuticamente, criando, assim, uma demanda que não poderia ser atendida.

No contrato de trabalho os pacientes eram orientados sobre a não obrigatoriedade de participação, assim como a participarem da maneira como se sentissem confortáveis.

Os ateliês tinham duração média de três horas e seguiam os seguintes passos:

a. apresentação da pesquisa ao grupo, contrato de trabalho (sigilo e liberdade de envolvimento como especificado anteriormente);

b. música ao vivo com a musicoterapeuta Ana Maria Caramujo, por cerca de sessenta minutos, ou a reprodução de CD com músicas selecionadas sob a orientação da mesma, por volta de sessenta minutos. A reprodução do CD era utilizada nos dias em que a musicoterapeuta não estava presente. De modo geral, ela desenvolvia seu trabalho quinzenalmente e eu semanalmente.

c. contação de mitos indígenas, utilizando-se de elementos visuais, como instrumentos musicais e materiais do próprio ambulatório.

Os mitos foram escolhidos de modo a atender as demandas dessa população apontadas por estudos sobre a psico-oncologia e tanatologia.

Os mitos selecionados foram livremente adaptados, de acordo com a orientação da psicóloga responsável pelos atendimentos psicológicos na oncologia Karla Gaspar. Evitou-se falar diretamente sobre a morte, assim como sobre espiritualidade de forma que pudesse causar choque religioso.

Os mitos utilizados foram:

- "Os dois gêmeos", Ana Maria Machado (1996)
- "Deuses da Luz", Marta Muñoz Coronado (1993)
- "A liberdade", Leonardo Boff (2001)

Para fins didáticos, escolhi aprofundar o estudo para este capítulo por meio do mito "Os dois gêmeos", de Ana Maria Machado, o qual poderá ser lido no próximo tópico.

COLETA DE RELATOS

Após apresentação do mito, os relatos eram colhidos individualmente, assim como o termo de consentimento. Para aqueles que não podiam falar ou simplesmente preferiam não falar, existia a possibilidade de escolher uma imagem, um recorte de revista. Em média, eram oferecidas quinze imagens armazenadas em uma pasta com folhas de plástico.

O termo de consentimento livre foi explicado e assinado por cada participante.

Material utilizado foi:

- aparelho de som;

- CDs;
- instrumentos musicais (indígenas ou não);
- recortes de revista;
- pasta com folhas de plástico;
- papel;
- caneta.

Os irmãos gêmeos (Mito dos iroqueses contado por Ana Maria Machado e adaptado por Amana Assumpção)

"No começo de tudo, o mundo não existia. Não tinha terra, não tinham bichos como os que vivem em volta da gente hoje, e não tinham homens e mulheres.

Quem conta isso são os iroqueses, um povo indígena norte-americano que vivia no nordeste dos Estados Unidos e sudeste do Canadá quando os colonizadores ingleses chegaram.

Para eles, no começo só existia um grande mar, um oceano imenso que ocupava todo o espaço que dava pra se ver. E acima desse oceano havia o ar. No mar, viviam os peixes e todos os animais das profundezas. No ar, viviam as aves marinhas, sempre voando ou pousando na água pra descansar.

Mas muito, muito acima disso tudo, ficava o Mundo do Céu. Lá era a morada dos Deuses, Deuses que pareciam gente. Nesse mundo havia um homem, com uma mulher que estava esperando um bebê. Toda hora ela ficava pedindo coisas diferentes pra comer, como muitas vezes acontece com as mulheres que vão ter criança.

— Ah, marido, me traz uma gostosura especial... — pedia ela.

Ele buscava, trazia, mas ela sempre queria mais e lá ia ele de novo.

Acontece que no meio do Mundo do Céu havia uma árvore imensa, que continha todo tipo de flores, folhas e frutos que você possa imaginar no mesmo lugar. Apenas a raiz era proibida de ser tocada.

Mas eis que a mulher cismou de querer justo a raiz da árvore. O homem tentou tirar essa ideia da cabeça dela. Mas ela queria por que queria.

Mesmo a contragosto, o homem foi e começou a cavar mais, o chão do céu era muito fino e, de repente, abriu-se um buraco enorme que caía para um espaço vazio tão grande.

O homem, morrendo de medo, resolveu que não queria mais olhar, nem pegar raiz e nem deixar a mulher olhar. Mas a mulher tinha outras ideias, meteu a cara pelo buraco e começou a olhar. Conseguiu ver o mar lá longe.

Contam alguns que nessa hora a mulher caiu de lá de cima, outros garantem que o homem já não aguentava mais as vontades dela e acabou dando um empurrão nela. Ela ainda tentou se segurar como pôde, mas não conseguiu. Caiu com um pouco da raiz e da grama agarrados entre os dedos e unhas. E veio caindo, uma queda enorme em um espaço enorme.

Algumas aves a viram caindo e começaram a pensar o que poderiam fazer para salvá-la. Fizeram, então, uma espécie de balsa imensa, toda de penas, flutuando suavemente pelo céu. Mas a mulher era pesada e eles sabiam que não iriam aguentar por muito tempo, então, outras aves desceram ao mar para pedir que algum animal a recebesse lá em baixo.

A grande tartaruga marinha se ofereceu para recebê-la em seu casco. E assim aconteceu e a mulher repousou tranquila nas costas da tartaruga.

No primeiro momento, a mulher ficou desesperada, não conseguia se mexer. Ficou vendo aquele monte de bichos da água e do ar e não sabia como ia se salvar sem terra.

Mais uma vez os animais vieram em seu socorro. Pensaram que se existia terra no alto mais alto do céu, poderia existir terra no fundo mais fundo do mar e resolveram tentar. Vários animais tentaram, mas não conseguiam ir muito fundo, até que o rato almiscarado foi e ficou muito tempo sem voltar. Depois de um tempo ele reapareceu quase desmaiado, mas com um pouco de terra nas garras.

A terra, então, foi colocada no casco da tartaruga e a mulher colocou as raízes que trouxe nas mãos e começou a cantar e dançar em volta dessa terra que foi crescendo e dando as plantas que ela precisava pra comer, e os galhos que precisava pra construir sua cabana.

Logo, nasceu sua filha e continuou a cuidar da terra como a mãe ensinou. A menina cresceu assim, só conhecendo os animais do mar e do ar. Como ela só havia a mãe. Mas foram construindo um mundo cada vez maior.

A menina virou mulher e um dia chegou um homem. Dizem que era o vento oeste. Ela sentiu um monte de coisas ao mesmo tempo, ficou com medo, sentiu um calorzinho gostoso e por fim caiu desmaiada. O homem colocou duas flechas cruzadas por cima do corpo dela e foi embora. Depois de um tempo, descobriram que ela estava grávida.

O que não sabiam é que seriam gêmeos. Um ia ser destro — usaria a mão direita. O outro ia ser canhoto. E dentro dela, sem que ela soubesse, os dois já brigavam o tempo todo, nunca ficavam em paz. Ia ser sempre assim, brigariam a vida toda.

Na hora de nascer, o destro queria nascer por baixo como todo mundo faz, mas o canhoto invocou que tinha visto luz do lado de cima e queria nascer pelo outro lado. Como não conseguiu sair pelo nariz nem pela boca, acabou dando um jeito de sair pelo sovaco esquerdo.

E já nasceram brigando por causa do nascimento confuso. A mãe, desgostosa com a situação foi embora. E a avó ficou cuidando deles.

O destro era um homem correto, dizia sempre a verdade e fazia tudo certinho. O canhoto fazia tudo por desvios, um homem torto que nunca dizia a verdade. E a avó sempre protegia o canhoto.

Os dois criaram o mundo juntos. O destro criava o cervo e canhoto ia lá e criava o leão que come o cervo, mas fizeram de um jeito que sempre haveria mais cervos que leões. O destro fez amoras, framboesas e todo tipo de frutas boas, o canhoto fez urtigas e espinhos e todas as plantas venenosas. Mas essas mesmas plantas poderiam ser usadas como remédio.

O homem foi feito do barro pelos dois irmãos, juntos.

Continuaram brigando a vida toda e em um momento decidiram que não poderia mais ser assim. Ia ser preciso haver um vencedor. Começaram por um jogo, jogaram por todo o dia até o sol se pôr e acabaram empatados. Escolheram então um esporte, jogaram o dia todo e acabaram empatados. Decidiram lutar e lutaram o dia todo e terminaram empatados.

Conversaram então por dias, e cada um foi conhecendo a mente do outro e a sua própria mente. Resolveram, então, que cada um tinha que contar seu ponto fraco para o outro, para que pudesse haver um vencedor, já que tinham forças tão iguais.

O destro, que era reto, mentiu para o irmão.

— Ah, qualquer pedaço e pau me mata.

O canhoto que era torto disse a verdade.

— Pra me vencer é preciso usar a ponta de um chifre de veado.

E foi através de uma mentira que o irmão destro venceu o irmão canhoto.

E então o reino do dia, desde que o sol nasce e durante toda sua viagem pelo céu, ficou pertencendo ao irmão destro. Mas assim que o sol se põe tudo vira domínio do irmão canhoto. A avó virou a lua, acompanhando o neto favorito. E assim os dois ficaram para sempre tomando conta de tudo, cada um em seu mundo.

Todos os anos, na época do ano novo, os iroqueses fazem um grande festival e contam o principal sonho que tiveram durante o ano, como se fosse uma adivinhação, uma mensagem do irmão canhoto que precisava ser compreendida para haver paz com o mundo da noite. Por que é dos dois mundos que o nosso é feito".

Podemos encontrar nesse mito, símbolos semelhantes aos da origem do mundo presente na Bíblia cristã: a árvore proibida (neste caso a raiz) perante a um paraíso de possibilidades (poderia se ter tudo, menos a raiz) e ao desejo da mulher em desobedecer as regras e assim criar um novo mundo. No entanto, não aprofundarei especificamente nesses temas, mas nos que motivaram a escolha do mito a ser contado. Nesse mito, os aspectos de bem e mal, de mundos diferentes entre céu e terra (em construção), da criação do dia e da noite, realidade e sonho foram núcleos que motivaram sua escolha.

Diniz (2010) faz uma análise junguiana desse mito iroquês. O tema central do mito é a polaridade, o choque entre opostos representado pelos gêmeos. Quando somos gerados, estamos em estado indiferenciado de plenitude inconsciente e integração, mas quando passa a se tornar consciente vê-se diante de um mundo de opostos, internos e externos. Essa diferenciação, entre eu e a outra pessoa, consciente e inconsciente, *persona*[23] e sombra[24], cria a tensão entre opostos que é o tema central da psicologia junguiana, é a base do entendimento da dinâmica psíquica.

Diniz (2010) explana ainda que os irmãos gêmeos vivem essa dualidade até que decidem que deve haver um vencedor. Mas não conseguem um vencedor por que suas forças são iguais e unilaterais, um identificado com a *persona*, o destro um homem correto, e o outro, por compensação, identificado com tudo que há de ruim e instintivo (a sombra). Mudam, então, de atitude e decidem conhecerem-se por meio da conversa. Dessa forma, ambos integram aspectos um dom outro, o destro mente e o canhoto diz a verdade. "A integração dos opostos não produz um meio termo, como a água morna, e sim a capacidade de expressar o oposto. A tensão não é resolvida, mas transcendida em uma visão ampliada". (Diniz, 2010, p. 88).

Dessa forma, o destro deixa de seguir uma moral externa e agora pode encontrar sua própria moral, o que o torna mais próximo da totalidade psíquica. E o irmão canhoto passa a viver no mundo inconsciente após ter perdido a batalha por dizer a verdade. O mundo dele é o mundo dos sonhos, e nos diz uma verdade profunda, que traz a cura para unilateralidade, estabelecendo comunicação entre aspectos inconscientes e conscientes e, por isso, é importante ouvir sua mensagem. "Somente pelo reconhecimento e pela integração de suas oposições, o indivíduo se torna um ser único e inteiro, meta do processo de individuação". (Diniz, 2010, p.88).

Nos conceitos junguianos sobre o medo, Morelli (2009) afirma que este seria o resultado de um conflito de opostos na psique, e esse mito fala sobre essas forças opostas de bem e mal que acabam por construir um mundo equilibrado, em que a oposição representada no mito pelos gêmeos, pode ser integrada e conscientizada.Também a tensão e a integração desses opostos seriam partes centrais da dinâmica psíquica e, consequentemente, parte fundamental do processo de individuação.

---

23 "Para estabelecer contato com o mundo exterior, para adaptar-se aos meios em que vive, o homem assume uma aparência que não corresponde ao seu modo de ser autêntico. Apresenta-se mais como os outros esperam que ele seja ou ele desejaria ser, do que realmente como é. A essa aparência artificial Jung chama Persona". (Silveira, 1997, p.79).

24 "De um modo geral, a sombra possui uma qualidade imoral ou, pelo menos, pouco recomendável, contendo características da natureza de uma pessoa que são contrárias aos costumes e convenções morais da sociedade. A sombra é o lado inconsciente das operações intencionais, voluntárias e defensivas do ego. É, por assim dizer, a face posterior do ego". (Stein, 2006 p.98).

Elias e Giglio (2002) chamam de dor espiritual o medo da morte e do pós-morte, e as ideias e concepções em relação a espiritualidade, sentido da vida e da morte e culpas perante Deus. Algumas vezes, essa culpa perante Deus vem por meio da visão da doença como punição, e não conseguir a cura é mais um motivo para o sentimento de culpa.

A palavra perdão surgiu entre os relatos sobre os irmãos gêmeos. Se posso perdoar os erros dos outros, posso perdoar meus próprios erros, "uma mentira uniu os dois, por que ninguém é perfeito e tudo dá certo no final", concluiu José. Sua percepção sobre o mito atende a um dos principais objetivos de sua escolha, a culpa acerca do desenvolvimento da doença, das fragilidades e erros próprios, e a possibilidade de perdoar seus próprios erros tanto quanto o de outros.

A passagem do mito em que a "deusa" cai do Mundo do Céu por um enorme abismo e é acolhida pelos pássaros e recebida pela tartaruga onde passa a viver chamou muito a atenção dos pacientes e acompanhantes, observada tanto por meio da expressão facial, como pelo olhar atento, sorrisos, seriedade, e expressão corporal, como curvar o corpo para me ver (os que estavam em lugares menos privilegiados para me enxergar), durante a contação, quanto pelos relatos finais.

A acompanhante de um paciente em fase terminal veio perguntar demonstrando bastante ansiedade: "Mas o que aconteceu quando ela ficou no casco da tartaruga? Ela criou um outro país? Eu não consegui entender, queria saber o que aconteceu."

Perguntei a ela o que ela achava que tinha acontecido.

Ela respondeu: "Acho que criaram um novo país."

Ana Maria Caramujo, que estava presente respondeu: "Então foi isso que aconteceu."

E ela na mesma hora relaxou a musculatura e sorriu.

A partir disso, podemos levantar algumas suposições a respeito dos questionamentos internos que afligiam essa acompanhante. Como ficará sua vida e de sua família com a partida de seu marido? É possível criar um novo mundo onde tudo parece impróprio agora? Para onde seu marido vai? Ele poderá criar uma nova vida lá?

E a própria queda pelo abismo e o medo do desconhecido vivenciado pela deusa apresentou-se muito mobilizador. Os ouvintes expressaram esse envolvimento por meio do olhar, os olhos ficaram mais abertos nos momentos de tensão e insegurança durante a queda, e reduziram a abertura suavemente quando ela encontrou conforto e ajuda. Além das expressões, muitos relataram o quanto acharam bonito a ajuda oferecida pelos animais. Falaram também sobre a solidariedade e a fé e de que forças, muitas vezes inesperadas, possam prestar auxílio quando a vida não depende de suas próprias forças. É uma situação nova e é preciso vivenciar o período de incerteza e não ação para se preparar para uma nova realidade. E essa passagem do mito, a princípio, não recebeu atenção para a escolha do mesmo, podemos dessa forma concluir que o mito, ou o símbolo nele contido, fez sentido único para as pessoas que o escutaram e vivenciavam algo similar à queda no abismo.

Em *Jung e o Tarô*, escrito por Nichols (2000), é feita uma análise junguiana das cartas, ou das imagens simbólicas que compõem as cartas de tarô. A carta do "enforcado" fala exatamente sobre esse sentimento. A figura da carta está pendurada por um dos pés com a cabeça quase que enfiada no chão. As cartas que a precedem, se as olharmos como a jornada de um herói, falam de conquistas e, nessa carta, tudo que o herói conquistou em sua jornada, não lhe serve mais. É a situação que lhe tira do chão, imobiliza, deixa sua cabeça voltada para baixo, para a terra, como se fosse para esvaziá-la, pra fazê-lo entender que não importa tudo que aprendeu, sua força e conhecimento.

É fácil imaginar sua revolta contra a injustiça do destino no começo, o homem ocidental não admite essa inatividade forçada. No entanto, o enforcamento pelos pés não visa a morte física, mas a humildade. A cabeça é enfiada na terra, como que para perceber que a força humana não é nada perto da força da natureza. Essa carta é seguida da morte, que não necessariamente fala da morte física, mas de tudo que precisa morrer para se transformar, como a criança morre para se transformar no adolescente, comenta Nichols (2000).

Por último o nascimento do irmão canhoto pela axila esquerda da mãe causa risos e surpresa pelo inesperado, pelo criativo. "São coisas que a gente nem imagina", afirmou uma paciente.

A atuação do mito em nível simbólico e cognitivo permite tornar consciente alguns aspectos inconscientes e vale relembrar que um símbolo não se resume a um significado, nem mesmo a um número limitado deles. Então, o que se propõe aqui são pontos a partir dos quais esses mitos podem ser olhados, e as reflexões que podem proporcionar, sem intenção de interpretação. Para além da atuação simbólica, existe também a atuação geral da contação do mito que abordarei a seguir.

REFLEXÕES SOBRE O USO DA MITOLOGIA NA SALA DE QUIMIOTERAPIA

Quando cheguei ao Hospital Universitário para propor a arteterapia na sala de quimioterapia, os enfermeiros e a psicóloga responsável pelo setor me alertaram sobre a resistência que os pacientes ofereciam à grande parte dos trabalhos lá desenvolvidos, como a apresentação dos palhaços, para a qual muitos fechavam os olhos para não assistir, e a oficina de desenhos que eram poucos os voluntários que passavam pela mesa de desenho após a quimioterapia.

Ao contrário disso, a música era muito bem aceita e esperava-se com grande entusiasmo pela visita da musicoterapeuta Ana Maria Caramujo.

Optamos por associar os mitos à música e à musicoterapeuta que já era aceita e conhecida da maioria dos pacientes. Na primeira sessão, apresentei o mito adaptado"Os dois gêmeos", um mito sobre a origem do mundo segundo os iroqueses. Para nossa surpresa e alegria, a aceitação foi quase que completa, os olhos observavam atentamente, era possível observar a mudança da expressão facial durante a contação, indicando o envolvimento emocional com as passagens do mito. Os aplausos, gestos de aprovação, como o "sinal positivo com o polegar", e a disposição de praticamente todos os pacientes em fornecer relatos, alguns em conversar até mais profundamente após a contação, demonstraram a aceitação e aprovação da proposta.

Quanto à música, teve papel fundamental para a sensibilização do mito, segundo Ciornai (2004), a música pode fazer parte do aquecimento e ajuda a mobilizar energeticamente os indivíduos e a descontrair. Pode ser considerada também como uma atividade evocativa dirigida aos canais de percepção sensorial.

Fiz uma única apresentação de mito não precedido por música e pude perceber o quanto a receptividade e o envolvimento com o mito foram reduzidos. A música relaxa, descontrai, sensibiliza a percepção sensorial e, assim, prepara o grupo para receber o mito.

Quanto aos mitos, a preferência era por aqueles que tinham passagens engraçadas e provocavam risos, e também aqueles que causavam envolvimento através de aventura, ou suspense, de forma a prender a atenção na busca por ouvir o final, como disse a acompanhante de um paciente: "A gente que é adulto não vê a hora de chegar o final pra saber o que vai acontecer...".

Os pacientes e acompanhantes afirmavam gostar das histórias, e isso os remetia ao passado, quando era uma prática comum a reunião para se contar estórias e "causos", em volta do fogão de lenha, sob o luar ou mesmo na escola. Um paciente, de cinquenta anos, lembrou-se até mesmo do nome da professora que contava estórias na segunda série. Mas, por outro lado, alguns demonstraram, por meio de seus relatos, associar os mitos e estórias a algo infantil, para criança. Como afirmou seu Cláudio[25], "A gente faz tudo na vida, quando vê tá aqui, ouvindo estória de criança, né?".

Referem-se aos tempos remotos, como um período de mais simplicidade, menos tecnologia e dinheiro, porém mais rico de calor humano e valores essenciais, e muitos afirmam também que se pudessem voltariam a esse período. Afirmou seu Renato "A gente não tinha muita coisa, muita tecnologia, mas tinha a graça de Deus que dava a chuva, a pesca e tudo que a gente precisava". Também citaram a televisão como grande responsável pela redução desse contato humano.

25 Todos os nomes de pacientes são fictícios a fim de preservar a identidade dos mesmo.

Em geral, em cada encontro participavam pessoas de diversos tipos de tratamento e cujos relatos destacavam o quanto o mito e a música auxiliavam a "passar o tempo" durante a administração da medicação, uma vez que chegavam a passar até cinco horas na sala coletiva, em silêncio. Nesse período, relatam que ao se depararem com pacientes mais graves, refletem sobre sua própria condição e o que os espera a seguir. "Com o silêncio o tempo não passa, a gente fica olhando o remédio pingando gota por gota e pensando", afirmam.

Nas correspondências de Jung que compõem três volumes intitulados *Cartas*, o autor fala em uma delas sobre a necessidade do homem de viver em constante barulho, evitando o silêncio, mesmo que através de assobios ou pequenos batuques. Ele afirma que quando há silêncio, o medo leva as pessoas a refletir e não se pode imaginar quantas coisas poderiam vir à consciência por meio dessa reflexão.

Morelli (2009, p. 61) cita trecho de Jung em *Cartas*:

> *Panem et circenses* – este é o sintoma degenerativo da civilização urbana, ao qual temos que acrescentar hoje em dia o barulho enervante de nossos instrumentos tecnológicos. A amedrontadora poluição da água, a radioatividade aumentando aos poucos e a sombria ameaça da superpoluação com suas tendências genocidas levaram a um medo amplamente difundido ainda que não conscientizado em geral; ama-se o barulho porque ele impede o medo de manifestar-se. O barulho é bem-vindo porque abafa o alarme instintivo interior. Quem sente medo procura companhia barulhenta e pandemônio que espanta os demônios. [...] O barulho nos protege da meditação dolorosa, dispersa sonhos ansiosos.

A necessidade dos pacientes em ter distrações para o tempo passar, interrompendo o silêncio que os coloca em contato com o mundo interno e a observação do espaço ao redor e outros pacientes, confirma as observações de Jung.

E ainda nesse movimento de aliviar a ansiedade e a tensão vivenciadas durante todo o período da sessão, a grande maioria (em geral só os que estão tendo reações adversas se negam a participar) se disponibiliza a participar, utilizando chocalhos e instrumentos pequenos de fácil manuseio para acompanhar a música e fazer a sonoplastia dos mitos. Pedem por mais tempo, ou para que se aumente a frequência dos ateliês. Mesmo os enfermeiros pedem para que continue e repita, afirmam se tratar de uma população muito carente que precisa dessas atividades para se distrair.

Mesmo que não sejam todos os pacientes que se envolvam conscientemente com a simbologia do mito e retribuam com relatos de elaboração cognitiva sobre os temas, os aspectos lúdicos se fazem importantes para aliviar a tensão vivida durante o período de tratamento.

O uso das imagens tornou-se importante meio complementar para expressão não verbal dos que não falavam devido à doença ou aqueles que não gostavam de falar. No entanto, não aprofundarei aqui na descrição e aspectos simbólicos de cada imagem, apenas citarei uma que foi escolhida com frequência muito superior às outras; mesmo que não tenha feito estimativa de porcentagem, por se tratar de uma pesquisa qualitativa, posso afirmar que a grande maioria escolheu a imagem de um bebê embaixo da água. Podemos pensar em alguns aspectos simbólicos relacionados à imagem que serão apresentados a seguir.

Segundo Chevralier et al. (2009) são três os temas dominantes em relação à água: fonte de vida, meio de purificação e centro de regenerescência que se encontram nas mais variadas tradições. Pelos alquimistas chineses, a água representa a volta ao começo, ao estado embrionário, nas tradições judaica e cristã, a água é mãe e matriz (útero), fonte de todas as coisas e símbolo de transcendência.

Ainda de acordo com Chevralier et al. (2009), água do batismo, livra dos pecados, limpa a história, lava o passado para renascer um novo ser purificado. Essa morte de um momento pode ser comparada a um dilúvio que destrói, mata um passado para que o novo surja. As águas calmas significam paz, ordem e segurança, já as grandes águas são símbolo de calamidades que podem destruir e devastar.

Por sua vez, a criança sugere um estado de inocência, simplicidade e espontaneidade. Na Bíblia, é exposto que só aqueles que se tornarem como crianças é que entrarão no reino dos céus. Afirmam também Chevalier et al. (2009, p. 302):

> Na evolução psicológica do homem, atitudes pueris ou infantis – que em nada se confundem com as do símbolo crianças – assinalam períodos de regressão; ao inverso, a imagem da criança pode indicar uma vitória sobre a complexidade e a ansiedade, e a conquista da paz interior e da auto-confiança.

Através dos temas que possibilitam a leitura desses símbolos (água e criança), podemos pensar na junção das polaridades vida e morte. A água, símbolo uterino de paz e conforto e estado indiferenciado, pode ser também a que lava o passado para um novo estágio, indicando morte e renascimento. Livre da complexidade e ansiedade, mas não regressivo, como o adulto que se recusa a crescer, simboliza um novo estado alcançado de paz interior e autoconfiança para viver os processos naturais da vida e da morte. Jung comenta em seu livro *A natureza da psique*, que no caminho da vida estão presentes o medo da vida e o medo da morte, ambos relacionados ao inconsciente: no início, o medo de se desenvolver, sair da grande indiferenciação e adquirir consciência, e no final, o medo de entrar em contato novamente com o grande e desconhecido inconsciente. (Morelli, 2009, p.85).

Além dos aspectos simbólicos profundamente significativos pela vivência desses pacientes, a escolha da imagem ainda sugere a busca por forças, vivências e imagens positivas, confirmando a mesma orientação das escolhas das músicas e observações durante o trabalho.

CONSIDERAÇÕES FINAIS

Iniciamos este capítulo falando sobre o medo da morte e do adoecimento, mas no decorrer do trabalho foi possível observar que a morte não precisa ser necessariamente a física, mas aquela cotidiana, o medo das mudanças de fase, das perdas diárias. A psicologia analítica sugere que o medo traz consigo uma tendência prospectiva da psique, caso o indivíduo consiga vencer o medo de uma nova fase (medo do desconhecido). Ou seja, cada mudança de fase suscita medo, e ele pode impulsionar o desenvolvimento psíquico, caso seja possível reelaborá-lo, ampliando a consciência e os recursos internos, ou pode "paralisar" o fluxo natural do desenvolvimento, se apegando a fases anteriores e desenvolvendo um medo patológico. Dessa forma, podemos dizer que quanto mais medos a pessoa teve durante a vida, e quanto menor foi sua capacidade de se entregar à vivência de uma nova fase, com mais medo confrontará o adoecimento e a possibilidade de morte.

Como cantou Ney Matogrosso (2008): "Viver ou morrer é o de menos a vida toda pode ser qualquer momento". (*Inclassificáveis*, faixa 3).

A experiência com os mitos indígenas durante as sessões de quimioterapia mostraram-se como importante recurso terapêutico (e simbólico) para ampliação de recursos internos, seja por reflexões ou pela comunicação do consciente e do inconsciente que possibilitam a reelaboração do medo da morte e do medo da vida. Os mitos promovem ligação com sabedoria ancestral, e independente da compreensão racional, transmitem o símbolo e as jornadas comuns a todos os humanos do medo, do desconhecido e da "luta" para passar por essas etapas e chegar a um lugar novo. O símbolo também permite a expressão ambígua dos opostos, da complementariedade destes que, muitas vezes, no discurso verbal e moral não podemos admitir, como com os irmãos destro e canhoto que se misturam em extrema postura moral e imoral.

A contação do mito precedido de música também teve finalidade terapêutica, quando afastava a ansiedade e a tensão da espera silenciosa durante a medicação. Esse período de longa espera junto a outros pacientes, muitas vezes já em fase terminal ou em estágio mais avançado da doença, os levava a refletir sobre sua própria condição e aumentar o medo do que poderia estar por vir. A música e o mito, por sua vez, mobilizaram forças de vida, de alegria, de leveza, despertavam doces memórias e os tirava do silêncio assustador da espera.

Não adentrar no sofrimento individual dos pacientes a princípio me parecia tornar o trabalho superficial, mas no decorrer das sessões foi possível perceber o valor do alívio das tensões e a possibilidade de despertar memórias e momentos alegres que contribuíssem com a vida psíquica dessas pessoas.

Ouvir as histórias sobre o passado foi um presente que eu a princípio não esperava, às vezes era até difícil interromper o fluxo da memória que relembrava os tempos de conversa na rua, de café na casa do vizinho, tempos mais simples e humanos. Histórias sobre o primeiro beijo na roda gigante, sobre os tempos de serenata, de folia de reis. O único aspecto que despertou certa preocupação está relacionado a algumas pessoas considerarem que essas histórias de tempos alegres estavam restritas ao passado, como se o presente não fosse mais capaz de produzir felicidade. Embora não seja possível interferir diretamente nessa postura ou sentimento em relação à vida, proporcionar momentos de descontração pode estimular a percepção de vivências prazerosas no presente.

Outro aspecto interessante é a influência dos mitos nos relatos, mesmo que não fossem conscientemente associados aos símbolos, ou seja, à influência dos símbolos presentes nos mitos, eles podem agir na psique mesmo que cognitivamente o indivíduo não perceba. Um exemplo disso foi o relato de uma senhora que embora não tenha aparentemente associado as passagens do mito às exemplificações que usou na fala ficou nítida a relação, como podemos observar na descrição a seguir:

"Enquanto você contava a história, eu refletia que cada um tem uma vida e isso aqui está sendo uma faculdade para mim. Em meio à tempestade, angústia, medo e depressão sempre vem um anjo despertar alegria e esperança. É uma grande partilha sua (disse pra mim), é como se ajudasse a encher uma poupança de energia e esperança pra enfrentar os tempos difíceis. Sem essas coisas a hora não passa, a gente fica olhando pro remédio e pensando. Isso é força pra levantar os que estão embaixo, mesmo que seja pouco, mas um pouco que seja, já está levantando". M. O., paciente da quimioterapia após o mito "Deuses da Luz", que fala sobre as mulheres colhendo frutos no fim do verão para sobreviverem ao inverno.

Nem tampouco essa passagem do mito recebeu atenção especial em sua leitura e escolha, mais uma vez podemos observar o símbolo tomando significado e sentido no indivíduo e atuando não apenas conscientemente.

Por outro lado, é possível observar nos mitos que seus heróis e personagens sempre enfrentam grandes desafios, situações de medo, desolação e perigo, mas sempre recebem ajuda, muitas vezes, de onde menos esperam. No entanto, como no mito dos irmãos gêmeos, em que os passarinhos se unem para formar a balsa que suaviza a queda da mulher grávida, esse auxílio não interfere e nem muda o percurso da história do personagem. A queda é suavizada, mas não alterada, e nenhum ser pode cumprir o percurso do herói em seu lugar. Do mesmo modo, cabe a nós profissionais suavizar e fornecer elementos para que nossos heróis enfrentem os desafios do adoecimento e a angústia de desconhecer o final de sua mitologia pessoal, no entanto, estarmos conscientes de que não temos o domínio nem o direito de alterar os percursos da vida, nem nossa, nem dos outros. E, assim como os pássaros, que nossas asas se unam interdisciplinarmente para transformar a queda livre do adoecimento em voo mais ameno e de amplo horizonte.

AGRADECIMENTOS

Minha gratidão aos pacientes e equipe do Hospital das Clínicas da Unicamp e em especial a psicóloga e amiga, Karla Gaspar, à musicoterapeuta, Ana Maria Caramujo, e a minha querida orientadora, Ana Carolina Falcone Garcia.

BIBLIOGRAFIA

Bernardo, P. P. P. (2009). *A prática da arteterapia: correlações entre temas e recursos.* Volume II: mitologia indígena e arteterapia: a arte de trilhar a roda da vida. São Paulo: Ed. do Autor.

Boff, L. (2001). *O casamento entre o céu e a terra: contos dos povos indígenas do Brasil.* Rio de Janeiro: Salamandra.

Campbell, J. (1991). *O poder do mito.* São Paulo: Palas Athena.

Carvalho, V. A. et al.(2008). *Temas em psico-oncologia.* São Paulo: Summus.

Casoy, R. (Org.) (2009). *Poranduba: roda de histórias indígenas.* Rio de Janeiro: Programa Petrobrás Cultural: Nau.

Chevalier, J.; Gheerbrant, A.(2009). *Dicionário de símbolos.* 23 ed. Rio de Janeiro: José Olympio.

Ciornai, S. (2004). *Percursos em arteterapia: arteterapia gestáltica, arte em psicoterapia, supervisão em arteterapia.* São Paulo: Summus.

Coronado, M. M. (Ed.) (1993). *Como surgiram os seres e as coisas.* 2. ed. São Paulo: Ática.

Diniz, L. (Org.) (2010). *Mitos e arquétipos na arteterapia: os rituais para se alcançar o inconsciente.* Rio de Janeiro: Wak.

Eliade, M.(2007). *Mito e realidade.* São Paulo: Perspectiva.

Elias, A. C. A.; Giglio, J. S.; Pimenta, C. A. de M. (2008). Analysis of the nature of spiritual pain in terminal patients and the resignification process through the relaxation, mental images and spirituality (RIME) intervention. *Rev. Latino-Am. Enfermagem*, v. 16, n. 6, Ribeirão Preto, dez. 2008. Recuperado de: <http://www.scielo.br/

scielo.php?script=sci_arttext&pid=S0104-11692008000600004&lng=pt&nrm=iso>. Último acesso em 04 fev. 2011. doi: 10.1590/S0104-11692008000600004.

Furth, G. M. (2004). *O mundo secreto dos desenhos: uma abordagem junguiana da cura pela arte*. São Paulo: Paulus.

GIGLIO, Joel Sales; VASCONCELLOS, Erika Antunes. **Arte na Psicoterapia: imagens simbólicas em psico-oncologia.**São Paulo: Vetor, 2006.

Jung, C. G. (1964). *O homem e seus símbolos*. 5. ed. Rio de Janiero :Nova Fronteira.

Kübler-Ross, E. (2005). *Sobre a morte e o morrer*. 8. ed. São Paulo: Martin Fontes.

Machado, A. M.(1996). *Os dois gêmeos*. São Paulo: Ática.

Machado, A. M. (2010) *Contos de fadas*. Rio de Janeiro: Zahar.

Matogrosso, N. (2008). Leve. In: *Inclassificáveis*, Emi Music. Recuperado de: <www2.uol.com.br/neymatogrosso/disc32.htm>. Último acesso em : 07/02/11.

Morelli, P. N. de T. (2009). *O temor secreto dos perigos da alma: uma revisão bibliográfica sobre o conceito de medo na psicologia analítica*. Dissertação de mestrado em psicologia clínica apresentada ao Núcleo de Estudos Junguianos da PUC-SP. São Paulo.

Nichols, S. (2000). *Jung e o tarô: uma jornada arquetípica*. 9. ed. São Paulo: Cultrix.

Silveira, N. da. (1997). *Jung vida e obra*. Rio de Janeiro: Paz e Terra.

Stein, M. (2006). *Jung o mapa da alma: uma introdução*. 5. ed. São Paulo: Cultrix.

von Franz, M. L. (1985). *A sombra e o mal nos contos de fadas*. São Paulo: Paulus.

CAPÍTULO 31
O ESPELHO DO CISNE: POÉTICAS DA MORTE NA *BELLE ÉPOQUE* BRASILEIRA (1893-1929)

CAIO CARDOSO TARDELLI

Lembrar os dias bons de que me lembre
e adormecer, aos poucos, para sempre...
Onestaldo de Pennafort

INTRODUÇÃO

Temática recorrente desde sempre na arte e na literatura, a morte, no fim do século XIX, ganhava contornos diferentes àquele místico de alicerce católico ao qual se acostumaram os poetas clássicos e românticos. Com a ascensão do positivismo, com a crescente urbanização e a mecanização do tempo nos países ocidentais, restava pouco espaço para a idolatria de algo que não se pudesse provar. A *Belle Époque,* que no Brasil compreende-se entre 1889 (Proclamação da República) a 1931 (fim da República Velha), demarcou os passos da nação que estava se estruturando: as ruas começavam a se adaptar não aos pedestres, mas aos automóveis; os mais necessitados, diante das imposições arquitetônicas dos governantes, ansiosos por copiar as modas europeias, eram obrigados a se dirigir às periferias das cidades, desaguando no que hoje conhecemos como favelas; houve um grande fluxo imigratório para várias partes do país, contribuindo ainda mais para a miscigenação brasileira; apesar do caráter não raramente eugênico e divinatório, houve uma valorização da ciência na imagem dos "homens de sciencia" (Euclides da Cunha, Oswaldo Cruz, Miguel Pereira etc.) e dos institutos e museus inaugurados à época (Museu Paulista, Museu Emílio Goeldi etc.); diga-se, aliás, que a medicina da época, apesar de se considerar a dominadora empírica da verdade, pouco podia fazer em casos mais graves, ou seja, a média de vida ainda era baixa no período, não acompanhando a evolução tecnológica de outras áreas. Diante desse quadro, doenças como o câncer não se faziam tão comuns (ou diagnosticáveis), já que, apesar de hábitos facilitadores para o desenvolvimento da doença serem, então, considerados elegantes ou aceitáveis (como o fumo), sequer havia expectativa de vida para a evolução da enfermidade.

Economicamente, a *Belle Époque* foi marcada por alguns ciclos comerciais, tais como o da erva-mate, no Paraná (possibilitado pela abertura do porto de Paranaguá), do café, em São Paulo, e da borracha, no Amazonas. A literatura da época passava por um inevitável processo de domínio das ideologias positivistas; não à toa, portanto, que o parnasianismo, na poesia, e o naturalismo e realismo tornaram-se as escolas "oficiais" daquelas décadas. Um livro como *O Cromo* (1888), de Horácio de Carvalho, em que se discorria sobre um indivíduo "darwinicamente superior", demonstra como a mentalidade daquele tempo estava propícia aos termos cientificistas, não ao embasamento filosófico, cultural e humanístico. Não foi à toa que a criação da Academia Brasileira de Letras, em 1897, passou a impressão muito mais de um alicerce cultural ao sistema político vigente do que realmente da criação de uma instituição que preservaria e aprofundaria a nossa cultura letrada. Concomitantemente a essa tentativa de cientificar e politizar a literatura, ou seja, às "escolas oficiais", surgia o simbolismo, repleto de mística e percepção humana, haurido da filosofia de Nietzsche, Schopenhauer, do budismo e estoicismo. Ou seja, havia naturalmente, naquela época, um grande conflito entre as visões acerca da temática da morte. E como a *Belle Époque* influiu para a criação da mentalidade brasileira contemporânea em muitos sentidos, tais conflitos (como a quase incompatibilidade da ciência e da mística) ainda pulsam nas mentes atuais, fazendo-se necessária a abertura da discussão sobre a visão da morte na poesia da época. O período compreende-se entre o lançamento de *Broquéis,* de Cruz e Sousa, e *Cinerário,* de Dario Vellozo, aglutinando a produção parnasiana, modernista, simbolista, sincretista e etc.

Para dar início a esse estudo, é de boa valia utilizarmos uma breve comparação entre os dois maiores poetas das escolas da época: Cruz e Sousa (1861-1898), simbolista, e Olavo Bilac (1865-1918), parnasiano.

Em *Broquéis,* livro de versos publicado por Cruz e Sousa em 1893, a temática da morte é trabalhada durante alguns poemas. Constituindo-se um livro de teor simbólico-decadentista, não surpreende que a morte esteja representada com tonalidades assustadoras, neo-românticas, de uma alegoria que cinge o niilismo que seria trabalhado, depois, por Augusto dos Anjos. Eis um poema representativo para o caso:

Visão da morte (em *Broquéis*)

Olhos voltados para mim e abertos
Os braços brancos, os nervosos braços,
Vens d´espaços estranhos, dos espaços
Infinitos, intérminos, desertos...
Do teu perfil os tímidos, incertos
Traços indefinidos, vagos traços
Deixam, da luz nos ouros e nos aços,

Outra luz de que os céus ficam cobertos.
Deixam nos céus uma outra luz mortuária,
Uma outra luz de lívidos martírios,
De agonias, de mágoa funerária...
E causas febre e horror, frio, delírios,
Ó Noiva do Sepulcro, solitária,
Branca e sinistra no clarão dos círios!

Já no caso de Olavo Bilac, um poeta mais representativo do verso positivista, transcreverei um poema presente nas *Poesias* (1888), cujas reedições foram sucessivas. Pelo caráter limítrofe entre a data inicial do estudo e a data de lançamento do livro de estreia de Bilac – e mesmo porque o ideal parnasiano de *arte-pela-arte* foi dominante em toda a *Belle Époque* –, não há por que não usar como exemplo esse poema. Repare-se na maior fluência descritiva – não alegórica –, quando em comparação com o poema de Cruz e Sousa. Ei-lo:

No limiar da morte (em *Poesias*)

Grande lascivo! Espera-te a voluptuosidade do nada!
(Machado de Assis, *Brás Cubas)*
Engelhadas as faces, os cabelos
Brancos, ferido, chegas da jornada;
Revês da infância os dias, e, ao revê-los,
Que fundas mágoas na alma lacerada!
Paras. Palpas a treva em torno. Os gelos
Da velhice te cercam. Vês as estradas
Negra, cheia de sombras, povoada
De atros espectros e de pesadelos...
Tu, que amaste e sofreste, agora os passos
Para meu lado moves. Alma em prantos,
Deixas os ódios do mundano inferno...
Vem! que enfim gozarás entre meus braços
Toda a volúpia, todos os encantos,
Toda a delícia do repouso eterno!

Um curioso caso de parnasianismo que representou uma meia-tinta entre o positivismo-descritivista e o simbolismo foi o paranaense Emílio de Menezes (1866-1918). De extremo requinte estético, a sua poesia, em *Poemas da morte* (1901), aproxima-se mais de uma visão espiritual do morrer, longe da "inconsciência implacável" e da falta de mística que rondava a poética da morte de alguns de seus contemporâneos, influenciados pelo domínio do cientificismo. Não obstante, ainda há uma visão de susto e de horror diante da morte, que se perdeu, pouco a pouco, nos autores influenciados pelo estoicismo e budismo. Eis um soneto dessa obra:

Marcha fúnebre (em *Poemas da morte*)

Baixaste sobre mim teu olhar funerário
Numa resignação piedosa de hora extrema,
E as pálpebras caindo em alvas de sudário
Velaram-me de todo a luz clara e suprema,
E tateante no mundo hostil, no mundo vário,
Sem outro guia, sem outra alma que o meu poema
Ilumine e engrinalde e o faça extraordinário,
- Um poema em que minh'alma artista ria ou gema -
Vou para além ouvindo uma música nova
Feita de pás de terra a te cair no peito
Como que para pôr o meu amor à prova,
E essa música ouvindo, estranha em seu efeito,
Sinto a luz a morrer e cantarem-lhe à cova
Um funéreo e feral réquiem de luares feito.

O período compreendido entre 1911-1922 foi, para alguns estudiosos, aquele em que residiu o nosso pré-modernismo; meia-verdade, porém. Houve, sim, um movimento pré-modernista em São Paulo (muitos personagens essenciais de 1922, como Oswald de Andrade e Mário de Andrade, reuniam-se na simbolista Vila Kyrial, em São Paulo, e tantos outros, como Anita Malfatti, tinham os seus estudos no exterior financiados por Freitas Valle, o dono dessa vila), mas também pulsava vivamente a poesia neo-parnasiana, simbolista, pós-simbolista, pós-romântica, enfim. Segundo Tasso da Silveira, o que havia era um período de sincretismo, ou seja, havia um sincretismo de parnasianismo, simbolismo, romantismo e, sim, pré-modernismo. Por que é essencial dizê-lo em um estudo sobre a morte? Porque os grandes poetas da época (muitos dos quais esquecidos nesse grande oco chamado pré-modernismo) tiveram o seu auge exatamente durante esse período – não raramente mantendo a qualidade da produção depois. Um dos grandes casos é o do piauense Da Costa e Silva (1885-1950), genial poeta da saudade, cuja melhor obra é *Verônica* (1927). A partir dessa obra, tornou-se um dos mais estoicos da poesia brasileira (Se há ventura no mundo, essa consiste,/ Talvez, em suportar, de ânimo forte,/ A renúncia de um bem que não existe. – em "Não desejes, nem sonhes..."), o que não significou ausência de sentimentos, símbolos e beleza. Uma de suas mais belas obras é exatamente a sua última, antes de a loucura tomar-lhe por inteiro e levar-lhe ao isolamento total. A discussão, para mais do que o sentido da morte, paira sobre o sentido da vida. Ei-lo:

Velha interrogação (em *Poesias completas*)

Passa a vida? Continua...
Porque o tempo é que flutua,
como um rio de veludo,
sobre todos, sobre tudo...
À sua margem sonhamos:
de onde vimos? aonde vamos?
E o destino indiferente
vai impelindo a torrente...
Passa a vida? Continua...
Com o tempo quem passa é a gente.
Mas, vida, se nós passamos,
de onde vimos? aonde vamos?

E também com uma visão mais resignada da morte, aparece um dos melhores poetas que o Brasil já teve: Eduardo Guimaraens (1882-1928). De inspiração católica, não raramente dantesca, Eduardo canta a morte como o encontro natural com o destino em terra – o fim – mas, sobretudo, com aquela serenidade espiritual que nenhuma alma lida em vida. Eis um poema que trata, simbolicamente, do assunto:

Fim de viagem (em A divina quimera, nas Estâncias de um peregrino)

Que vos importa ouvir a voz de um peregrino?
Pouco vale saber se cantei ou chorei;
se fiz mal, se fiz bem; se aceitei o destino;
se gozei ou sofri; se amei ou se odiei.
Sou uma sombra a mais no caminho divino...
E como apareci, desaparecerei.

Um dos mais flagrantes casos do jogo entre as visões positivistas e espirituais da morte encontra-se na poesia de Augusto dos Anjos (1884-1914). O seu fatalismo flerta, de certa forma, com a ambiguidade de um determinismo biológico, mas também divinal; ou seja, nascemos para morrer, num eterno ciclo natural, mas o caminho pelo qual passaremos já está escrito na essência de tudo. Os três sonetos que o poeta escreveu na ocasião da morte de seu pai são de tocante sensibilidade nesses conflitos entre o niilismo e a sublimação da alma. Desses três, transcreverei dois:

Sonetos (em Eu e Outras Poesias)

A meu Pai doente
I
Para onde fores, Pai, para onde fores,
Irei também, trilhando as mesmas ruas...
Tu, para amenizar as dores tuas,
Eu, para amenizar as minhas dores!
Que coisa triste! O campo tão sem flores,
E eu tão sem crença e as árvores tão nuas
E tu, gemendo, e o horror de nossas duas
Mágoas crescendo e se fazendo horrores!
Magoaram-te, meu Pai?! Que mão sombria,
Indiferente aos mil tormentos teus
De assim magoar-te sem pesar havia?!
- Seria a mão de Deus?! Mas Deus enfim
É bom, é justo, e sendo justo, Deus,
Deus não havia de magoar-te assim!
III
Podre meu Pai! A Morte o olhar lhe vidra.
Em seus lábios que os meus lábios osculam
Micro-organismos fúnebres pululam
Numa fermentação gorda de cidra.
Duras leis as que os homens e a hórrida hidra
A uma só lei biológica vinculam,
E a marcha das moléculas regulam,
Com a invariabilidade da clepsidra!...
Podre meu Pai! E a mão que enchi de beijos
Roída toda de bichos, como os queijos
Sobre a mesa de orgíacos festins!...
Amo meu Pai na atômica desordem
Entre as bocas necrófagas que o mordem
E a terra infecta que lhe cobre os rins!...

Em um sentido mais oposto – por ser mais sereno e com um forte tom de resignação –, está o paranaense Clemente Ritz (1888-1935). Com berço no simbolismo, teve também uma fase de um modernismo à Filipe d´Olveira, jamais renegando as suas origens intelectuais. E é dessa fase um dos mais belos poemas acerca da morte daquela época – novamente, toda a ideia vem por meio de um grande símbolo, de uma sutil sugestão. Ei-lo:

Noite – Morte do Dia... (em Alguns poemas modernistas, nas Poesias completas)

Foram-se as horas últimas do dia...
Os olhos pesam na ânsia de dormir...
E o sino avisa ao dar a Ave-Maria,
quc sc tcm dc ir embora e que partir...

Guilherme de Almeida (1890-1969), o mais clássico dos modernistas – e o que de fato conseguiu transpor a barreira da datação de um movimento literário para adentrar na literatura universal, atemporal –, escreveu, quando ainda evoluía os seus escritos e sequer tinha publicado o belíssimo *Nós* (1917) – obra que o alçou como o grande poeta que foi -, um interessante soneto sobre a morte, principalmente pela característica alegórica, pictórica, e que, de certa forma, deixa sem pretensões de dar a resposta, mas simplesmente de sugeri-la espiritualmente. Ei-lo:

Morte (em Sonetos Avulsos)

Enigmática esfinge, aurora e poente,
alma do Tempo, essência do Viver,
marco vetusto erguido eternamente
nos limites do Ser e do Não ser.
Semeadora fatal, Morte inclemente
que tens na humana dor teu só prazer,
Cada corpo que abates é semente
Que à terra lanças para apodrecer.
Semeias. Não te é dado, e nem mereces,
ver o brotar das porvindouras messes,
ter o gozo bendito de colhê-las.
Dessas tristes sementes que seria
se não se abrissem, louras, algum dia,
Na seara divina das estrelas?

A melhor poeta que o Brasil já teve – a carioca Gilka Machado (1893-1980) –, desde o seu primeiro livro (*Cristais Partidos*, de 1915) sempre flertou com a temática mortuária. De uma poesia fortemente erótica, grandiosamente metafísica, de forte cunho feminista, a visão da morte para Gilka era a aniquilação dos sentidos a que tanto amava ("Meu beijo intenso e meu abraço forte,/ com que pesar penetrareis o Nada,/ levando tanta vida para a Morte!..." – em "Amei o Amor, ansiei o Amor, sonhei-o..."). Abro uma exceção para transcrever um poema escrito quando Gilka já estava em idade avançada, e que acabou sendo enfeixado na *Velha Poesia*, de 1965. Como é uma continuidade da perscrutação de si mesma e de seus intensíssimos sentidos, vale a pena romper com os grilhões das datas para mostrá-lo nesse estudo. Ei-lo:

Saudade (em *Velha Poesia*)

De quem é esta saudade
que meus silêncios invade,
que de tão longe me vem?
De quem é esta saudade,
de quem?
Aquelas mãos só carícias,
Aqueles olhos de apelo,
aqueles lábios-desejo...
E estes dedos engelhados,
e este olhar de vã procura,
e esta boca sem um beijo...
De quem é esta saudade
que sinto quando me vejo?

Considerado um dos melhores poetas da *Belle Époque* – apesar do atual esquecimento que cinge o seu nome – o sergipano Hermes Fontes (1888-1930) foi alçado à categoria de gênio na ocasião do lançamento de suas *Apoteoses* (1908); porém, no ano de seu suicídio (1930), estava completamente à margem dos movimentos literários, das revistas e da crítica da época, apesar da qualidade de sua obra ter atingido o auge exatamente quando o olvido começou a abatê-lo. Contribuíram para o seu fim trágico o findar de seu noivado com Alice e a morte de sua mãe (que ainda morava em Sergipe). Em sua *Lâmpada Velada* (1922), há um belíssimo poema que alegoricamente trata da visão de um moribundo acerca de sua vida. Ei-lo:

No espelho de uma lágrima

Que esperas, rei-mendigo?
Já não te assustas nenhum perigo,
já não te inflamas de ilusão alguma.
Tu mesmo és outro. Do que foste, amigo,
eis o que resta, em suma:
Todos os frutos bons – apodreceram,
todas as cousas más – aconteceram!
Foi-se a luz, foi-se a bruma...
Passou a tempestade.

Tudo passa. Ainda bem...
Mas, na aparência de serenidade,
teu coração se apaga como um círio:
É que, tendo passado o teu martírio,
deves passar também.

No extremo oposto do positivismo naturalista estava Dario Vellozo (1869-1937), um poeta esotérico, construtor do magnífico Instituto Neo-Pitagórico (de pé até hoje na cidade de Curitiba). Apesar de seu pragmatismo para com os poetas de estéticas diferentes – como da vez em que recebeu Olavo Bilac em seu Templo das Musas (o nome não oficial do Instituto N.P), em 1916 –, foi um defensor incansável da espiritualidade e da mística na arte. A realidade pela realidade pouco lhe interessava. Um dos seus poemas mais belos acerca da morte é a "Palingenesia" (em *Cinerário,* publicado em 1929), ou seja, "o eterno retorno", mas pela extensão não é possível transcrevê-lo por inteiro aqui. Há um soneto dele sobre a morte que também é deveras simbólico, com temáticas perambulando pelo já citado esoterismo (e por que não pelo magismo?). Ei-lo:

Exílio (em *Cinerário*)
A Uma Irmã Espiritual
Desde que Outono amortalhou meus dias
Nas hipogeias da esperança morta,
E a soledade mística, absorta,
Levou minha alma a regiões sombrias,
Supus, às serpes da existência fátua,
Ao triste monge que volvia à vida,
Não silvariam ilusão perdida,
O fino paros de uma antiga estátua.
Mas a Calúnia rugitou na treva!
E eu, que subia para um sonho pulcro
No magnetismo desse olhar que eleva,
Regresso – não à ermida – ao cemitério...
Célere passa a noite do sepulcro:
Aguardo-te nos sólios do Mistério.

A *Belle Époque,* portanto, foi o nascedouro de vários conflitos com os quais lidamos contemporaneamente. Se já desde aquela época houve a diminuição da importância de uma divindade para a criação de várias outras efêmeras, com características religiosas ou não (o que dizer da importância do dinheiro, do consumo, da simbologia do ter para ser, em detrimento do crer para ser?). Apesar de todo o espelhamento, a morte, o *memento mori*, preserva em si o mistério inevitável. Não que o sofismo grego da *sôma sêma*, em que o corpo é o túmulo da alma, símbolo popularmente conhecido como "cárcere das almas" (título de um soneto de Cruz e Sousa), ainda perambule com força em nossa cultura e crença, mas é evidente que a espiritualidade ainda vive em nossos dias com a proporção que lhe cabe em uma sociedade que preza pelo menor esforço; sim, porque a espiritualidade – quando desvinculada dos grilhões e das obviedades das religiões – caminha muito mais pelo terreno do desconforto do que pelo alívio rápido prometido por algumas instituições religiosas. De várias maneiras, a descrição de Andrade Muricy (1987), no *Panorama do Movimento Simbolista Brasileiro*, é definitiva sobre a ambiguidade trabalhada neste artigo e que se mantém ainda hoje na poesia e na mente contemporânea:

> "(...) Nenhuma tendência poética (como o simbolismo) preocupou-se tanto com as realidades supra-sensíveis e metafísicas, com a grande poesia cosmológica. Nisso reside o antagonismo da sua posição relativamente à identificação exclusiva, inflexível e total dos interesses humanos aos interesses sociais, que o materialismo impõe. Ao materialista é indiferente a presença da eternidade e de Deus. Para os simbolistas, para todos os religiosos, o absoluto e o eterno não passam de moda: estão nos fundamentos primeiros e últimos da Vida".

Desse modo, se houve uma visão sobre a morte na *Belle Époque*, ela acompanhou os desenvolvimentos intelectuais (ou pseudo-intelectuais) do homem daquele tempo, mas ao contrário das outras eras – predominantemente rurais, em que o Vaticano exercia um papel político-territorial mais que religioso –, os dias da nossa Bela Época desaguaram em nossos tempos, como se fossem uma nascente só das nossas ânsias e angústias correntes.

BIBLIOGRAFIA

Almeida, G. de.(2008). *Sonetos*. São Paulo,: Imprensa Oficial.

Anjos, A. dos. (2002). *Eu e outras poesias*. Porto Alegre: L&PM Pocket.

Bilac, O.(2004). *Poesias*. São Paulo: Martin Claret.

Camargos, M. (2001). *Villa Kyrial: crônica da* Belle Époque *paulistana*. 2. ed. São Paulo: Editora Senac.

D´Avila, L. F. de. (2006). *Os virtuosos: os estadistas que fundaram a República brasileira*. São Paulo: A Girafa.

Fontes, H. (1922). *A lâmpada velada*. São Paulo: Livraria Francisco Alves.

Gilka, Machado. (1992). *Poesias completas*. Rio de Janeiro: Léo Christiano Editorial.

Guimaraens, E. (1944). *A divina quimera*. Porto Alegre: Edições da Livraria o Globo.

Muricy, J. C. de A. (1987). *Panorama do movimento simbolista brasileiro*. 3. ed. São Paulo: Editora Perspectiva.

Schwarcz, L. M. (2010). *O espetáculo das raças: cientistas, instituições e a questão racial no Brasil – 1870-1930*. 9ª reimpressão. São Paulo: Companhia das Letras.

Silva, Da C. e.(2000). *Poesias completas*. 4. ed. Rio de Janeiro: Nova Fronteira.

Sousa, J. da C. e.(2001). *Missal e broquéis*. 2. ed. São Paulo: Martins Fontes.

Vellozo, D. (1996). *Cinerário e outros poemas*. Curitiba: Coleção Farol do Saber.

SOBRE OS AUTORES

ORGANIZADORES

VALDEMAR AUGUSTO ANGERAMI

Psicoterapeuta existencial, professor de pós-graduação em Psicologia da Saúde na PUC-SP. Professor de pós-graduação em Psicologia da Saúde na Universidade Federal do Rio Grande do Norte (UFRN). Professor convidado do Programa de Aprimoramento Profissional em Psicologia Oncologia da Faculdade de Ciências Médicas da Universidade Estadual de Campinas (UNICAMP). Coordenador do Centro de Psicoterapia Existencial. Membro da Comissão Justiça e Paz de São Paulo. Autor com maior número de livros publicados em Psicologia no Brasil e adotados em Universidades de Portugal, México e Canadá.

KARLA CRISTINA GASPAR

Psicóloga pela Pontifícia Universidade Católica de Campinas (PUC-Campinas). Especialização em psicologia clínica do adolescente pela Faculdade de Ciências Médicas (FCM) da Universidade Estadual de Campinas (Unicamp). Especialização em Psicologia Hospitalar pela Pontifícia Universidade Católica de São Paulo (PUC-SP). Especialização em psicoterapia psicanalítica pelo Centro de Formação e Assistência à Saúde (CEFAS-Campinas). Curso de Extensão em Comportamento Suicida pela Escola de Extensão da Unicamp. Mestre em Ciências Médicas pela FCM – (UNICAMP). Doutoranda em Ciências Médicas pela mesma instituição. Psicóloga responsável pelo Núcleo de Psicologia do Ambulatório de Oncologia Clínica e Quimioterapia do Hospital de Clínicas da Unicamp. Supervisora titular do Programa de Aprimoramento Profissional (PAP) em Psicologia-Oncologia da FCM. Coordenadora do Curso de Especialização em Psicologia Hospitalar aplicada à Oncologia pela Escola de Extensão da Unicamp. Coorganizadora do livro *Psicologia e Câncer* da editora Pearson Clinical Brasil, 2013. Publicação de artigos.

COLABORADORES

ALINE MARIA LAZINHO

Psicóloga formada pela Universidade Metodista de Piracicaba (UNIMEP), atuando no Departamento de Medicina Preventiva da UNIMED (Americana). Especialização em Psicologia hospitalar aplicada a oncologia pela Extecamp (UNICAMP). Extensão em Clínica Psicanalítica da infância: a clínica do bebê e da criança pequena da Faculdade de Ciências Médicas (UNICAMP).

ALINE BOTEGA DE CAMARGO

Fonoaudióloga pela Pontifícia Universidade Católica de Campinas (PUC-Campinas). Especialização em surdez e deficiência visual pela Faculdade de Ciências Médicas da Universidade Estadual de Campinas (UNICAMP). Atua como fonoaudióloga em clínica e em serviço público atendendo crianças e adultos.

AMANA ASSUMPÇÃO

Naturóloga graduada pela Universidade do Sul de Santa Catarina (UNISUL). Especialista em Arteterapia pela Universidade Estadual de Campinas (UNICAMP). Graduanda em Psicologia pela Universidade Paulista (UNIP).

AMILTON DOS SANTOS JÚNIOR

Médico Psiquiatra, Doutor em Saúde da Criança e do Adolescente - Departamento de Psicologia Médica e Psiquiatria - Faculdade de Ciências Médicas – (UNICAMP).

ANA CLAUDIA DO PRADO FERREIRA SANTOS

Nutricionista graduada pela Universidade Estadual de Campinas (UNICAMP). Especialista em Nutrição em Oncologia e Hematologia pela Universidade Estadual de Campinas. Pós-graduanda em Nutrição Clínica Funcional pela Universidade Cruzeiro do Sul (UNICSUL).

ANA PAULA CHACON

Psicóloga pela Universidade de São Paulo (USP), Aprimoramento Profissional em Psicologia Hospitalar em Oncologia pela UNICAMP, Mestranda em Psicologia Clínica pelo Instituto de Psicologia da Universidade de São Paulo (USP). Psicóloga do Serviço de Psicologia do Instituto do Coração – (HCFMUSP).

ANDRÉ DEEKE SASSE

Médico Oncologista do Serviço de Oncologia Clínica do Hospital de Clínicas da Universidade Estadual de Campinas (UNICAMP).

ANDRÉA CAROLINA BENITES

Psicóloga pela Universidade Estadual Paulista "Júlio de Mesquita Filho" (UNESP). Mestre em Psicologia pela Universidade Estadual Paulista "Júlio de Mesquita Filho" (UNESP - Bauru). Aperfeiçoamento em Psicoterapia Breve e Psico-Oncologia pela UNESP. Psicóloga clínica e hospitalar.

CAIO CARDOSO TARDELLI

Estudante de História pela Universidade Federal de São Paulo (UNIFESP). Estreou em 2012 com o livro *Poética das Quimeras*, lançado pelo selo Futurarte, Editora Multifoco. Já participou de antologias de poesia e contos. Escreve ensaios sobre o Simbolismo e publica poemas na "Revista 7Mallarmargens". Publicou *A Torre Invedada – Vinte Ensaios Sobre o Simbolismo Brasileiro* em 2015, pelo selo Maçã de Vidro, Lumme Editor.

CARMEN MARIA BUENO NEME

Livre-Docente em Psicologia Clínica (UNESP). Pós-Doutorado pelo Laboratório de Estudos Psicofisiológicos do Stress (PUC-Campinas). Doutora em Psicologia Clinica pela PUC- São Paulo. Mestre em Psicologia Clinica pela PUC- Campinas. Especialista em Psicologia Clinica pela PUC- Campinas e CFP Especialista em Psicologia Hospitalar pelo CFP. Especialista em Psicologia Existencial-fenomenológica pela SOBRAPHE (SP). Formação em Psicoterapia Breve com Dr. Mauricio Kanobel. Atua como docente e orientadora do Programa de Pós-Graduação em Psicologia do Desenvolvimento e Aprendizagem- Faculdade de Ciência- UNESP/Bauru. Responsável técnica perante o CRP/06 pelo Instituto Ampliatta de Psicologia e Saúde (Bauru).

CARMEN SILVIA PASSOS LIMA

Professora livre-docente de oncologia do Departamento de Clinica Médica da Faculdade de Ciências Médicas da Universidade Estadual de Campinas (UNICAMP).

CAROL MONTOYA RANIERO

Psicóloga formada pela Pontifícia Universidade Católica de Campinas (PUC - Campinas). Aprimoramento Profissional em Psicologia e Oncologia pela Faculdade de Ciências Médicas da Universidade Estadual de Campinas (UNICAMP). Pós graduação em Psico-Oncologia: O atendimento a pacientes com câncer e terminais pelo Centro de Estudos e Pesquisa em Psicologia e Saúde (CEPPS).

CAROLINA MARQUES LOPES NOURANI

Médica formada pela Pontifícia Universidade Católica de Campinas (PUC-Campinas). Residência em oncologia clínica pela Universidade Estadual de Campinas (UNICAMP).

CRISTINA ROSA BARBOSA

Graduada em Fármacia pela Faculdade de Farmácia e Bioquímica de Araras (UNIARARAS). Farmacêutico Especialista em Oncologia Clínica pela Sociedade Brasileira de Farmacêuticos em Oncologia (SOBRAFO). Atua como responsável técnico no Serviço de Oncologia Clínica do Hospital de Clínicas – (UNICAMP).

GINA COLOMBO FEIJÓ DE SOUZA

Assistente social formada pela Pontifícia Universidade Católica de Campinas (PUC – Campinas). Assistente social do Ambulatório de Oncologia Clínica e Quimioterapia do Hospital das Clínicas, HC-UNICAMP. Supervisora suplente no Programa de Aprimoramento em Serviço Social em Oncologia. Curso de extensão universitária em Saúde Ambiental e Vigilância Universitária pela Universidade Estadual de Campinas (UNICAMP) e pela Universidade de Brasília (UNB) em Serviço Social e Política Ambiental.

GIOVANNI VENDRAMINI ALVES

Psicólogo, mestrando em Gerontologia (Faculdade de Ciências Médicas - UNICAMP) e especialista em Psicologia hospitalar aplicada à oncologia (Escola de extensão da UNICAMP).

ISABELLA DRUMMOND OLIVEIRA LATERZA

Psicóloga Hospitalar no Instituto do Câncer do Estado de São Paulo – Icesp. Mestranda em Ciências - Oncologia pela Faculdade de Medicina – USP. Aprimoramento e Especialização em Psicologia e Oncologia pela Faculdade de Ciências Médicas (UNICAMP).

JOSÉ AUGUSTO RINCK JÚNIOR

Médico Oncologista do Serviço de Oncologia Clínica do Hospital de Clínicas da Universidade Estadual de Campinas (UNICAMP).

LARA PARO DIAS

Bacharel em Farmácia pela Faculdade de Americana (2010), aluna de pós-graduação em Gestão e Tecnologia Industrial Farmacêutica pelo Instituto de Ciência, Tecnologia e Qualidade, Campinas. Atualmente é farmacêutica do Ambulatório de Oncologia Clínica e Quimioterapia do Hospital de Clínicas da Universidade Estadual de Campinas (UNICAMP) e investigadora farmacêutica em estudos clínicos na especialidade de Urologia – Oncologia.

LARISSA CENTOFANTI LEMOS

Psicóloga graduada pela Faculdade de Filosofia, Ciências e Letras de Ribeirão Preto da Universidade de São Paulo (USP) e pós-graduada no Programa de Aprimoramento Profissional em Psicologia e Oncologia pela Faculdade de Ciências Médicas da Universidade Estadual de Campinas (UNICAMP).

LEANDRO XAVIER DE CAMARGO SCHLITTLER

Médico Psiquiatra, especialista em Psiquiatria da Infância e Adolescência - Médico Assistente - Faculdade de Ciências Médicas (UNICAMP).

LIGIA TRALDI MACEDO

Médica oncologista pertencente ao corpo clínico do Hospital das Clínicas da Universidade Estadual de Campinas (UNICAMP), atuando na coordenação de atividades em enfermaria e ambulatório. Realizou graduação e residência médicas (Medicina Interna e Oncologia Clínica) na mesma instituição.

MARIA ELVIRA PIZZIGATTI CORREA

Cirurgiã Dentista. Responsável pelo Ambulatório de Odontologia do Hemocentro da UNICAMP. Doutora em Ciências Médicas, Faculdade de Medicina, UNICAMP. Professora Permanente do Curso de Pós-Graduação em Estomatopatologia da Faculdade de Odontologia de Piracicaba, UNICAMP.

MARIA JOSE MARTINS

Psicóloga graduada pela Universidade São Francisco. Curso de extensão universitária - Sujeitos da Psicanálise (PUC-SP/COGEAE). Aprimoramento profissional/especialização em Psicologia-Oncologia pela Faculdade de Ciências Médicas da Universidade Estadual de Campinas (UNICAMP). Aluna do curso de Treinamento em Psicoterapia Breve Psicanalítica pela Escola de Extensão da UNICAMP.

MARIANA DOS SANTOS CURI

Psicóloga formada pela Pontifícia Universidade Católica de Campinas (PUC-Campinas). Especialização em Psicologia e Oncologia pela Faculdade de Ciências Médicas da Universidade Estadual de Campinas (UNICAMP). Psicóloga do Instituto Bairral de Psiquiatria.

MARIANA SOUSA VIDAL

Psicóloga graduada e com mestrado integrado em psicologia da saúde pelo ISPA (Instituto Superior de Psicologia Aplicada, Lisboa). Especialização em Terapia Cognitivo-Comportamental (Instituto de Psicologia e Controle do Stress) e em Psicologia Hospitalar aplicada à Oncologia (UNICAMP).

MARÍLIA ZAPAROLI FALSETTI

Graduada em Psicologia pela PUC – Campinas. Terapeuta comportamental pelo Instituto de Terapia por Contingências de Reforçamento de Campinas. Especialista em Psico-Hematologia Pediátrica pelo Programa de Aprimoramento do Centro Infantil Boldrini. Especialista em Psicologia Hospitalar Aplicada à Oncologia pela UNICAMP. Atualmente Psicóloga Residente do Programa de Saúde da Criança pela PUC Campinas.

MARILDA EMMANUEL NOVAES LIPP

Psicóloga pela American University. Mestre e PhD. pela George Washington University. Pós-doutorado com bolsa da FAPESP em Stress Social realizado no *National Institute of Health* dos EUA. Presidente Emérita da Associação Brasileira de Stress. Membro do Conselho Cientifico da ABQV. Diretora presidente do Instituto de Psicologia e Controle do Stress (IPCS). Membro da Academia Paulista de Psicologia onde ocupa a cadeira número 7 - Oscar Freire. Presidente eleita da Federação Brasileira de Terapias Cognitivas (2015-2017). Membro do Conselho da Associação Latino-Americana de Psicoterapias Cognitivas – ALAPCO. Tem vasta experiência na área de stress e qualidade de vida no Brasil, Estados Unidos, China e Europa. É autora/coautora de 25 livros sobre stress e mais de 100 artigos científicos.

NÁDIA SCLEARUC SIQUEIRA

Médica Oncologista do Serviço de Oncologia Clínica do Hospital de Clínicas da Universidade Estadual de Campinas (UNICAMP).

NÁTALI CASTRO ANTUNES CAPRINI OLIVEIRA

Mestre em Ciências pelo Programa de Pós-graduação em Saúde Mental da Faculdade de Medicina de Ribeirão Preto da Universidade de São Paulo (FMRP-USP). Especialista em Psicologia Hospitalar pelo Programa de Residência em Saúde do Hospital da Pontifícia Universidade Católica de Campinas (PUC-Campinas). Graduada em Psicologia pela Universidade de Ribeirão Preto. Atualmente é psicóloga do setor de Pediatria do Hospital das Clínicas da Faculdade de Medicina de Ribeirão Preto da Universidade de São Paulo (HCFMRP-USP), atuando nas áreas de assistência, ensino e pesquisa. Integra o grupo de pesquisas *Pain in Child Health* (PICH) da CIHR *Strategic Training Initiative in Health Research* do Canadá, na qualidade de trainee internacional. Tem experiência na área de Psicologia da Saúde e Psicologia do Desenvolvimento, atuando especialmente nos seguintes temas: psicologia pediátrica, hospitalização infantil, dor pediátrica e desenvolvimento infantil.

PAULA ELIAS ORTOLAN

Psicóloga graduada pela Universidade Metodista de Piracicaba (UNIMEP). Especialista em psicologia e oncologia pela Universidade Estadual de Campinas (UNICAMP). Mestre em Ciências Médicas, área de concentração saúde da criança e do adolescente da Faculdade de Ciências Médicas da UNICAMP.

PAULO CESAR PIRES ROSA

Graduado em Química Industrial pela Universidade Federal do Ceará (1999), graduação em Farmácia pela Universidade São Francisco (2009), mestrado em Engenharia Química pela Universidade Estadual de Campinas (2005) na área de processos biotecnólogicos e doutorado em Ciências - Química Analítica pela Universidade Estadual de Campinas (2010). Tem experiência na Indústria Farmacêutica na área de controle de qualidade e pesquisa e desenvolvimento de métodos e formulação de medicamentos. Foi docente do curso de Farmácia da Universidade Federal de São Paulo e atualmente é Professor Doutor da Faculdade de Ciências Médicas da UNICAMP junto ao curso de Farmácia atuando nas disciplinas de controle de qualidade de produtos I e análise instrumental. Orientador nos programas de pós-graduação em Biociências e Tecnologia de Produtos Bioativos do Instituto de Biologia da Unicamp e do programa de Farmacologia da Faculdade de Medicina da UNICAMP.

RAÍZA MEIRA VIEIRA

Cirurgiã Dentista. Pós-graduanda do curso de Estomatopatologia - Departamento de Diagnóstico Oral - Faculdade de Odontologia (UNICAMP).

ROGÉRIO COGO

Psicólogo, psicoterapeuta especialista em psicologia clínica. Aprimoramento profissional em psicologia clínica em instituição no Centro Corsini de Campinas. Formação em psicoterapia cognitivo-comportamental pelo Instituto de Psicologia e Controle do Stress (IPCS), em psicoterapia fenomenológico-existencial pelo Centro de Psicoterapia Existencial (CPE) e em tanatologia pela Rede Nacional de Tanatologia (RNT).

SONIA MARIA CAVINATO

Graduada pela Escola de Enfermagem de Ribeirão Preto da Universidade de São Paulo. Mestre em Saúde Coletiva pela Faculdade de Ciências Médicas da Universidade Estadual de Campinas (UNICAMP). Área de atuação Ambulatório de Otorrinolaringologia do Hospitala de Clínicas (UNICAMP).

VIVIAN CASTRO ANTUNES DOS SANTOS

Médica pela Pontifícia Universidade Católica de Campinas (PUC-Campinas). Médica Oncologista pela Universidade Estadual de Campinas (UNICAMP).